名院名医 超声疑难病例解析

华中科技大学同济医学院附属协和医院

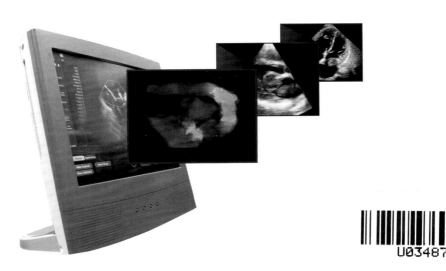

U0348732

心血管
疑难病例超声心动图解析

谢明星 王 静 ◎ 主编

科学技术文献出版社
SCIENTIFIC AND TECHNICAL DOCUMENTATION PRESS

·北京·

图书在版编目（CIP）数据

心血管疑难病例超声心动图解析 / 谢明星，王静主编. —北京：科学技术文献出版社，2020.4
ISBN 978-7-5189-6106-1

Ⅰ . ①心… Ⅱ . ①谢… ②王… Ⅲ . ①疑难病—超声心动图—诊断 Ⅳ . ① R540.4

中国版本图书馆 CIP 数据核字（2019）第 215249 号

心血管疑难病例超声心动图解析

策划编辑：张 蓉 责任编辑：张 蓉 孙秀明 责任校对：文 浩 责任出版：张志平

出 版 者　科学技术文献出版社
地　　　址　北京市复兴路15号　邮编 100038
编 务 部　（010）58882938，58882087（传真）
发 行 部　（010）58882868，58882870（传真）
邮 购 部　（010）58882873
官 方 网 址　www.stdp.com.cn
发 行 者　科学技术文献出版社发行　全国各地新华书店经销
印 刷 者　北京地大彩印有限公司
版　　　次　2020 年 4 月第 1 版　2020 年 4 月第 1 次印刷
开　　　本　787×1092　1/16
字　　　数　510千
印　　　张　28.5
书　　　号　ISBN 978-7-5189-6106-1
定　　　价　256.00元

编委会

前言 / Preface

　　超声心动图是临床诸多心血管疾病的首选检查方法，是心脏与大血管解剖形态、结构功能与血流动力学改变的重要评价手段。随着计算机技术的不断发展和超声成像技术的不断改进，超声心动图可以对心血管复杂、疑难病例做出明确诊断或提供极其重要的诊断线索，被誉为心脏科医师的"第三只眼"。在心血管疑难疾病超声诊断中，需要特别强调超声医师应积累丰富的临床知识，建立良好的临床诊断思维，培养正确的诊断思路。本书旨在通过剖析在超声心动图检查过程中遇到的心血管疑难病例，激发读者独立思考和分析问题的能力，提高读者诊断思维的深度及广度。

　　《心血管疑难病例超声心动图解析》一书主要由华中科技大学同济医学院附属协和医院超声影像科医师共同编写。本书精选了近5年确诊的70余例疑难少见心脏病例，绝大部分病例的超声诊断经其他影像金标准检查及外科手术结果证实。

　　全书分6章共68小节，主要包括先天性心脏病、心肌病及冠心病、瓣膜病及人工瓣障碍、大血管及心包疾病、心脏占位性疾病、胎儿心脏病。按照"病例摘要""超声心动图""其他检查""治疗与病理"及"临床诊断"等内容进行分类描述。每个病例均着重描述超声诊断思维解析及鉴别诊断要点，并分析讨论诊断思维过程。另外，本书附有950余幅高清图片，其中动态图330余幅，均以二维码形式印制在对应的章节，读者可通过扫描二维码观看该图的动态过程，方便读者理解学习。

　　《心血管疑难病例超声心动图解析》适于超声心动图医师、规培学员、心血管临床医师及医学院校影像专业师生使用。本书为全体编者数年来临床经验的积累，相信会对广大超声专业医师及临床医师，在认识、理解心血管疾病的超声诊断思路上提供有益信息。鉴于编者水平所囿，书中难免存在漏误之处，望广大读者不吝赐教，以期更正。

目录
Contents

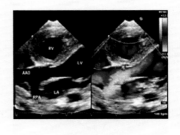

目录
Contents

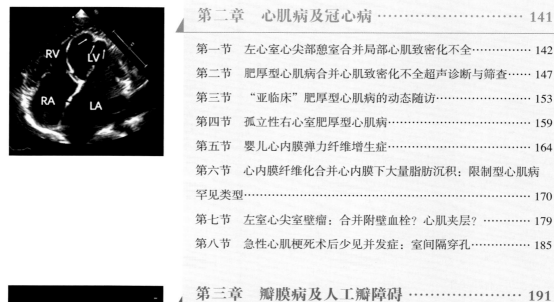

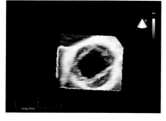

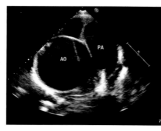

CONTENTS

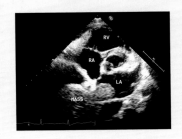

目录
Contents

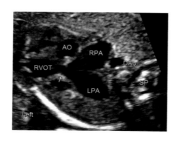

心血管疑难病例超声心动图解析

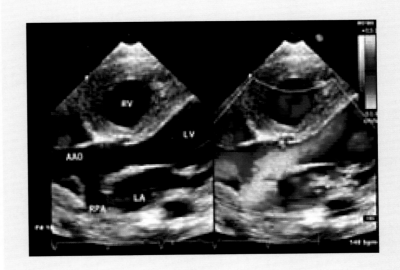

【第一章】

先天性心脏病

第一节　胸外心脏合并复杂先天性心脏病

※ 病例摘要

基本信息　患者男性，24 岁。

主诉　发现心脏外露 24 年。

现病史　患者出生后即发现心脏外露，于前胸下部可见心脏搏动，未做特殊治疗，生长发育较同龄人差，易出现活动后胸闷、心悸伴恶心呕吐及口唇发绀，为求手术治疗特来我院，门诊以"心脏外露、复杂先天性心脏病"收治入院。发病以来精神、食欲可，二便正常，体力、体重较同龄人差。

家族史　父母体健，无家族遗传病史。

体格检查　体温 36℃，呼吸 22 次 / 分，脉搏 102 次 / 分，血压 90/50 mmHg，神志清楚，口唇发绀，心脏位于胸腹壁，突出皮面，可见心脏搏动，心率 102 次 / 分，心律齐。心脏外覆完整皮肤（图 1-1-1）。

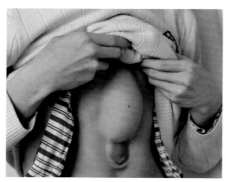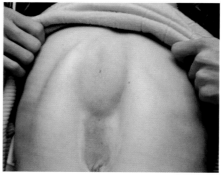

图 1-1-1　心脏外覆完整皮肤

※ 初步诊断

心脏外露、复杂先天性心脏病?

※ 超声心动图

◆ 内脏正位，心脏大部分位于胸腔外，心尖指向右上方。肺静脉回流至左心房，上、下腔静脉回流至右心房（图 1-1-2）。

◆ 心房正位，右心房横径 4.4 cm，左心房横径 3.7 cm，房间隔大部分缺如，仅见少许残余房间隔组织，可见 3.2 cm 的连续中断。

◆ 心室正位，右心室横径 4.9 cm，左心室横径 3.9 cm，长径 10.7 cm，室间隔厚约 0.9 cm，上段于主动脉瓣下方见 2.8 cm 的连续中断。右心室壁内见丰富肌小梁回声，右心室心肌厚 0.3 cm，肌小梁厚约 1.4 cm。

◆ 二、三尖瓣形态正常，闭合欠佳。

◆ 主动脉大部分起自右心室，骑跨于室间隔上，骑跨率约 80%，肺动脉起自右心室，肺动脉瓣位于主动脉瓣前方。升主动脉内径 3.0 cm，主动脉瓣形态、活动可。主动脉弓走行及分支正常，未见明显缩窄。肺动脉瓣下流出道起始段狭窄，最窄处内径 1.3 cm，狭窄段长度约 1 cm。肺动脉瓣下内径约 2.3 cm，肺动脉瓣形态、活动未见明显异常。肺动脉主干内径 3.4 cm，左、右肺动脉内径分别为 1.7 cm、1.6 cm。

◆ CDFI：上述房间隔、室间隔连续中断处见双向分流信号，肺动脉瓣下流出道内见高速射流信号，峰速 3.6 m/s，压差 52 mmHg。二、三尖瓣见少量反流信号。

※ 超声提示

复杂先天性心脏病：胸外心脏（胸腹联合型），大房间隔缺损，功能型单心房，室间隔缺损（主动脉瓣下型），右室双出口，肺动脉瓣下流出道狭窄，二尖瓣轻度关闭不全，三尖瓣轻至中度关闭不全，右心室心肌致密化不全可能。

※ 其他辅助检查

CTA 轴位、MPR、MIP 及 VRT（图 1-1-3）。

◆ 复杂先天性心脏病：①胸外心脏，心脏右旋、位置于胸腔外，左心室经胸骨下向前下突出，胸骨下段呈分叉状；②右室双出口，主动脉大部分骑跨于右心室之上；肺动脉起自右心室；③肺动脉瓣下流出道狭窄，大小约 1.4 cm×1.5 cm；肺动脉主干宽约 3.4 cm，右肺动脉宽约 1.8 cm，左肺动脉干较细小且起始部扭曲，管径最细处约 0.6 cm×1.2 cm（前后×上下）；④主动脉瓣下室间隔缺损，大小约 2.8 cm×2.0 cm；房间隔缺损，大小约 3 cm；⑤主动脉弓下壁可见一宽基底的小丘状突起，多考虑为闭合的动脉导管；⑥右心增大，右心室壁增厚，右心室壁肌小梁丰富，其间见较多对比剂充盈，考虑心肌致密化不全。

◆ 降主动脉较细小，管径 1.3~1.5 cm，管壁光滑；可见迷走右锁骨下动脉，右颈总动脉起自主动脉弓，余主动脉各主要分支未见明显异常。

◆ 所及腰椎侧弯：S1、S2 隐性脊柱裂。

※ 临床诊断

胸腹壁联合型胸外心，单心房，右室双出口，室间隔缺损，肺动脉瓣下流出道狭窄。

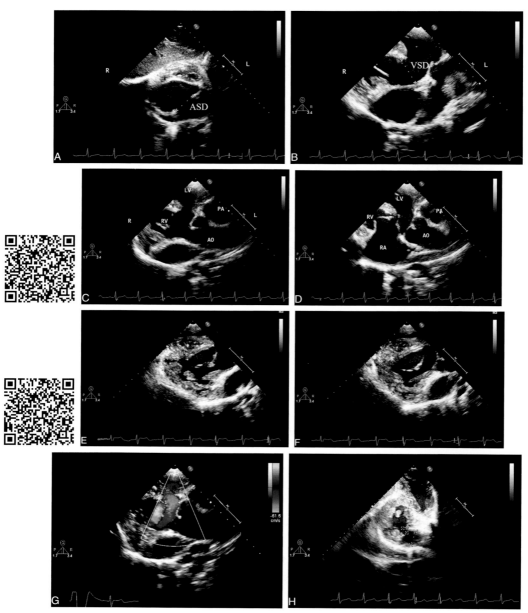

A. 二维超声显示房间隔缺损；B. 二维超声显示室间隔缺损；C、D. 二维超声显示主动脉大部分起自右心室，骑跨于室间隔上，骑跨率约 80%，肺动脉起自右心室，肺动脉瓣位于主动脉瓣前方；E、F. 二维超声显示右心室壁内见丰富肌小梁回声，右心室心肌厚 0.3 cm，肌小梁厚约 1.4 cm；G. CDFI 显示室间隔连续中断处见双向分流信号；H. 二维超声显示肺动脉瓣下流出道狭窄（ASD：房间隔缺损；VSD：室间隔缺损；AO：主动脉；PA：肺动脉；LA：左心房；LV：左心室；RA：右心房；RV：右心室）

图 1-1-2　超声心动图

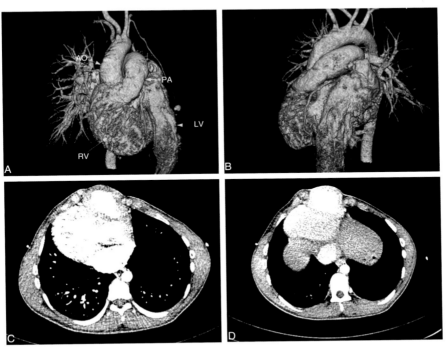

A、B. VRT 心脏三维重建显示左心室、右心室、主动脉及肺动脉位置（箭头）；C、D. 胸部 CT 显示胸外心脏（胸腹联合型），心脏右旋、部分位于胸腔外（AO：主动脉；PA：肺动脉；LV：左心室；RV：右心室）

图 1-1-3 CT 图

※ 治疗过程

◆ 患者接受"复杂先天性心脏病矫治术，胸外心矫治"手术。
◆ 术中所见：右心室反位，左心室部分位于胸腔外，单心房，房间隔缺损，大室间隔缺损，右室双出口，右室流出道狭窄。手术顺利，患者于术后 1 个月出院。

※ 分析讨论

◆ 胸外心脏病因及发病机制：心脏异位早在 5 000 多年前被首次描述，其中胸外心脏是一种极其罕见且凶险的先天性畸形，其发生率为百万分之 5.5～百万分之 7.9，预后差，自然存活率低。手术不仅难度高且风险极大，并且术后长期存活率极低。胸外心脏的病因和发病机制目前尚不明确，常与一些假说有关，一般认为与胚胎期第 14～18 天中胚层发育障碍有关。当胚胎发育第 7～10 周时，若两侧中胚层融合障碍，即可形成胸骨裂，在此基础上，可促使心脏发育于胸腔外，从而导致胸外心脏。也可能与感染、遗传、环境因素有关。有报道称胸外心脏可能与母亲在孕期接触氨基丙腈有关，同时也可能和绒毛膜、卵黄囊和羊膜的断裂有关，胎儿通过羊膜破裂处到达绒毛膜腔中，外面的羊膜和绒毛膜组织产生的纤维束缠绕胚胎或胎儿器官，从而导致胎儿受累器官出现分裂或发育畸形。

◆ 胸外心脏分型：胸外心脏以心脏完全或部分位于胸腔之外为特征，完全型即没有心包组织覆盖的裸露的心脏完全位于胸腔之外；部分型即部分心脏位于胸腔之外，其有皮肤覆盖，通过皮肤可以观察到搏动的心脏，其心包可完全或部分缺如。胸外心脏可分为 5 种类型：颈型、颈胸联合型、胸型、腹型、胸腹联合型。颈型（cervical）：心脏位于颈部，极少见，多为死胎。颈胸联合型（thoracic-cervical）：心脏部分位于颈部区域，其胸骨上端分裂。胸型（thoracic）：心脏位于胸壁之外，多有胸骨和心包缺损。腹型（abdominal）：心脏位于膈肌以下的腹腔内，多伴有膈肌缺损、心包缺如。胸腹联合型（thoraco-abdominal）：心脏部分位于胸腔之外，部分位于腹腔之外，患者常伴有胸骨缺如、横膈缺如、腹部肌缺如、心包缺如等。该型常形成 Cantrell 五联症（pentalogy of Cantrell），1958 年，Cantrell 等首次报道 Cantrell 五联症即脐上腹壁中线缺如、胸骨缺如、横膈缺如、心包缺如及同时合并先天性心脏内畸形。以上类型中，以胸型和胸腹联合型最为多见。据文献报道，大概有 80.2% 的胸外心脏者合并有先天性心内畸形，包括室间隔缺损（100%）、房间隔缺损（53%）、法洛四联症（20%）、左心室憩室（20%）及肺动脉发育不全。同时也有报道称可合并其他先天异常，如颅骨缺损、脑膜脑膨出、小脑发育不全、唇裂等。

◆ 诊疗策略：胸外心脏病情极其凶险，病死率高，对其早期诊断十分重要。1984 年最早报道应用超声技术进行产前胎儿胸外心脏的诊断。文献报道，应用经阴道超声检查最早可在孕第 10~12 周检测胎儿是否患有胸外心脏等畸形。而在孕 20~22 周期间，则可用经腹超声心动图检测胎儿心脏是否患有此畸形。根据 Liberska 等研究发现，孕期通过超声检测出胎儿患有胸外心脏的准确性是 100%，其检查结果均被尸检所证实。目前还没有发现孕前诊断胎儿胸外心脏假阳性的报道。胸外心脏 Cantrell 五联症均需手术治疗，包括矫治心内畸形、回纳心脏、修补裂开、修复缺损胸壁等。

※ 小贴士

超声心动图是诊断心脏位置异常的重要检查手段。胎儿期胸外心脏有较特征性的超声表现，如联合应用经阴道超声检查，可有效提高图像分辨率，在孕早期检出该畸形。因此超声心动图对胸外心畸形的早诊断、早治疗和早处理有重要临床价值。对于出生后发现有胸外心脏的患儿，准确描述心脏位置和合并心血管畸形，超声心动图亦是首选检查方法。

作者：胡晓青
单位：华中科技大学同济医学院附属协和医院超声影像科

第二节 多模态影像联合诊断先天性右心房房壁瘤

※ **病例摘要**

基本信息 患儿男，4岁。

主诉 发现先天性心脏病4年，乏力、食欲不佳加重1周。

现病史 患儿于出生前行胎儿心脏超声检查发现"先天性心脏病"，出生后多次超声检查提示"右心房巨大囊袋样结构，性质不明"。患儿偶感乏力及食欲不佳，近1周症状加重，遂来我院心血管外科就诊。

既往史 无特殊。

个人史 否认外伤、手术及药物过敏史。

家族史 否认心血管疾病家族史。

体格检查 体温36.5℃，脉搏110次/分，呼吸20次/分，血压120/80 mmHg。神志清楚，智力发育正常。口唇无发绀，无颈静脉怒张。双肺呼吸音稍粗，未闻及明显干、湿性啰音。心律齐，胸骨左缘闻及Ⅱ/Ⅵ级杂音。腹软，无压痛、反跳痛，肝、脾肋下未触及，腹部无明显包块。双下肢无水肿。生理反射存在，病理反射未引出。

※ **初步诊断**

右心房异常结构。

※ **超声心动图**

◆ 二维超声：右心房前外侧见巨大瘤样结构向下延伸，达右心室游离壁中部水平，三尖瓣环及右心室壁受压（图1-2-1A）。瘤体大小约7.2 cm×4.4 cm，瘤壁较薄、尚光滑，瘤腔通过宽大入口与右心房直接相通。主动脉、肺动脉未见增宽，左心房、左心室形态及大小未见异常。二尖瓣、主动脉瓣及肺动脉瓣形态、活动未见异常。左心室壁无增厚，无节段性运动异常。

◆ CDFI：上述瘤样结构与右心房之间见低速血流信号直接交通。三尖瓣舒张期血流稍快（图1-2-1B），收缩期瓣口无明显反流。二尖瓣、主动脉瓣及肺动脉瓣口无异常血流信号，房间隔及室间隔无明显分流信号。

◆ 声学造影：经外周静脉注入造影剂Sonovue后，右心房、右心室顺序显影，瘤腔内见造影剂微泡充填，与右房同步显影（图1-2-1C）。

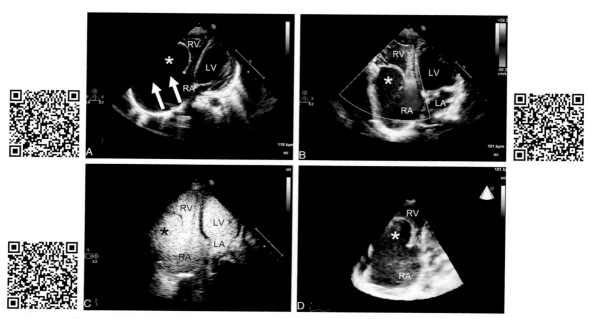

A. 胸骨旁四腔心切面显示右心房膨出病变，箭头所指为囊腔入口，* 为房壁瘤腔；B. 心尖四腔心切面显示右心房彩色血流，三尖瓣口受压，舒张期血流明亮；C. 声学造影显示囊腔确定与右心房直接相通；D. 三维超声显示囊腔（LA：左心房；LV：左心室；RA：右心房；RV：右心室）

图 1-2-1　术前超声心动图

◆ 三维超声：立体显示右心房前外侧见巨大瘤样结构，瘤壁尚光滑，相邻右心房、右心室壁及三尖瓣环可见受压（图 1-2-1D）。

※ **超声提示**

右心房巨大囊样膨出病变，考虑为右心房房壁瘤。

※ **其他辅助检查**

◆ 血常规：白细胞 11.43 g/L，血红蛋白 102 g/L；肝肾功能：肌酐 40.4 μmol/L。
◆ 心电图：不完全右束支传导阻滞，ST-T 改变。
◆ 胸部 X 线片：右心增大，右下肺散在感染灶。
◆ MRI 及心脏 CTA：右心房边缘见基底宽约 3.0 cm 囊状凸起，大小为 9.5 cm × 5.0 cm，与心室运动相反，考虑为右心房憩室或房壁瘤。各瓣膜未见明显反流（图 1-2-2，图 1-2-3）。

※ **治疗与病理**

◆ 患者入院后行右心房房壁瘤切除及右心房重建手术，术中所见右心房壁囊性结构膨出，内壁欠光滑，可见小梁状肌纤维组织（图 1-2-4）。

◆ 病理检查结果提示瘤壁主要由纤维结缔组织和少量心肌组织构成，心内膜组织基本缺失（图 1-2-5）。

◆ 患儿术后恢复良好，术后复查超声瘤体完全消失，CDFI 显示右心房及三尖瓣口无异常血流信号（图 1-2-6）。

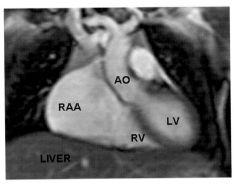

（AO：主动脉；LV：左心室；RV：右心室；RAA：右房房壁瘤；LIVER：肝）

图 1-2-2　MRI 显示右心房巨大囊状病变，瘤腔与右心房直接相连

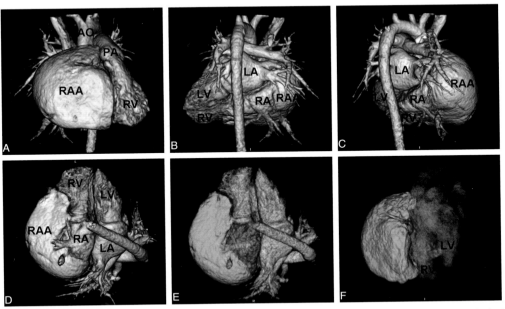

蓝色部分向外突出，瘤腔与右心房（红色部分）直接相连（AO：主动脉；PA：肺动脉；RAA：右房房壁瘤；LA：左心房；LV：左心室；RA：右心房；RV：右心室）

图 1-2-3　心脏 CTA 提示右心房巨大囊状病变

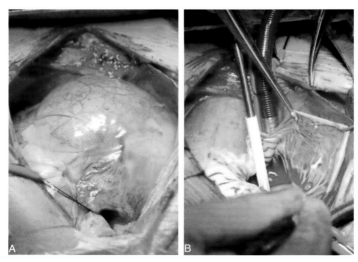

A. 心表观察右心房壁囊性结构膨出; B. 囊壁打开后, 内壁欠光滑并小梁状肌纤维组织

图 1-2-4　术中所见

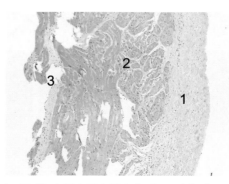

瘤壁主要由外层的纤维结缔组织（1 区）和内层少量心肌组织（2 区）构成, 心内膜组织大部分缺失（3 区）（HE 染色, ×100）

图 1-2-5　病理结果

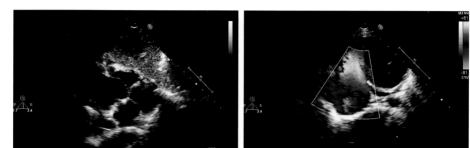

A. 术后复查剑突下四腔心切面囊腔消失; B. 术后复查心尖四腔心切面 CDFI 显示右心房及三尖瓣口无异常血流信号

图 1-2-6　术后超声复查

※ **临床诊断**

右心房房壁瘤。

※ **分析讨论**

右心房房壁瘤是一种罕见而病因不明的疾病，首先由 Bailey 在 1955 年报道。该疾病大部分为先天性。瘤体一般为单发，少数为多个。该疾病通常无症状，少数情况因挤压腔静脉、三尖瓣环或右心室而出现心悸、心律失常、水肿等非特异症状。

超声心动图作为一种无创性检查手段，常规的二维超声、多普勒扫查就能快速、准确发现房壁瘤的存在，判断其位置、大小和形态。超声心动图的高时间分辨力还有利于观察瘤壁的运动情况。CDFI 和频谱多普勒技术能直观显示瘤口和瘤腔内的血流状态。除观察憩室或先天性房壁瘤本身外，超声心动图还能评估心腔功能、结构及瓣膜活动，并了解有无合并畸形。实时三维超声则能更准确地判断瘤体空间位置和毗邻结构关系，观察瘤腔与心腔的交通情况。目前，心脏外科技术能对心房憩室或先天性房壁瘤进行有效治疗，在切除整个瘤体后封闭并重建心房，同时对合并的畸形与疾患可行相应处理。超声心动图在术后又可评价不同手术疗效，帮助外科医师评价手术效果和确定下步治疗或手术的方法和时机。超声心动图在诊断房壁瘤时也存在一定的局限性，如部分患者图像欠清晰，二维超声难以显示病变的全貌。在合并复杂畸形如大血管异常时，病变往往被胸骨或肺气遮挡，超声心动图难以对其进行显示，无法做出准确判断，此时则需要进行其他检查，如心导管、MRI 或 CTA 等，这些影像学方法对心房憩室或先天性房壁瘤亦有独特的检查价值。

表现为心壁囊性凸起的疾病主要包括心腔憩室或先天性房、室壁瘤，心壁疝（心包局部先天性缺失或手术切除后，心壁从缺口处膨出而形成，通常见于室壁），室壁瘤或假性室壁瘤（通常为缺血性），以及心壁夹层（通常是缺血性原因导致心腔壁撕裂形成，也见于外伤或手术原因）。心室憩室、心室疝、室壁瘤和假性室壁瘤均发生于心室壁（主要为左心室），其超声图像特征较为相似，鉴别诊断最好从病史入手，看有无心肌缺血、心脏手术及胸部外伤史等。心室疝由于存在心包部分缺失，室壁从缺口处膨出而形成囊袋样结构，超声心动图上可看见明显的心室壁缩窄环，缩窄环处心肌运动受限，而膨出心肌的运动与正常室壁同步。肌性心室憩室则无缩窄环征象，而纤维性心室憩室无心肌运动。心肌梗死导致的室壁瘤和假性室壁瘤在超声上为膨出的无运动甚至为矛盾运动的瘤样结构，最常发生的位置是心尖处；肌性心室憩室虽然也常出现于心尖处但具有心肌的功能；纤维性心室憩室则常发生于瓣环处。至于发生于心房的该类疾病，最大的可能性是心房憩室或先天性房壁瘤。这是由于心房腔内压力较低，房壁很难由于压力的作用而向外膨出。只有房壁组织本身的发育异常最有可能形成该类囊性膨出病变。

本病例中，患儿在出生前通过胎心扫查即发现右心房囊样病变，出生后经影像学方法证实先天性房壁囊性膨出，后经手术治疗康复。超声心动图除观察瘤体位置、起源、范围外，还需对右心和三尖瓣功能进行评估，以利于外科手术策略制定。此外，临床及超声医师均需加强该类心脏疾病的诊断意识，合理利用多种影像学手段，做出准确、完整的诊断。常规经胸超声心动图可作为首选的诊断心房憩室或先天性房壁瘤检查手段，但对图像质量不佳、诊断不明确患者，CTA 和 MRI 均可作为重要的补充手段。

※ 小贴士

右心房房壁瘤的特征性超声表现主要包括右心房可见瘤样结构向外突出，瘤壁通常较薄，三尖瓣环及右心室壁可受压，瘤腔通过入口与右心房直接相通，CDFI 可探查到瘤腔与右心房交通的血流信号。

作者：贺　林
单位：华中科技大学同济医学院附属协和医院超声影像科

第三节　房间隔巨大膨胀瘤并多发缺损

※ **病例摘要**

基本信息　患者男性，45 岁。

主诉　体检发现"房间隔膨胀瘤"1 月余。

现病史　患者 1 个月前体检发现"房间隔膨胀瘤"，自觉无明显不适，偶感活动后胸闷。外院超声诊断为"房间隔膨胀瘤"，患者为求进一步诊疗来我院就诊，门诊以"房间隔膨胀瘤"收入院。

既往史　否认肝炎、结核及其他传染病史；否认高血压病、冠心病史。

体格检查　体温 36.6℃，脉搏 89 次／分，呼吸 20 次／分，血压 128/77 mmHg，神志清楚，面容正常，心律齐，心音未见，心尖搏动位置左下移位，可闻及胸骨左下缘舒张期杂音。腹部外形正常，无触痛、压痛、反跳痛，双下肢无水肿。

※ **初步诊断**

先天性心脏病：房间隔膨胀瘤？

※ **超声心动图**

◆ 常规经胸超声：心尖四腔心切面显示右心房增大，房间隔中部呈瘤样膨向右心房侧，瘤基底宽约 3.5 cm，瘤深约 5.6 cm，瘤体大范围摆动，舒张期部分瘤体经三尖瓣口进入右心室，阻塞三尖瓣口（图 1-3-1A），收缩期瘤体回入右心房内（图 1-3-1B）。瘤壁上似可见连续中断（图 1-3-2A），CDFI 显示连续中断处左向右分流信号（图 1-3-2B）。舒张期三尖瓣口血流加速，收缩期三尖瓣口见少量反流信号。胸骨上窝切面显示降主动脉左右侧分别见下行静脉血流信号（图 1-3-3）。

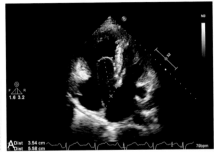
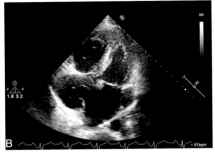

A. 房间隔膨胀瘤舒张期部分堵塞三尖瓣口；B. 收缩期房间隔膨胀瘤回入右心房内

图 1-3-1　心尖四腔心显示房间隔膨胀瘤

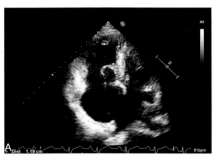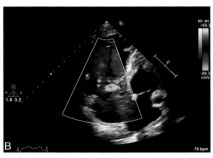

A. 房间隔膨胀瘤瘤壁上似可见连续中断，宽约 1.2 cm；B. 瘤壁连续中断处可见左向右分流信号

图 1-3-2　二维超声及 CDFI 显示房间隔膨胀瘤瘤壁上的连续中断及分流

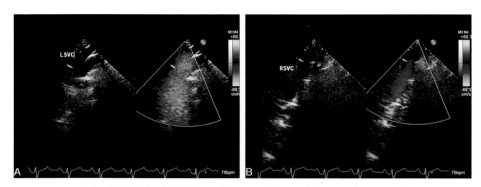

A. 降主动脉左侧下行静脉血流信号为左侧上腔静脉；B. 右侧上腔静脉

图 1-3-3　胸骨上窝切面显示双侧上腔静脉

◆ 右心声学造影：经左上肢肘静脉分次注入声震生理盐水共计 30 ml，右心房、右心室顺序显影，于上述瘤壁破口处右心房面可见小片状负性造影区，并于左心房、左心室内迅速见造影剂微泡显像（图 1-3-4）。

◆ 经食管超声：整个房间隔组织回声纤细、菲薄，呈一巨大囊袋瘤样结构，随心动周期摆动于右心房内，舒张期瘤体顶端达三尖瓣口，瘤基底宽约 4.2 cm，瘤深约 6.1 cm，瘤壁上见多处大小不等破口，最大处达 2.3 cm。CDFI 显示瘤壁上可见多束左向右分流信号（图 1-3-5）。

※ **超声提示**

先天性心脏病：房间隔巨大膨胀瘤并多发缺损（左向右分流）；肺动脉稍宽并轻至中度肺高压；冠状静脉窦增宽（双侧上腔静脉）。

※ **其他辅助检查**

心电图：窦性心律，正常心电图。

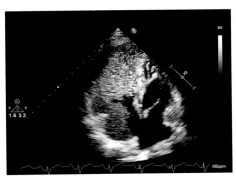

图 1-3-4　右心声学造影显示房间隔膨胀瘤右心房面见小片状负性造影区

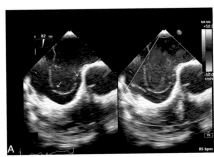

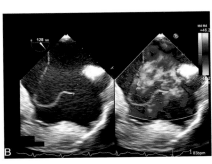

A. 房间隔膨胀瘤上多处连续中断及分流；B. 其中较大一处连续中断为 2.1 cm

图 1-3-5　经食管超声心动图显示房间隔膨胀瘤

※ 治疗过程

心外科根据超声检查结果建议患者行手术治疗，患者及家属拒绝后出院。

※ 临床诊断

先天性心脏病：房间隔巨大膨胀瘤并多发缺损。

※ 分析讨论

房间隔膨胀瘤是一种较少见的先天性房间隔发育异常性疾病，表现为房间隔整体或卵圆窝局部呈瘤样结构，冗长的房间隔组织膨向一侧心房或摆动于两心房之间。房间隔膨胀瘤在儿童中的患病率为 0.9%~1.7%，而在成年人中，流行病学报告主要来自脑卒中疾病的研究，其患病率为 1.9%~10%。

房间隔膨胀瘤的发生机制可能与房间隔（尤其是卵圆窝处）结缔组织先天发育缺陷和（或）一侧心房压力明显增高有关。文献显示，房间隔膨胀瘤在胎儿时期很常见，与房间隔未发育完全相关，近 40% 的胎儿超声心动图中能看到房间隔膨胀瘤，且在胎儿血流循环下，房间隔膨胀瘤多膨向左侧心房。出生后，仅 10% 的儿童及成年人发现单纯的房间隔膨胀瘤或合并房间隔分流。

　　单纯的房间隔膨胀瘤无特异性临床表现，往往在体检或在其他疾病检查时发现，其心电图表现可能存在房性心律失常，其原因可能是房间隔过长或松弛，向左、右摆动呈扭曲状影响走行于此处结间束的传导，形成局部传导改变，从而导致房性心律失常。当房间隔膨胀瘤合并其他心脏疾患时，将表现为相应的临床症状。部分房间隔膨胀瘤首发症状为不明原因脑卒中，这是由于房间隔膨胀瘤瘤体内血流淤滞，加之房间隔膨胀瘤瘤壁内膜增厚、变性、损伤，易于血小板黏附，形成血栓，再加上房间隔膨胀瘤摆动很容易使其脱落，造成栓塞。房间隔膨胀瘤可单独存在，也可合并其他心脏疾病，主要合并的心脏异常包括卵圆孔未闭及房间隔缺损，以卵圆孔未闭居多，这可能与房间隔膨胀瘤继发隔菲薄冗长或活动度大导致卵圆孔闭合受阻有关。瘤体较大时可疝入二、三尖瓣口造成机械性梗阻，引起二、三尖瓣血流障碍相关的临床表现。

　　随着超声技术的发展，超声心动图已成为房间隔膨胀瘤必不可少的诊断方法。Hanly 等根据超声心动图表现建立的诊断标准：房间隔膨出最大深度 ≥ 15 mm 或是随心动周期摆动幅度 ≥ 15 mm，瘤基底宽度 ≥ 15 mm；而参照 pearson 等的诊断标准即超声心动图显示房间隔呈瘤样突向一侧心房 ≥ 10 mm，基底部宽 15 mm。根据 Hanley 的分型标准：根据房间隔膨胀瘤累及范围分为卵圆窝处膨胀瘤和整体房间隔膨胀瘤，以卵圆窝处膨胀瘤常见。根据心动周期中膨出的方向分为不同类型：Ⅰa 型，房间隔膨胀瘤持续突向右心房侧；Ⅰ$_b$ 型，房间隔膨胀瘤主要突向右心房侧伴收缩期突向左心房侧；Ⅰc 型，房间隔膨胀瘤突向右心房侧伴 Valsalva 动作时突向左心房侧；Ⅱ 型，房间隔膨胀瘤持续突向左心房侧。

　　本例房间隔膨胀瘤表现为整个房间隔组织回声纤细、菲薄，几乎整体呈瘤样凸向右心房侧，瘤体整个心动周期都位于右心房侧，根据 Hanly 分型为整体房间隔膨胀瘤 Ⅰa 型。瘤体在舒张期随三尖瓣开放时凸向三尖瓣口，在一定程度上引起三尖瓣的阻塞。该患者首次于外院体检发现心脏问题，自述偶有胸闷症状。首诊医师行经胸超声心动图检查时，发现房间隔膨胀瘤、右心增大，肺动脉压力增高，建议行经食管超声进一步检查。患者再次于我院门诊就诊，经食管超声检查前常规经胸超声检查，经胸超声显示房间隔中部呈瘤样膨向右心房侧，舒张期部分瘤体膨向三尖瓣口，CDFI 显示左心房内血流流向房间隔膨胀瘤内。经胸超声虽似可见瘤壁上的分流信号，然而受瘤体范围较大的影响，与三尖瓣口的射流较难分清，CDFI 并不能完全明确有无左向右分流信号，遂行右心声学造影检查，发现瘤壁右心房面一负性造影区，进一步为瘤壁缺损提供佐证。为进一步明确诊断行经食管超声检查。探头从左心房后方探查清晰显示了房间隔结构，整个房间隔组织回声纤细、菲薄，呈一巨大囊袋样结构随心动周期摆动于右心房，舒张期瘤体顶端到达三尖瓣口，瘤基底宽 4.2 cm，瘤深 6.1 cm，测量的瘤壁范围较经胸超声更大。同时，结合 CDFI 显像，瘤壁上的多个破口及三尖瓣口舒张期明亮的射流也清楚显示。诊断修改为房间隔巨大膨胀瘤并多发缺损。说明经食管超声在诊断房间隔膨胀瘤合并心房水平分流时比经胸超声更有优势，经食管超声可克服胸壁、肺气等的干扰，且心房结构处于超声近场，调节探头角度可使声束垂直于房间隔而清晰显示房间隔回声，从而获得高分辨率房间隔及周边组织图像，有助于诊断不同类型的房间隔膨胀瘤及心房间分流。

然而目前患者因自觉症状不明显，拒绝接受手术治疗，无法获得最终的手术病理结果。

Vistarini 曾报道 1 例巨大的房间隔膨胀瘤，其超声表现与本病例相似，房间隔整体菲薄，整个房间隔呈瘤样凸向右心房侧，瘤壁上可见左向右分流信号。其手术图片也证实超声所见（图 1-3-6）。Hanly 对 80 例房间隔膨胀瘤超声心动图表现的研究中，有 3 例完全型房间隔膨胀瘤表现为类似的"蛇样"运动，房间隔膨胀瘤冗长且脱向二尖瓣环，舒张期进入左室流入道，然而，本病例瘤壁冗长，且舒张期部分堵塞三尖瓣口。

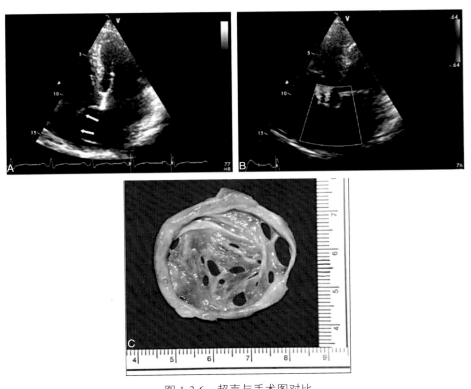

图 1-3-6 超声与手术图对比

（图片引自 Vistarini N, Aiello M, Mario Viganò.Cribriform atrial septal aneurysm. JACC, 2009, 53(25): 2404.）

该疾病须与以下结构及疾病鉴别。

欧式瓣、希阿里氏网：是先天的静脉窦残余组织，有些人欧式瓣或希阿里氏网表现为冗长的纤维样结构，整个心动周期快速、无序地在右心房内运动，与冗长的房间隔膨胀瘤"蛇样"运动有一定相似，但多切面扫查纤维结构的起止点可以很好地予以鉴别。

左房三房心：有文献报道，部分活动度较大的房间隔可以在胸骨旁长轴切面左心房内呈一膜样结构，类似左房三房心，多切面观察发现膜样结构为房间隔膨胀瘤的部分横截面。

心房肿物：部分房间隔膨胀瘤基底不宽，而瘤体深度过长，向心房内突出很远，经胸超声心动图如果未扫查到膨胀瘤基底部分，而是扫查到瘤体的部分断面，很可能误诊为心房内肿物，经食管超声心动图连续扫查房间隔能予以很好的鉴别。

※ 小贴士

房间隔膨胀瘤虽多无明显特异性临床表现，但其与不明原因的脑卒中密切相关。研究显示，房间隔膨胀瘤合并卵圆孔未闭而发生不明原因脑卒中的危险性较正常人高 33 倍，而超声心动图是房间隔膨胀瘤的有效检查手段。经胸超声心动图虽然能对房间隔膨胀瘤做出基本诊断，但是总结经验，该病例首次诊断及再次经胸超声检查虽然能给出一些基本的诊断方向，但仍然存在诊断不明确的地方。结合该例病例诊断经验及相关文献报道，经食管超声心动图是诊断房间隔膨胀瘤最好的方法。经食管超声心动图能明确房间隔膨胀瘤累及的范围，大小，有无合并房间隔缺损或卵圆孔未闭，瘤壁上是否存在附壁血栓，而这些结果具有显著的临床意义。

作者：谢明星，章子铭

单位：华中科技大学同济医学院附属协和医院超声影像科

第四节　先天性左心耳瘤

※ **病例摘要**

基本信息　患者男性，46岁。

主诉　胸前区不适6个多月。

现病史　患者于6个月前无明显诱因出现持续性胸前区不适，与活动无关，休息时亦无缓解。外院超声提示"左侧房室沟囊性占位（心包囊肿可能）"。为求进一步诊治收入我院。

既往史　自述慢性胃炎、食道炎病史，具体治疗不详。否认肝炎、结核或其他传染病史，否认高血压病、糖尿病，高脂血症。

个人史　6年前行阑尾切除术。无吸烟、饮酒史。无外伤及药物过敏史。

家族史　否认冠心病、高血压病、先天性心脏病家族史。

体格检查　体温36.6℃，脉搏80次/分，呼吸20次/分，血压120/90 mmHg。心律齐，各瓣膜区未闻及明显杂音。无颈静脉怒张。双肺呼吸音清晰，未闻及干、湿性啰音及胸膜摩擦音。腹部外形正常，腹软，无压痛、反跳痛，腹部未触及明显包块，肝、脾肋下未触及。双下肢无水肿，足背动脉搏动可及。

※ **初步诊断**

左侧房室沟囊性占位。

※ **超声心动图**

◆ 心尖三腔心及四腔心切面：左心房增大，左心房后侧壁紧邻二尖瓣环处可见一巨大瘤样结构向外突出，瘤体位于左心耳处，瘤颈部直径约4.3 cm，瘤体最大直径约8.4 cm，瘤深约6.7 cm，瘤腔内未见明显附壁血栓回声。CDFI：瘤腔内低速血流信号似与左心房相交通；二尖瓣口收缩期左心房侧见少量反流信号（图1-4-1）。

◆ 左心声学造影：为明确上述瘤腔是否与左心房相交通，行超声造影检查。于左上肢肘静脉内分次注入Sonovue共计2 ml，可见造影剂经左心房入上述瘤腔内（图1-4-2）。

◆ 经食管超声：因胸骨旁声窗的局限性，为清晰显示左心耳及其毗邻结构，进一步行经食管超声心动图检查，左心耳处可见一巨大瘤样结构向外膨出，瘤腔内血流淤滞，可见血流云雾影，未见附壁血栓回声。CDFI：瘤腔内低速血流信号似与左心房相交通（图1-4-3）。

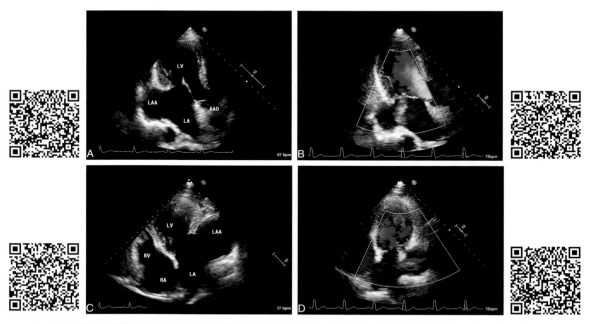

A、C. 心尖三腔心切面及心尖四腔心切面可见左心耳及左心房壁局部呈瘤样向外膨出，瘤颈部内径：4.3 cm，瘤体最大直径：8.4 cm，瘤长径：6.8 cm；B、D. CDFI 显示二尖瓣口收缩期可见少量反流信号，反流信号未冲击瘤腔（AAO：主动脉；LA：左心房；LV：左心室；RA：右心房；RV：右心室；LAA：左心耳）

图 1-4-1　经胸超声心动图

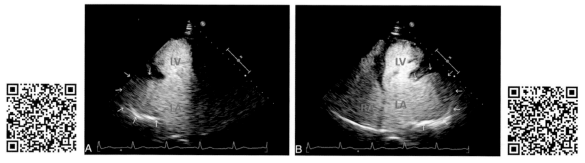

A、B. 心尖两腔心、四腔心切面显示该瘤样结构与左心房相交通（箭头）（LA：左心房；LV：左心室；RA：右心房；RV：右心室）

图 1-4-2　心脏超声造影

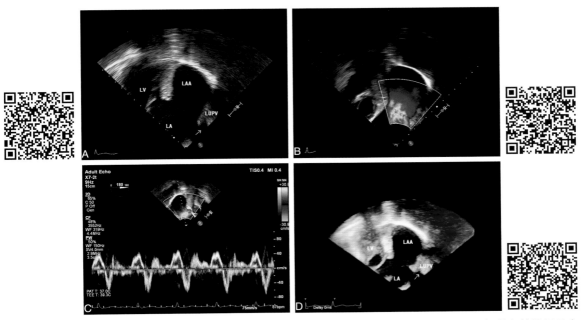

A. 食管中段两腔心切面显示扩张的左心耳；B. CDFI 显示扩张的左心耳与左心房相交通；C. 频谱多普勒显示交通口处的血流频谱；D. 三维超声直观显示扩张的左心耳（LA：左心房；LV：左心室；LAA：左心耳；LUPV：左上肺静脉）

图 1-4-3 经食管超声心动图

※ 超声提示

左心耳瘤，二尖瓣轻度关闭不全。

※ 其他辅助检查

◆ CTA：两腔心图及四腔心图左心耳与部分左心房壁局部呈瘤样扩张结构，范围约 8.0 cm × 7.1 cm，对周围组织未造成压迫（图 1-4-4）。提示：左心房房壁瘤。

◆ MRI：黑血显示四腔心位及两腔心位左心房后外侧囊袋状瘤样结构，壁变薄，stir 显示瘤体内血流减缓呈涡流，呈现高信号；白血 cine 示变薄的瘤壁运动减弱；nativeT$_1$ 显示左心室心肌运动未见明显减低，左心室心肌代谢值未见明显增高（图 1-4-5）。提示：左心房房壁瘤。

※ 治疗与病理

◆ 患者在全麻下行左心耳瘤切除术（图 1-4-6A~1-4-6D），术中见左心耳瘤样扩张，大小约 8.4 cm × 7.0 cm，基底部宽约 4.0 cm，切开瘤体，切除瘤壁，瘤壁内可见大量梳状肌。

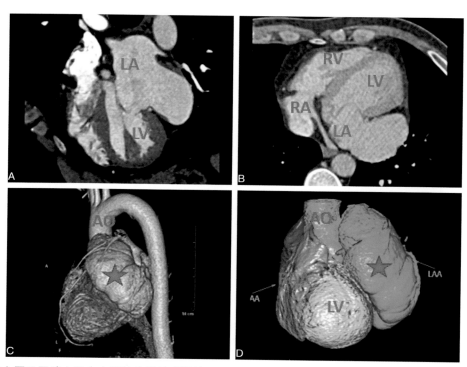

A、B. 两腔心图及四腔心图左心耳处瘤样扩张结构；C、D. 左心耳三维重建图（红星号）（LA：左心房；LV：左心室；RA：右心房；RV：右心室）

图 1-4-4　CTA 图

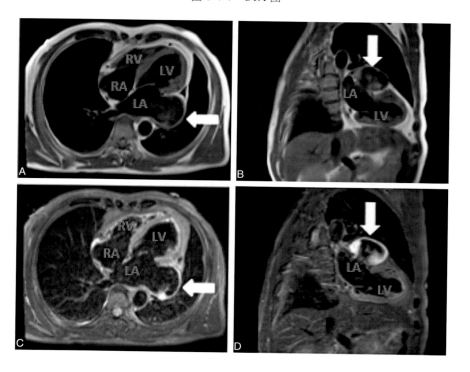

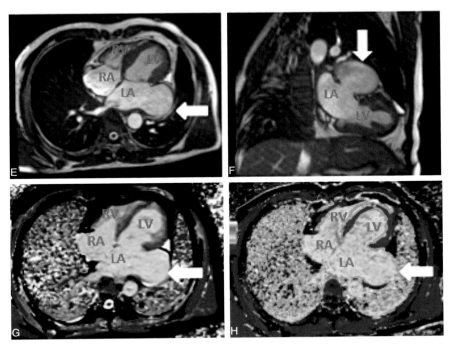

A、B. 黑血，T_1-tse T_2-stir 四腔心位及两腔心位显示左心房后外侧囊袋状瘤样结构，壁变薄（箭头）；C、D. stir 显示瘤体内血流减缓呈涡流，呈现高信号（箭头）；E、F. 白血，cine 显示变薄的瘤壁运动减弱（箭头）；G. nativeT$_1$ 显示左心室心肌 nativeT$_1$ 值未见明显减低（箭头）；H. ECV 显示左心室心肌 ECV 值未见明显增高（箭头）（LA: 左心房；LV：左心室；RA：右心房；RV：右心室）

图 1-4-5　MRI

◆ 病理提示：瘤壁组织镜下见心肌变薄伴脂肪化生，心肌细胞核大深染，肌纤维拉长。（图 1-4-6E，1-4-6F）。

◆ 术后患者恢复良好，术后半年随访，左心耳未见扩张。

※ 最终诊断

左心耳瘤样扩张；心功能Ⅱ级；二尖瓣轻度关闭不全。

※ 分析讨论

心耳瘤亦可称心耳异常瘤样扩张，属于房壁瘤中的一类，分为右心耳瘤和左心耳瘤，是罕见的心脏畸形。相对于右心耳瘤而言，左心耳瘤更为多见。左心耳瘤样扩张首例病例由 Parmley 于 1962 年报道。从婴幼儿到老年均可起病，多见于 20~50 岁，平均年龄 36.3 岁，儿童心耳瘤可与其他先天性心脏畸形并存。

左心耳瘤可分为先天性和获得性，大部分患者（90%）为先天性，病因仍不清楚，一般认为是心耳或心房壁梳状肌先天性发育不良，受血流冲击和心内压力逐渐膨大，致局部扩张、变薄所致，获得性左心耳瘤常继发于二尖瓣严重狭窄或关闭不全、手术损伤或其他原因引起的左心房压力升高。有学者以左心耳长度＞5 cm为左心耳瘤诊断标准，也有学者将左心耳长度＞3 cm作为诊断标准。心内膜细胞或心肌细胞纤维化是先天性和获得性左心耳瘤共有的病理学改变。由于右心耳瘤更为罕见，其诊断标准尚无报道。

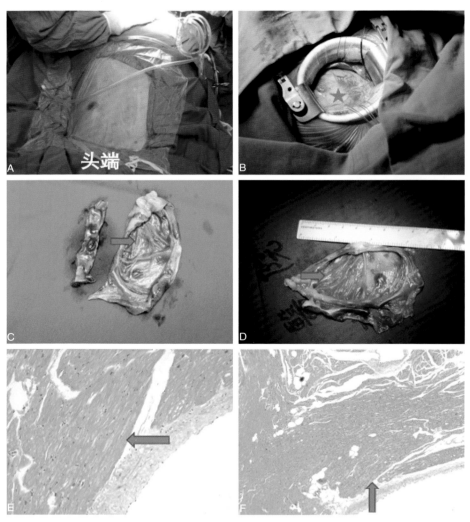

A、B. 行左胸前外侧小切口，见左心耳呈瘤样扩张（红星号），大小约8.7 cm×7.0 cm；C、D. 切开瘤体，切除瘤壁，瘤壁内可见大量梳状肌（箭头）；瘤壁的HE染色40倍（E）及100倍（F）的病理图片，瘤壁组织镜下见心肌变薄伴脂肪化生，心肌细胞核大深染，肌纤维拉长（箭头）

图 1-4-6　手术及病理图

左心耳瘤起病隐匿，多数患者可无明显症状，偶在体检中发现。随着年龄增长，瘤体不断增大可压迫左冠状动脉主干及其分支导致房性心律失常和心肌缺血，患者可能出现心悸、运动后呼吸困难及胸痛的临床症状。部分患者以体循环栓塞为首发症状，扩张的左心耳瘤内血流淤滞，导致血栓形成及系统性血栓栓塞的风险显著增加。此外，左心耳瘤还可合并其他先天性心脏畸形，包括房间隔缺损、室间隔缺损、肺静脉畸形引流、二尖瓣裂及三尖瓣闭锁等。

左心耳瘤的影像学检查包括胸部 X 线片、超声心动图、CT 及 MRI。胸片表现为左侧心影显著增大，但其他疾病如心包囊肿、心脏肿瘤及纵隔肿瘤也可出现类似影像学表现，因此该征象并无特异性。超声心动图是首选诊断方法，心尖四腔心、三腔心、两腔心切面均可见一瘤样结构起源于左心房，完全或部分起自左心耳，彩色血流信号可以显示该瘤样结构与左心房相通。除仔细评估该瘤样大小、结构与左心房的关系外，还应探查瘤腔内有无血栓、是否存在因瘤体压迫导致的左心室节段性室壁运动障碍及瓣膜反流，以及是否合并房间隔缺损、室间隔缺损、肺静脉畸形引流等先天性心脏病。一般左心耳瘤的超声表现有：①起源于左心房；②与左心房交通，此为最具特征性的表现；③瘤体内血流缓慢；④左心房和（或）左心室受压，左心室舒缩活动受限；⑤部分液性无回声内见弱或略强的血栓回声。继发性左心耳瘤指继发于风湿性心脏病、结核、梅毒性心肌病、严重的二尖瓣狭窄或反流及手术所致左心房壁损伤等，我院遇到 1 例二尖瓣置换术后，因瓣周漏反流束直接冲向左心耳内，致左心耳呈瘤样扩张。所以超声除了能发现心耳瘤，还能对心耳瘤的形成原因做出判断。经胸超声心动图因受声窗限制，诊断敏感性较低（24%），而经食管超声心动图诊断敏感性高达 83%。当判断心耳与心房是否连接时，可行左心声学造影检查。在行左心声学造影检查时，可见浓密造影剂进入左心房后迅速进入瘤腔内，左心房与左心耳瘤几乎同时显影，如合并有心耳血栓时，会出现充盈缺损。因此，当经胸超声心动图无法明确诊断时，应行经食管超声心动图或左心声学造影进一步探查。其他影像学检查如 MRI 和 CT 具有较高分辨率，可直观显示左心耳瘤及其毗邻结构，有助于鉴别诊断。

先天性及继发性心耳瘤的鉴别诊断：目前国内尚无对胎儿心耳瘤的报道。除与本病为罕见病有关外，也与胎儿超声心动图的广泛开展较晚有关。胎儿心耳瘤尚无明确诊断标准，因心耳体积明显小于心腔，若存在心耳瘤样扩张时，胎儿超声心动图于四腔心切面、心底双动脉短轴切面或双房切面显示明显扩张的且与心房相交通的囊状无回声，其范围与心房体积相当或大于心房。彩色血流显像可见心房与心耳内血流信号相交通，同时心室侧壁受心耳瘤压迫可能出现舒缩运动受限。继发性左心耳瘤需要较长时间形成，且因左心房容量增加和（或）压力升高，左心房及左心耳呈均匀性扩张，所以继发性左心耳瘤较先天性左心耳瘤瘤口宽大，此为重要鉴别点。左心耳探查的常用切面包括四腔心切面、大动脉短轴切面、双房切面等。

左心耳瘤与心包囊肿相鉴别。本例患者为单发左心耳瘤，在入我院就诊前被误诊为"心包囊肿"。心耳瘤内压力较低，因此心耳瘤导致的室壁运动压迫虽对心功能影响甚微，但可导致心脏静脉回流受阻；或瘤体运动影响到心包层，可并发心包炎而导致心包积液；亦或心包分泌代偿性增多以减少瘤体对心包的摩擦，此时心包积液多为少量渗出。而心包囊肿的超声心动图特征在于心包囊肿与心包相连，位于心脏轮廓外，不与心房相交通，超声造影检查可以帮助鉴别。

手术切除为左心耳瘤首选的治疗方法，手术切除可避免潜在的血栓栓塞风险，同时解除因瘤体压迫引起的房性心律失常。即使患者就诊时无明显临床症状，也应建议手术治疗。接受手术治疗的患者在术后 8 年随访中未再出现相关临床症状及心律失常，而未接受手术治疗的患者在随访中出现血栓栓塞不良事件，如右冠状动脉堵塞、大范围脑栓塞及股动脉栓塞等，预后不良。

※ 小贴士

超声心动图是左心耳瘤的首选诊断方法，应重点评估该瘤样结构是否起源于左心房，与左心房间有无明确交通，瘤腔内有无附壁血栓，有无心肌运动障碍及瓣膜反流，以及是否合并先天性心脏疾病。若经胸超声心动图显示欠佳或难以确诊，可通过行左心声学造影检查，判断瘤腔的范围、大小及与心房间的交通情况。亦可行经食管超声心动图检查，判断瘤腔的起始位置及瘤腔内有无附壁血栓、与周围组织毗邻关系。左心耳瘤患者体循环栓塞风险显著增加，因而对于不明原因左侧心影增大的患者应积极排查该疾病，以期及早诊断，及早治疗，改善预后。

作者：李 贺，王 斌
单位：华中科技大学同济医学院附属协和医院超声影像科

第五节 孤立性左房三房心合并血栓形成

※ 病例摘要

基本信息 患者女性，31 岁。

主诉 咳嗽、心慌、胸闷、气促 1 月余，咯血 20 余天。

现病史 患者于 1 月前出现咳嗽、咳痰、心慌、胸闷症状，双下肢无明显水肿，自行服用中药治疗（具体不详），症状未有减轻，20 天前患者出现咯血、双下肢水肿症状，于当地医院就诊，怀疑肺部感染拟行抗感染治疗，因患者怀孕未行特殊处理，3 天后出院，现患者为求进一步治疗来我院就诊，门诊以"心力衰竭"收治入院。

既往史 孕 3 产 2。否认肝炎、结核及其他传染病史，否认药物过敏史，否认外伤、手术史。

家族史 否认高血压病、糖尿病、先天性心脏病家族史。

体格检查 体温 36.6℃、脉搏 100 次 / 分，呼吸 20 次 / 分，血压 108/78 mmHg。神志清楚，查体合作，面容正常，全身淋巴结未见肿大。心率 100 次 / 分，心律不齐，二尖瓣区可闻及 Ⅱ / Ⅵ级舒张期杂音。双肺呼吸音增粗、减低，双肺可闻及湿性啰音及哮鸣音。腹软，无压痛、反跳痛，肝、脾肋下未触及。双下肢轻度水肿，四肢动脉搏动正常。生理反射存在，病理反射未引出。

※ 初步诊断

心力衰竭；肺部感染。

※ 超声心动图

◆ 二维超声：①胸骨旁斜四腔心切面，左心房增大（横径 4.2 cm），左心房内可见隔膜样稍高回声（一端附着于房间隔中部卵圆窝处，另一端附着于左心房侧壁）将左心房分为两个心腔，分别为固有左心房（包含左心耳）通过二尖瓣与左心室相通、附属左心房接受四支肺静脉血液回流，附属左心房内另可见一稍高回声团块附着于侧壁及隔膜之上，团块为椭圆形、回声均匀、无明显活动度（图 1-5-1A）。②左心室短轴切面，右心室增大，室间隔受压变平，左心室呈 "D" 字形改变，左心室偏心指数为 1.8（图 1-5-2C）。

◆ 多普勒超声：① CDFI：左心房内隔膜处可见五彩镶嵌的血流信号。由附属左心房进入固有左心房（图 1-5-1B）；二尖瓣口可见少量反流信号；三尖瓣口收缩期右心房侧可见少至中量反流信号（图 1-5-2A）；②连续多普勒：隔膜连续中断处血流加速，峰速 3.1 m/s，压差 38 mmHg（图 1-5-1C）；三尖瓣口反流峰速 5.5 m/s，压差 120 mmHg，依此估测肺动脉收缩压 130 mmHg（图 1-5-2B）。

◆ 声学造影：①右心声学造影，将 8 ml 生理盐水 +1 ml 空气 +1 ml 血液连续振荡混匀后产生微气泡经左侧肘静脉注入，右心内可见造影剂充填良好，右心房内未见负性造影区，连续观察多个心动周期，平静呼吸及 Valsalva 动作时左心内均未见造影剂，提示房间隔完整（图 1-5-3A）；②左心声学造影，经左侧肘静脉注入声诺维造影剂 0.3 ml，右心、左心顺序显影，采用 LOW MI 心肌造影模式，心内膜勾勒清晰，左心房团块内未见明显造影剂充填（图 1-5-3B）。

◆ 经食管超声心动图：左心房内可见稍高隔膜样回声连于左心房侧壁及房间隔，隔膜上可见宽约 0.7 cm 的孔隙，隔膜孔隙处血流加速呈"五彩样"（食管中段，116°）；高压腔内可见稍高回声团块附着于隔膜上，无瘤蒂，无明显活动度（食管中段，116°）（图 1-5-4A，图 1-5-4B）。

◆ 三维超声心动图：经胸三维全容积显像清晰显示左心房内隔膜及附着于隔膜上的团块（图 1-5-5A）。经食管图像更清晰显示隔膜孔隙的立体结构，分别从固有左心房及左心房侧壁观察隔膜上的孔隙（图 1-5-5B～图 1-5-5D）。

※ **超声提示**

先天性心脏病：左房三房心，隔膜重度狭窄，左心房高压腔内附壁血栓形成，右心增大，三尖瓣轻至中度关闭不全，肺动脉瓣轻度关闭不全，肺动脉增宽并重度肺高压，少量心包积液（不宜定位）。

※ **其他辅助检查**

◆ 心电图：心动过速（心率约 120 次 / 分）、频发房性期前收缩，左心房增大、电轴右偏（图 1-5-6A）。

◆ 胸部 X 线片：肺淤血，肺门增大，双侧肺门血管影增粗，考虑肺高压；心影中度增大（心胸比例 0.67），尤其左心房增大明显，呈二尖瓣型心脏（图 1-5-6B）。

◆ 胸部 CT 增强：左心房内异常团块，于纵隔窗观察该团块在动脉期及静脉期均未见造影剂充盈，考虑左心房内血栓形成（图 1-5-7A，图 1-5-7B）。

※ **治疗及病理**

◆ 术中所见：患者在全麻体外循环下行三房心矫治术 + 左心房血栓清除术。术中探查见全心增大，右心显著，肺动脉增粗，可见一肌性隔膜将左心房分割为后上方的附属左心房（包括左心房后壁及肺静脉开口）及前下方的固有左心房（包括左心耳和二尖瓣开口），肌性隔膜上仅有一大小约 1.0 cm×0.5 cm 开口（图 1-5-8A），附属左心房内可见血栓形成（图 1-5-8B），大小约 5.0 cm×6.0 cm。在体外循环支持下，经右心房 - 房间隔切口暴露病变，进入附属左心房，清除肉眼可见的血栓组织，剪开隔膜，彻底清除隔膜组织，探测见左心房固有结构完整，补片缝合重建房间隔组织。

◆ 病理所见：大体病理显示灰黄色质软椭圆形血栓组织（图 1-5-9A）及灰白色不规整组织（图 1-5-9B）；血栓 HE 染色（图 1-5-10A，×20）镜下见由血小板小梁和破碎的红细胞共同构成混合血栓；隔膜组织 HE 染色（图 1-5-10B，×20）可见肌纤维和纤维组织；同时 Masson 染色显示纤维组织被染成蓝色，肌纤维染成红色（图 1-5-10C，×20）。

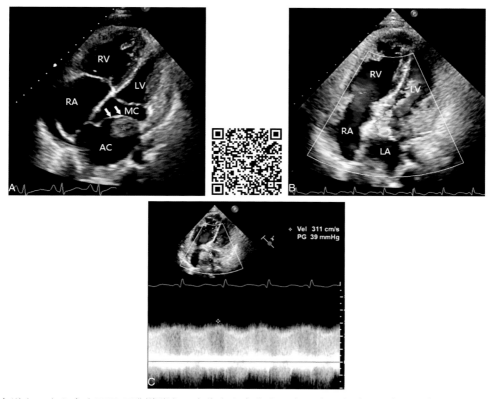

A. 左心房增大，左心房内可见隔膜样稍高回声将左心房分为两个心腔，分别为固有左心房通过二尖瓣与左心室相通，附属左心房接收肺静脉血液回流，附属左心房内可见一稍高回声团块（★）附着于左心房侧壁及隔膜之上（箭头）；B. CDFI 显示隔膜上五彩血流信号；C. 连续多普勒显示隔膜处血流峰速 3.1 m/s，压差 38 mmHg（LV：左心室；LA：左心房；RV：右心室；RA：右心房；AC：附属左心房；MC：固有左心房）

图 1-5-1　胸骨旁斜四腔心切面显示隔膜及团块

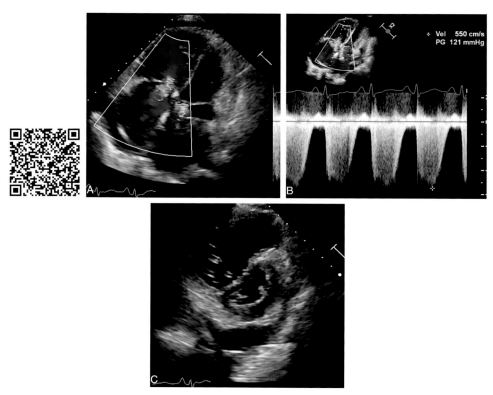

A. 三尖瓣口收缩期右心房侧可见少至中量反流信号；B. 连续多普勒测三尖瓣反流峰速 5.5 m/s，压差 120 mmHg，依此估测肺动脉收缩压 130 mmHg；C. 右心室增大，室间隔受压变平，偏心指数为 1.8

图 1-5-2　超声心动图显示肺高压

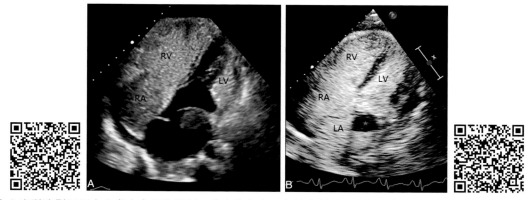

A. 右心声学造影显示左心房内未见造影剂，右心房内未见负性造影区；B. 左心声学造影显示左心房内造影剂充盈缺损，低机械指数条件下团块内均未见造影剂充盈（LV：左心室；LA：左心房；RV：右心室；RA：右心房）

图 1-5-3　右心及左心声学造影

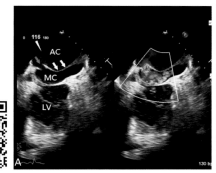
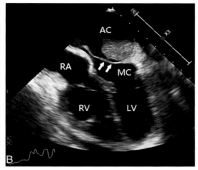

A. 食管中段切面显示隔膜及孔隙（箭头）；B. 附着于隔膜（箭头）之上的附壁血栓（★）（LV：左心室；RV：右心室；AC：附属左心房；MC：固有左心房）

图 1-5-4　经食管超声心动图

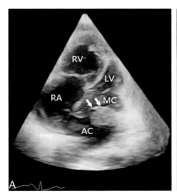
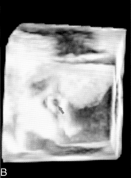
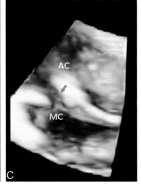
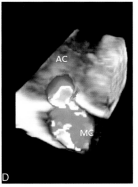

经胸三维全容积显像直观显示左心房内隔膜及附壁血栓（A，箭头）；经食管三维分别从固有左心房（B，箭头）及左心房侧壁（C、D，箭头）观察隔膜上孔隙（LV：左心室；RV：右心室；RA：右心房；AC：附属左心房；MC：固有左心房）

图 1-5-5　三维超声心动图

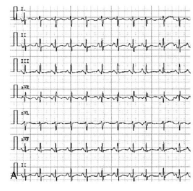
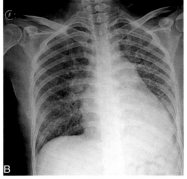

A. 心电图显示心动过速（心率约 120 次 / 分）、频发房性期前收缩，左心房增大及电轴右偏；B. 胸部 X 线片显示肺淤血，肺门增大，双侧肺门血管影增粗，考虑肺高压；心影增大（心胸比例 0.67），尤其左心房增大明显，呈二尖瓣型心脏

图 1-5-6　心电图及胸部 X 线片

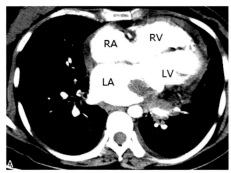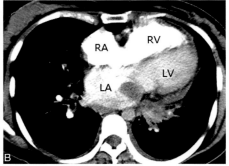

左心房内异常团块，于纵隔窗观察该团块在动脉期（A）及静脉期（B）均未见造影剂充盈（星号）（LV：左心室；LA：左心房；RV：右心室；RA：右心房）

图 1-5-7　CT 增强图

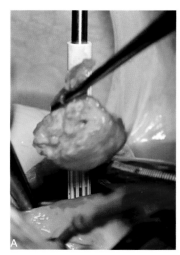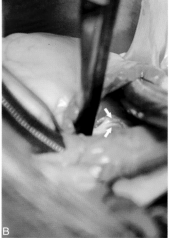

图 1-5-8　术中所见血栓及隔膜（箭头）

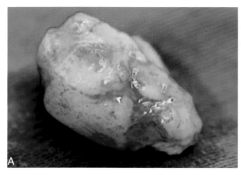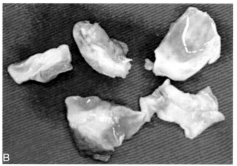

血栓呈黄白色，质地软；隔膜呈不规整状、灰白色，见肌肉组织及纤维组织

图 1-5-9　大体病理图

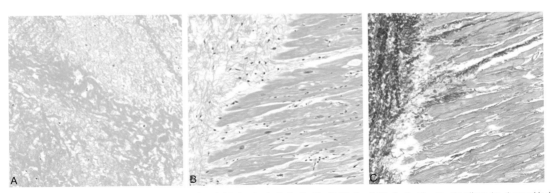

A. 血栓（HE 染色，×20）镜下由血小板小梁和破碎的红细胞共同构成混合血栓；B. 隔膜组织（HE 染色，×20）可见肌肉组织及纤维组织；C. 同时 Masson 染色显示纤维组织被染成蓝色，肌肉组织染成红色（Masson 染色，×20）

图 1-5-10　病理切片图

※ 临床诊断

先天性心脏病：孤立性左房三房心，隔膜重度狭窄并附属左房内血栓形成；重度肺高压，右心功能不全，心功能 Ⅲ / Ⅳ 级。

※ 分析讨论

左房三房心（cor triatriatum sinus，CTS）是一种相对少见的先天性心脏畸形，表现为左心房内纤维肌性隔膜将左心房分为两部分，分别为与肺静脉相连的附属左心房及通过二尖瓣口与左心室相连的固有左心房，两腔之间通过隔膜上的孔隙相通。CTS 可以孤立存在，也可以合并其他心内畸形，最常见的心内合并畸形为房间隔缺损。成年人合并孤立性 CTS 时常无明显症状，然而当并发以下两种情况时，患者可能出现症状：①出现相关并发症，如孔隙钙化加重梗阻程度、二尖瓣病变导致瓣膜反流或狭窄、房性心律失常、房颤等；②血流动力学改变，如妊娠、生产及围产期患者可能会出现症状。一方面妊娠期血容量明显增加，高血流动力学状态导致患者梗阻加重；另一方面妊娠会增加 CTS 患者心律失常、肺水肿、血栓形成及心力衰竭的风险。本例患者在孕前及孕早期心脏处于代偿状态，因此无症状，孕中期突发咳嗽、心悸、呼吸困难、咯血，且进行性加重，提示血容量增加加重了隔膜梗阻，导致心功能失代偿，出现肺淤血、肺高压，这些症状在超声心动图检查中得到了验证。超声及 CT 均发现了左心房内异常团块，该团块位于附属左心房内且附着于隔膜上，而不是在左心房血栓形成的常见位置左心耳内。该患者右心造影提示房间隔水平无分流，明确了孤立性 CTS 的诊断，同时左心声学造影提示附属左心房内团块没有血供，与血栓增强模式一致，于是诊断为附属左心房内血栓形成，这在 CT 增强上得到了证实，表现为动脉期、静脉期该团块内均无造影剂充填，因此术前诊断为血栓，术后大体病理及 HE 染色均证实血栓的诊断。CTS 并发左心房内附壁血栓的报道很少见，而合并妊娠期的病例还未见报道。三房心患者隔膜形成导致附属左心房内血流淤滞，同时三房心患者左心房会发生机械和电方面的重构进而导致房性心律失常及左心房收缩功能障碍，妊娠期高凝状态、隔膜梗阻、房性心律失常都增加了血栓形成的风险。本例患者出现心力衰竭、左心房血栓，因此患者接受了急诊手术解除左心房内梗阻，清除血栓。多模态超声检查对三房心患者检查具有确诊意义，同时能准确评估三房心对心脏功能的影响，为手术决策提供指导意义。虽然有报道介入手术可以作为危急重患者择期手术的桥梁，但本例中由于患者心力衰竭症状重、同时左心房合并血栓，已不适用于介入球囊扩张手术，因此外科手术仍然作为首选治疗方法。

※ 小贴士

CTS 属于结构性先天性心脏病，超声心动图对 CTS 的诊断有确诊意义。二维常规超声能清晰、全面显示隔膜形态、附着位置及左、右心比例，彩色及频谱多普勒成像一方面能通过瓣口彩色血流及频谱测压反应隔膜梗阻程度，另一方面则通过肺动脉瓣或三尖瓣反流估测肺循环压力，间接反应梗阻程度及对心脏功能的影响。CTS 最常见的心脏合并畸形是房间隔缺损，除通过常规二维超声及 CDFI 判断外，也可以通过右心造影确定房间隔水平是否有分流。隔膜梗阻导致附属左心房内血流淤滞，同时三房心患者易发房性心律失常，这都是导致左心房内血栓形成的高危因素。对于左心房内异常团块，须与左心房肿物相鉴别，最常见的是左房黏液瘤，通过左心造影低机械指数模式判断肿块血供情况，为临床诊断提供依据。

作者：纪　莉

单位：华中科技大学同济医学院附属协和医院超声影像科

第六节　混合型完全型肺静脉畸形引流

※ 病例摘要

基本情况　患儿女，1个月。

主诉　发现先天性心脏病半个月。

现病史　患儿半个月前因感冒发烧于外院就诊，口唇轻度发绀，心脏听诊可闻及杂音，外院行心脏彩超示：肺静脉畸形引流，现为求进一步诊治来我院就诊。

既往史　无。

家族史　否认心血管疾病家族史。

体格检查　体温36.6℃，脉搏140次/分，呼吸40次/分，身高56 cm，体重5.0 kg。口唇轻度发绀，心律齐，P2亢进，心前区可闻及Ⅰ/Ⅵ级杂音；双肺呼吸音粗，未闻及啰音；腹平软，双下肢无水肿，双侧股动脉、足背动脉可触及。

※ 初步诊断

先天性心脏病。

※ 超声心动图

◆ 二维超声：剑突下四腔心切面显示右心明显增大，左心偏小，右心室室壁增厚，厚约0.4 cm；房间隔上可见宽约0.8 cm的连续中断；剑突下非标准切面显示左心房后上方可见共同肺静脉干，内径约0.6 cm，经宽约0.5 cm的开口与冠状静脉窦相通，冠状静脉窦明显增宽，近右心房入口处内径约0.8 cm，窦腔最宽处内径约1.4 cm（图1-6-1）。

◆ CDFI：剑突下四腔心切面显示前述房间隔连续中断处见右向左分流信号，三尖瓣口收缩期右心房侧见大量反流信号，峰速4.6 m/s，压差85 mmHg，根据三尖瓣口反流压差估测肺动脉收缩压100 mmHg；左心房内未见肺静脉血回流，三支肺静脉血流汇入共同肺静脉干，经前述开口入冠状静脉窦，最终入右心房，该开口处血流加速，血流峰速2.2 m/s，压差20 mmHg（图1-6-2）；胸骨上窝切面主动脉弓降段左侧可见一红色血流信号向右上走行汇入上腔静脉，该血流束与共同肺静脉干血流未见交通（图1-6-3）。

※ 超声提示

复杂先天性心脏病：完全型肺静脉畸形引流（混合型），主动脉弓降段左侧所见考虑单支肺静脉经垂直静脉入上腔静脉，房间隔缺损，三尖瓣重度关闭不全，肺动脉增宽并重度肺高压。

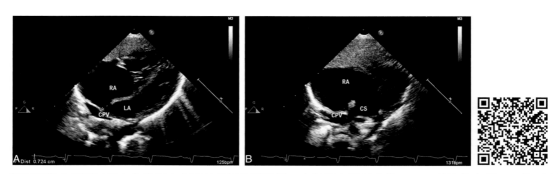

A. 剑下四腔心切面显示左心房后上方可见共同肺静脉干，房间隔上可见宽约 0.8 cm 的连续中断；B. 共同肺静脉干内径约 0.6 cm，经宽约 0.5 cm 的开口与增宽的冠状静脉窦（1.2 cm）相通（LA：左心房；RA：右心房；CS：冠状静脉窦；CPV：共同肺静脉干）

图 1-6-1　超声心动图

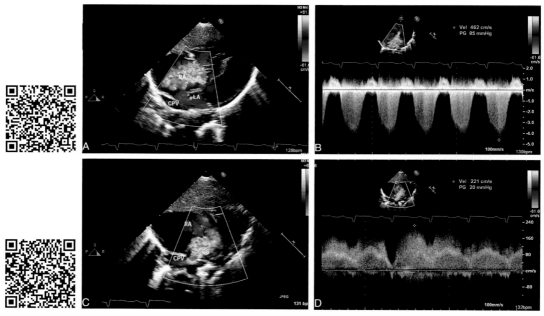

A. 三尖瓣口收缩期右心房侧见大量反流信号；B. 连续多普勒测得三尖瓣口反流峰速 4.6 m/s，压差 85 mmHg，依此估测肺动脉收缩压 100 mmHg；C. 共同肺静脉干血入冠状静脉窦，最终入右心房，入口处血流加速；D. 脉冲多普勒测得共同静脉干入冠状静脉窦开口处血流加速，峰速 2.2 m/s（LA：左心房；RA：右心房；CS：冠状静脉窦；CPV：共同肺静脉干）

图 1-6-2　超声心动图

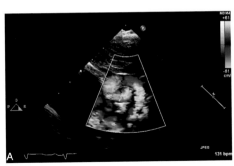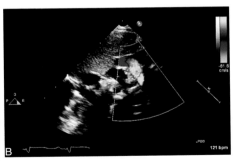

A.胸骨上窝切面主动脉弓降段未见狭窄及扩张；B.胸骨上窝切面主动脉弓降段左侧可见一红色血流信号向右上走行汇入上腔静脉

图 1-6-3 超声心动图

※ 其他辅助检查

◆ 心电图：窦性心动过速，右心室增大？T 波改变（图 1-6-4）。

◆ 胸部（心脏）正位 X 线片：①双肺纹理增多、模糊；②双肺门显示不清；③心影增大；④上纵隔增宽多为胸腺投影；⑤双膈面光滑，双侧肋膈角存在（图 1-6-5）。

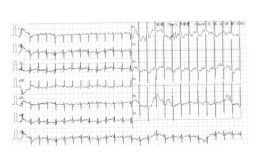

图 1-6-4 十二导联心电图显示窦性心动过速，右心室增大？T 波改变

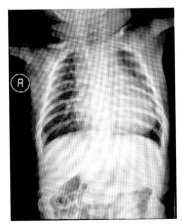

图 1-6-5 胸部正位 X 线片显示心影增大

※ 治疗过程

患儿行完全型肺静脉畸形引流矫治与三尖瓣整形术。术中所见：右心室肥大，肺动脉增宽，重度肺高压。左上肺静脉经垂直静脉汇入无名静脉，其他肺静脉经冠状静脉窦回流至右心房；下腔静脉型房缺直径 1.0 cm；三尖瓣环扩大，重度关闭不全。手术过程顺利，术后 1 个月病情稳定出院。

※ 临床诊断

先天性心脏病：完全型肺静脉畸形引流（混合型），房间隔缺损，三尖瓣重度关闭不全，重度肺高压；心功能Ⅱ/Ⅲ级。

※ 分析讨论

完全型肺静脉畸形引流（total anomalous pulmonary venous connection，TAPVC）是少见的发绀型先天性心脏病，指所有肺静脉与左心房均没有连接，全部开口于右侧心腔或体循环静脉，占先天性心脏病患者的1.5%~3%，占所有肺静脉畸形引流的30%~40%。根据常用的Darling分类方法，TAPVC一般分为4种类型：心上型（45%）、心内型（25%）、心下型（25%）及混合型（5%）。混合型TAPVC指在同一患者肺静脉与体循环静脉出现2种及以上不同连接方式，如一侧肺静脉与腔静脉或其分支相连接，另一侧肺静脉与冠状静脉窦或右心房相连接等。不同类型TAPVC的手术方式及预后有所不同，合并异位心或单心室的TAPVC术后梗阻率高。混合型TAPVC是出现术后梗阻的独立危险因素，特别是对于孤立性TAPVC患者。对于TAPVC患者，即使术前轻微的梗阻也是术后梗阻的危险因素。因此，准确的评价心脏结构和分型对于患者的手术方式选择和预后评估均有重要意义。TAPVC对血流动力学影响较为严重，预后极差，如未手术治疗，约80%患者于1年之内死亡。TAPVC患者血流动力学改变结果是氧合的肺静脉血回流入了右心房，因此，心房间的分流交通是患者生存的必需条件。完全型肺静脉畸形引流的血流动力学改变严重程度取决于房间隔缺损的大小，肺血管阻力大小。当房间隔缺损分流较小时，右向左分流少，则混合静脉血分流到体循环的血流量明显减少，因此发绀程度轻，而从右心房到右心室的血流增多，肺高压出现早，肝大和下肢水肿等右心心力衰竭的症状出现也早。左心房由于右向左分流少而较正常左心房小，左心室也相应较右心室小。若有较大房间隔缺损存在，混合静脉血分流入左心房较多，发绀较重，但右心血流相对减少，肺高压、右心心力衰竭症状出现较晚。如果TAPVC患者伴有肺静脉引流部位阻塞或合并肺血管病变，血液回流受阻，肺血淤滞，则较早即可形成肺高压、发绀。

超声心动图检查该患儿房间隔水平存在宽约0.8 cm的缺损，右向左分流量较多，患儿左心发育尚可，共同肺静脉干内径约0.6 cm，经宽约0.5 cm的开口与冠状静脉窦相通，该开口处血流加速，峰速2.2 m/s，表明引流部位阻塞，患儿早期即出现肺高压。

混合型TAPVC在检查过程中极易发生部分漏诊，或被诊断为部分型肺静脉畸形引流（partial anomalous pulmonary venous connection，PAPVC）。因此，应注意寻找4支肺静脉的开口，观察肺静脉引流的途径。本型患者通常不形成共同肺静脉干，或只形成部分的共同肺静脉干。在检查过程中，如发现共同肺静脉干内径较细，应高度考虑混合型的可能。

手术证实本例患儿为混合型TAPVC，其右侧肺静脉及左下肺静脉汇成共同肺静脉干后与冠状静脉窦相连接，左上肺静脉经垂直静脉与无名静脉相连接。超声心动图检查过程中多切面扫查，胸骨上窝切面主动脉弓降段左旁可见一红色血流信号向右上走行，而其他切面扫查可见至少三支肺静脉汇成一共同肺静脉干经增宽的冠状静脉窦入右心房，且未见肺静脉血回流入左心房，故而怀疑单支左肺静脉经垂直静脉异位引流入上腔静脉。若检查过程中未注意寻找四支肺静脉的开口，局限于发现某个异常而忽略其他切面的扫查极易漏诊或误诊。

※ 鉴别诊断

◆ PAPVC：表现为左心房内不能探及全部的四支肺静脉入口及血流信号，可见 1~3 支肺静脉引流入右心房，混合型 TAPVC 患者通常不形成共同肺静脉干，或只形成部分的共同肺静脉干，当患者声窗不佳，不能清晰显示左心房内肺静脉入口，仅见部分肺静脉直接引流至右心房，易误诊为 PAPVC，此时一定多切面（胸骨上窝切面、剑下切面）仔细寻找四支肺静脉的开口，必要时可进一步 CT 检查。

◆ 左侧三房心：当左侧三房心合并房间隔缺损时，缺损可位于副房和右心房之间，或者位于右心房与真房之间。左侧三房心的副房接受全部或部分肺静脉的血流，常合并肺静脉异位引流，此时，其声像图表现和血流动力学改变与完全型肺静脉畸形引流相似，容易混淆。完全型肺静脉畸形引流的共同肺静脉干走行于左心房的后方，其前下壁与左心房交界处易被误认为是左心房内的隔膜而与左侧三房心混淆，左侧三房心内的隔膜在左心房腔内，而肺静脉总干的前下壁在左心房腔外，应注意鉴别。

◆ 房间隔缺损：凡是房间隔缺损合并房水平右向左分流时一定要观察四支肺静脉是否全部回流入左心房及左心房后方是否存在共同肺静脉干，以免误诊。

※ 小贴士

混合型 TAPVC 在检查过程中极易发生部分漏诊，或被诊断为 PAPVC。检查过程中应注意寻找四支肺静脉的开口，观察肺静脉引流的途径。此外，在检查过程中，如发现共同肺静脉干内径较细，应高度考虑混合型的可能。

作者：吕 清，黎 梦
单位：华中科技大学同济医学院附属协和医院超声影像科

第七节　C型单心室合并左侧房室无连接

※ 病例摘要

基本信息　患儿男，17 天。

主诉　发热、呼吸困难 9 天。

现病史　患儿于出生后发现哭闹时口唇发绀，9 天前出现发热、呼吸困难，于当地医院就诊，以肺部感染收治住院，检查发现心脏杂音，现为求进一步诊治，以"先天性心脏病"收入我院。自发病以来，患儿精神饮食一般，大小便未见明显异常。

既往史　患儿发育迟缓，无精神神经系统异常，无手术史、外伤史、输血史，否认药物及食物过敏史，否认肝炎、结核和其他传染病史。已按照正常预防接种疫苗。

个人史　足月产，混合喂养。

家族史　无家族遗传病史。

体格检查　体温 37.7℃，脉搏 140 次 / 分，呼吸 33 次 / 分，血压 75/40 mmHg，体重 2.3 kg。营养稍差，全身皮肤青紫，前囟平软，神志清楚，体型正常。胸前区无隆起，心尖搏动弥散，胸骨左缘可闻及收缩期杂音及连续性杂音，第二心音响亮，缺乏肺动脉瓣成分。无颈静脉怒张。右肺呼吸音粗，左肺呼吸音低，未闻及明显干、湿性啰音。腹软，肝肋下 1~2 横指，无压痛、反跳痛，肝、脾肋下未触及。双下肢无水肿，四肢动脉搏动细弱。

※ 超声心动图

◆ 内脏正位：肝位于右上腹，脾位于左上腹，脾内可见纤维分隔；腹主动脉位于脊柱左前方，下腔静脉位于脊柱右前方。心脏大部分位于左侧胸腔，心尖指向左前下方。上、下腔静脉及肝静脉回流入右心房，左、右肺静脉回流入左心房，左心房横径约 1.2 cm，长径约 2.3 cm，右心房横径约 3.2 cm，长径约 3.0 cm（图 1-7-1，图 1-7-2）。

◆ 心室呈单一心室，横径约 3.9 cm，长径约 2.9 cm，EDV 为 18 ml，心室壁肥厚，厚约 0.5 cm，单心室前侧壁室壁运动减低，Simpson 法测量 EF 值为 44%。未见附属腔心室（图 1-7-3）。

◆ 单组房室瓣：右心房经房室瓣与单心室腔连接，左心房与单心室间无连接，左心房下端直接延续为左心耳，呈一盲端，左侧未见任何房室瓣结构，左心房经房间隔缺损与右心房相交通。右侧房室瓣瓣尖增厚、回声增强，开放可，闭合欠佳，房室瓣环内径约 1.5 cm（图 1-7-4）。

◆ 肺动脉起自单心室腔，肺动脉瓣为三叶瓣，瓣叶及瓣下流出道未见狭窄，肺动脉瓣环内径约 1.3 cm，主肺动脉增宽，内径约 1.4 cm，左、右肺动脉起始段内径分别约 0.53 cm、0.54 cm。未见主动脉瓣及瓣下流出道结构。升主动脉、主动脉弓及降主动脉起始段发育不良，升主动脉内径 0.25 cm，主动脉弓部内径约 0.37 cm，弓部发出两条分支，第一条分支朝右侧走行，内径 0.33 cm，第二条分支朝左侧走行，内径约 0.26 cm，降主动脉起始部（导管前）内径约 0.24 cm，降主动脉远端（导管后）内径约 0.61 cm，腹主动脉内径约 0.61 cm，降主动脉与左肺动脉之间见异常管道相通，内径约 0.32 cm，长径约 0.4 cm（图 1-7-6~ 图 1-7-8 ）。

◆ 房间隔中部见宽约 0.9 cm 的连续中断（图 1-7-5 ）。

◆ CDFI：房间隔连续中断处见左向右分流信号；收缩期房室瓣口右心房内可见大量反流信号，反流峰速 4.7 m/s，压差 89 mmHg，舒张期瓣口血流未见加速；肺动脉瓣口舒张期可见少量反流信号，反流峰速 3.1 m/s，压差 39 mmHg。动脉导管处可见右向左为主的双期双向分流信号，其中右向左分流峰速 3.0 m/s，压差 36 mmHg，收缩期可见降主动脉内血流信号逆灌主动脉弓部及升主动脉，未见心室腔向升主动脉内的血流信号（图 1-7-5~ 图 1-7-8 ）。

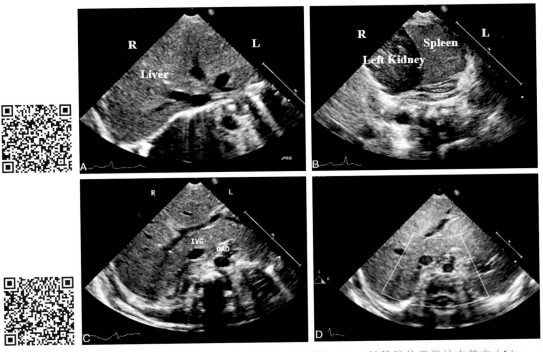

A. 肝位于右上腹；B. 脾位于左上腹；C. 腹主动脉位于脊柱左前方；D. 下腔静脉位于脊柱右前方（Liver：肝；Spleen：脾；Left Kidney：左肾；IVC：下腔静脉；DAO：降主动脉）

图 1-7-1 内脏正位

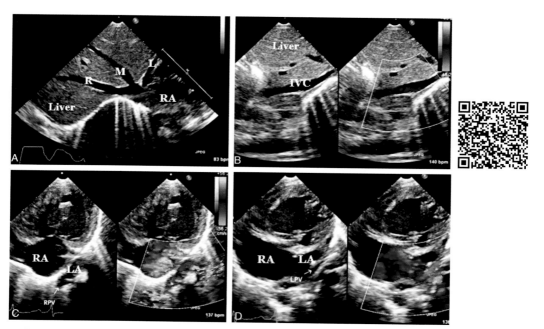

A、B.肝静脉及下腔静脉回流入右心房；C、D.左、右肺静脉回流入左心房（箭头）（Liver：肝；L、M、R：肝左、中、右静脉；IVC：下腔静脉；RA：右心房；LA：左心房；LPV：左肺静脉；RPV：右肺静脉）

图 1-7-2　心房正位

※ 超声提示

复杂先天性心脏病：左位心（S.X.X）单心室（C 型），心室收缩功能减低；左侧房室无连接，右侧房室瓣重度关闭不全；主动脉根部闭锁，升主动脉、主动脉弓及降主动脉起始段发育不良；动脉导管未闭（管型、右向左分流为主），逆向灌注主动脉；房间隔缺损（继发孔型，左向右分流）；肺动脉增宽并重度肺高压。

※ 其他辅助检查

肝功能、肾功能、凝血功能、心肌酶检查正常。

※ 治疗过程

该患儿家长放弃治疗。

※ 分析讨论

单心室（single ventricular 或 univentricular）是一种少见的复杂先天性心脏畸形，多合并多种心血管复杂畸形，活婴儿中发病率约为 1∶6500，约占先天性心脏病的 1.5％。

单心室的具体定义、命名及分型的争议历经数十载，出现过多种命名，包括"cor triloculare biatrium"（两房三腔心）、"cor biloculare"（双腔心）、"single ventricle"（单心室），

"common ventricle"（共同心室），"double-inlet ventricle"（双入口心室），"univentricular heart"（单室心），和 "functional single ventricle"（功能性单心室）等。这反映出对该疾病的认识历经了逐渐深入的几个阶段。

尽管 "single ventricle"（单心室）是使用最普遍的命名，但实际上最初人们就发现这类心脏畸形真正仅有一个心室的情况非常罕见，而总是一个功能性的心室腔，同时附加一个小的（diminutive）、不完整、发育不全或发育不良的心室。波士顿儿童医院曾将 "single ventricle"（单心室）定义为存在两个房室瓣和一个心室，或一个大的主心室和一个微小的附属心室，也称为 "double-inlet ventricle"（双入口心室）。但 Anderson 等并不认同双入口是单心室的标志，他认为 van praagh 的研究武断地排除了三尖瓣或二尖瓣闭锁的患者。在他看来 "单心室"的共同特点是只有一个心室存在房室连接，而心室的形态不是判断该类畸形的关键。但随着经验增加，目前可以确认许多存在双侧房室连接的心脏，从生理学角度上看也仅有一个功能性心室。因此，Anderson 根据形态学方法，提出 "functional single ventricle"（功能性单心室）这一概念，即当一个心室由于某种原因无法支持体循环或肺循环时，另一发育完整的心室腔同时承担体循环、肺循环和冠状动脉循环的供血，形成功能上的单心室。

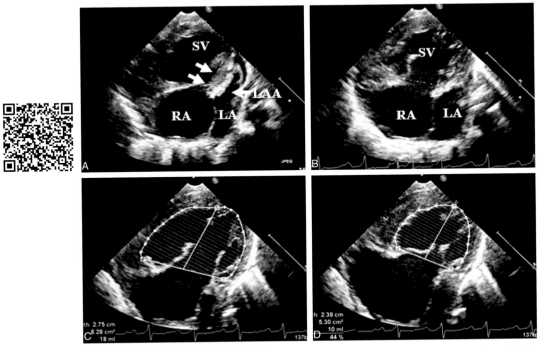

A、B. 心尖四腔心切面显示心室呈单一心室，横径约 3.9 cm，长径约 2.9 cm，EDV 为 18 ml，未见附属心腔，左心房与单心室间隔处未见瓣膜及肌性分隔组织，底部呈盲端延续为左心耳（箭头）；C、D. 单心室前侧壁室壁运动弥漫性减低，Simpson 法测量 EF 值为 44%（RA：右心房；LA：左心房；SV：单心室；LAA：左心耳）

图 1-7-3　单心室

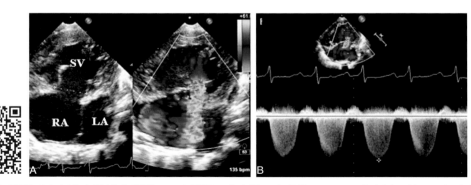

A. 心尖四腔心切面显示右侧房室瓣瓣尖增厚，回声增强，房室瓣环内径约 1.5 cm，房室瓣开放可，闭合欠佳，收缩期房室瓣口右心房内可见大量反流信号；B. 房室瓣口反流峰速 4.7 m/s，压差 89 mmHg（RA: 右心房；LA: 左心房；SV: 单心室）

图 1-7-4　右侧房室瓣

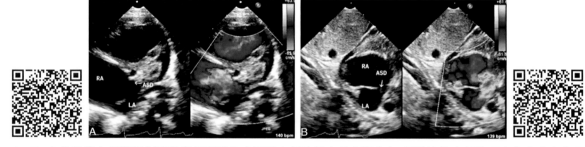

A、B. 心尖四腔心切面及剑下双房切面显示房间隔中部连续中断（箭头），于该连续中断处见左向右分流信号（RA: 右心房；LA: 左心房；ASD: 房间隔缺损）

图 1-7-5　房间隔缺损

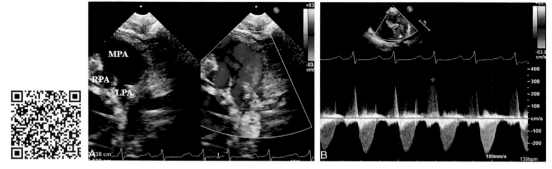

A. 肺动脉起自单心室腔，瓣叶及瓣下流出道未见狭窄，主肺动脉增宽；B. 肺动脉瓣口舒张期可见少量反流信号，反流峰速 3.1 m/s，压差 39 mmHg（MPA: 主肺动脉；LPA: 左肺动脉；RPA: 右肺动脉）

图 1-7-6　肺动脉

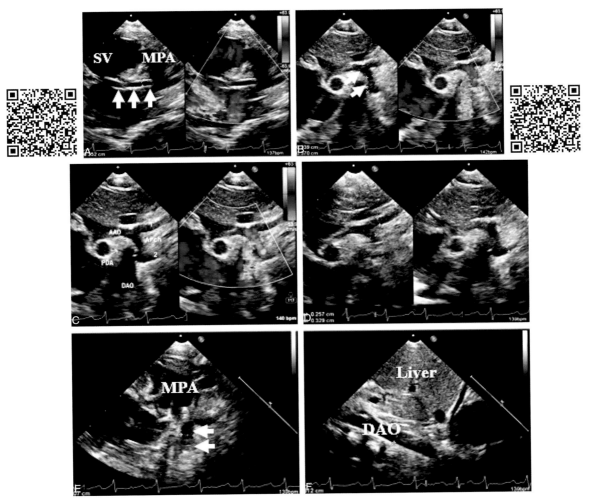

A. 升主动脉、主动脉弓及降主动脉起始段发育不良，升主动脉内径约 0.25 cm（箭头），未见心室腔射向升主动脉内的血流信号；B. 主动脉弓部内径约 0.37 cm，降主动脉起始部（导管前）内径约 0.24 cm（箭头）；C. 弓部发出两条分支，第一条分支朝右侧走行，第二条分支朝左侧走行；D. 左图"+"表示第一条分支内径约 0.33 cm，右图"+"表示第二条分支内径约 0.26 cm；E. 降主动脉远端（导管后）内径约 0.61 cm（箭头）；F. 腹主动脉长轴切面显示腹主动脉内径约 0.61 cm（Liver：肝；SV：单心室；MPA：主肺动脉；AAO：升主动脉；Arch：主动脉弓；DAO：降主动脉）

图 1-7-7 降主动脉缩窄

1964 年 Van Praagh 等根据主心室腔病理形态将单心室分为 4 型：左心室型、右心室型、双室型及不定型；1972 年 Anderson 等则分为 3 型：左心室型（A 型）、右心室型（B 型）及不定型（C 型）；根据大血管关系，每一型又分为 I 型（大血管关系正常）、II 型（大血管右转位）和 III 型（大血管左转位）；每种类型还可以按有无肺动脉狭窄再分为两种情况。如前所述，Anderson 分型法与前者最大的不同在于纳入了一侧房室连接缺如的病例。2000 年欧洲心胸外

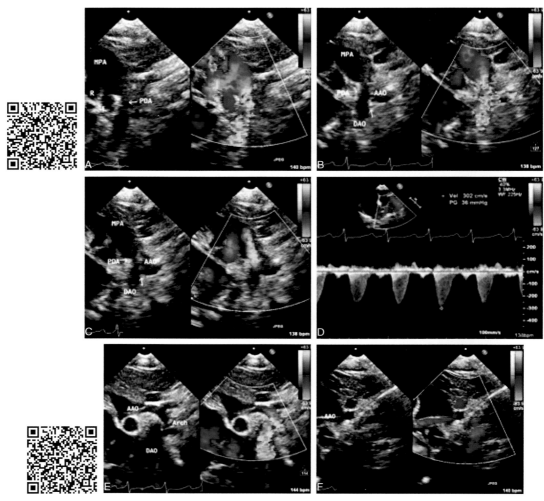

A、B.降主动脉与左肺动脉之间见动脉导管相通，导管内收缩期可见右向左分流信号（箭头）；C.舒张期可见微量左向右分流信号；D.右向左分流峰速 3.0 m/s，压差 36 mmHg；E、F.收缩期可见动脉导管血流信号逆灌主动脉弓部（红色血流信号）及升主动脉（蓝色血流信号）（MPA：主肺动脉；AAO：升主动脉；Arch：主动脉弓；DAO：降主动脉；PDA：动脉导管）

图 1-7-8 动脉导管未闭

科协会和欧洲先天性心脏病外科数据库委员会成立的先天性心脏病数据库，对单心室的命名最终达成一致意见，并根据功能性单心室（functionally univentricular heart）的概念进行分型：A 型左心室双入口；B 型右心室双入口；C 型二尖瓣闭锁；D 型三尖瓣闭锁；E 型共同房室瓣；F型内脏异位综合征；G 型其他。目前应用最广的属 Anderson 等的 ABC 分型法，对于合并畸形则单独进行描述。单心室中 A 型占 80% 以上，C 型仅占 7%。只有在非常罕见的情况下才有可能找到真正解剖上的单心室心脏（solitary ventricle）（图 1-7-9）。

超声诊断要点在于确定心室的性质。首先，应符合仅有一个发育良好的主心室腔的诊断。构成心室的三要素包括流入道（窦部）、小梁部和流出道。然后，心室短轴连续扫查确定有无残腔，残腔是指缺少窦部的、发育不全的室腔。若有残腔，通过观察主心室的形态学特征如肌小梁、调节束、乳头肌数目等，确定单心室为形态学左心室或右心室以判断为 A 型或 B 型；若无残腔则为 C 型。对于合并残腔的单心室患者，不管残腔是否有流出道，位于前方的为右心室，位于后方的为左心室，而与心室的左右排列无关。本例可见心室呈解剖学意义上的单一心室，未见附属腔心室，由此判定为 C 型单心室。但由于该患者未做进一步的治疗或解剖，因此我们无法排除存在一种情况，即由于不完整的心室入路和出路部分太小导致影像学诊断方法无法识别。文献报道，有部分患者被认为是单心室，但在尸检时心脏切片显示在心室组织的膈面内存在第二个小心室。

※ 鉴别诊断

首先，左侧房室连接缺如须与二尖瓣或三尖瓣闭锁鉴别。二尖瓣和三尖瓣闭锁应包含两大类：一类为左或右侧房室连接缺如，即该侧房室孔及房室瓣均缺如，心室的流入部也缺如，属于单心室范畴；另一类为左或右侧房室瓣未穿通，该侧房室孔和房室瓣仍存在，心室的流入部也存在，但是由于该侧房室瓣发育畸形、粘连或融合致该侧房室不相通，不属于 C 型单心室范畴，这种畸形更加罕见。本例单组房室瓣连于主心腔，可见左侧房室之间未见任何瓣膜及瓣环组织，更不存在心室流入部，左心房与心室之间未见血流相通，而是通过房间隔缺损与右心房相通，因此判断左侧房室之间无连接。

其次，在诊断单心室之前，需排除存在巨大室间隔缺损的可能性，其实质是室间隔的缺失。在这种情况下，尽管几乎没有室间隔组织，仍然可能通过主心室腔一侧较细的小梁和另一侧较粗的小梁结构进行鉴别。

此外，该病例存在主动脉根部闭锁，升主动脉、主动脉弓及降主动脉起始段发育不良。尽管左心室发育不良综合征被认为是单心室中主心室呈右心室形态的一种类型，但当前的命名法和数据库仍将"左心发育不良综合征"（hypoplastic left heart syndrome）作为一类畸形进行单独命名。2000 年，国际先天性心脏病外科命名和数据库计划将左心室发育不良综合征定义为：一组大动脉连接正常而无共同房室瓣连接的、以左心严重发育不良为特点的先天性心血管畸形。其包括以下几点：①左心室显著发育不良甚至缺如；②主动脉瓣或二尖瓣闭锁、狭窄或发育不良，亦或二者同时存在；③升主动脉和主动脉弓的发育不全。首先，从病理学上，右心室型单心室、左心发育不全综合征、严重左室流出道狭窄伴小左心室三者之间存在相关的过渡形态，共同构成一个病变谱，不定型单心室不在此列。其次，由于本例主心腔为不定型而非右心室型，虽有左侧房室连接缺如，亦不能成为判断缺如瓣叶为二尖瓣的依据。二尖瓣闭

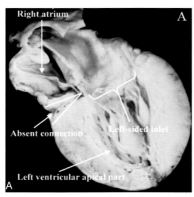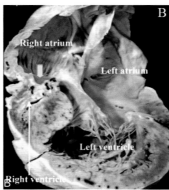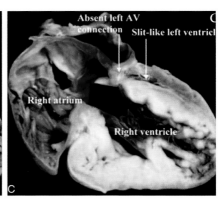

A. 四腔心切面显示右心房室连接缺如的形态，属于三尖瓣闭锁的经典类型；B. 1 例肺动脉闭锁合并室间隔完整的心脏，其四腔心切面显示房室连接一致，右侧房室瓣闭锁（箭头）。尽管为双心室房室连接，心脏仅具备单心室的功能；C. 此标本的四腔心切面，可见发育不良的裂隙样左心室和左心房室连接缺如（Right atrium：右心房；Absent connection: 连接缺如；Left-sided inlet: 左侧流入道；Left ventricular apical part: 左心室心尖部；Left atrium：左心房；Left ventricle: 左心室；Right ventricle：右心室；Absent left AV connection: 左侧房室无连接；Slit-like left ventricle：裂隙样左心室）

图 1-7-9　各种房室无连接的解剖示意图

（图片引自 Anderson R H , Cook A C . Morphology of the functionally univentricular heart.Cardiol Young, 2005, 14(S1):3.）

锁、主动脉瓣闭锁及左心室缺如同时存在，是左心发育不全综合征系谱中最严重的一类。因此，本例不符合诊断左心发育不良综合征的全部条件。

单心室患者预后差，C 型、肺静脉梗阻、完全型肺静脉畸形引流及主动脉弓离断为预后不良的危险因素。各类功能性单心室（包括左心发育不良综合征）均可进行 Fontan 术，术后靠单心室维持循环。

※ 小贴士

对于单心室的超声诊断，首先是要明确单心室的类型，判断附属腔的位置。C 型单心室十分罕见，观察者除了需常规在心尖切面判断主心室及附属心腔的位置关系，还需在左心室短轴切面进行观察，确定无附属心腔，即可诊断 C 型单心室，此外要排除巨大室间隔缺损合并功能性单心室。对于房室无连接及房室瓣闭锁的鉴别诊断，关键是要判断房、室间隔间有无瓣环及膜状或肌性隔膜样结构存在，有则是房室瓣闭锁，若没有则是房室无连接。

作者：王　斌，王书媛

单位：华中科技大学同济医学院附属协和医院超声影像科

第八节　二尖瓣降落伞畸形并乳头肌发育异常

※ 病例摘要

基本信息　患儿男，9 岁。

主诉　发现先天性心脏瓣膜病 8 年。

现病史　患儿 8 年前因感冒、发热至当地医院就诊，发现心脏杂音，行超声心动图检查提示先天性心脏瓣膜病，此后门诊随访无异常，近半年来自觉体力下降，活动后气促等症状加重，为求进一步诊疗来我院就诊，门诊以"重度主动脉瓣狭窄，重度二尖瓣狭窄，肺高压"收治入院。

既往史　否认高血压病、糖尿病、高脂血症、传染病等病史。

家族史　否认冠心病、高血压病、先天性心脏病家族史。

个人史　否认外伤、手术及药物过敏史。

体格检查　体温 36.6℃，脉搏 92 次 / 分，呼吸 20 次 / 分，血压 110/70 mmHg。神志清楚，查体合作。心律齐，主动脉瓣及二尖瓣听诊区均可闻及Ⅲ / Ⅳ级收缩期杂音，胸肺听诊区双肺呼吸音清，未闻及干、湿性啰音及胸膜摩擦音，周围血管征未见明显异常。腹软，外形正常，触诊未见明显异常，压痛及反跳痛（－）。双下肢无水肿。生理反射存在，病理反射未引出。

※ 初步诊断

先天性二尖瓣畸形。

※ 超声心动图

◆ **M 型超声**：二尖瓣回声增粗、增强，舒张期二尖瓣前叶运动曲线呈平台样改变，后叶向前运动幅度低平。

◆ **二维超声**

➤ 胸骨旁左心室长轴、心尖四腔心及两腔心切面：二尖瓣瓣叶回声增强，舒张期开放受限呈"穹窿样"，开口间距约 1.0 cm，前后叶瓣体上方邻近二尖瓣环处可见隔膜样回声；腱索明显增粗、缩短，融合形成筛孔状的片状结构，汇聚到左心室腔单组粗大的乳头肌上（图 1-8-1），右心室壁稍厚，前壁厚约 0.5 cm。

➤ 胸骨旁左心室短轴切面：二尖瓣口偏向左心室后内侧，瓣叶回声增强，开放幅度减低，有效开口面积明显减少，约 0.6 cm² （轨迹法测量），仅见一组粗大的后内侧乳头肌（图 1-8-2），前外侧未见明显乳头肌回声。

- ➢ 胸骨旁大动脉短轴切面：肺动脉增宽，肺动脉瓣形态、活动可；主动脉瓣增厚，回声增强，三叶瓣结构显示不清，似呈二叶样运动，瓣叶开放受限，开口间距 0.56 cm，开放面积约 0.60 cm² （轨迹法测量）（图 1-8-3）。
- ◆ 多普勒超声：彩色多普勒血流成像（color Doppler flow imaging，CDFI）显示舒张期二尖瓣口及瓣下见五彩镶嵌的高速血流信号，收缩期见中量反流信号；连续多普勒成像可探及舒张期射流峰速约 3.6 m/s，收缩期反流峰速约 5.1 m/s（图 1-8-4）。主动脉瓣口收缩期射流加速，峰速约 3.3 m/s，三尖瓣口收缩期可见少量反流信号，峰速约 4.7 m/s，压差约 88 mmHg。

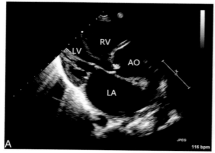
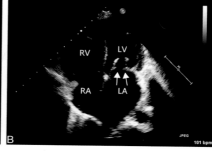

A. 左心室长轴切面显示二尖瓣瓣下腱索增粗、缩短、融合，均汇聚至一组乳头肌上；B. 四腔心切面显示二尖瓣瓣上邻近二尖瓣瓣环处见隔膜样回声（箭头）（AO：主动脉；LA：左心房；RA：右心房；LV：左心室；RV：右心室）

图 1-8-1　二维超声显示二尖瓣装置畸形

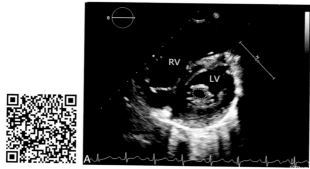
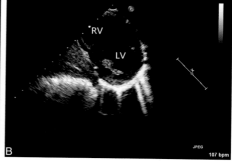

A. 二尖瓣口偏向左心室后内侧，瓣口开放面积明显减少；B. 仅见一组粗大的后内侧乳头肌，前外侧未见明显乳头肌回声（LV：左心室；RV：右心室）

图 1-8-2　二维超声显示二尖瓣装置畸形

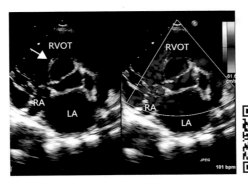

右冠窦受血流冲击稍向外凸出（箭头）（LA：左心房；RA：右心房；RVOT：右室流出道）

图 1-8-3　胸骨旁大动脉短轴切面显示主动脉瓣似呈二叶畸形

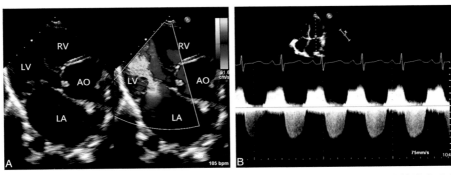

A. 左心室长轴切面显示二尖瓣口舒张期开放明显受限，开口间距缩小，CDFI 显示五彩镶嵌血流信号从缝隙中穿过；B. 频谱多普勒显示二尖瓣口舒张期高速湍流频谱，射流峰速约 3.6 m/s，收缩期反流峰速约 5.1 m/s（AO：主动脉；LA：左心房；LV：左心室；RV：右心室）

图 1-8-4　超声心动图显示二尖瓣狭窄

※ 超声提示

先天性心脏病：二尖瓣降落伞畸形并瓣上狭窄，二尖瓣重度狭窄并中度关闭不全；主动脉瓣重度狭窄（二瓣化可能性大）；三尖瓣轻度关闭不全，肺动脉增宽并肺高压。

※ 其他检查

◆ 心电图：右心室肥厚，电轴右偏，ST 改变，左心房负荷过重，顺时针方向转位。

◆ 胸部 X 线片：双肺纹理增多、增粗、紊乱，双肺门增大浓密，心影饱满，肺动脉段隆起。

※ 治疗过程

术中显示双房增大，二尖瓣环大小尚可，二尖瓣腱索乳头肌呈降落伞状，前外交界融合，瓣叶根部见半环形隔膜，二尖瓣重度狭窄，主动脉瓣二瓣化畸形，重度狭窄，右冠窦稍扩张，肺动脉增粗，压力增高。剪除病变二尖瓣及主动脉瓣，行二尖瓣 + 主动脉瓣置换术。术后患者恢复良好，术后 7 天超声复查显示人工二尖瓣及主动脉瓣功能良好，于术后 10 天治愈出院。

※ 临床诊断

先天性心脏病：二尖瓣降落伞畸形，二尖瓣瓣上环，二尖瓣重度狭窄并中度关闭不全，主动脉瓣二瓣化畸形并重度狭窄，中至重度肺高压。

※ 分析讨论

降落伞型二尖瓣（parachute mitral valve，PMV）是一种罕见的二尖瓣畸形，由 Schiebler 于 1961 年首先报道。主要表现为二尖瓣前后叶及腱索连接于单组粗大的乳头肌上，偶也可发现两组乳头肌，但其中一组发育不良，大部分腱索附着于另一粗大乳头肌上，腱索缩短、挛缩、增厚，二尖瓣装置宛如"降落伞状"，血流只从腱索间的狭窄缝隙通过。其形成机制是胚胎发育 5~19 周时，原始肌小梁嵴从左心室壁的剥离异常导致最终形成单组乳头肌。另外，心内膜垫上发出的腱索结构出现提前对接，导致腱索增厚、缩短。PMV 常合并多种心血管畸形，当与二尖瓣瓣上环、主动脉瓣或瓣下狭窄、主动脉缩窄等共同存在时，称为"shone 综合征"。

PMV 的瓣叶和联合部常发育正常，而瓣下腱索附着于左心室底部单个乳头肌上或部分融合的乳头肌上，因腱索短粗，瓣叶活动受限，血流经过狭窄的瓣口后经腱索之间的空隙进入左心室，形成瓣口水平及腱索水平的双重狭窄，同时可伴关闭不全。二尖瓣口跨瓣压增高引起左心房压增加，继而引起左心房扩张，肺静脉压增高直至出现严重的肺高压及右心功能不全，因此早期准确诊断对及时临床干预具有重要意义。

超声心动图能直接显示二尖瓣复合结构的形态、血流动力学改变，以及伴随的其他心脏畸形，已成为诊断 PMV 的主要方法。有文献报道，超声心动图可以正确诊断 77% 的 PMV 患者。超声心动图评价 PMV 的最佳切面包括胸骨旁左心室长轴、左心室短轴、心尖两腔心、四腔心切面，这些切面能清晰显示二尖瓣叶、腱索及乳头肌等二尖瓣装置结构。PMV 患者二尖瓣复合结构的典型超声心动图表现：①二尖瓣叶增厚、回声增强，舒张期开放受限，短轴观二尖瓣开口偏心；②左心室腔仅见单组乳头肌或部分融合的乳头肌；③腱索增粗或融合缩短成片状结构，完全或大部分附着于一组粗大的乳头肌上；④二尖瓣口及腱索水平于舒张期见不同程度的加速血流信号，合并关闭不全者收缩期可见不同程度的反流信号。由于乳头肌的位置多变，部分情况下二维超声对腱索和乳头肌的连接关系显示困难，特别是其中一组乳头肌发育不良时，容易出现漏诊、误诊。三维超声可以提供更加立体直观、细致、丰富的二尖瓣装置，以及周边的毗邻结构信息。多层心脏计算机断层扫描（cardiac multidetector computed tomography，MDCT）或心脏磁共振检查（cardiac magnetic resonance imaging，cMRI）可以作为补充性影像学检查，对二尖瓣装置及乳头肌解剖结构、合并的其他心脏畸形进行信息完善，尤其对于声窗较差的患者，可以帮助临床证实和补充最终诊断（图 1-8-5）。

准确评价 PMV 患者二尖瓣的狭窄程度，对患者是否行二尖瓣手术及术式的选择有重要意义。由于 PMV 患者多合并其他心血管畸形，血流动力学改变较为复杂，单纯依赖二尖瓣口跨

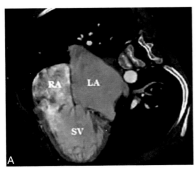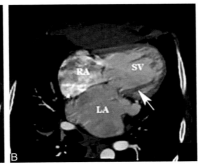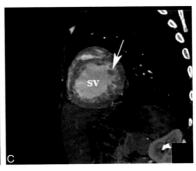

单组乳头肌结构（箭头）（LA：左心房；RA：右心房；SV：单心室）

图 1-8-5　MDCT 显示二尖瓣前后叶及腱索主要连接于单组粗大的乳头肌上
（图片引自 Sethi R.Echocardiograghy.2014(31)：E132-E135.）

瓣压的测量数值评价狭窄程度可能存在不足，如存在较大房间隔缺损或肺血明显减少时，单纯依赖二尖瓣口跨瓣压会低估狭窄，甚至漏诊。文献报道，在房间隔完整且肺血流正常的患儿，舒张期平均跨瓣压 < 8 mmHg、8~12 mmHg、> 12 mmHg 分别对应轻、中、重度狭窄，而对于合并大房缺分流或肺血明显减少、管型主动脉瓣下狭窄、长段主动脉缩窄等左心流出道梗阻的患者，评价二尖瓣狭窄程度主要依靠详细观察二尖瓣结构解剖形态学改变。Walter 等学者报道二尖瓣开口面积 < 2 cm²，二尖瓣口舒张末期跨瓣压 > 5 mmHg 为二尖瓣整形的手术指征，另外手术选择还与二尖瓣狭窄的具体解剖类型，是否合并瓣上环，二尖瓣关闭不全，患者年龄等因素有关。

　　PMV 须与风湿性二尖瓣相鉴别：除详细询问病史外，风湿性二尖瓣表现以瓣尖增厚，交界处粘连为特点，乳头肌的数目、位置及与腱索的连接正常。而 PMV 二尖瓣前后瓣叶的腱索均连于单组粗大的乳头肌上，或部分融合的乳头肌上，呈"降落伞样"改变。总之，扫查过程中应对二尖瓣叶、瓣环、腱索、乳头肌及其与周围组织的关系进行逐一观察，避免漏诊、误诊。

※ 小贴士

　　超声心动图检查重点观察切面包括胸骨旁及剑突下左心室长轴、左心室短轴、心尖两腔心、心尖四腔心切面观；应重点观察二尖瓣结构包括瓣叶、腱索、乳头肌的形态、位置及活动，并详细观察彩色及频谱多普勒信号特征。由于乳头肌位置可能存在多种变异，对怀疑 PMV 的患者超声检查时应对左心室短轴切面进行仔细的连续扫查，以排除由于乳头肌位置变异造成的单切面显示单组乳头肌的假象。另外，PMV 常合并其他心血管畸形，超声心动图检查发现 PMV 时，应按先天性心脏病节段分析法进行多切面系统检查，避免漏诊其他合并畸形。

作者：余　铖，曾庆瑜
单位：华中科技大学同济医学院附属协和医院超声影像科

第九节　房室交界区的旋转畸形：十字交叉心

※ 病例摘要

基本信息　患儿男，3 岁。

主诉　发现心脏杂音，口唇发绀 3 年。

现病史　患儿出生后口唇发绀，查体发现心脏杂音，20 天查心脏彩超提示"复杂先天性心脏病：十字交叉心，完全型大动脉转位，多发房间隔缺损，室间隔缺损，肺动脉狭窄"。3 个月时曾来我院就诊，因肺部炎症未行手术治疗，现患儿一般情况可，来院复查，拟行手术。门诊以"复杂先天性心脏病"收治入院。患儿出生以来，饮食稍差，睡眠可，精神可，大、小便可。

既往史　否认高血压病、糖尿病、高脂血症、传染病等病史。

个人史　否认外伤、手术及药物过敏史。

家族史　否认冠心病、高血压病、先天性心脏病家族史。

体格检查　体温 36.5℃，脉搏 100 次 / 分，呼吸 22 次 / 分。神志清楚，查体合作，口唇轻度发绀，未见明显杵状指（趾）。淋巴结未见明显肿大。心率 120 次 / 分，心律齐，胸骨左缘第 2~4 肋间可闻及Ⅲ / Ⅵ级收缩期粗糙杂音。腹软，外形正常，触诊未见明显异常，压痛及反跳痛（－）。双下肢无水肿。生理反射存在，病理反射未引出。

※ 初步诊断

复杂先天性心脏病：十字交叉心，完全型大动脉转位，多发房间隔缺损，室间隔缺损，肺动脉狭窄。

※ 超声心动图

◆ 肝位于右侧腹腔，脾位于左侧腹腔，内脏正位。心脏大部分位于胸骨后方，心尖指向剑突。

◆ 心房正位，右心房增大，左心房不大。房间隔中部见两处分别为 0.3 cm、0.4 cm 的连续中断。

◆ 心尖区及剑突下探查均不能显示标准的四腔心切面，即不能同时完整显示四个心腔和二侧房室瓣；同侧的心房与心室间不能显示经房室瓣连接（图 1-9-1A）。在心尖或剑突下四腔心切面基础上，探头从后向前连续性扫查显示一系列心尖四腔心切面或剑突下四腔心切面（图 1-9-1B），可先观察到左侧的左心房经二尖瓣与右侧的左心室连接（图 1-9-1C），后观察到右侧的右心房经三尖瓣与左侧的右心室连接（图 1-9-1D），两侧房室序接一致，但空间上呈交叉关系。二、三尖瓣形态、活动可。剑突下显示下腔静脉入右心房时，可见三尖瓣前移，三尖瓣与下腔静脉之间的距离明显增大（图 1-9-3）。

◆ 胸骨旁心室短轴切面可见右心室位于左前上方，左心室位于右后下方，小梁部室间隔呈水平位。右心室增大，左心室不大。室间隔于十字交叉处见 1.0 cm 的连续中断，缺损边缘与主、肺动脉瓣环间均可见圆锥组织相隔。

◆ 主动脉起自解剖右心室，肺动脉起自解剖左心室，二者起始段近乎平行走行，主动脉瓣环位于肺动脉瓣环左前方。升主动脉发育良好，主动脉弓降段朝向右后走行，弓降段未见缩窄。肺动脉瓣下可见狭小的流出道，肺动脉根部较细，主干及分支发育相对尚可。肺动脉瓣尖增厚，回声增强，开放受限，闭合尚可（图 1-9-4）。

◆ CDFI：两侧房室瓣口的跨瓣前向血流呈"十字交叉"，且互不相混（图 1-9-2）。房间隔及室间隔连续中断处见双期双向分流信号，肺动脉瓣下流出道及肺动脉腔内见高速射流信号，峰速约 3.5 m/s，压差 50 mmHg。

※ 超声提示

复杂先天性心脏病：中位心，十字交叉心（S.D.L.），完全型大动脉转位，多发房间隔缺损，室间隔缺损，肺动脉狭窄。

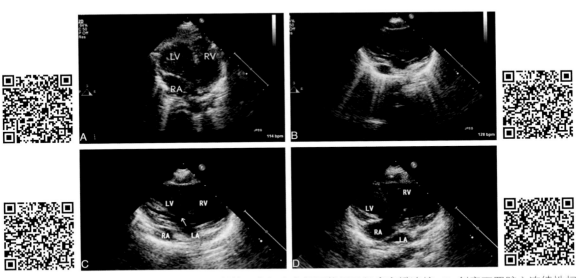

A. 心尖区不能显示标准的四腔心切面，同侧的心房与心室间不能显示经房室瓣连接；B. 剑突下四腔心连续性扫查，先显示二尖瓣口开口方向及连接，再显示三尖瓣开口方向及连接，可见两侧房室瓣开口在前后投影平面上"十字交叉"；C. 左侧的左心房经二尖瓣与右侧的左心室连接，左侧房室瓣（二尖瓣）开口方向（箭头）；D. 右侧的右心房经三尖瓣与左侧的右心室连接（LA：左心房；LV：左心室；RA：右心房；RV：右心室）

图 1-9-1 十字交叉心特征性二维超声征象

CDFI 显示两侧房室瓣口跨瓣前向血流呈"十字交叉"

图 1-9-2　四腔心切面动态扫查

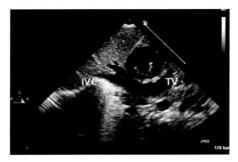

三尖瓣与下腔静脉间距离明显增大（IVC：下腔静脉；TV：三尖瓣）

图 1-9-3　剑突下下腔静脉入右心房切面

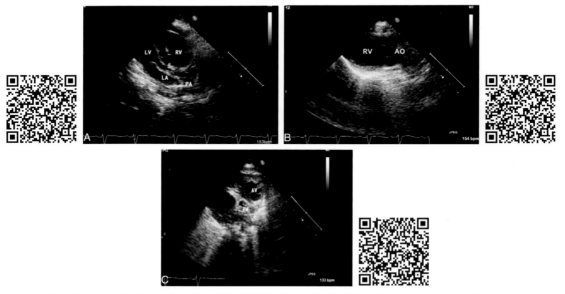

A. 肺动脉起自解剖左心室；B. 主动脉起自解剖右心室；C. 主动脉瓣环位于肺动脉瓣环左前方（AO：主动脉；PA：肺动脉；LA：左心房；RV：右心室；LV：左心室；AV：主动脉瓣；PV：肺动脉瓣）

图 1-9-4　异常的大动脉起源及位置关系

※ 治疗过程

患者行双向 Gleen 术。

术中所见：心尖指向剑突偏右侧，下腔静脉回流至右侧心房，心房正位。右心室位于左侧，左心室位于右侧，房室连接呈前后位，序接一致。主动脉瓣位于肺动脉瓣左前方，起自右心室，肺动脉起自左心室。房间隔上两处缺损，室间隔高位缺损。肺动脉瓣及瓣下狭窄，主肺动脉呈窄后扩张。患儿术后发绀症状明显缓解，术后 11 天出院。

※ 临床诊断

复杂先天性心脏病：十字交叉心，完全型大动脉转位，房间隔缺损，室间隔缺损，肺动脉狭窄。

※ 分析讨论

十字交叉心为罕见心脏畸形，其特征是房室连接区空间位置异常，两侧心房流出血流在房室瓣水平十字交叉。该病由 Anderson 等于 1974 年正式命名，在先天性心脏病患者中的发病率低于 0.1%。十字交叉心的病理解剖表现为房间隔与室间隔对位不良，使每个心室与其所连接的心房处于对侧位置上，两侧心房流出血流在房室瓣水平于心脏前后投影平面上呈十字交叉状（图 1-9-5）。一般认为是胚胎期心房固定而心室沿心脏长轴发生异常的顺时针或逆时针旋转所致。

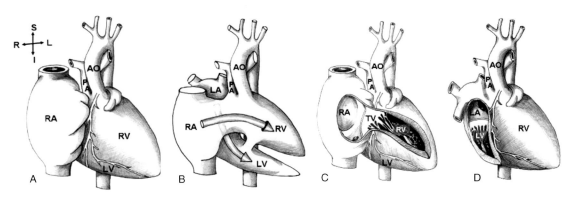

A. 表面观；B. 内部结构铸型；C. 右心房与左侧右心室相连；D. 左心房与右侧左心室相连（AO：主动脉；PA：肺动脉；RA：右心房；LA：左心房；RV：右心室；LV：左心室；TV：三尖瓣）

图 1-9-5 十字交叉心合并右室双出口解剖示意图

十字交叉心的心室旋转方向与心房方位和房室序接方式之间有一定的关系。以心房正位为例，房室序接一致时，原本应在右侧的右心室现在位于左侧，从心尖向心底方向看，心室沿心轴线从右向左旋转，即为顺时针旋转。房室序接不一致时，原本应在左侧的右心室现在位于右侧，心室沿心轴线从左向右旋转，即为逆时针旋转。换句话说，心室总是朝能使右室流入道位于左室流入道前上方的方向旋转。仅有极个别患者可朝与通常相反的方向旋转，这时右室流入道位于左室流入道的后下方。总之，两侧流入道失去正常的左右排列，而表现为特异的前后排列，导致超声不可能显示出标准的四腔心切面，即不可能在同一切面上同时显示出完整的四个心腔和左右排列的房室瓣。这一特征成为超声诊断十字交叉心的重要提示。根据流入道特殊的前后排列，当观察者从后向前连续性扫查显示一系列心尖四腔心切面或剑突下四腔心切面时，应可以分别显示两侧心室流入道并进一步发现心房与对侧心室相连，心内体、肺静脉血流轴在房室瓣水平于心脏前后投影平面上十字交叉，从而排除房室连接缺如或心室双入口等而确诊十字交叉心。多篇文献证实，这种在前后平面上分别显示左、右室流入道且房室连接呈十字交叉的特异性表现是本病确诊的决定性证据。由于超声探查的实时性，也使得超声成为唯一能够实时进行由后向前的连续性扫查并即时发现这种前后关系的诊断技术。此外，既然心室旋转的方向通常使右室流入道在前上方，其还提示从后向前扫查时先显示的是左室流入道，其后是右室流入道，从而有助于判断心室方位和房室序接是否一致。

十字交叉心通常发生在双心室患者，但也有单心室的病例报道。此时两侧房室瓣与同一心腔相连，其确诊依据为两侧心室流入道呈前后排列，三尖瓣位于二尖瓣的前上方，CDFI 显示通过两组房室瓣的血流轴相互交叉。

十字交叉心的另一特征为心室呈上下排列，这也是以前十字交叉心又称为上下心室（supero-inferior ventricles）或楼上楼下心室（upstair-downstair ventricles）的原因。本例患儿的心室排列呈现这一特征，表现为右心室在左前上方，左心室在右后下方。但有文献指出，十字交叉心的心室除上下排列（室间隔呈水平位）外，也可出现其他排列形式，如室间隔呈半垂直位，偶尔还可为正常的左右并列关系（室间隔呈垂直位），而心室的上下排列亦并非十字交叉心所独有，也可见于矫正型大动脉转位、单纯房室序接异常等，实际上心室呈上下排列者不足一半属于十字交叉心。因此"心室上下排列，室间隔呈水平位"不能成为十字交叉心的诊断标准。

此外，在使用三节段符号表示法来描述十字交叉心时对于心室袢的判定应引起注意。Van Praagh 提出，在上下心室，心室袢的方位应根据"左右手法则"判断，而不是根据通常采用的心室实际空间方位，并以十字交叉心最常见的"心房正位，房室序接一致，L - 大动脉转位"为例，这时右心室在左前上方，但心室袢不是通常的左袢，而是右袢，其三节段符号表示为"S.D.L."。我们注意到，尽管超声采用"左右手法则"来判断心室袢方位比较困难，但可根据房室序接方式来判定，如"心房正位，房室序接一致"为"S.D."，"心房反位，房室序接一致"为"I.L."，这实际上和正常的房室序接一致时的符号表示一致，同时应在"超声表现"中详细描述心室的实际空间方位。Valdes-Crus 等对 83 例文献报道的十字交叉心患者进行回顾分析，发现 96% 为心房正位，80% 为左位心，81% 房室序接正常，54% 为大动脉转位及 30% 为右室双出口，半数以上病例伴有肺动脉狭窄。除个别患者外，一般都合并较大的室间隔缺损。本例患者合并完全型大动脉转位，多发房间隔缺损，室间隔缺损，肺动脉狭窄。此外，另有两种畸形在本病中的发生率相对较高，应引起重视。一种是三尖瓣和右心室发育不良，另一种是房室瓣的跨立（straddling），鉴于房室瓣跨立在十字交叉心中的发生率较高，建议本病患者应常规观察二、三尖瓣的腱索连接方式，尤其是巨大室缺时，以免漏诊。

※ 小贴士

十字交叉心超声诊断的重要特征是不能获取标准的四腔心切面，即两侧房室连接不能同时显示。从后向前连续性扫查显示一系列心尖四腔心切面或剑突下四腔心切面时可先后分别显示两侧心室流入道且心房心室交叉连接是本病的确诊依据。超声心动图能准确诊断这一疾病及其所合并的心血管畸形。

作者：杨亚利，彭　源

单位：华中科技大学同济医学院附属协和医院超声影像科

第十节 右室双出口的超声心动图诊断

病例 1

※ 病例摘要

基本信息 患儿男，7 个月。

主诉 发现心脏杂音 7 个月。

现病史 患儿出生时即发现心脏杂音，1 个月前因咳嗽、发热在当地医院就诊，抗感染治疗后症状好转。7 个月来，患儿哭闹时出现口唇紫绀，无明显腹泻、呕吐等其他症状。生长发育（身高、体重）较同龄儿稍差。

既往史 无特殊。

体格检查 体温 36.7℃，脉搏 110 次 / 分，心律齐，呼吸 24 次 / 分，血压 85/52 mmHg。神志清楚，口唇轻度紫绀。胸廓无畸形，心前区无隆起，胸前区听诊示双肺呼吸音清，未闻及干、湿性啰音，可闻及明显杂音。腹部外形正常，腹软，触诊未扪及明显异常包块，双下肢无水肿。生理反射存在，病理反射未引出。

※ 初步诊断

心脏杂音原因待查。

※ 超声心动图

◆ 二维超声：心房正位，心室右襻。右心增大，右心室室壁增厚，左心发育尚可。室间隔与左心室室壁厚度正常，运动正常。室间隔上段可见 1.5 cm 的连续中断，缺损位于主动脉瓣下。主动脉内径增宽，骑跨于室间隔上，骑跨率：90%，主动脉大部分起自于右心室（图 1-10-1A，图 1-10-1B）；肺动脉完全起自于右心室（图 1-10-1C，图 1-10-1D）。右室流出道纤维肌性肥厚、内径狭窄（图 1-10-1D）；肺动脉瓣增厚、回声增强，开放受限；肺动脉主干发育不良（图 1-10-1C）。主动脉弓降部未见缩窄。冠状静脉窦增宽，降主动脉左外侧可见下行管型结构。房间隔中部见 0.2 cm 的斜形缝隙。

◆ CDFI：室间隔连续中断处见双向分流信号；房间隔中部见细束左向右分流信号。右室流出道及肺动脉收缩期血流加速，峰速 4.5 m/s，压差 82 mmHg（图 1-10-1C，图 1-10-1D）。降主动脉左外侧管型结构内可见下行静脉血流信号。

※ 超声提示

复杂先天性心脏病：内脏、心房正位，左位心，心室右袢，房室连接一致，心室与大动脉连接不一致，右室双出口（S.D.D），室间隔缺损（主动脉瓣下型），右室流出道及肺动脉狭窄，卵圆孔未闭（左向右分流），永存左位上腔静脉。

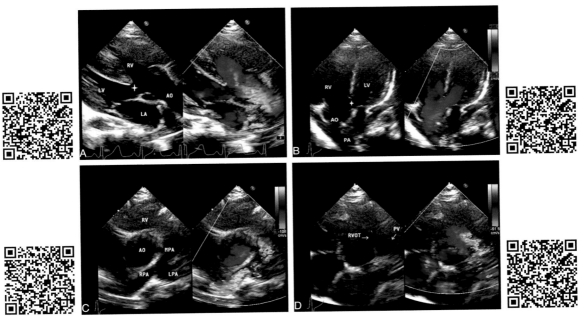

A. 左心长轴切面，左图：二维超声显示主动脉骑跨于室间隔上，骑跨率：90%，主动脉大部分起自于右心室；右图：CDFI 显示室间隔水平可见双向低速分流信号；B. 心尖五腔心切面，左图：二维超声显示室间隔缺损位于主动脉瓣下，主动脉骑跨于室间隔上，骑跨率：90%，主动脉大部分起自于右心室，右心室增大；右图：CDFI 显示室间隔水平双向低速分流信号，肺动脉瓣口收缩期血流加速；C. 主动脉短轴切面，左图：二维超声显示肺动脉完全起自于右心室，主肺动脉内径窄，左、右肺动脉分支发育尚可；右图：CDFI 显示肺动脉腔内收缩期血流加速；D. 肺动脉瓣下流出道切面，左图：二维超声显示肺动脉瓣下右室流出道纤维肌性肥厚、内径变窄（箭头）；右图：CDFI 显示肺动脉瓣口及瓣下流出道收缩期血流加速（AO：主动脉；LA：左心房；LV：左心室；RV：右心室；星号：室间隔缺损；PA：肺动脉；MPA：主肺动脉；RPA：右肺动脉；LPA：左肺动脉；RVOT：右室流出道；PV：肺动脉瓣）

图 1-10-1　经胸超声心动图

※ 其他辅助检查

◆ 心电图：窦性心律，双心室高电压。

◆ 心脏 CT 平扫＋增强：左位心；右心房、右心室扩大；室间隔膜周部缺损，缺损区宽约 9.4 mm。主动脉、肺动脉均开口于右心室：升主动脉内径约 12.9 mm，降主动脉内径约 7.1 mm。肺动脉较窄，主干内径 5.9 mm，左肺动脉内径 6.5 mm、截面积约 41 mm^2，右肺动脉内径 9.3 mm、截面积 68 mm^2，肺动脉指数（Mc Goon）=2.23，肺动脉指数（Nakada 指数）=327.1（图 1-10-2）。左、右肺静脉引流及上、下腔静脉引流均未见异常。考虑先天性心脏病：右室双出口，室间隔缺损，肺动脉主干狭窄。

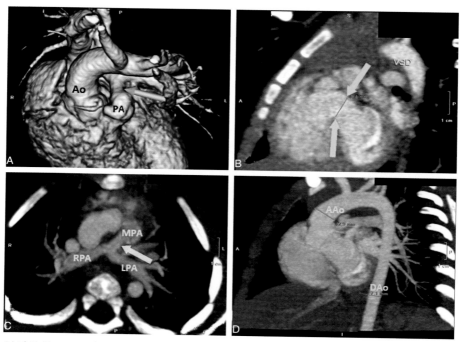

A. 主动脉、肺动脉均开口于右心室，肺动脉狭窄（箭头）；B. 室间隔膜周部缺损宽约 9.4 mm（箭头）；C. 主肺动脉及左、右肺动脉分支，箭头指示主肺动脉狭窄处，内径约 5.9 mm，左肺动脉内径约 6.5 mm，右肺动脉内径约 9.3 mm；D. 升主动脉起自右心室，内径约 12.9 mm，降主动脉内径约 7.1 mm（Ao：主动脉；PA：肺动脉；VSD：室间隔缺损；MPA：主肺动脉；RPA：右肺动脉；LPA：左肺动脉；AAo：升主动脉；DAo：降主动脉）

图 1-10-2　心脏 CT 平扫 + 增强图

※ 治疗过程

患儿行右室双出口矫治 + 卵圆孔缝闭术。术中见右心增大，右心室肥厚，右室流出道及肺动脉瓣、主肺动脉狭窄，左、右肺动脉发育可，可过 7 号探子，主动脉瓣下型室间隔缺损，主动脉骑跨，骑跨率：90%，卵圆孔未闭，约 0.2 cm，永存左位上腔静脉。剪除右心室肥厚肌束，疏通右室流出道，扩大室间隔缺损，用牛心包做左心室 - 主动脉内隧道，连续缝闭卵圆孔，自体心包加宽右室流出道至肺动脉分叉处。患儿手术顺利，术后 1 个月出院。

※ 临床诊断

复杂先天性心脏病：右室双出口，室间隔缺损（主动脉瓣下型），肺动脉及右室流出道狭窄，卵圆孔未闭，永存左位上腔静脉。

▮ 病例 2

※ 病例摘要

基本信息　患儿女，10 个月。

主诉　发现口唇、四肢青紫 9 个多月。

现病史　患儿 1 个月时家长发现口唇、四肢呈青紫色，哭闹时青紫明显加重，生长发育（身高、体重）较同龄儿差，反复肺部感染在当地医院就诊，听诊发现心脏杂音，怀疑患儿为"先天性心脏病"，为求进一步诊治来我院。

既往史　无特殊。

体格检查　体温 36.5℃，脉搏 130 次 / 分，心律齐，呼吸 26 次 / 分，血压 82/50 mmHg。神志清楚，口唇、指端轻度发绀。双肺呼吸音清，未闻及啰音。胸骨左缘第 3~4 肋间可闻及 Ⅲ / Ⅵ级收缩期杂音。腹部外形正常，腹软，触诊未扪及明显异常包块，双下肢无水肿。

※ 初步诊断

先天性心脏病？

※ 超声心动图

◆ 二维超声：心房正位，心室右袢。右心增大，右心室室壁增厚，左心发育尚可。室间隔增厚，室间隔与左心室室壁运动正常。室间隔近十字交叉处可见 1.2 cm 的连续中断，缺损远离两条大动脉（图 1-10-3A，图 1-10-3B）。主动脉、肺动脉呈平行走行，均起自右心室（图 1-10-3C，图 1-10-3D）。主动脉瓣位于肺动脉瓣右侧，主动脉瓣为三叶瓣，瓣口及瓣下流出道未见狭窄。肺动脉瓣位于主动脉瓣左侧，肺动脉瓣呈二叶瓣，开放受限。肺动脉瓣下流出道纤维肌性肥厚、内径狭窄（图 1-10-3E）。肺动脉主干增宽，左、右肺动脉发育尚好（图 1-10-3F）。主动脉弓朝右后走行，未见缩窄。冠状静脉窦增宽，降主动脉左外侧可见下行管型结构。

◆ CDFI：室间隔连续中断处见低速左心室向右心室分流信号；右室流出道及肺动脉瓣口收缩期血流加速，峰速 4.4 m/s，压差 79 mmHg。降主动脉左外侧管型结构内可见下行静脉血流信号。

※ 超声提示

复杂先天性心脏病：内脏、心房正位，左位心，心室右袢，房室连接一致，心室与大动脉连接不一致，右室双出口（S.D.D），大室间隔缺损（大动脉无关型），右室流出道及肺动脉瓣狭窄，肺动脉瓣二瓣化可能，永存左位上腔静脉。

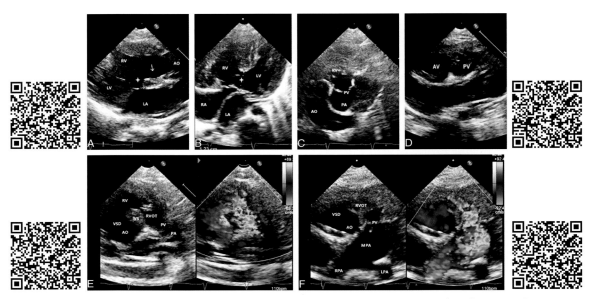

A. 左心长轴切面，二维超声显示主动脉起自于右心室，室间隔缺损（星号）距离主动脉瓣 1.1 cm（箭头）；B. 心尖四腔心切面，二维超声显示室间隔近十字交叉处可见连续中断（星号），右心增大，左心发育尚可；C. 双动脉长轴切面，二维超声显示主动脉、肺动脉呈平行走行，均起自右心室；肺动脉瓣增厚、开放受限；D. 双动脉瓣短轴切面，二维超声显示肺动脉瓣位于主动脉瓣左侧；E. 右室流出道切面，左图：二维超声显示右心室室壁增厚；肺动脉瓣下流出道狭窄；右图：CDFI 显示右室流出道及肺动脉瓣口收缩期血流加速；F. 肺动脉长轴切面，左图：二维超声显示肺动脉瓣增厚、开放受限；肺动脉瓣下右室流出道纤维肌性肥厚、内径狭窄；肺动脉主干增宽，左、右肺动脉发育尚好，右图：CDFI 显示右室流出道及肺动脉瓣口收缩期血流加速（AO：主动脉；LA：左心房；LV：左心室；RV：右心室；RA：右心房；PV：肺动脉瓣；PA：肺动脉；AV：主动脉瓣；RVOT：右室流出道；VSD：室间隔缺损；IVS：室间隔；MPA：主肺动脉；LPA：左肺动脉；RPA：右肺动脉）

图 1-10-3　超声心动图

※ 其他辅助检查

胸部 X 线片：心影饱满，双肺纹理模糊。

※ 治疗过程

患儿行"右室双出口矫治＋左室流出道疏通＋右室流出道疏通加宽＋肺动脉瓣交界切开＋肺动脉加宽术"。术中见右心增大，右心室肥厚，肺动脉瓣二瓣化畸形，交界融合致狭窄，肺动脉主干稍窄，左、右肺动脉发育可；主动脉绝大部分起源于右心室，室间隔缺损远离两大动脉，三尖瓣隔瓣两根大腱索跨过室间隔缺损附着于缺损右心室面边缘，右室流出道肥厚肌束，永存左位上腔静脉。经肺动脉切口行肺动脉瓣交界切开，经右室流出道切口暴露室间隔缺损，剪除壁束和隔束肥厚肌束，扩大室间隔缺损疏通左室流出道，切断隔瓣腱索暴露室间隔缺损，牛心包片连续缝合修补室间隔缺损，建立左心室-主动脉内隧道，还原隔瓣腱索附着点，注水检查三尖瓣形态、活动、开闭良好，无反流；连续缝合自体心包片加宽右室流出道，连续缝合自体心包片加宽肺动脉主干。患儿手术顺利，术后 2 个月出院。

※ 临床诊断

复杂先天性心脏病：右室双出口，大室间隔缺损（大动脉无关型），右室流出道及肺动脉瓣狭窄，永存左位上腔静脉。

※ 分析讨论

右室双出口是介于法洛四联症和完全型大动脉转位之间的一组先天性心脏病。经典概念为两条大动脉完全起自右心室，室间隔缺损为左心室的唯一出口，二尖瓣与主动脉之间无纤维联系。大动脉位置关系可以有以下排列方式：①肺动脉位于主动脉左前方；②右位型：主动脉并列位于肺动脉右侧或右前方；③左位型：主动脉位于肺动脉正前方、左前方甚至左侧。目前认为无论两条大动脉位置关系如何，两条大动脉全部或一条大动脉的全部及另一条动脉大部分（90% 以上）起源于右心室，才能诊断为右室双出口。多数患者（患儿）内脏及心房位置正常，房室连接关系一致，少数患者也可以出现内脏反位、心房与心室的连接关系不一致。"房室连接一致、心房正位、心室右袢"型的右室双出口最为常见。

室间隔缺损与大动脉的位置关系对右室双出口外科手术方式选择非常重要，从外科治疗观点出发根据室间隔缺损与两个大动脉位置关系做相应分型，有 4 种情况：①室间隔缺损位于主动脉瓣下方；②室间隔缺损位于肺动脉瓣下方（又称 Taussig-Bing 畸形）；③室间隔缺损在双动脉瓣下方；④远离两大动脉。90% 的患者室间隔缺损较大（约等于主动脉开口），10% 的患者室间隔缺损较小（小于主动脉开口，称为限制性室间隔缺损）。右室双出口且室间隔完整非常罕见，此种情况一定合并大房间缺损，为左心血流的出口。

右室双出口常合并肺动脉狭窄，与法洛四联症相似，主张尽早手术改善缺氧症状。如果肺动脉瓣发育正常合并大室间隔缺损，产生大量左向右分流或 Taussig-Bing 畸形，患者可致严重肺动脉高压和艾森曼格综合征，发生严重肺血管病变而失去手术机会，因此主张 6 个月前行矫治手术；室间隔缺损偏小时，则左心室排血受限，易产生肺淤血，此时若无足够的心房间交通，患者多早期死亡。右室双出口的治疗原则是尽量完成两个心室的修复，使体循环和肺循环完全隔开；不宜行双心室修补者，应在出生后 6 个月行姑息术，2~4 岁再行 Fontan 类手术；大龄右室双出口伴重度肺高压，不宜单纯行右室双出口矫治术，可行心肺联合移植或右室双出口矫治术加肺移植术。右室双出口由于两条大动脉在胚胎发育中位置变化，可能发生冠状动脉畸形，其解剖变化的准确评价对需要进行大动脉调转术的右室双出口特别重要。

右室双出口可合并左室流出道阻塞、主动脉缩窄和主动脉弓离断，二尖瓣畸形（降落伞型二尖瓣狭窄、二尖瓣骑跨和二尖瓣裂等）。各种类型右室双出口均可有轻重不等的左心室发育不全；合并左位上腔静脉者往往经冠状静脉窦汇入右心房，也有与左心房直接连接者。

右室双出口超声心动图评估要点：①两条大动脉的空间位置关系；②室间隔缺损与大动脉的位置关系；③室间隔缺损的数量、位置和大小；④大动脉瓣下圆锥组织及纤维连接；⑤其他合并畸形。

主要鉴别诊断：①大室间隔缺损合并艾森曼格综合征：室间隔缺损较大、主动脉位置前移、心室水平为双向分流，容易与右室双出口，主动脉瓣下型室间隔缺损相混淆。鉴别要点：单纯的大室间隔缺损，主动脉仍开口于左心室，心底短轴切面主动脉前方见环绕的右室流出道和肺动脉结构；而右室双出口两条大动脉均开口于右心室，心底短轴切面主动脉前方无右室流出道及肺动脉结构。②法洛四联症：法洛四联症与右室双出口均有较为明显发绀症状，病理改变均有较大的室间隔缺损，并且部分右室双出口患者亦合并肺动脉狭窄，二者容易混淆。对于主动脉骑跨程度较重的法洛四联症患者，血流动力学改变与右室双出口相同。鉴别要点：法洛四联症，主动脉骑跨于室间隔之上，大动脉排列关系正常，室间隔缺损位于主动脉瓣下；而右室双出口主动脉全部或大部分起自右心室，大动脉排列关系异常，室间隔缺损位置不固定。③完全型大动脉转位：Taussing-Bing 综合征患者，肺动脉骑跨室间隔，如扫查不当可能低估骑跨程度，而误诊为完全型大动脉转位。鉴别要点：Taussing-Bing 综合征患者主动脉起源于右心室，肺动脉骑跨室间隔，主动脉和肺动脉多呈并行排列；而完全型大动脉转位患者主动脉起源于右心室，肺动脉起源于左心室，主动脉多位于肺动脉右前方。④单心室：两条大动脉共同连于同一个心室，主心室腔与附属心室腔之间如有肌性结构，易误诊为伴大室间隔缺损的右室双出口。鉴别要点：单心室为双入口，两组房室瓣均开口于主心室腔，附属心室腔没有房室瓣；而右室双出口的两个心室腔各有一组房室瓣。

※ 小贴士

超声心动图诊断右室双出口的第一要点是确定室间隔与大动脉位置关系：胸骨旁左心长轴切面或大动脉短轴切面可以显示室间隔缺损位于主动脉瓣下、肺动脉瓣下或靠近两大动脉，胸骨旁五腔心切面可以显示室间隔缺损位于主动脉瓣下；第二要点是观察有无肺动脉狭窄；同时还需要注意冠状动脉起源是否正常，二尖瓣形态和左心室发育情况等。

作者：刘曼薇

单位：华中科技大学同济医学院附属协和医院超声影像科

第十一节　右肺动脉缺如

※ 病例摘要

基本信息　患儿男，7 岁。

主诉　发现先天性心脏病 7 年。

现病史　患儿家属述患儿出生后心脏超声检查发现"房间隔缺损"，未行任何治疗，平时易患"感冒"，发作频繁，表现为咳嗽伴喘气，体力稍差，不能做剧烈活动，一直在当地医院规律复查，为求进一步诊治来我院就诊。

既往史　2 岁时发现肛周窦道，行"肛周窦道手术"。

个人史　否认外伤及药物过敏史。

家族史　否认冠心病、高血压病、先天性心脏病家族史。

体格检查　体温 36.2℃，脉搏 90 次 / 分，呼吸 23 次 / 分，血压 117/90 mmHg。神志清楚，查体合作，面容正常，淋巴结未见异常，心律齐，心音位于右侧胸腔，心尖搏动最强点在右锁骨中线第 5 肋间，范围约 1 cm。胸前区听诊提示右肺呼吸音微弱，左肺呼吸音正常，未闻及干、湿性啰音。腹软，双下肢无水肿，动脉搏动存在，水冲脉（ - ）。

※ 初步诊断

先天性心脏病：房间隔缺损？

※ 超声心动图

内脏、心房正位，心脏位置右移，位于右侧胸腔，心尖指向右下方。心室右袢，房室连接一致，心室与大动脉连接一致。

◆ 胸骨旁大动脉短轴切面：主动脉与肺动脉位置关系正常，主动脉瓣及肺动脉瓣形态、活动未见异常，肺动脉主干内径约 1.9 cm，左肺动脉内径约 1.1 cm，多方位探查未探及右肺动脉（图 1-11-1A）。CDFI：主肺动脉及左肺动脉可见血流信号，右肺动脉区未见血流信号（图 1-11-1B）。

◆ 胸骨旁四腔心切面：房间隔近房顶部回声纤细、薄软，其上可见数个连续性中断。CDFI：房间隔连续中断处见多束左向右分流信号（图 1-11-2A）。

◆ 右心声学造影：静息状态下右心房内房间隔连续中断处可见负性造影区（图 1-11-2B），嘱患者做 Valsalva 动作后左心可见大量微泡显影。

※ **超声提示**

先天性心脏病：心脏位置右移，房间隔多发缺损（左向右分流），右肺动脉缺如可能。

※ **其他辅助检查**

◆ 胸部 X 线片：心脏右位心，心脏轮廓显示欠佳，右侧胸腔缩小，右肺容积缩小、透亮度降低，左肺野清晰（图 1-11-3A）。

◆ 胸部 CT：心脏位于右侧胸腔，右肺完全缺失，左肺体积增大，右肺动脉缺失（图 1-11-3B，图 1-11-3C）。

◆ 肺动脉血管造影：肺动脉造影见主肺动脉及左肺动脉显示，右肺动脉未显示，右侧胸腔未见明显侧枝血管（图 1-11-3D）。

※ **治疗经过**

2018 年 7 月，患儿拟行全麻体外循环心内直视下心脏手术，由于气道狭窄，气管插管失败而放弃手术，经保守治疗患儿症状好转后出院。

※ **临床诊断**

◆ 先天性肺发育不全：右肺缺如。

◆ 先天性心脏病：右肺动脉缺如，房间隔缺损。

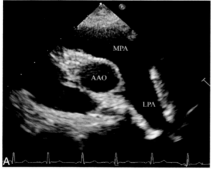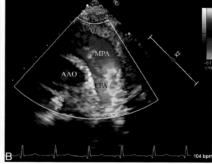

A、B. 主肺动脉远端直接延续为左肺动脉，未见右肺动脉显示（AAO：升主动脉；MPA：主肺动脉；LPA：左肺动脉）

图 1-11-1　大动脉短轴切面

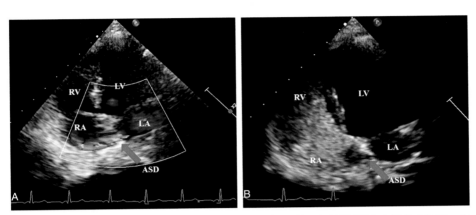

A. 房间隔顶部见左向右分流信号（箭头）；B. 右心声学造影右心房见负性造影区（箭头）（LV：左心室；LA：左心房；RV：右心室；RA：右心房；ASD：房间隔缺损）

图 1-11-2　胸骨旁四腔心切面

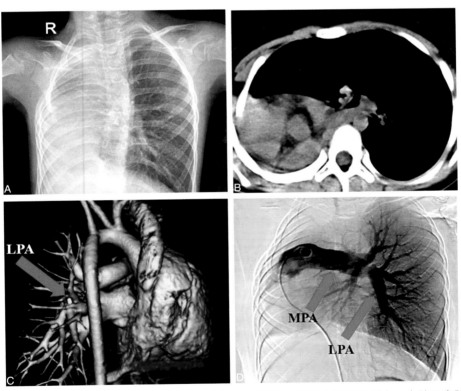

A. 胸部 X 线片显示心脏位于右侧胸腔，左肺容积增大；B. 胸部 CT 显示左肺容积增大，右肺及右肺动脉消失；C. 胸部 CT 三维重建显示右肺动脉消失（箭头）；D. 肺动脉造影证实右肺动脉缺如，主肺动脉只发出一支左肺动脉（箭头）（MPA：主肺动脉；LPA：左肺动脉）

图 1-11-3　胸部 X 线片及胸部 CT 图

※ 分析讨论

单侧肺动脉缺如是一种罕见疾病，发病率为 1/200,000~1/300,000，发病机理可能是近端第 6 主动脉弓退化，导致没有近端肺动脉发育。有研究显示，单侧肺动脉缺如的诊断中位年龄是 14 岁。单侧肺动脉缺如最常见的症状是呼吸短促，特别是在运动后，咳嗽，咯血和频繁的肺部感染，13%~30% 的患者则无临床症状。单侧肺动脉缺如中约 44% 的患者存在肺高压。单侧肺动脉缺如可以发生在左肺动脉，也可以发生在右肺动脉，与右侧肺动脉缺如相比，左侧更常见，而且左肺动脉缺如常合并其他心内血管畸形，如法洛四联症和永存动脉干，而右肺动脉缺如常不合并其他心内血管畸形。

超声心动图是诊断肺动脉缺如的首选影像学方法，正常情况下大动脉短轴切面可以观察到左、右肺动脉，当正常左肺动脉起始处未发现左肺动脉时，须排除肺动脉异常起源后才能考虑单侧肺动脉缺如诊断的可能。

单侧肺动脉缺如特别是在不合并心内其他血管畸形时，常规超声心动图检查容易发生漏诊，左、右肺动脉常因声窗原因导致显示欠佳。当大动脉短轴切面不论常规二维超声还是 CDFI 检查时均只能显示一条分支肺动脉，而另一支肺动脉无法显示时，应该首选多切面探查以寻找另一支肺动脉，只有在确定没有肺动脉异常起源的情况下，才能考虑肺动脉缺如的存在。但是对于肺动脉心外异常起源的诊断由于超声波自身技术的局限往往不能准确诊断，此时需结合其他影像学检查。检查者若缺乏经验，常导致诊断困难或误诊为其他疾病。因此，规范的多切面扫查技巧全面掌握此特殊疾病的超声图像特征及其鉴别诊断，对提高诊断准确率至关重要。

单侧肺动脉缺如的鉴别诊断如下。

肺动脉吊带 是指左肺动脉异常起源于右肺动脉的后方，呈半环形跨过右主支气管向左穿行于食道前和气管后到达左肺门。超声心动图检查时可以发现肺动脉分叉消失，主肺动脉直接延续为右肺动脉，于右肺动脉后方见一分支血管，即为异常起源于右肺动脉的左肺动脉。仔细观察，多切面扫查肺动脉分叉及左右分支走行可帮助鉴别。

肺动脉异常起源 如单侧肺动脉起源于冠状动脉、升主动脉或降主动脉等，超声心动图检查时应多切面仔细探查血管壁有无异常起源血管发出，对于异常起源于胸主动脉等超声检查受限的区域，仅依靠超声心动图检查可能会导致误诊，需结合其他影像学工具才能做出准确诊断。

※ 小贴士

超声心动图确诊单侧肺动脉缺如具有一定的局限性，在临床工作中当发现其中一支肺动脉显示不清时需警惕该疾病的可能，但是在做出最终诊断时须谨慎，如需进一步明确是否存在肺动脉异常起源时，可联合其他影像学技术如 CT 增强、肺动脉造影等综合评价。

作者：陈庆常，王　斌

单位：华中科技大学同济医学院附属协和医院超声影像科

第十二节　肺动脉吊带（产前产后诊疗一体化）

※ 病例摘要

基本信息　患儿男，8个月。

主诉　胎儿期发现先天性心脏病。

现病史　患儿出生前30孕周时行胎儿超声心动图发现先天性心脏病（肺动脉吊带）。未予特殊治疗。来我院行进一步诊治。

既往史　否认高血压病、糖尿病、高脂血症、传染病等病史。

个人史　否认外伤、手术及药物过敏史，母亲无孕期用药史及放射线、毒物接触史。无吸烟、嗜酒史。

家族史　否认先天性心脏病及其他遗传性疾病家族史。

体格检查　平时无口唇、四肢发紫及腹泻、呕吐等其他症状，生长发育、身高体重与同龄儿相比，无明显差异。双肺呼吸音清，未及明显啰音。心前区无隆起，心率120次/分，心律齐，心前区未闻及明显杂音。无杵状指，腹软，无压痛、反跳痛，双下肢无水肿，双侧足背动脉搏动可。

※ 初步诊断

先天性心脏病：肺动脉吊带。

※ 胎儿超声心动图

◆ 三血管切面：肺动脉主干内径约0.81 cm，左肺动脉起自右肺动脉起始段，绕过气管后方向左后走行，左、右肺动脉起始段内径分别约0.30 cm、0.36 cm。

◆ 三血管-气管切面：肺动脉与降主动脉通过左位动脉导管相连，而左肺动脉与左位动脉导管围绕气管形成"血管环"（图1-12-1）。

※ 超声提示

先天性心脏病：左肺动脉异常起源于右肺动脉（肺动脉吊带）。

※ 出生后超声心动图

◆ 胸骨旁大动脉短轴切面：标准大动脉短轴切面不能显示左肺动脉，需稍转动探头，肺动脉主干内径约1.1 cm，右肺动脉起始段内径约0.7 cm，远段内径约0.5 cm，左肺动脉起自右肺动脉起始段，内径约0.5 cm。

◆ 剑下大动脉短轴切面：肺动脉主干向右延续为右肺动脉，右肺动脉距起始段 1.4 cm 处发出左肺动脉。

◆ 胸骨上窝主动脉弓长轴切面：侧动探头显示主动脉弓下方可见左肺动脉从右肺动脉发出，向左走行（图 1-12-2）。

◆ CDFI：左、右肺动脉起始段血流未见明显加速。左肺动脉远段受肺气干扰显示不清。房间隔中部见细束左向右分流信号。

※ 超声提示

先天性心脏病：肺动脉吊带，卵圆孔未闭。

※ 其他辅助检查

出生后 8 个月行 CT 增强检查。

CT 增强：先天性心脏病，肺动脉吊带，邻近气管隆嵴处气管及左主支气管被包绕受压变窄（图 1-12-3）。

※ 治疗过程

患儿行肺动脉吊带矫治 + 卵圆孔缝闭 + 动脉导管结扎术，术中见右心稍大，肺动脉稍粗，左肺动脉起源于右肺动脉，位于气管后方，毗邻食管。左肺动脉发育尚可，卵圆孔大小约 0.3 cm × 0.4 cm，动脉导管直径约 0.3 cm。将动脉导管结扎剪断，并将左肺动脉从根部剪断，缝闭断段，移栽至肺动脉主干上，缝闭卵圆孔（图 1-12-4）。

术后 6 天超声心动图复查：吻合口血流通畅，左肺动脉血流速度稍加快（图 1-12-5），房间隔中部未见残余分流。

患儿恢复良好，术后 9 天出院。

※ 最终诊断

先天性心脏病：肺动脉吊带，卵圆孔未闭，动脉导管未闭。

※ 分析讨论

肺动脉吊带特指左肺动脉异常起源于右肺动脉后方，向左穿行于食道和气管之间到达左肺门这类疾病。亦称迷走左肺动脉，是一种罕见的先天性心血管畸形，据报道发病率约 0.0059%。胚胎发育过程中如左肺毛细血管丛未连接到左侧第 6 号动脉，而绕过气管后方连于右侧第 6 号动脉则可形成肺动脉吊带。肺动脉吊带患者左肺动脉从右肺动脉发出，从食管与气管间经过，形成包绕气管、食管的半环状结构，又称"部分性血管环"。可导致气管下段、右主支气管和食管不同程度的压迫，严重者会出现气道梗阻。气道梗阻引起的通气障碍是本病患儿最主要的临床表现，气管内分泌物的滞留可引起肺不张和肺炎、阵发性呼吸困难和反复肺部

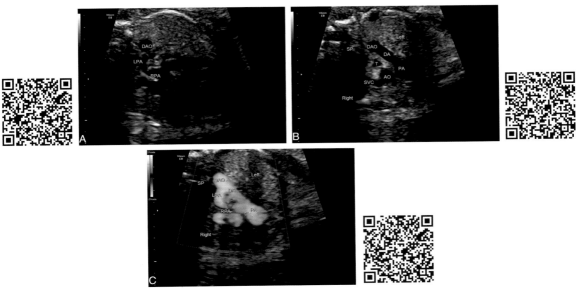

A. 非标准切面显示左肺动脉位于气管后方，起源于右肺动脉；B. 三血管切面显示左位动脉导管；C. 三血管切面向下连续扫查显示左肺动脉与动脉导管形成血管环（PA：肺动脉；LPA：左肺动脉；RPA：右肺动脉；DAO：降主动脉；T：气管；DA：动脉导管；SVC：上腔静脉；AO：主动脉；ARCH：主动脉弓；SP：脊柱）

图 1-12-1　孕 30 周胎儿超声心动图

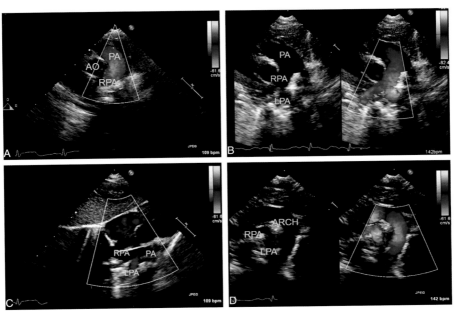

A. 标准大动脉短轴切面未见左肺动脉；B. 高位胸骨旁短轴切面显示左肺动脉起源于右肺动脉起始段；C. 剑突下切面显示肺动脉主干向右延续为右肺动脉，右肺动脉距起始段 1.4 cm 处发出左肺动脉；D. 主动脉弓长轴切面显示左肺动脉从右肺动脉发出

图 1-12-2　出生后超声心动图

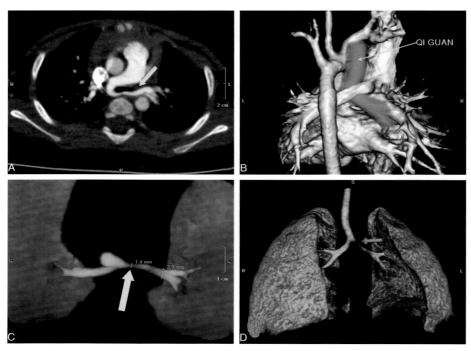

A. CT 增强显示左肺动脉从气管后方走行起源于右肺动脉，黄箭头显示左主支气管；B. CT 三维重建（心脏背面观）显示左肺动脉包绕压迫邻近气管隆嵴处气管及支气管；C. CT 显示左主支气管受压变窄，最窄处管径约1.4 mm，黄箭头显示左主支气管；D. CT 三维重建图像显示气管及左主支气管被包绕受压变窄，黄箭头显示左主支气管

图 1-12-3　CT 增强及 CT 三维重建图

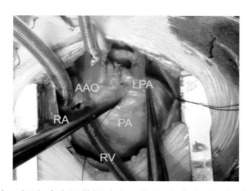

术中见左肺动脉起源于右肺动脉，行肺动脉吊带矫治术：将左肺动脉从根部剪断，移栽至肺动脉主干（AAO：升主动脉；LPA：左肺动脉；RA：右心房；RV：右心室；PA：肺动脉）

图 1-12-4　肺动脉吊带矫治术

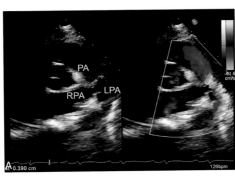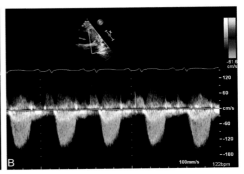

A. 左肺动脉起源于肺动脉主干左侧壁，吻合口血流通畅；B. 左肺动脉血流速度稍加快，峰速 1.6 m/s（PA：肺动脉；RPA：右肺动脉；LPA：左肺动脉）

图 1-12-5　术后超声心动图复查

感染。如无外科治疗，本病病死率达 90%。

　　肺动脉吊带胎儿超声心动图诊断要点是：三血管气管 - 肺动脉分支切面连续扫查时肺动脉主干无左肺动脉发出，切勿将左侧动脉导管误认为左肺动脉；在三血管切面或非标准切面上左肺动脉远段从气管和降主动脉之间跨过，进入右肺动脉；在三血管气管切面上可发现左位动脉导管与迷走的左肺动脉形成"血管环"。儿童及成年人超声心动图检查过程中如在大动脉短轴切面上未探查到左肺动脉，这是肺动脉吊带诊断的主要线索。如患者声窗好，往往于大动脉短轴切面上的右肺动脉远段可发现异常起源的左肺动脉，胸骨上窝切面在探头转动过程中可发现左肺动脉起自右肺动脉。某些患者可于剑突下切面探查左肺动脉是否起源于右肺动脉。超声心动图也可诊断肺动脉吊带合并畸形，如房间隔缺损、室间隔缺损和动脉导管未闭等心脏畸形。而且超声心动图还可用于术后监测左肺动脉发育情况及吻合口血流是否通畅。本病例中，肺动脉吊带产前超声精确诊断、术前超声评估，而且可无创、适时地为患者随访观察吻合口及左肺动脉术后发育情况。总之，对于肺动脉吊带的诊断，超声心动图准确性高，具有无创性，且可发现心脏其他合并畸形，对患者治疗方案的制定有重要作用，是肺动脉吊带产前筛查、术前检查及术后随访的首选检查方法。而对于部分肺动脉分支显示欠清的肺动脉吊带患者及气道受压梗阻情况，CT 可以明确诊断。

　　肺动脉吊带在临床中漏诊率高，主要原因包括超声医师对该病认识不足，对于反复呼吸道感染或咳喘的患儿没有想到肺动脉吊带；胎儿超声检查时可能将左位动脉导管误认为左肺动脉；超声心动图在成年人肺动脉吊带检查时左肺动脉受肺气干扰显示欠清等。

※ 鉴别诊断

◆ 左肺动脉异常起源于升主动脉：产前超声三血管切面及主动脉弓长轴切面可显示左肺动脉起自升主动脉，而右肺动脉起自右室流出道。产后超声剑下非标准切面也可探及左肺动脉起自升主动脉。

◆ 左侧肺动脉缺如：超声任何切面均未探及左肺动脉主干，远端分支通常较小，且由来自支气管动脉、内乳动脉和肋间动脉的体循环侧支血管供血。

※ 小贴士

肺动脉吊带胎儿超声心动图主要表现为三血管 - 气管切面、三血管切面连续扫查显示左肺动脉异常起源于右肺动脉远段，并与左位动脉导管形成"血管环"。儿童及成年人超声心动图主要表现为大动脉短轴切面上左肺动脉从右肺动脉远段发出，也可于剑突下和胸骨上窝切面扫查左肺动脉起源位置。此外，对于肺动脉吊带患者气管支气管的梗阻情况，需结合 CT 诊断。

作者：彭　源
单位：华中科技大学同济医学院附属协和医院超声影像科

第十三节　巨大动脉导管瘤合并附壁血栓形成

※ 病例摘要

基本信息　患儿男，31 天。

主诉　发热、呼吸困难 9 天。

现病史　患儿于 9 天前出现发热，于当地医院就诊，以肺部感染收治，住院过程中患儿病情反复，发热控制不理想（具体用药不详），2 天前患儿呼吸困难加重。行 CT 检查显示左侧支气管及肺动脉压迫，现为进一步诊治，以"复杂先天性心脏病"收入我院。自发病以来，患儿精神饮食一般，大小便未见明显异常。

既往史　平素身体良好，无呼吸系统、循环系统、消化系统、泌尿系统、血液系统疾患，无代谢及内分泌系统疾病，肌肉骨骼系统无发育异常，无精神神经系统异常，无手术史、外伤史、输血史，否认药物及食物过敏史，否认肝炎、结核和其他传染病史。已按照正常预防接种疫苗。

个人史　足月顺产。

家族史　无家族性遗传病史。

体格检查　体温 36.7℃，脉搏 140 次 / 分，呼吸 24 次 / 分，血压 75/40 mmHg，体重 4 kg。表情淡漠，发育正常，营养良好，面容正常，正力型体型，神志清楚，体型正常。无颈静脉怒张。右肺呼吸音粗，左肺呼吸音低，未闻及明显干、湿性啰音。心律齐，各瓣膜区未闻及明显杂音。腹软，肝肋下 1~2 横指，无压痛、反跳痛，肝、脾肋下未触及。双下肢无水肿，四肢动脉搏动正常。

※ 初步诊断

复杂先天性心脏病。

※ 超声心动图

◆ 二维超声：降主动脉与肺动脉间可见一巨大瘤样结构，范围约 39 mm × 35 mm × 47 mm，瘤腔内可见自发血流云雾影，瘤壁欠光滑，可见不规则低回声影附壁，最厚处 5 mm，瘤腔下后方可见一范围约 13 mm × 9 mm 稍强回声团块附壁，考虑为附壁血栓形成，瘤腔与降主动脉起始段动脉导管位置（左锁骨下动脉起始处对侧）可见一宽约 1.8 mm 交通口，主动脉弓降部未见局限性狭窄及扩张。主肺动脉增宽，左、右肺动脉受瘤体明显挤压变窄，左肺动脉起始处内径约 5.4 mm，中远端呈一盲端，右肺动脉起始处内径约

5 mm，中远端呈一细长管型狭窄，最窄处管腔内径约 1.7 mm。左心增大，右心稍大。二、三尖瓣形态、开放可，闭合欠佳。

◆ CDFI：上述瘤样结构与降主动脉起始段可见血流信号相交通，收缩期降主动脉向瘤腔内血流峰速 2.2 m/s，压差 19 mmHg，舒张期瘤腔内向降主动脉内血流峰速 1.2 m/s，压差 5 mmHg，瘤腔与肺动脉腔内未见血流信号相交通；房间隔卵圆窝处可见细束左向右分流信号；二尖瓣口收缩期左心房侧见少至中量反流信号，三尖瓣口收缩期右心房侧见少量反流信号。心包腔内可见液性暗区，左心室后壁后暗区厚约 4 mm，左心室侧壁侧暗区厚约 6 mm。

※ 超声提示

动脉导管瘤并瘤腔内附壁血栓形成，左肺动脉受瘤体挤压闭塞，右肺动脉受瘤体挤压明显狭窄，卵圆孔未闭（左向右分流），二尖瓣轻 - 中度反流，三尖瓣轻度反流，心包腔少量积液（图 1-13-1~ 图 1-13-4）。

※ 其他辅助检查

◆ 实验室检查：肝功能、肾功能、凝血功能、心肌酶检查正常。

◆ 外院胸部 CT 平扫：肺炎，左上肺肺不张，左侧主支气管狭窄。支气管镜检查：气管环清晰，主气道隆突受压变形，左中间干可见轻度受压狭窄，左主近端至远端受压变形几乎闭塞，黏膜充血见糜烂灶。提示：支气管内膜炎，支气管受压狭窄闭塞。

◆ CTA：我院胸部 CT 提示左侧纵隔血肿，伴巨大假性动脉瘤形成（可疑源于动脉导管主动脉端），邻近结构受压，以左主支气管及左肺动脉受压明显，伴左肺动脉上叶不张、双肺多发炎性灶（图 1-13-5~ 图 1-13-8）。

※ 治疗与病理

完善相关检查后手术治疗，术中所见动脉导管瘤样扩张，大小约 60 mm × 30 mm，瘤体与主动脉弓降部以粗约 8 mm 的瘘口交通，瘤体与肺动脉交叉紧密粘连，动脉导管肺动脉侧管腔狭窄，粗约 2 mm，瘤腔内可见附壁血栓。手术过程：分离显露肺动脉及其分叉、动脉导管及瘤体，以 10 号丝线结扎动脉导管，深低温停循环后切开瘤体，以自体肺动脉片缝闭瘤腔主动脉侧瘘口，清除瘤腔附壁血栓，牛心包片加宽重建肺动脉主干（图 1-13-9）。病理切片：动脉导管管壁组织上可见大量图块状红细胞附壁（图 1-13-10）。术后患儿恢复良好并顺利出院。

※ 临床诊断

复杂先天性心脏病：巨大动脉导管瘤并血栓形成，卵圆孔未闭，左肺动脉压迫闭塞，右肺动脉受压狭窄，肺部感染。

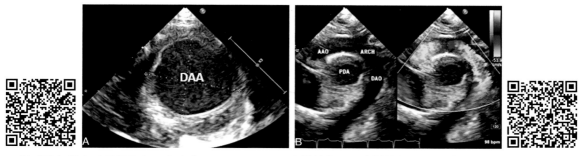

A. 肺动脉与降主动脉间可见一大小约 47 mm×39 mm 瘤样结构；B. 瘤样结构位于主动脉弓降内下方，主动脉弓降部不窄（DAA：动脉导管瘤；AAO：升主动脉；ARCH：主动脉弓部；DAO：降主动脉；PDA：动脉导管）

图 1-13-1 胸骨上窝切面

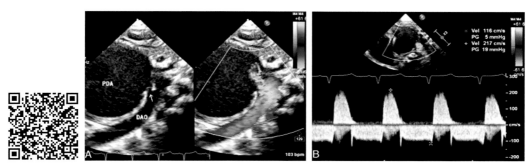

A. 左侧显示动脉导管瘤与降主动脉间可见一宽约 1.8 mm 交通口，右侧 CDFI 显示降主动脉与动脉导管瘤内血流信号相交通；B. 频谱多普勒显示收缩期左向右分流速度：2.2 m/s，压差：19 mmHg，舒张期右向左分流速度：1.2 m/s，压差：5 mmHg（PDA：动脉导管；DAO：降主动脉）

图 1-13-2 动脉瘤示意图

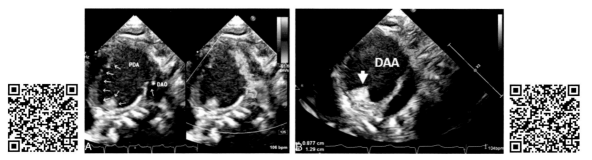

A. 左侧显示瘤腔内可见血流云雾影，瘤壁上可见附壁血栓回声（箭头），右侧 CDFI 显示冲向瘤腔内的血流信号；B. 瘤腔内局部可见较大血栓附壁（箭头）（DAA：动脉导管瘤；DAO：降主动脉；PDA：动脉导管）

图 1-13-3 动脉瘤内血栓

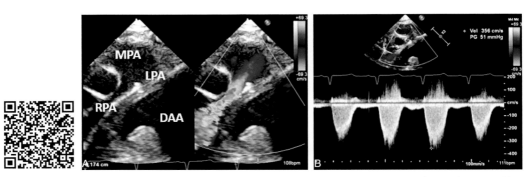

A. 左侧显示动脉导管瘤挤压致左肺动脉闭塞，右肺动脉狭窄，右侧 CDFI 显示左肺动脉内未见血流信号，右肺动脉内血流信号呈花色；B. 血流频谱显示收缩期右肺动脉内血流速度增快，峰速：3.7 m/s，压差：51 mmHg（DAA：动脉导管瘤；MPA：主肺动脉；LPA：左肺动脉；RPA：右肺动脉）

图 1-13-4 大动脉短轴图

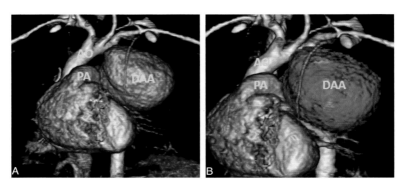

A、B. CTA 三维重建显示肺动脉与降主动脉间可见巨大动脉导管瘤，范围约 57 mm×35 mm，肺动脉与瘤腔连接（DAA：动脉导管瘤；PA：肺动脉；AO：主动脉）

图 1-13-5 CTA 图

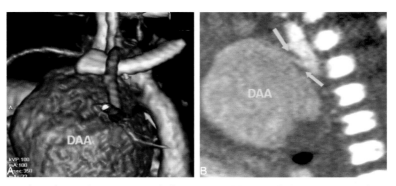

A. CTA 三维重建显示降主动脉与瘤腔间可见一宽约 2 mm 导管相通（箭头）；B. CTA 平扫显示降主动脉通过动脉导管与瘤腔相通（箭头）（DAA：动脉导管瘤）

图 1-13-6 CTA 图

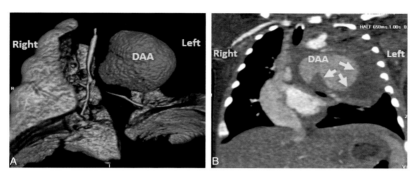

A. CTA 三维重建显示动脉导管瘤压迫左支气管及左上肺叶；B. CTA 平扫显示降主动脉瘤腔内可见低信号的附壁血栓（箭头）（DAA：动脉导管瘤；Right：右侧胸腔；Left：左侧胸腔）

图 1-13-7　CTA 图

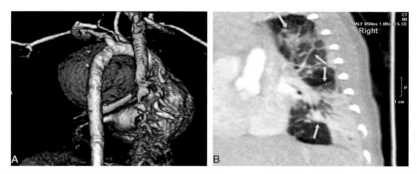

A. CTA 三维重建显示动脉导管瘤压迫左支气管及左上肺叶；B. CTA 平扫显示右肺可见散在斑片状阴影（箭头）

图 1-13-8　CTA 图

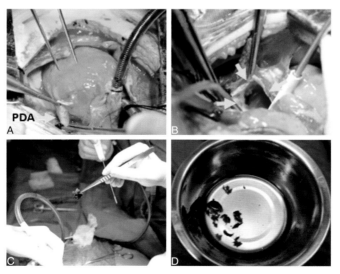

A. 瘤腔通过动脉导管（箭头）与肺动脉连接；B. 切开巨大瘤腔，瘤腔内可见大量附壁血栓（箭头）；C、D. 取出的血栓

图 1-13-9　术中所见

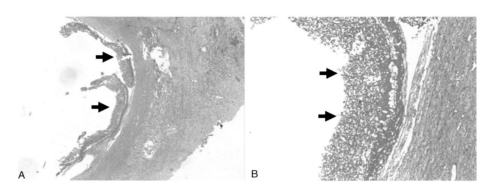

黑箭头指示病理切片下动脉导管瘤壁（A）及壁上附壁血栓（B）

图 1-13-10　病理切面

※ 分析讨论

先天性动脉导管瘤是一种少见的动脉导管类型，是指未闭动脉导管呈囊状或梭形的扩张或延长，其确切的发病率和发病机制尚不清楚。动脉导管瘤为先天性，常见于胎儿和新生儿，诊断多于出生后 2 个月内。新生儿尸体解剖研究显示，动脉导管瘤的发生率为 0.8%。Heikkinen 等在对新生儿 X 线片的回顾性分析中，确定动脉导管瘤的发生率为 1%。Dyamenahalli 在 200 例连续评估的孕期胎儿有 1.5% 具有动脉导管瘤。有研究表明，70% 较小的动脉导管瘤可以进行性缩小并自发闭合。

动脉导管是第六主动脉弓生发出来的连接降主动脉和肺动脉的重要通道，它将胎儿的血流带离肺血管床，实现其与母体的养分交换。胎儿的肺动脉-动脉导管-降主动脉组成动脉导管弓，正常情况下呈"曲棍球杆"样曲度自然，将 90% 右心室射出的血液经肺动脉引流入降主动脉。动脉导管作为一个连接左右心的结构，调节胎儿各部分的血流动力学处于平衡状态。因此，在胎儿先天性心脏病中，左右心血流动力学失衡可导致动脉导管发生相应改变。动脉导管内正常血流状态对维持胎儿血流动力学平衡具有非常重要的意义。胎儿动脉导管内径随孕周增加而增加，至足月时不超过（5.31±1.22）mm，动脉导管异常可能与心脏异常有关。胎儿血流动力学变化（生理或病理原因）均会引起动脉导管结构及血流的变化，同时动脉导管的大多数患儿无临床症状，如果不行超声心动图常规检查，大多数动脉导管瘤不被及时发现。Dyamenahalli 对以往的队列研究中发现，动脉导管瘤的直径为（12.6±4.1）mm，范围为 8~24 mm。本例患儿动脉导管瘤超声测量范围达 47 mm×39 mm×35 mm，术中测量范围达 60 mm×30 mm，这是目前发现的范围最大的动脉导管瘤。但当瘤体较大时，可对周围组织或器官造成压迫并出现相应症状，如压迫支气管出现呼吸困难及肺不张，压迫喉返神经出现声音嘶哑，压迫肺动脉出现肺动脉狭窄等。本例患儿因巨大动脉瘤压迫左主支气管及左肺动脉，继发左肺上叶不张、双肺多发炎性灶、左肺动脉闭塞及右肺动脉狭窄。此外，巨大动脉导管瘤可出现严重并发症，包括血栓形成（30%）、血栓栓塞、昏迷、自发性破裂大出血和失血性休克等。本例患儿动脉导管瘤瘤腔内可见大量附壁血栓形成。本病应与纵隔肿瘤、主动脉夹层动脉瘤和主动脉峡部假性动脉瘤等相鉴别。

超声心动图在动脉导管瘤中的诊断具有独特的优势，是诊断动脉导管瘤的首选检查方法。超声表现主要在主动脉短轴切面及胸骨上窝切面主动脉弓降部的下方，可见降主动脉与左肺动脉间扩张的瘤样管腔结构，分别与降主动脉及肺动脉连接，入口及出口均较小，中央瘤腔较大，呈"梭形""纺锤形"或走行纡曲。瘤腔大者可伴有附壁血栓，瘤壁毛糙或低回声血栓附壁，瘤腔的入口或出口可出现狭窄或堵塞。CDFI 可见降主动脉入口处高速血流信号，瘤腔内的血流信号于左肺动脉侧可见出口。瘤腔较大者可对左、右肺动脉及气管造成压迫，CDFI 可见受压迫的肺动脉狭窄或闭塞。动脉导管瘤可以同时合并心内其他结构异常，如室间隔缺损、房间隔缺损、法洛四联症、肺动脉闭锁等。当超声检查受限时，心脏 CTA 及 MRI 是动脉导管瘤诊断的"金标准"，有助于鉴别诊断。

由于动脉导管瘤有潜在自发破裂可能性，一旦诊断明确，密切随访观察至关重要。以下情况需要积极考虑手术干预：①超过新生儿期瘤体仍保持开放；②合并结缔组织病，有较高的自发破裂风险；③有血栓形成并蔓延至主动脉和（或）肺动脉征象，或血栓栓塞；④周围组织器官压迫症状。手术方式推荐正中切口、体外循环低流量灌注或深低温停循环下进行，避免发生游离过程中瘤体破裂、大出血。一并切除瘤体及瘤蒂附着的主动脉峡部，防止残余部分导管组织，并行主动脉端 - 端吻合或端 - 侧吻合。本例患儿瘤体较大，深低温停循环后切开瘤体，以自体肺动脉片缝闭瘤腔主动脉侧瘘口，清除瘤腔附壁血栓，牛心包片加宽重建肺动脉主干。

※ 小贴士

动脉导管瘤有进一步扩大破裂、瘤体内血栓形成、血栓脱落造成血管阻塞的可能，早期及时诊断并给予手术治疗非常重要。当主动脉短轴切面肺动脉旁见一瘤样结构，胸骨上窝切面在主动脉弓部下方可见瘤样结构分别与降主动脉及肺动脉连接，CDFI 可见瘤腔与降主动脉和（或）肺动脉侧血流信号相交通，要考虑动脉导管瘤的诊断。

作者：王　斌
单位：华中科技大学同济医学院附属协和医院超声影像科

第十四节 双主动脉弓：超声与CT联合诊断

※ 病例摘要

基本信息 患儿男，5个月。

主诉 发现先天性心脏病5个月。

现病史 母亲孕 30^{+4} 周行胎儿心脏彩超检查，超声提示"双主动脉弓，气管血管环（O型），左锁骨下动脉迷走"，未行任何临床干预，出生后患儿未见明显异常，未予特殊处理。1个月后患儿出现肺炎，现为求进一步检查来我院就诊，门诊以"先天性心脏病"收入我院。自发病以来，患儿精神饮食一般，大小便未见明显异常。

个人史 生于原籍，无冶游史。

家族史 无先天性心脏病及遗传性疾病家族史。

体格检查 体温36.8℃，呼吸24次/分，血压85/45 mmHg，体重6.5 kg，心率128次/分，心律齐。口唇红润，呼吸音稍粗，双下肺可闻及湿啰音。心前区无隆起，胸骨左缘第3~4肋间收缩期杂音。无杵状指，双下肢无水肿，双侧足背动脉搏动可。

※ 初步诊断

先天性心脏病。

※ 胎儿超声心动图

孕妇在临床孕 30^{+4} 周，超声孕 28^{+2} 周于我院行胎儿心脏检查。

◆ 心底三血管切面：主动脉弓于肺动脉分叉上缘分为左、右两支，分别走行于气管两侧，于气管后方汇入降主动脉。

◆ 左室流出道：升主动脉距主动脉瓣口约1.2 cm处发出左、右两支动脉弓。

◆ 主动脉弓切面：左、右弓内径分别为0.20 cm、0.41 cm，左弓行走于气管左侧，发出左锁骨下动脉后汇入降主动脉，右弓走行于气管右侧，发出右锁骨下动脉后汇入降主动脉"。

※ 胎心超声提示

双主动脉弓，气管血管环（O型），左锁骨下动脉迷走，室间隔缺损（图1-14-1）。

※ 出生后超声心动图

经胸超声：心内结构显示嵴下室间隔可见0.5 cm的连续中断，房间隔未见连续中断，CDFI显示在室间隔连续中断处见收缩期左向右分流信号，峰速3.9 m/s，压差60 mmHg；三尖瓣口收缩期右心房侧见中量反流信号（图1-14-2）。升主动脉不宽，内径约1.2 cm，胸骨上窝切面显示升主动脉远心段发出左、右两支主动脉弓朝左后走行，两侧弓部分别绕气管两侧走行，形成完整血管环。左侧主动脉弓相对细小，分别发出左侧颈总动脉及左侧锁骨下动脉，升段内径约3.4 mm，弓段内径约3.6 mm，弓降段内径约3.0 mm；右侧主动脉弓相对较粗，分别发出右侧颈总动脉及右侧锁骨下动脉，弓降段内径约5.8 mm。CDFI显示右侧主动脉弓血流通畅，左侧主动脉弓内血流明亮，弓降段收缩期峰速2.0 m/s，压差15 mmHg（图1-14-3，图1-14-4）。左心增大，右心不大。

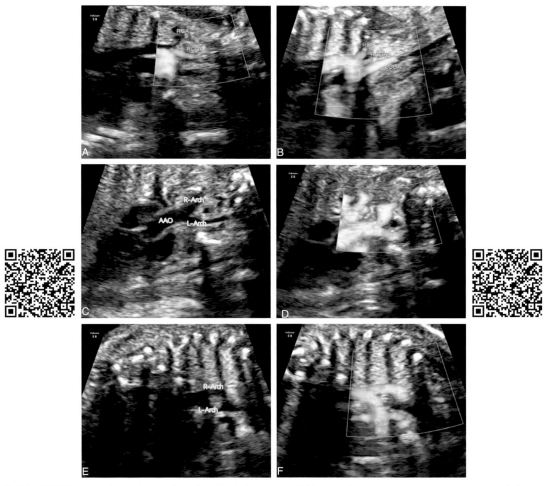

主动脉长轴切面显示右侧主动脉弓发出右颈总动脉（A）和右锁骨下动脉（B）；冠状切面显示升主动脉远心端发出左主动脉弓和右主动脉弓（C、D）；左主动脉弓（E）和右主动脉弓（F）于气管后方汇合成一条降主动脉（AAO：升主动脉；R-Arch：右主动脉弓；L-Arch：左主动脉弓；RSA：右锁骨下动脉；RCCA：右颈总动脉；LCCA：左颈总动脉）

图1-14-1 胎儿超声心动图

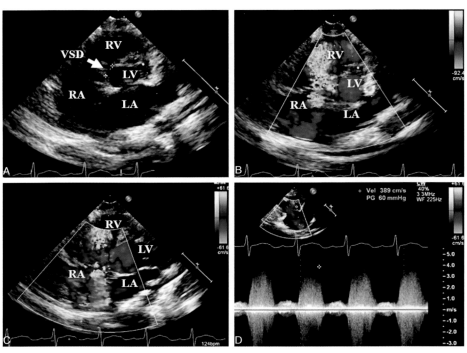

A. 大动脉短轴切面显示嵴下室间隔可见宽约 0.5 cm 的连续中断（箭头）；B. CDFI 显示室间隔连续中断处见收缩期左向右分流信号；C. 胸骨旁四腔心切面显示收缩期三尖瓣口右心房侧见中量反流信号；D. 室间隔缺损处收缩期左向右分流频谱，峰速：3.9 m/s，压差：69 mmHg（LA：左心房；LV：左心室；RA：右心房；RV：右心室；VSD：室间隔缺损）

图 1-14-2 出生后 5 个月经胸超声心动图

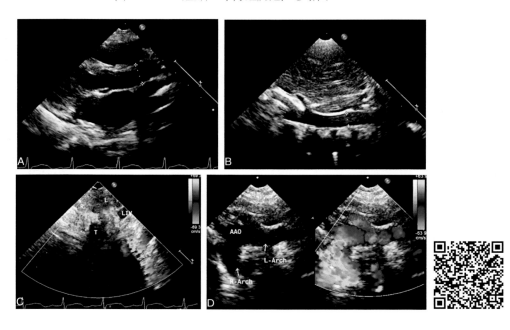

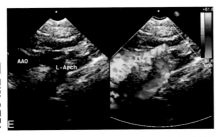
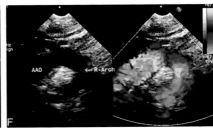

A. 升主动脉长轴切面内径约 1.2 cm；B. 腹主动脉长轴切面内径约 0.6 cm；C、D. 胸骨上窝冠状切面左、右两支主动脉弓分别绕气管两侧走行；E、F. CDFI 显示左、右主动脉弓血流信号通畅，左侧主动脉弓相对细小（AAO：升主动脉；L-Arch：左主动脉弓；R-Arch：右主动脉弓；LIV：左无名静脉；T：气管）

图 1-14-3　双主动脉弓

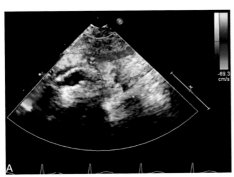
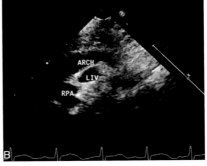

A. 胸骨上窝切面显示左侧主动脉弓分别发出左颈总动脉及左锁骨下动脉，CDFI 显示血流通畅；B. 胸骨上窝矢状切面显示左无名静脉增宽，内径约 0.7 cm，于主动脉弓下方走行（ARCH：主动脉弓；RPA：右肺动脉；LIV：左无名静脉）

图 1-14-4　主动脉弓部分支

※ 超声提示

双主动脉弓畸形（双侧弓降段未见明显缩窄）；室间隔缺损（嵴下型）；反转左无名静脉；三尖瓣中度关闭不全。

※ 其他辅助检查

◆ 血常规：血红蛋白 73 g/L。肝、肾、凝血功能、心肌酶检查正常。

◆ 胸部 X 线平片：双肺充血，心影增大，右心增大为主。

◆ 心脏 CTA：行血管 CTA 重建发现主动脉远心段发出左、右两支主动脉弓分别绕气管两侧走行，形成完整血管环，在后方汇合成一支降主动脉。左、右主动脉弓内径分别约 4.2 mm、7.4 mm。室间隔缺损宽约 4.8 mm（图 1-14-5）。

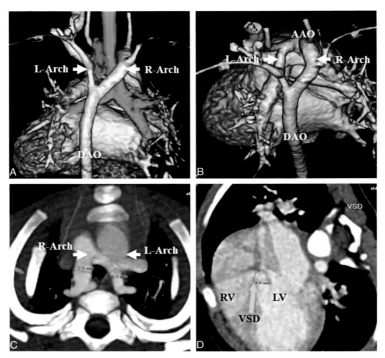

A. CTA 三维重建显示双主动脉弓，升主动脉发出左、右两支主动脉弓分别绕气管两侧走行，形成完整血管环，在后方汇合成一支降主动脉，气管及食管稍受压（箭头）；B. 斜轴位容积 CT 血管造影成像从上向下观，右侧弓较大，位置较高，左侧弓较小，两侧颈总动脉（CCA）和锁骨下动脉（SCA）对称性起自同侧弓，为四血管或四动脉征（箭头）；C. 左、右主动脉弓内径分别约 4.2 mm、7.4 mm（箭头）；D. 室间隔缺损宽约 4.8 mm（箭头）（AAO：升主动脉；DAO：降主动脉；L-Arch：左主动脉弓；R-Arch：右主动脉弓；RV：右心室；LV：左心室；VSD：室间隔缺损）

图 1-14-5　CTA 图

※ 治疗过程

患儿接受手术治疗。术中可见：双主动脉弓畸形，左颈总动脉、左锁骨下动脉起自左前弓，右颈总及锁骨下动脉起自右后弓，左前弓与右后弓形成血管环，气管及食管走行于血管环内，稍受压，无名静脉位于主动脉弓的后方，嵴下型 VSD，约 0.8 cm，肺动脉窦管交界稍细，远端轻度扩张。对患者行 VSD 修补 + 血管环矫治术。于左锁骨下动脉和左颈总动脉之间切断左前弓，断端缝闭。术后患儿恢复良好并顺利出院。

※ 临床诊断

双主动脉弓畸形（双侧弓降段未见明显缩窄）；室间隔缺损（嵴下型）；反转左无名静脉；三尖瓣中度关闭不全。

※ 分析讨论

双主动脉弓是由于左侧和右侧主动脉弓均持续存在形成的，每侧弓分别发出同侧的颈动脉和锁骨下动脉，为先天性血管环最常见的病变。1739 年 Hommel 首次描述了双主动脉弓病变。1944 年 Gross 首先实施手术矫正双主动脉弓畸形。

主动脉在妊娠第 3 周开始发育。在胚胎正常发育过程中，按从头侧到尾侧的顺序先后出现 6 对腮动脉弓，第 1、2、5 对腮动脉弓相继退化，第 3 对腮动脉弓形成颈动脉，第 4 对腮动脉弓的右侧形成无名动脉，左侧形成主动脉弓，第 6 对腮动脉弓形成肺动脉，右侧远段与背主动脉连接中断，左侧在胎儿时期持续存在称为动脉导管。右背侧主动脉在第 7 段间动脉起始部及其与背主动脉交接处之间部分如未消失，则形成双主动脉畸形。主动脉弓在气管前分为左、右两个主动脉弓，包绕气管和食管，延伸达食管后方，合并最终汇合为降主动脉；亦可不汇合，分别沿脊柱左、右侧下降形成双降主动脉。每一弓可分别发出颈总动脉和锁骨下动脉，多数情况下双弓大小不同，大的右后弓和小的左前弓约为双弓畸形的 75%，大的左前弓和小的右后弓约为 15%，双弓内径相等者约为 10%。通常右弓粗于左弓，且右弓顶端位置常高于左弓，对于右弓优势型的双主动脉弓，当观察到左弓内径狭窄时，还应注意与主动脉缩窄相鉴别。本病例左、右弓的大小及位置为文献报道中最常见的类型。

双主动脉弓畸形可压迫气管和食管，引起不同程度的呼吸窘迫、呼吸道感染和吞咽困难等症状。进食和哭闹时症状加重，不同的体位可使症状加重或缓解，如仰卧位较侧卧位时为重，头颈部伸展时症状减轻，故患儿常喜采取过度头后仰位。有的血管环未产生明显压迫，患儿处于亚临床状态，直到成年后才被发现。如 1995 年 Nawa 报道 1 例临床表现为吞咽困难和充血性心力衰竭的成年患者诊断为亚临床双主动脉弓。2012 年 Barata 曾报道 1 例因头痛行 CT 检查而诊断的双主动脉弓畸形患者。

双主动脉弓很少伴有其他先天性心脏畸形，但仍可合并房、室间隔缺损、法洛四联症、大动脉转位、血管瘤、唇裂、腭裂、智力发育迟缓、耳聋及 Rubinstein-Taybi 综合征（表现为智力和运动发育迟缓、身材矮小、面容特殊、胸廓畸形等）。出生后有症状的患者需及时手术。手术关键在于保留优势弓，切断较细小的弓，保证远端的供血，解除对食管、气管的压迫。因此，诊断重点在于区分何者为大弓，何者为小弓，二者相对位置，以及两弓管腔是否通畅。当双主动脉弓并左侧弓远端闭锁时，与右位主动脉弓并镜像分支的鉴别非常困难。主要鉴别有以下两点：①前者是左侧弓远端闭锁（有残余的纤维条索），形成了完整的血管环，需手术切除。但是，在图像上这两种异常很难区分。②双主动脉弓在弓水平稍向头侧的横断面上可见分支血管呈对称分布（四血管或四动脉征），而右弓并镜像分支在弓水平稍向头侧的横断面上分支血管不呈对称性分布。

胎儿时期诊断双主动脉弓最重要切面是气管三血管切面，最佳诊断胎龄约 29 周。气管三血管切面可以在同一水平切面同时显示整个血管环：升主动脉发出左、右动脉弓，动脉弓中间包绕气管，远端汇合成降主动脉。尤其是对于不均衡的左、右动脉弓，可以充分显示其分支的狭窄程度及内径。双主动脉弓患儿出生后，常规超声心动图检查失去了胎儿期声窗条件的优势。于胸骨上窝长轴切面探查，切面无法同时显示位于气管左、右两侧的左、右动脉弓，需依次向左、右两侧倾斜探头全面扫查。如果没有仔细观察，容易把左、右弓当成正常单支降主动脉，从而导致漏诊。而胸骨上窝短轴切面可以同时显示左、右弓，但这对操作者要求较高。美国波士顿儿童医院报道，在双主动脉弓术前诊断所采用的影像学检查方法中，超声心动图所占的比例最高（96%），明显高于心脏 CT 检查（59%），对于双主动脉弓术后患儿，通过超声心动图观察主动脉弓及头臂动脉内的血流信号、动脉水平或室水平有无残余分流等可准确评价手术效果。综上可见，超声心动图作为一种无创检查方法在双主动脉弓的诊断及监测中起着至关重要的作用。但对复杂大血管病变，以及图像质量差的患者，需进一步行主动脉重建 CT 和MRI，以补充大血管及其分支的发育和走行信息，并显示周围毗邻脏器的位置关系。

※ 小贴士

胎儿期做常规超声筛查时，应注意左室流出道切面、三血管切面及主动脉弓长轴切面，密切观察主动脉弓部走行及其分支。三血管切面显示"O"型血管环时，应高度怀疑双主动脉弓，可行气管长轴切面检查，观察气管有无受压变窄。当缺乏对此病的诊察经验而未能获取此切面，可在孕 35~36 周时行 MRI 帮助诊断，评价气管情况。婴幼儿检查过程中，在主动脉弓部长轴切面基础上，探头分别向左侧及右侧倾斜，可分别显示左、右侧主动脉弓。短轴切面稍倾斜可见"O"型双主动脉弓环绕气管的切面，即可诊断。对于双主动脉弓的诊断取决于操作者的经验和技术水平，也受患儿声窗质量影响，当疑似诊断时可以进一步行 CT 及 MRI 检查明确诊断。

作者：王　斌，王书媛
单位：华中科技大学同济医学院附属协和医院超声影像科

第十五节　右肺动脉异常起源于升主动脉

※ 病例摘要

基本信息　患儿男，2个月。

主诉　间断咳嗽1个月，外院发现先天性心脏病1周。

现病史　近1个月来间断咳嗽、咳痰，未行特殊治疗，1周前出现呛奶，哭闹，纳差，无发热，于当地医院诊断"完全型大动脉转位"，遂入我院儿科就诊。

体格检查　体温36.1℃，心率136次/分，呼吸24次/分，血压90/53 mmHg，唇及四肢轻度发绀，全身淋巴结未扪及肿大，双肺呼吸音清，未闻及明显干、湿性啰音，心律齐，P2亢进，胸骨左缘收缩期Ⅲ/Ⅵ级隆隆样杂音，无传导。腹部平软，肝、脾肋下未及。双下肢无水肿，未见杵状指，生理发射存在，病理反射未引出。

※ 初步诊断

先天性心脏病：完全型大动脉转位。

※ 超声心动图

◆ 二维超声：内脏、心房、心室位置正常。右心增大，左心不大。升主动脉起自左心室，胸骨左缘左心室长轴切面主动脉瓣上1.2 cm处可见一支内径0.7 cm的血管回声起自升主动脉后壁，向右后方走行（图1-15-1）。大动脉短轴切面见肺动脉起自右心室，肺动脉位于升主动脉左前方，肺动脉主干直接延续为左肺动脉，左肺动脉内径0.5 cm（图1-15-2A）。房间隔中部见一宽约0.5 cm的连续中断。

◆ CDFI：收缩期可见升主动脉血流信号进入后壁分支血管回声内，血流未见明显加速。三尖瓣口收缩期见大量反流信号，反流峰速4.6 m/s，压差86 mmHg（图1-15-3）。

※ 超声提示

先天性心脏病：①右肺动脉异常起源于升主动脉可能；②房间隔缺损（继发孔型）；③三尖瓣重度关闭不全；④重度肺高压。

※ 其他辅助诊断

◆ 心电图：PII振幅3.0 mv，V1导联呈Rs型，RV1振幅2.2 mv，TV3-V6低平；心电图诊断：窦性心动过速，右心房大，右心室大，左心房负荷重，T波改变。

◆ 胸部X线片：双肺充血，肺纹增粗，肺门影增大，呈残根状改变，肺野内未见明显实质性病变，心影增大呈普大型，心尖左移，圆钝，肺动脉段平直，心前心后间隙变窄，双膈光整。肺充血，右心房，左、右心室增大，符合房间隔缺损，三尖瓣关闭不全表现。

◆ CTA：右肺动脉起源于升主动脉近段，其主干及分支明显扩张，肺动脉主干明显增宽，左肺动脉起源于肺动脉主干，管腔较右肺动脉略小（图 1-15-2B，图 1-15-4），心脏增大，右心房明显增大，上下腔静脉增宽，双肺可见实变影，以右上下肺为重，气管分叉处管腔变窄。提示：右肺动脉异常起源于升主动脉，肺动脉主干增宽，肺高压可能。

※ 治疗过程

◆ 患儿行右肺动脉异常起源矫治术、房间隔缺损修补术及三尖瓣成形术。术中见右心增大，右肺动脉内径 0.8 cm，起源自升主动脉后壁，左肺动脉与主肺动脉连接。三尖瓣前叶腱索断裂，右心室见乳头肌残端，三尖瓣重度关闭不全，房间隔缺损。手术于右肺动脉起始处阻断，切断右肺动脉，右肺动脉与主肺动脉行端 - 侧吻合。

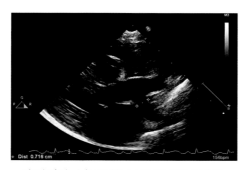

右肺动脉（标尺所示）起源于升主动脉

图 1-15-1　胸骨左缘左心室长轴切面

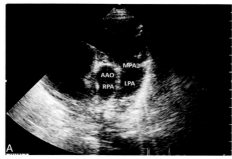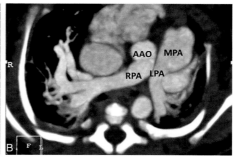

A. 超声心动图大动脉短轴切面显示主肺动脉增宽并直接延续为左肺动脉，右肺动脉自升主动脉后壁发出；B. CTA 显示右肺动脉起源于升主动脉近段，其主干及分支明显扩张，肺动脉主干明显增宽，左肺动脉起源于肺动脉主干，管腔较右肺动脉略小（AAO：升主动脉；MPA：主肺动脉；RPA：右肺动脉；LPA：左肺动脉）

图 1-15-2　超声心动图与 CTA 图对比

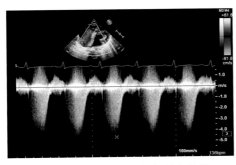

图 1-15-3　三尖瓣反流频谱多普勒

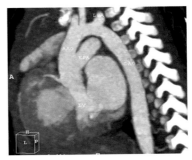

图 1-15-4　CTA 显示右肺动脉起源
于升主动脉近段

◆ 于术后 1 周复查超声心动图显示右心增大，右心室前壁增厚，右肺动脉发自肺动脉，
入口处血流峰速 2.6 m/s，压差 27 mmHg。超声提示：右肺动脉异常起源矫治术后右肺
动脉发自肺动脉，入口流速稍快。患儿恢复良好出院。

◆ 患儿术后 6 个月复查超声心动图显示右心房饱满，右心室未见明显增大，右肺动脉入
口处血流峰速 2.3 m/s，压差 20 mmHg。超声提示：右肺动脉异常起源矫治术后右肺动
脉发自肺动脉，入口流速稍快。

※ 临床诊断

先天性心脏病：①右肺动脉异常起源于升主动脉；②房间隔缺损（继发孔型）；③三尖瓣
重度关闭不全；④重度肺高压。

※ 分析讨论

◆ 肺动脉异常起源临床概述

> 肺动脉异常起源是一种罕见的先天性心血管畸形，占先天性心脏病发病率的 0.1%，
即指一侧肺动脉起源于非正常部位，而另一侧肺动脉源于与右心室连接的肺动脉主
干，常合并动脉导管未闭、室间隔缺损、房间隔缺损、主 - 肺动脉窗、法洛四联症
等多种畸形。该疾病是 Fraentzel 在 1868 年尸检时发现并首次报道。

> 根据肺动脉异常起源位置可分为 3 型，Ⅰ型为一侧肺动脉异常起源于升主动脉近
端后壁、左或右侧壁，肺动脉口内径与对侧肺动脉相似，多数为右肺动脉，占
83%~87%；Ⅱ型为一侧肺动脉异常起源于升主动脉远端和（或）无名动脉，起始部
多有一定程度狭窄，也以累及右肺动脉多见，此型极为罕见；Ⅲ型为一侧肺动脉完
全缺如，该侧肺部血液来自降主动脉或侧支循环。依据上述分型原则，本病例属于
Ⅰ型，即右肺动脉异常起源于升主动脉近端。

> 不同类型的肺动脉异常起源胚胎发育机制完全不同，其表现与合并畸形各有特点。

Ⅰ型患者是由于胚胎发育过程中，右肺动脉向左侧迁移延迟，主动脉 - 肺动脉隔向内凹陷偏向左侧，而使右肺动脉与升主动脉相连，故此型常合并主动脉 - 肺动脉窗。Ⅱ型患者胚胎形成机制有多种解释：①右侧第 5 对弓发育而第 6 对弓未发育或过早退化；②第 5、6 对弓均未发育，胚胎期肺动脉停留在靠近第 3、4 对弓的位置；③第 5 对弓发育，肺动脉近端及第 6 对弓远端（背侧）消失，此型中异常起源的肺动脉近端多见狭窄。Ⅲ型患者由于圆锥动脉干嵴向背侧移位过度，造成一侧肺动脉缺如，而圆锥动脉干正常旋转不充分且分隔不均匀，使其多合并法洛四联症。

◆ 超声心动图诊断要点

➢ 既往临床诊断本病主要依赖心血管造影检查，通过右心室和升主动脉造影可明确诊断，MRI 和 CT 亦可清楚显示肺动脉异常起源的位置。但由于该病患儿通常年龄小，症状重，同时常合并其他严重心脏畸形。

➢ 经胸超声心动图以无创、简便、实时且可重复性强等特点成为临床诊断本病的首选影像学方法。但由于声窗限制，超声诊断仍有一定局限性，可能漏诊。我们认为，应重视升主动脉的扫查，观察管壁有无开口，同时超声心动图检查出现以下情况的患者需考虑肺动脉异常起源。

➢ 超声发现主动脉、肺动脉位置正常，而肺动脉长轴切面无法探及正常肺动脉分叉结构，左、右肺动脉分支显示不清的患者应高度怀疑本病。

➢ 对于临床发绀症状较重，超声发现动脉导管未闭并早期出现异常肺高压及肺动脉干直接延续为左或右肺动脉的患者，应高度怀疑本病的可能。

➢ Ⅰ型肺动脉异常起源的超声主要表现：①大动脉短轴与肺动脉长轴切面显示升主动脉与肺动脉位置关系正常，且各有一组半月瓣，但无法显示肺动脉分叉结构，肺动脉主干延续为一侧肺动脉；②左心室长轴切面及升主动脉长轴切面显示在主动脉瓣上水平主动脉后壁发出异常血管分支，沿右后方走行。同时，大动脉短轴切面亦可观察到该异常分支由主动脉后壁或右后壁上发出；③胸骨上窝主动脉弓长轴切面显示右肺动脉分支消失；④右心增大，右心室壁增厚；⑤ CDFI 显示升主动脉血流注入异常起源的肺动脉，呈双期连续血流频谱，以收缩期为主，而肺动脉延续的单支肺动脉内则为收缩期血流频谱；⑥三尖瓣反流压差或房、室水平双向分流信号提示肺高压。

➢ 经胸超声重点扫查切面为大动脉短轴切面、左上肋间升主动脉长轴切面和胸骨上窝主动脉弓长轴切面。检查时应首先确认主动脉、肺动脉及它们的位置关系，再多切面、多角度地仔细观察肺动脉干及其延续分支情况、主动脉壁上有无异常分支血管发出，并明确开口位置及血流动力学特点，从而诊断本病并正确分型。个别患者可合并冠状动脉异常起源，应提高警惕并准确描述。Ⅰ型患者多可在升主动脉长轴切面主动脉瓣上 5~20 mm，升主动脉后壁或侧壁观察到异常起源的肺动脉分支。

◆ 鉴别诊断

➤ 该患儿在当地医院超声误诊为完全型大动脉转位，回顾超声图像，我们分析原因可能是将主动脉误认为"分叉较早的肺动脉"，而肺动脉主干的正常分叉结构显示不清，误判为主动脉，进而错误诊断为完全型大动脉转位。二者的鉴别要点：完全型大动脉转位患者的主动脉多位于肺动脉的右前方或前方，二者在起始段呈平行走行，而肺动脉异常起源患者主动脉均位于肺动脉的右后方。

➤ 肺动脉异常起源还须与其他先天性心脏畸形相鉴别。肺动脉异常起源曾被称为半干畸形（Hemitruncus），与永存动脉干造成概念混淆。但无论是从胚胎发育机制，还是解剖学关系上来看，它都不属于永存动脉干的一型，肺动脉异常起源具有两套关系正常的流出道，并分别有一组半月瓣，而永存动脉干仅一根单独的大动脉从心底发出，大动脉干下仅一组半月瓣，肺动脉主干亦从此动脉干发出。

➤ 主动脉 - 肺动脉间隔缺损亦与该畸形的超声表现类似，尤其是远端型（Ⅱ型），它在大动脉短轴切面显示升主动脉横断面左侧与肺动脉主干右侧之间回声缺失，鉴别的重点在于主动脉 - 肺动脉间隔缺损可清晰显示肺动脉干的分叉结构。

◆ 肺动脉异常起源的手术治疗与评价

➤ 肺动脉异常起源患者早期即可出现肺高压，这是由于患侧肺接受来自升主动脉的高压灌注，肺血管发生相应改变，中层弹力纤维增生及内膜增厚、硬化等。而与肺动脉相连续的健侧肺接受全部静脉血回流，致使肺血明显增多，肺动脉压力增高。本病例患儿诊断时即伴有重度肺高压，超声心动图可根据三尖瓣口反流速度，房、室水平分流方向，无创地估测肺动脉压力，为临床提供准确的解剖畸形与血流动力学改变，使患儿尽早接受外科手术矫正，以免失去手术指征。

➤ 从 1961 年 Armer 成功用尼龙纤维材料矫正肺动脉异常起源至今，肺动脉异常起源根治性矫治术已可根据异常起源肺动脉的不同特点选择术式，手术可在体外循环或非体外循环下进行，主要包括以下方式：①异常起源的肺动脉与肺动脉主干直接吻合，一般适用于异位肺动脉的起始端紧邻主肺动脉的病例，但直接再植可能造成吻合口缝线张力过高而存在开裂的可能；②置入人工血管行端 - 端吻合，该法适用于远端型右肺动脉异常起源，或是当异位肺动脉起自升主动脉后侧壁或后外侧壁而与主肺动脉距离较远的病例，人工血管可延长吻合血管的长度，不足的是随着患儿生长，人工血管对逐渐增大的血流灌注适应不良；③置入自体组织如心包补片、心包卷；④国外文献还报道了一些矫治新技术，Kirk 提出 "Double-trapdoor" 技术用于矫正右肺动脉起源于升主动脉，手术在右肺动脉开口的左侧横行切断升主动脉，直视下将右肺动脉开口连同部分主动脉壁一起剪下，使其呈"袖口状"血管瓣，同样将与右肺动脉开口相对应处的主肺动脉侧壁"H"形切口，右肺动脉开口在主动脉后侧与主肺动脉壁吻合，类似的还有 E. Prift 等提出的"Aortic flap"法，随后 E. Prift 认为该法可能造成吻合后的升主动脉在前方压迫再植入的肺动脉，将该法改良为"Double flap"法，它是在右肺动脉开口的两端倾斜切断主动脉，形成一个约为右肺动脉内径1.5 倍的管状结构，再在主肺动脉管壁行"工"字形切口，与其吻合。上述三种矫正术式均适用于异位肺动脉与主肺动脉距离较远而无法实行直接吻合术的情况，它们既延长了吻合血管，又降低了吻合口张力，减小了重建的肺动脉扭转或狭窄的可能。

➤ 影响本病手术预后的主要因素：肺血管阻塞病变的程度、合并畸形类型、手术时机。目前肺动脉异常起源外科一期矫治面临的最大问题是术后吻合口狭窄，超声心动图术后复查重点在于评估患者术后血流动力学改变，心功能及吻合口的情况，如发现吻合口处内径变窄，内径小于远端动脉内径的 1/2 或吻合口血流加速，通常高于 3.0 m/s，则需警惕狭窄可能，采用直接吻合和植入人工血管手术方式的病例可能更容易产生吻合口狭窄。

※ 小贴士

◆ 肺动脉异常起源以起源于升主动脉近端多见，多累及右肺动脉。

◆ 超声检查如果发现主、肺动脉位置正常，而肺动脉长轴切面无法探及正常肺动脉分叉结构，左、右肺动脉分支显示不清者，应高度怀疑此病，检查时应重点扫查大动脉短轴切面、左上肋间升主动脉长轴切面和胸骨上窝主动脉弓长轴切面。

◆ 肺动脉异常起源患者早期即出现肺高压，一旦确诊则应尽早接受外科手术矫正，术后超声需关注是否存在吻合口狭窄。

作者：王　静，宋　越
单位：华中科技大学同济医学院附属协和医院超声影像科

第十六节 动脉导管未闭合并主肺动脉瘤

※ 病例摘要

基本信息 患者女性，20 岁。

主诉 发现心脏杂音半年。

现病史 半年前，患者因无明显诱因发烧，伴咳嗽、头晕、食欲不振，无畏寒、寒战、流鼻涕等不适，于当地行退烧（具体医院不详）治疗，效果不佳，后入住当地县人民医院行肺 CT 检查提示肺部感染，抗感染治疗 3 天效果欠佳，入住当地市中心医院，血培养见金黄色葡萄球菌，给予万古霉素 + 阿米卡星治疗 9 天，血培养仍见金黄色葡萄球菌，伴高烧、食欲不振、轻度咳嗽，我院呼吸科以"金黄色葡萄球菌肺炎"收入院。住院期间，查体发现心脏杂音，后行心脏彩超检查仅提示动脉导管未闭，主动脉瓣轻度关闭不全，升主动脉增宽，当时治愈肺炎后未行手术治疗动脉导管未闭。再次入院要求手术治疗，遂门诊收住院。自发病来，精神可，饮食可，睡眠可，大小便可，体重正常。

既往史 平素身体良好。否认肝炎、结核或其他传染病史，否认药物及食物过敏史，否认外伤史、手术史等，无吸烟史，无饮酒史等。

家族史 否认心脏病家族史。

体格检查 体温 36.3℃，脉搏 60 次 / 分，呼吸 20 次 / 分，血压 121/80 mmHg。神志清楚，查体合作，面容正常，淋巴结未见明显异常。心率 60 次 / 分，心律未见明显异常，心前区可闻及连续性杂音。腹部外形正常，腹部触诊未见明显异常，无压痛及反跳痛，肝、脾肋下未触及。双下肢无水肿。生理反射存在，病理反射未引出。

※ 初步诊断

先天性心脏病：动脉导管未闭；肺动脉增宽并轻度肺高压。

※ 超声心动图

◆ 2014 年 2 月 20 日超声心动图大动脉短轴切面：降主动脉与左肺动脉间见异常管道，管道内径约 0.7 cm，长径约 0.8 cm（图 1-16-1A）。CDFI：上述降主动脉与左肺动脉异常管道处见连续性左向右分流信号，分流峰速 5.2 m/s，压差 108 mmHg（图 1-16-1B），肺动脉主干增宽，内径约 3.5 cm，肺动脉主干及左、右肺动脉管壁完整，未见局部瘤样扩张。

◆ 超声提示：先天性心脏病，动脉导管未闭（管型）。

◆ 2014 年 10 月 19 日超声心动图大动脉短轴切面：左肺动脉外侧可见降主动脉与肺动脉分叉间异常管道，管道内径约 0.5 cm。左、右肺动脉内径分别约 1.3 cm、1.2 cm。肺动脉外侧壁距瓣环 1.5 cm 处见瘤样结构凸向左前方，瘤深约 2.6 cm，最宽处约 3.8 cm（图 1-16-2A）。CDFI：上述降主动脉与肺动脉分叉间异常管道处见连续性左向右分流信号，分流束宽 0.44 cm，峰速 5.6 m/s，压差 124 mmHg，分流信号部分进入上述肺动脉瘤腔内，在瘤腔内形成漩流（图 1-16-2B）。

◆ 超声提示：先天性心脏病，动脉导管未闭（管型）；肺动脉外侧壁瘤样结构（动脉瘤？不排除假性动脉瘤）。

※ 其他辅助检查

◆ 血常规、大小便常规、肝功能、肾功能、凝血功能、电解质均正常。

◆ 胸部 X 线片：左肺门上部增大，呈块状；心脏形态、大小正常；双肺支气管炎。

◆ 肺动脉 CTA（图 1-16-3）：肺动脉主干上方见大小约 3.8 cm×3.9 cm×3.0 cm 囊状突起，边缘略欠光整，外围见弧带状无明显强化影，CT 值约 47 HU。肺动脉主干直径约 3.4 cm。肺动脉远段与降主动脉近段间交通，直径约 0.5 cm。左、右肺动脉形态尚可。提示：肺动脉瘤，不除外假性动脉瘤；动脉导管未闭。

※ 治疗过程

患者接受心包剥离、动脉导管缝扎、肺动脉瘤切除术。术中可见心包广泛粘连，左心大，肺动脉增粗，主干可见直径约 4 cm 的真性动脉瘤。丝线结扎动脉导管，经肺动脉切口缝闭动脉导管内口。切除瘤体，自体心包补片修补瘤颈。患者恢复良好，术后 2 周出院。

※ 临床诊断

先天性心脏病：动脉导管未闭；肺动脉主干真性动脉瘤。

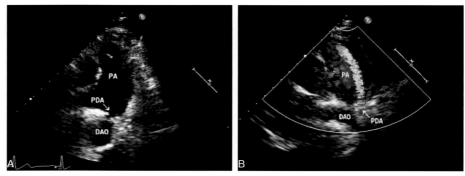

A. 二维超声仅见动脉导管未闭（箭头）；B. CDFI 显示动脉导管未闭的左向右分流信号，未见肺动脉瘤（箭头）（PA：肺动脉；DAO：降主动脉；PDA：动脉导管未闭）

图 1-16-1　2014 年 2 月经胸超声心动图大动脉短轴切面

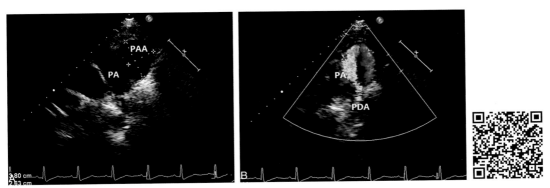

A. 主肺动脉外侧壁见大小约 3.8 cm×2.6 cm 的肺动脉瘤；B. CDFI 显示动脉导管未闭的高速分流进入肺动脉瘤腔内，在瘤腔内形成漩流（PA：肺动脉；PAA：肺动脉瘤；PDA：动脉导管未闭）

图 1-16-2　2014 年 10 月经胸超声心动图大动脉短轴切面

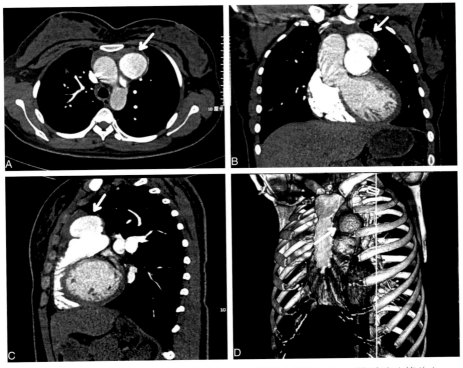

A. 横切面（箭头）；B. 冠状面（箭头）；C. 矢状面（箭头）；D. 三维重建（箭头）

图 1-16-3　肺动脉 CTA 显示肺动脉瘤

※ 分析讨论

　　肺动脉瘤是一种罕见的疾病。在 1947 年，Deterling 和 Clagett 等对肺动脉瘤进行了回顾性研究，统计发现尸检中此病发生率为 0.073‰。肺动脉瘤的病理变化主要是动脉粥样硬化和管壁中层囊性变性，动脉扩张。临床表现为劳力性气促、咳嗽、咳痰、咯血、胸痛等症状。肺动脉瘤的主要并发症为心源性休克、猝死、瘤体破裂，病死率很高，1/3~1/2 的患者死于瘤体破裂。

肺动脉瘤根据发生部位分为中央型和周围型。中央型肺动脉瘤包括肺动脉主干及左、右肺动脉主干。研究表明，80% 发生于肺动脉主干，而未累及分支。

按病理分型则可分为真性、假性及夹层动脉瘤。真性肺动脉瘤可表现为两种形式：一种是囊状，即对称性扩张的动脉瘤，由血管壁的整个扩张而形成；另一种为梭形，即因动脉管壁局部薄弱形成的局部扩张膨出，导致动脉不对称的扩张。假性动脉瘤大多由于外伤造成，血液通过破裂处进入周围组织而形成血肿，继而血肿被机化后其内表面被内皮覆盖，而瘤壁由纤维组织构成。与主动脉夹层相反，肺动脉夹层的假腔倾向于破裂，而不是向远端扩展。

有专家根据发病机制将肺动脉瘤分为两种类型，即伴有动静脉瘘型、不伴有动静脉瘘型。大多数伴有动静脉瘘型肺动脉瘤是由遗传性出血性毛细血管扩张症（hereditary hemorrhagic telangiectasia, HHT）引起的，具有遗传倾向。而认为不伴有动静脉瘘型肺动脉瘤的主要病因：心脏结构异常、感染、血管结构异常和肺高压。很多文献提示，不伴动静脉瘘型肺动脉瘤的形成多是上述几个因素协同作用而形成的。

根据解剖研究，56% 的肺动脉瘤患者有先天性心脏畸形，不仅在中央型中是重要致病因素，在很多周围型的报道中也很常见。最多见的致肺动脉瘤的先天性心脏畸形是动脉导管未闭，其次是房间隔缺损和室间隔缺损，其他少见的先天性心脏疾病包括法洛四联症、大动脉转位及主动脉瓣二瓣化。约 81% 的肺动脉瘤患者合并肺高压。在抗生素出现前，肺结核和梅毒曾是肺动脉瘤的主要病因。一些其他的致病细菌和真菌包括金黄色葡萄球菌、链球菌、白喉棒状杆菌、白色念珠菌和黄曲霉菌也有引起肺动脉瘤的相关报道。

结合本例患者病情来分析，考虑为动脉导管未闭、金黄色葡萄球菌感染是该患者形成肺动脉瘤的主要原因。在动脉导管未闭的情况下，左向右的高速分流冲击肺动脉壁，使其局部受损，动脉壁变得薄弱，受冲击的部位成为易感染区。本例患者曾患金黄色葡萄球菌性败血症，感染累及动脉壁，使动脉管壁进一步受损，易发生形变。本病例提示肺动脉瘤可在短时间内形成，这是既往的文献报道中未曾报道的内容。

血管造影是诊断肺动脉瘤的"金标准"，但此检查为有创性，临床应用较少。肺动脉瘤的诊断主要依赖影像学检查（如超声心动图、X 线片、CT、MRI 等）。超声心动图因无创、便捷、快速等优势常作为首选的检查方式。超声心动图可以准确地诊断中央型肺动脉瘤，评估病变情况和相关的心脏异常，临床医师可以根据诊断选择适当的治疗方法。超声心动图有助于鉴别肺动脉瘤与肺内或纵隔内囊性病变，但超声心动图对于周围型肺动脉瘤敏感性及特异性低。本病例表明肺动脉瘤可在短期内形成，超声心动图也是最佳的随访方式。如在行超声心动图检查时，发现肺动脉主干或左、右肺动脉显著增宽或局部膨出呈瘤样，应首先考虑肺动脉瘤形成，并仔细辨别有无心脏结构异常。当患者诊断为先天性心脏病（如动脉导管未闭、室间隔缺损、法洛四联症、大动脉转位、主动脉瓣二瓣化等），同时合并感染、血管异常、肺高压、外伤等情况时，超声医师就需考虑到形成肺动脉瘤的可能性。超声心动图检查时，应重点关注肺动脉瘤的部位、形态、性质，是否合并先天性心脏畸形或心脏畸形的类型、肺高压情况等。

到目前为止，肺动脉瘤的外科治疗还没有明确的指南。肺动脉瘤的临床表现缺乏特异性，所以治疗仍有争议。一般认为，较大的动脉瘤为避免瘤体破裂而危及生命，应早期行外科干预。

※ 小贴士

肺动脉瘤是一种非常罕见的病变。因肺动脉瘤缺乏特异性的临床表现，常是通过影像学检查发现。根据肺动脉瘤多发于肺动脉主干、多合并先天性心脏畸形的特点，经胸超声心动图在肺动脉瘤的诊断中起着至关重要的作用，能有效评估病变情况和相关的心脏结构异常，也是最佳的无创随访方式。对于中央型肺动脉瘤，经胸超声心动图多可做出正确诊断。对于不太明确的肺动脉瘤或周围型肺动脉瘤，建议肺部 CT、心血管 CTA 及三维重建或血管造影检查等。

作者：张 荔，吕 清
单位：华中科技大学同济医学院附属协和医院超声影像科

第十七节　主动脉窦瘤突入房间隔致房间隔夹层形成

※ 病例摘要

基本信息　患者女性，54 岁。

主诉　发现心脏杂音 13 年，胸前区疼痛 10 余天伴心悸、气促。

现病史　患者体检发现心脏杂音 13 年，7 年前外院超声提示"升主动脉瘤样扩张、主动脉瓣叶畸形（二叶瓣？）、主动脉瓣关闭不全"。10 余天前患者出现间断性胸前区疼痛，每次持续数秒至半分钟，伴阵发性心悸、气促，活动后加重，休息可缓解，近几日症状逐渐加重而来我院就诊。

既往史　否认高血压病、糖尿病、高脂血症、传染病等病史。

个人史　否认外伤、手术及药物过敏史。

家族史　否认冠心病、高血压病、先天性心脏病家族史。

体格检查　体温 36.5℃，脉搏 85 次 / 分，呼吸 20 次 / 分，血压 150/80 mmHg。胸骨无畸形，心前区无隆起，心界向左下扩大，心尖触及抬举样搏动。胸前区听诊示双肺呼吸音粗，未闻及干、湿性啰音，心率 85 次 / 分，偶发期前收缩，于主动脉瓣听诊区闻及 Ⅲ ~ Ⅳ / Ⅵ级连续性杂音，心尖部闻及 Ⅲ / Ⅵ级收缩期杂音，伴心前区震颤。患者不能完全平卧，轻度呼吸困难。腹软，双下肢无水肿，动脉搏动存在，水冲脉（－）。

※ 初步诊断

升主动脉瘤样扩张、主动脉瓣叶畸形（二叶瓣？）、主动脉瓣关闭不全。

※ 超声心动图

◆ 左心长轴切面及大动脉短轴切面：升主动脉瘤样扩张（内径 4.9 cm），主动脉瓣尖明显增厚，回声增强，其上见多个强回声斑附着，累及瓣环，瓣叶呈右前左后二叶样运动，开放受限，开口间距 1.1 cm，闭合时可见 0.3 cm 的缝隙。无冠窦后方见一囊腔，二者经宽约 1.8 cm 的囊颈相通（图 1-17-1）。左心室球形扩张，左心室壁运动弥漫性减弱，EF 值为 38%。CDFI：主动脉瓣口收缩期高速射流，舒张期左心室侧大量反流；主动脉血流舒张期经囊颈部进入囊腔内。

◆ 心尖四腔心及五腔心切面：房间隔内见大小约 4.7 cm×4.3 cm 的囊腔，囊体分别膨入左、右心房侧，随心动周期无明显形态改变，房室瓣和心房未见明显受压移位。室间隔膜部瘤形成，大小约 1.6 cm×1.7 cm，瘤壁完整。CDFI：房间隔囊腔内可见涡流信号，与主动脉根部相通；膜部瘤无分流（图 1-17-2 ）。

◆ 剑突下切面：囊腔致房间隔分离，形成房间隔夹层。CDFI：囊腔内可见血流信号充盈（图 1-17-3 ）。

※ 超声提示

主动脉瓣先天性二叶畸形，主动脉瓣狭窄并关闭不全，无冠窦瘤突入房间隔，室间隔膜部瘤（无分流），升主动脉瘤样扩张，心功能不全。

※ 其他辅助检查

◆ 心电图：偶发室性期前收缩，左心室肥大并劳损。
◆ 胸部 X 线片：心影增大，肺纹理增粗，心胸比值 0.7。

※ 治疗过程

术中所见：心脏扩大，主动脉瓣增厚、卷曲、水肿、钙化、赘生物形成，狭窄并反流，主动脉无冠窦瘤形成并凸向主动脉右后方，瘤体位于左、右心房之间，未见破口（图 1-17-4 ）。遂行主动脉窦瘤修补 + 主动脉瓣膜置换术，用涤纶补片封闭主动脉窦瘤开口。术后患者恢复良好，术后 7 天超声检查显示残余无冠窦瘤体内血栓形成，人工主动脉瓣功能良好，于术后 14 天治愈出院。

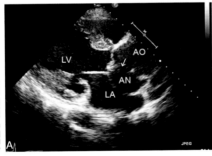
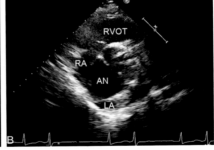

A.左心长轴切面显示主动脉无冠窦瘤，短箭头表示窦口（箭头）；B.大动脉短轴切面显示主动脉瓣二叶畸形（呈左前、右后样），窦瘤开口于后窦，并膨入左右心房之间（ AO：主动脉；AN：主动脉窦瘤；LA：左心房；LV：左心室；RA：右心房；RVOT：右室流出道 ）

图 1-17-1 二维超声心动图显示无冠窦瘤

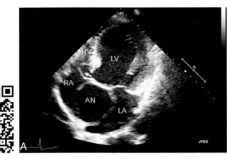
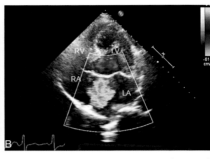

A. 室间隔膜部瘤（短箭头），房间隔分离呈"第三心房"（房间隔夹层）；B. CDFI 显示房间隔夹层内血流充填（AN：主动脉窦瘤；LA：左心房；LV：左心室；RA：右心房；RV：右心室）

图 1-17-2　心尖四腔心切面超声心动图显示主动脉窦瘤突入房间隔

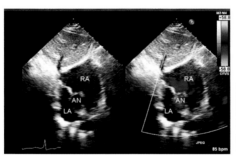

剑突下二心房切面见瘤体突入房间隔内，致房间隔部分分离，CDFI 显示房间隔瘤体内血流信号充填（AN：主动脉窦瘤；LA：左心房；RA：右心房）

图 1-17-3　瘤体突入房间隔

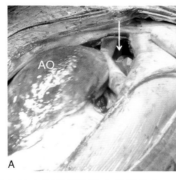
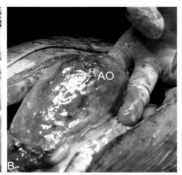

A. 剖开房间隔显示膨入其中的窦瘤瘤腔（长箭头）；B. 术者手指经窦口伸入主动脉腔内，证实瘤腔与主动脉相通（AO：主动脉）

图 1-17-4　术中所见

※ **临床诊断**

主动脉瓣二叶畸形，主动脉瓣狭窄并关闭不全，无冠窦瘤突入房间隔。

※ **分析讨论**

主动脉窦瘤为少见畸形，据文献报道，西方人群中占先天性心脏病患者的 0.14%~0.96%，亚洲居民发病率明显高于西方人，在中国占先天性心脏病患者的 1.2%~1.8%。窦瘤可膨入任何邻近心腔或血管，以右心室多见，其次为右心房，极少见同时膨入多个心腔或膨入左心房、左心室、室间隔、房间隔、上腔静脉、肺动脉、心包腔或胸腔。主动脉窦瘤膨入房间隔属于罕见病理类型，发生率低于窦瘤患者的 1%。膨入房间隔的主动脉窦瘤主要起自无冠窦，如本例患者，少数起自左冠窦。

超声心动图是诊断主动脉窦瘤的首选方法，对窦瘤起源、膨入部位和是否破裂有特异性诊断价值。但窦瘤膨入或破入房间隔时，图像特征与常见病理类型相比有其特殊之处，检查者若缺乏经验，常导致诊断困难或误诊为其他疾病。因此，全面掌握此特殊类型主动脉窦瘤的超声图像特征及其鉴别诊断，对提高诊断准确率至为重要。

主动脉窦瘤膨入房间隔可导致房间隔夹层，表现为受累房间隔分离，其内为包裹性液性暗区，CDFI 显示暗区内血流信号充盈。夹层分离的房间隔向两侧膨出，受累范围较大时，甚至可在心房间形成"第三房"。窦瘤未破时，暗区性质为窦瘤瘤壁包绕的瘤腔，面积随心动周期变化不明显，暗区内血流经瘤颈部与主动脉根部血流相通，此时应注意瘤体内有无血栓形成。窦瘤破裂时，暗区性质为溢出血液形成的包裹性积血，面积随心肌舒缩而变化（主动脉血液经窦瘤破口流入夹层时增大，夹层内血液被挤压进入主动脉时缩小）。窦瘤突入暗区内，多切面观察可显示瘤壁破口，CDFI 显示窦瘤破口水平与房间隔夹层间的血流交通。收缩期房间隔夹层反流入窦瘤的血流经胸超声有时不易显示，经食管超声可提高显示率。

窦瘤膨入房间隔时可合并一些特殊并发症，包括夹层导致的心腔梗阻、夹层腔内血栓、夹层内膜钙化或纤维化、心律失常特别是传导阻滞、节段性室壁运动异常等，也可合并主动脉瓣关闭不全、感染性心内膜炎等常见并发症。以上并发症在超声上均有特异性表现，不难诊断，关键在于检查者应仔细排查，避免漏诊。

主动脉窦瘤膨入房间隔应与心肌内囊肿鉴别，窦瘤形成夹层内可见血流信号，与主动脉相通，而心肌囊肿内无血流信号显示，不与主动脉相通，且无形变及活动，较易鉴别。

※ **小贴士**

主动脉窦瘤膨入房间隔具有特异性超声表现，包括房间隔夹层在左、右心房间形成"第三心房"、夹层与主动脉窦相通、夹层内血流信号等，根据这些特异性征象应不难诊断。超声心动图仍是此罕见病理类型主动脉窦瘤的首选诊断方法。超声检查时除常规观察窦瘤起源、形态、行程及突入部位外，还应重点评估：①瘤壁上有无回声中断及异常附着物（如赘生物或瘤内血栓）；②窦瘤膨入或压迫的心腔或血管腔有无占位效应引起的梗阻；③受累瓣膜的形态与功能（主要是主动脉瓣和三尖瓣）；④室壁运动，如有无心肌缺血表现（如节段性室壁运动异常）；⑤有无心律失常，如传导障碍等。如需进一步明确窦瘤与周围结构的关系，可联合其他影像学技术如 CT 造影、主动脉造影等综合评价。

作者：杨亚利
单位：华中科技大学同济医学院附属协和医院超声影像科

第十八节　心脏复杂畸形：Berry综合征

※ 病例摘要

基本信息　患儿女，27天。

主诉　发现心脏杂音10天。

现病史　患儿出生后3天体检时发现心脏杂音，哭闹时口唇、面部、四肢发紫，遂入当地医院就诊，行心脏彩超检查发现主动脉-肺动脉窗，右肺动脉起自升主动脉，主动脉弓离断（A型），动脉导管供应肺动脉血流，多发房间隔缺损（筛孔型），三尖瓣轻至中度关闭不全，肺动脉增宽并重度肺高压，左心室局部心肌致密化不全。为求进一步诊治，以"复杂先天性心脏病"收入院治疗。自发病以来，患儿精神、饮食一般，大小便未见明显异常。

既往史　患儿发育中等，无精神神经系统异常，无手术史、外伤史、输血史，否认药物及食物过敏史，否认肝炎、结核和其他传染病史。未正常预防接种疫苗。

个人史　足月产，人工喂养。

家族史　无家族遗传病史。

体格检查　体温36.5℃，脉搏155次/分，呼吸24次/分，血压75/40 mmHg，体重4 kg。发育正常，营养中等，面容、体型正常。无颈静脉怒张。右肺呼吸音粗，左肺呼吸音低，未闻及明显干、湿性啰音。心律齐，各瓣膜区未闻及明显杂音。腹软，肝肋下1~2横指，无压痛、反跳痛，肝、脾肋下未触及。双下肢无水肿，四肢动脉搏动正常。

※ 初步诊断

复杂先天性心脏病。

※ 超声心动图

◆ 二维超声：主肺动脉远端直接延续为左肺动脉，未见右肺动脉，升主动脉后壁可见管型结构发出，向右侧走行，考虑为右肺动脉（图1-18-1）。升主动脉左后壁与肺动脉主干间见宽约1.3 cm的连续中断。降主动脉与肺动脉之间见粗大异常管道相通，内径为0.5~0.6 cm，长约0.8 cm，左、右心室壁增厚，右心室前壁厚约0.4 cm。左心室下壁、侧壁中下段可见较丰富肌窦回声，其中侧壁心尖段致密心肌厚约0.3 cm，非致密心肌厚约0.6 cm。房间隔中部似见数个连续中断，其中较大者宽约0.3 cm。室间隔未见连续中断。

◆ CDFI：主、肺动脉间连续中断处可见双向分流信号（图1-18-2）。主动脉弓可见三支分支发出，其后主动脉管腔呈盲端，未见向下延续（图 1-18-3）。CDFI 显示降主动脉与肺动脉间异常管道内见连续性右向左分流信号，峰速 3.3 m/s，压差 44 mmHg（图 1-18-4）。房间隔连续中断处可见双向分流信号。

◆ 右心声学造影：于右下肢静脉内注入声振生理盐水，在主动脉与肺动脉连续中断处可见肺动脉内造影剂直接进入升主动脉内（图 1-18-5），肺动脉腔内造影剂经动脉导管直接进入降主动脉，主动脉弓部造影剂未见进入降主动脉。

※ 超声提示

Berry 综合征：主动脉 - 肺动脉窗，右肺动脉起自升主动脉，左肺动脉起自肺动脉，主动脉弓离断（A 型），降主动脉依靠动脉导管供血，多发房间隔缺损或卵圆孔未闭（双向分流），肺动脉增宽并重度肺高压，三尖瓣轻至中度关闭不全，左心室局部心肌致密化不全可能。

※ 其他辅助检查

外院 CTA：主肺动脉窗，右肺动脉起自升主动脉，主动脉弓离断，考虑为 Berry 综合征。

※ 治疗与病理

完善术前相关检查后行 Berry 综合征矫治术。

◆ 术中所见：心脏显著增大，肺动脉较粗，主动脉偏细，主动脉、肺动脉融合，右肺动脉起源于升主动脉右侧，左肺动脉起源于主肺动脉，主动脉弓部发出三分支，未见降主动脉延续。动脉导管约 0.8 cm，卵圆孔约 0.4 cm×0.6 cm，动脉导管延续为降主动脉（图 1-18-6~ 图 1-18-8）。术中将右肺动脉移栽至主肺动脉，行主动脉 - 肺动脉间隔缺损修补，用人工血管将主动脉弓与降主动脉吻合，动脉导管结扎。

◆ 术后恢复良好，术后复查超声，心内解剖结构异常矫治术后未见异常（图 1-18-9，图 1-18-10），于术后 15 天出院。

※ 临床诊断

复杂先天性心脏病：Berry 综合征（主 - 肺动脉窗，右肺动脉起自升主动脉，主动脉弓离断），卵圆孔未闭，窦性心律，心功能Ⅲ级。

※ 分析讨论

Berry 综合征为心脏的罕见组合畸形，是 Berry 于 1982 年首次报道并详细描述的一组先天性心血管畸形：主动脉 - 肺动脉间隔缺损、主动脉弓发育不良或离断、右肺动脉起源于升主动脉且室间隔完整，此类合并畸形的发病率较低，仅占先天性心脏病患者的 0.046%。

在胚胎发育过程中，动脉间隔发育将共同动脉干分隔成主动脉和肺动脉，同时第 6 号互相连接形成肺动脉分叉部，连于动脉干后方肺动脉侧。如果后部的动脉间隔分隔失败，使得肺动

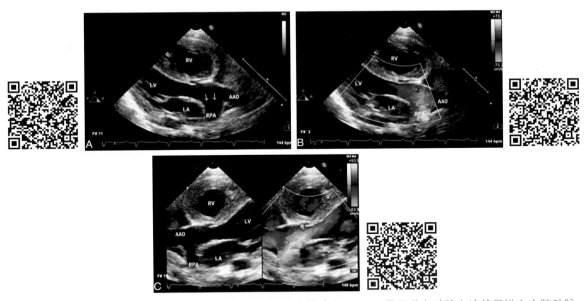

A.左心室长轴切面显示右肺动脉起自升主动脉左后方（白箭头）；B.CDFI显示升主动脉血流信号进入右肺动脉；
C.心尖五腔心切面显示右肺动脉起自升主动脉左后方（LA：左心房；LV：左心室；RV：右心室；AAO：升主
动脉；RPA：右肺动脉）

图 1-18-1　右肺动脉起源于升主动脉

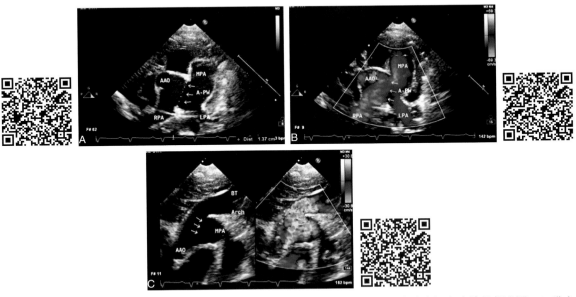

A.主动脉短轴切面显示主动脉与肺动脉间连续中断（白箭头）；B.主动脉与肺动脉间血流信号相交通；C.升主
动脉长轴切面显示主动脉与肺动脉间连续中断（白箭头），并可见血流信号相交通（AAO：升主动脉；MPA：
主肺动脉；RPA：右肺动脉；LPA：左肺动脉；A-PW：主动脉-肺动脉间隔缺损；Arch：主动脉弓；BT：头臂干）

图 1-18-2　主动脉-肺动脉间隔缺损

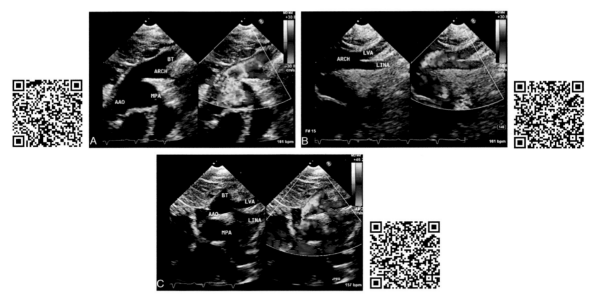

主动脉弓部依次发出头臂干（A）、左颈总动脉（B）、左锁骨下动脉（C），弓部远端未见降主动脉（AAO：升主动脉；MPA：主肺动脉；Arch：主动脉弓；BT：头臂干；LVA：左颈总动脉；LINA：左锁骨下动脉）

图 1-18-3　主动脉弓离断

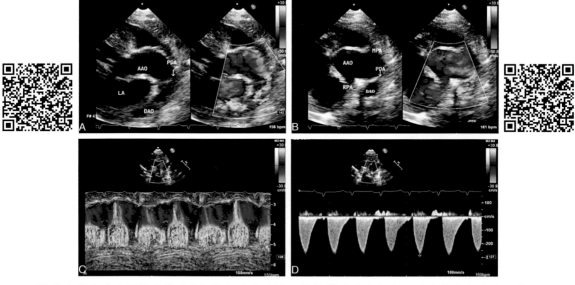

A、B.肺动脉发出动脉导管（箭头）与降主动脉连接，收缩期肺动脉向降主动脉的右向左分流信号；C. M型 CDFI 显示连续右向左的分流信号；D. 右向左分流的频谱速度 2.9 m/s，压差 33 mmHg（AAO：升主动脉；MPA：主肺动脉；RPA：右肺动脉；PDA：动脉导管未闭；DAO：降主动脉）

图 1-18-4　动脉导管

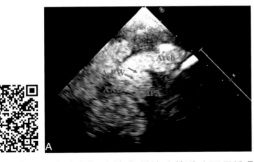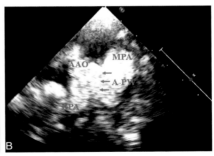

A、B. 主动脉与肺动脉间连续中断处（箭头）可见造影剂相交通（AAO：升主动脉；MPA：主肺动脉；RPA：右肺动脉；A-PW：主动脉 - 肺动脉间隔缺损；Arch：主动脉弓）

图 1-18-5 右心造影图

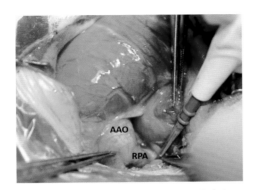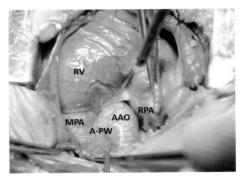

（AAO：升主动脉；RPA：右肺动脉）

图 1-18-6 术中见右肺动脉起自升主动脉

（RV：右心室；MPA：主肺动脉；AAO：升主动脉；RPA：右肺动脉，A-PW：主动脉 - 肺动脉窗）

图 1-18-7 术中见主动脉 - 肺动脉窗

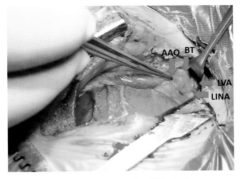

（AAO：升主动脉；BT：头臂干；LVA：左颈总动脉；LINA：左锁骨下动脉）

图 1-18-8 主动脉弓部依次发出头臂干、左颈总动脉、左锁骨下动脉，弓部远端未见降主动脉

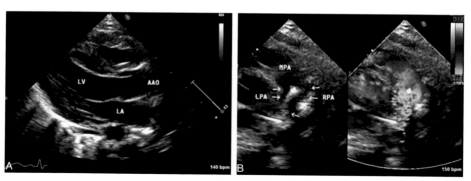

A. 术后显示左心室长轴切面升主动脉左后方未见异常血管发出；B. 右肺动脉经人工血管移摘到肺动脉上（箭头），CDFI 显示主肺动脉及其分支内血流通畅（LA：左心房；LV：左心室；AAO：升主动脉；MPA：主肺动脉；LPA：左肺动脉；RPA：右肺动脉）

图 1-18-9　术后超声图

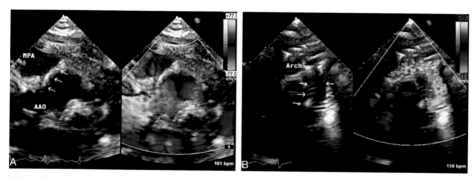

A. 术后主动脉与肺动脉间隔缺损处可见补片强回声（箭头），CDFI 显示未见残余分流；B. 术后显示主动脉弓部经人工血管与降主动脉连接（箭头），CDFI 显示主动脉弓降部血流通畅（AAO：升主动脉；MPA：主肺动脉；Arch：主动脉弓部）

图 1-18-10　术后超声图

脉分叉部骑跨在未分隔的动脉干段，导致右肺动脉起自主动脉侧而左肺动脉起自肺动脉侧；如果第 6 号与肺动脉分叉部连接失败，则会导致右肺动脉断离并与主动脉侧相连。由于间隔缺损和右肺动脉起自升主动脉使得主动脉弓远段被"窃血"，完整的室间隔限制了升主动脉血流的其他来源，导致供应主动脉弓的血流量减少，引起主动脉弓部的"废用性"发育不良或离断。

右肺动脉开口向右上移位，起自升主动脉侧并与左肺动脉开口位于同一水平是 Berry 综合征的特征。我院杨亚利教授通过回顾文献及分析病例，并结合 Berry 的特点，根据右肺动脉移位程度和主动脉弓发育状况，试将 Berry 综合征分为 A 型和 B 型，其中 B 型畸形程度更加严重。A 型：肺动脉联合部骑跨于远端主动脉 - 肺动脉间隔缺损上，右肺动脉开口右上移位起自升主动脉侧，左、右肺动脉开口相互靠近，右肺动脉血供主要来自升主动脉，部分来自主肺动脉，主动脉弓发育不良或离断，视胎儿期自主动脉流人右肺动脉的血量及动脉导管的粗细而定。B

型：远端主动脉 - 肺动脉间隔缺损通常较大，近乎缺如，类似共同动脉干，动脉干扩张使左、右肺动脉开口远离，右肺动脉开口显著右上移位，完全起自升主动脉，但后壁仍与左肺动脉延续；右肺动脉血供来自升主动脉，主动脉弓通常离断。在这两种分型中，B 型患者就诊时间相对较早，临床表现相对较重。

由于 Berry 综合征患儿存在不同水平（动脉间隔、右肺动脉及动脉导管等）的大量左向右分流，常于新生儿或婴儿早期就出现严重的肺高压，如不进行手术矫治，则预后极差，多在幼年期死于充血性心力衰竭、肺炎。如果动脉导管闭合，其症状更加严重，可出现严重的心力衰竭、机械性通气障碍、发绀等，故早期确诊对该类患儿极为重要。

Berry 综合征的诊断方法包括超声心动图、CTA 及 MRI 等，其中超声心动图是首选。超声诊断要点：①本病为大血管畸形，左上肋间与胸骨上窝声窗能较好地显示；②在左心长轴切面基础上将探头往上移动一个肋间隙，观察升主动脉长轴切面可清楚显示起自升主动脉后方的右肺动脉及其发育情况；③大动脉短轴切面及肺动脉长轴切面可显示主动脉 - 肺动脉间隔远端连续中断或间隔缺如，并可观察右肺动脉的开口位置，其表现为左、右肺动脉分别位于主动脉 - 肺动脉间隔延长线的两侧，开口紧邻或远离，且位于同一水平，其后壁相互延续；④间隔缺如的测量需从间隔残端的边缘量至间隔延长线与肺动脉联合部后壁的交点处。Berry 综合征是一种复合的大血管畸形，超声对于心内结构的观察、心功能的评估及血流动力学的判断具有优势，而对于心外血管的发育及走行无法充分显示。如怀疑大血管发育异常，建议结合 CTA 检查协助诊断。

※ 小贴士

超声诊断 Berry 综合征时，左心长轴切面上由于右肺动脉起自升主动脉和升主动脉远端形成分叉，经验欠缺时极易把升主动脉当成肺动脉，最容易误诊为大动脉转位，此时应在大动脉短轴切面寻找肺动脉左、右分支。如果超声发现主动脉 - 肺动脉间隔缺损、降主动脉缩窄或离断、动脉导管未闭时，要高度怀疑 Berry 综合征，关键在大动脉短轴切面不要把动脉导管未闭及左肺动脉误诊为左、右肺动脉。

作者：王　斌，王　艺
单位：华中科技大学同济医学院附属协和医院超声影像科

第十九节　隐藏在心肌里的壁内冠状动脉瘤

※ 病例摘要

基本信息　患儿女，2岁。

主诉　自幼发现"先天性心脏病"入院。

现病史　患儿出生后因频繁感冒、肺炎于当地医院就诊，行心脏超声检查提示"冠状动脉瘘、卵圆孔未闭"并转入我院就诊。门诊心脏超声提示左冠状动脉及其分支瘤样扩张并瘘入右心室，于2016年6月收入我院心外科，外科开胸行"冠状动脉-右室瘘修补术"手术治疗。术后一年患儿复诊，心前区仍闻及杂音，门诊以"左冠状动脉-右室瘘"收治入院。

既往史　2016年6月在全麻下行"左冠状动脉-右室瘘修补术"，术中切开心包，心脏表面未见瘤样扩张的冠状动脉，用探条探查左冠状动脉，发现左冠状动脉与右室心尖相交通，术中用牛心包于右室腔近心尖处修补瘘口。患儿在术前，否认长期发烧、川崎病等病史。

个人史　否认外伤及药物过敏史。

家族史　否认先天性心脏病及其他遗传性疾病家族史。

体格检查　体温36.5℃，脉搏118次/分，呼吸20次/分，血压110/67 mmHg。患儿无明显发绀，生长发育与同龄儿童无明显差异。胸廓无畸形，心前区无隆起，心前区可闻及杂音。胸前区听诊提示双肺呼吸音清，未闻及干、湿性啰音，心率118次/分，动脉搏动存在，水冲脉（−）。

※ 初步诊断

左冠状动脉-右室瘘。

※ 超声心动图

胸骨旁大动脉短轴切面二维超声心动图显示左、右冠状动脉起源位置正常，分别起自左、右冠状动脉窦，左前降支呈瘤样扩张、走行纡曲，最宽处内径约2.0 cm，向右前方走行，汇入右心室心尖部，瘘口处宽约0.5 cm。左冠状动脉主干内径约0.8 cm，回旋支起始段内径约0.27 cm，右冠状动脉起始段内径约0.25 cm。CDFI：左冠状动脉瘤-右心室心尖瘘口处见舒张期左向右分流信号，血流峰速3.7 m/s，压差54 mmHg，右心增大，右室腔中央似可见补片强回声，右室心尖未见明显血流信号与右室腔相交通（图1-19-1）。

※ 超声提示

左冠状动脉-右心室瘘；左冠状动脉及其分支不规则瘤样扩张，以主干及前降支明显。

※ 其他辅助检查

◆ 心电图：窦性心动过速，ST-T 改变，完全性右束支传导阻滞，左心室高电压。

◆ 胸部 X 线片：心影增大，双肺纹理模糊，双膈面光滑，双侧肋膈角锐利。

◆ 冠状动脉造影：左主干自左冠窦发出后依次发出前降支、回旋支，分支清晰可见；左主干和前降支呈瘤样扩张，动态观察未见壁内冠状动脉明显的"挤牛奶征"（图 1-19-2）。

※ 治疗过程

2017 年 6 月患者再次在全麻体外循环下行心内直视手术，术中见心包与周围组织粘连严重，左前降支发出约 2 cm 后进入心肌走行，呈瘤样改变，最宽处直径 1.5~2.0 cm，在心肌内潜行约 5 cm 后汇入右心室心尖，形成瘘口，汇入处直径约 1.5 cm。右心室近心尖处室壁搏动减弱，呈瘤样改变，直径约 2 cm × 3 cm（图 1-19-3）。遂行"左冠状动脉-右室瘘矫治+冠状动脉成形术"，用牛心包修补冠状动脉汇入心肌处及汇入右心室处瘘口，缝闭瘤样扩张的左冠状动脉。

术后患儿恢复良好，术后 7 天心脏超声检查提示瘘口未见残余分流，无节段性室壁运动异常（图 1-19-4），患儿于术后 9 天顺利出院。

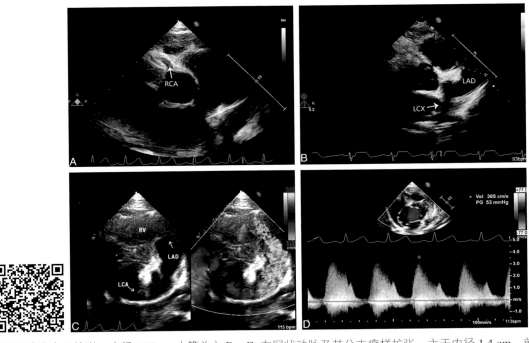

A. 右冠状动脉未见扩张，内径 0.23 cm（箭头）；B、C. 左冠状动脉及其分支瘤样扩张，主干内径 1.4 cm，前降支呈"串珠样"扩张，最宽处达 2.0 cm，回旋支起始段内径 0.45 cm，前降支破入右心室前壁心尖，破口处宽约 0.6 cm，CDFI 显示左冠状动脉内收缩期可见高速血流信号进入右心室腔（箭头）；D. 频谱多普勒显示左向右峰速 3.7 m/s，压差 53 mmHg（RCA：右冠状动脉；LCX：回旋支；LAD：前降支；LCA：左冠状动脉主干）

图 1-19-1　术前超声心动图

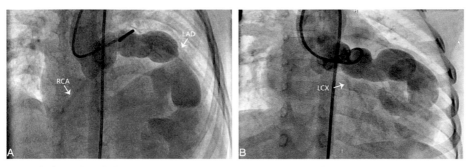

A. 左主干自左冠窦发出后依次发出前降支、回旋支，分支清晰可见（箭头）；B. 左主干和前降支呈瘤样扩张，但动态观察未见壁内冠状动脉明显的"挤牛奶征"，造影下右冠状动脉和回旋支未见明显扩张（箭头）（LAD：前降支；RCA：右冠状动脉；LCX：回旋支）

图 1-19-2　术前冠状动脉造影

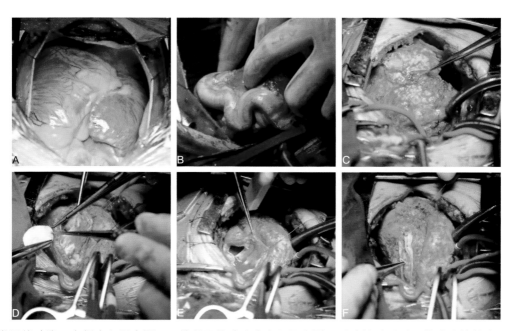

A. 正常冠状动脉，走行在心肌表面；B. 普通冠状动脉瘤在心肌表面可以清楚地看到冠状动脉的扩张；C. 此例壁内冠状动脉瘤，心肌表面未见冠状动脉扩张和走行；D、E. 左前降支发出约 2 cm 后进入心肌，呈瘤样改变，内径 1.5~2.0 cm，在心肌内潜行约 5 cm 后汇入右心室心尖，汇入处开口约 1.5 cm，右心室近心尖处室壁搏动减弱，呈瘤样改变，范围 2 cm×3 cm；F. 用牛心包修补冠状动脉汇入心肌处及汇入右心室处瘘口

图 1-19-3　术中所见

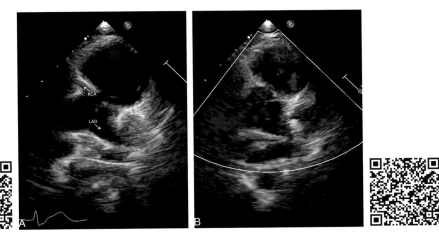

A. 大动脉短轴切面二维超声显示未见扩张冠状动脉（箭头）；B.CDFI 显示左冠状动脉与右心室间未见异常分流信号

图 1-19-4　术后超声复查

※ 临床诊断

先天性心脏病：左冠状动脉 - 右心室瘘并壁内冠状动脉瘤形成，卵圆孔未闭，心功能 Ⅱ 级。

※ 分析讨论

　　冠状动脉瘤为罕见畸形，定义为冠状动脉局部扩张超过邻近正常节段的 1.5 倍，当横径大于纵径时称为囊状动脉瘤，反之称为梭状动脉瘤。该病在所有先天性心脏病中占 0.2%~0.4%，男性多于女性。冠状动脉瘤好发于右冠状动脉，其次为左前降支，左主干处较少见。冠状动脉瘤的病理生理学机制尚未完全明确。但是，引起冠状动脉瘤的病因较多，包括冠状动脉粥样硬化、先天性心脏病、动脉炎、结缔组织病、川崎病等，其中儿童冠状动脉瘤最常见的原因为川崎病和先天性心脏病。该患儿既往无川崎病病史，因此我们考虑此例冠状动脉瘤是先天畸形的可能性大。冠状动脉瘤的并发症包括血栓形成、瘘形成、动脉瘤破裂、压迫周围组织等。大多数冠状动脉瘤无特异性临床表现，仅在冠状动脉造影或 CT 检查时偶然发现，只有出现并发症时才会出现明显的临床症状。

　　冠状动脉瘘指左、右冠状动脉与心脏或大血管存在先天性异常交通，多为先天畸形。半数以上患者可无症状，仅在体检时发现心脏杂音，但左向右分流量较大者，可在体力活动后出现心悸、心绞痛及心力衰竭症状。如瘘管进入右心房者，更易出现心衰症状。瘘入冠状静脉窦者则易发生房颤。右冠状动脉瘘多见，为 50%~60%。冠状动脉瘘可进入心脏和大血管的任何部位，引入右心系统最为常见，约占 90%，依次为右心室（40%）、右心房（25%）、肺动脉（17%）、冠状静脉窦（7%）、左心房、左心室。异常交通的冠状动脉显著扩张，有时形成梭形扩张或囊状动脉瘤，开口较正常粗大，末端瘘口较细小。心脏可有不同程度增大。右冠状动脉—右室瘘较多见，患者由于冠状动脉面对高阻力的心肌血管床转向低阻力瘘道而直接回流入连接的心腔，致使远端冠状动脉血流量减少，造成冠脉窃血，产生相应心肌缺血表现。瘘入左心室时由于收缩期左心室压力明显增加并高于主动脉压力，因而收缩期瘘管内没有血液分流，舒张期左心室压力降低，大量血液经冠状动脉瘘进入左心室，左心负荷增加。瘘口进入心脏有三种类型：单一瘘口、多个瘘口及瘘口位于冠状动脉主支侧面与心腔形成一侧壁交通，或冠状动脉明显扩张，形成冠状动脉瘤，从心脏表面不能确定瘘口的确切部位及大小。右冠状动脉－右室瘘：此型较多见，瘘口多位于右房室沟行径的部位。

在正常情况下冠状动脉主干分布于心外膜，走行在心肌表面，偶尔会有一个节段在心肌内走行，收缩期这段血管会受压，这种情况称为"挤奶效应"或收缩期"心肌桥"。当冠状动脉整段走形于心肌里面时，该节段的冠状动脉称为壁内冠状动脉。壁内冠状动脉是一种冠状动脉走行变异的先天性畸形。该先天性畸形可以不引起临床症状，严重时导致心肌缺血。尽管冠状动脉造影是诊断壁内冠状动脉的金标准，但是冠状动脉造影中特异性的"挤牛奶征"在该例患儿中却并不明显。可能是因为该壁内冠状动脉在心肌里面走行比较表浅，只有走行比较深的壁内冠状动脉才会在冠状动脉造影中发现。目前有文献表明，许多其他的影像学手段可用于诊断壁内冠状动脉，如多源 MDCT 和血管内超声等。

目前文献报道如此巨大的壁内冠状动脉瘤是第一次。超声可以明确地诊断冠状动脉瘤的位置、大小、形态及瘘口的位置，而对于冠状动脉主干是局部走行于心肌内的心肌桥还是整体走行于心肌内的壁冠状动脉，超声检查是一个盲区，无法提供有效信息。如果是走行于心肌内的分支瘤样扩张，超声可以协助诊断。冠状动脉瘤或瘘常规的手术方式是结扎或直接切除。但是对于本例患者，由于周围心肌组织相对脆弱，无法承受缝线的张力，因此壁内冠状动脉瘤的手术难度加大，无法使用常规手术进行治疗。目前，全世界范围内对于壁内冠状动脉瘤的手术方式缺乏循证医学证据。因此，在本例手术中，我们尝试采用牛心包直接缝合壁内冠状动脉瘤及瘘口的方式。术后患儿的心脏血液供应没有受到影响，术后复查超声未见节段性室壁运动异常，无残余分流信号。总之，本病例不仅为以后壁内冠状动脉瘤的诊治提供依据，同时也强调了术前排除壁内冠状动脉的必要性，这样可以为手术做充分的准备。

※ 小贴士

冠状动脉瘤伴瘘的超声诊断应重点评估：①左、右冠状动脉的起始位置，瘤的走行，累及的动脉节段及范围；②瘘口的大小及瘘入的位置；③动脉瘤近段及远段内是否有血栓形成；④冠状动脉瘤是否压迫周围的组织。是否为壁内冠状动脉瘤超声诊断难度较大，且加大手术难度，在术前可见借助超声造影、冠状动脉造影、CT 或 MRI 等排除壁内冠状动脉瘤的存在。

作者：王　斌

单位：华中科技大学同济医学院附属协和医院超声影像科

第二十节 右冠状动脉–冠状静脉窦瘘

※ 病例摘要

基本信息 患者女性，38 岁。

主诉 体检发现心脏杂音 2 年，胸闷不适半年。

现病史 患者 2 年前体检发现心脏杂音，无任何不适，未予以重视。近半年来感间断胸闷不适，有压迫感，每次持续数分钟不等，活动后明显，休息后缓解，无其他伴随症状，现为求进一步诊治来我院。

既往史 无特殊疾病史，否认手术、外伤及过敏史等。

个人史 无吸烟、饮酒史。

家族史 否认心血管疾病家族史。

体格检查 血压 144/72 mmHg，心率 80 次 / 分，心前区无隆起，心界稍向左扩大，心前区可触及连续性震颤。双肺呼吸音清，未闻及干、湿性啰音，心律齐，心前区可闻及连续性杂音，腹软，肝、脾肋下未触及，双下肢无水肿，双侧足背动脉搏动对称。

※ 初步诊断

心脏杂音待查。

※ 超声心动图

◆ 二维超声：左、右冠状动脉起源正常，左冠状动脉起始段内径 3.0 mm，右冠状动脉增宽，起始段内径 7.0 mm，主干较宽处内径 14.0 mm（图 1-20-1A）。扩张的右冠状动脉沿右侧房室沟纡曲向左后走行，经一宽约 5.0 mm 的开口与扩张的冠状静脉窦相通（图 1-20-2A）。左心室增大（舒张末期前后径 55.0 mm），右心房与右心室形态饱满，二尖瓣及三尖瓣形态、活动正常。左心室壁运动未见异常，LVEF 为 68%。

◆ CDFI：扩张的右冠状动脉内见五彩镶嵌血流信号，走行纡曲，并注入冠状静脉窦（图 1-20-1A，图 1-20-2B，图 1-20-3A）。

◆ 频谱多普勒：右冠状动脉起始部可探及连续性频谱，血流峰速 3.7 m/s，压差 57 mmHg；右冠状动脉注入冠状静脉窦处亦可探及连续性频谱，峰速 3.0 m/s，压差 36 mmHg（图 1-20-1B，图 1-20-3B）。

※ 超声提示

右冠状动脉 - 冠状静脉窦瘘。

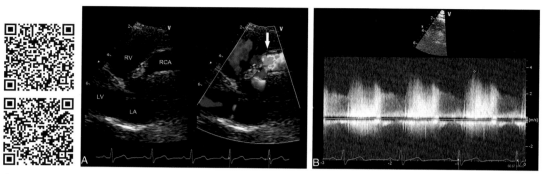

A. 右冠状动脉扩张，其内可见五彩镶嵌血流信号（箭头）；B. 扩张的右冠状动脉内血流信号呈连续性频谱（RCA：右冠状动脉；RV：右心室；LV：左心室；LA：左心房）

图 1-20-1　左心室长轴切面

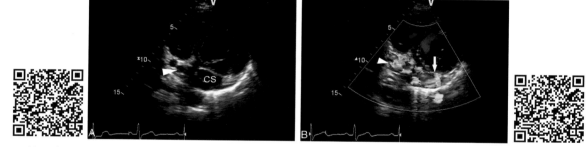

A. 扩张的右冠状动脉（粗箭头）沿右侧房室沟向左后走行，并与冠状静脉窦（CS）相通；B. 右冠状动脉内血流（粗箭头）注入扩张的冠状静脉窦，冠状静脉窦内可见五彩镶嵌高速血流信号（细箭头）

图 1-20-2　冠状静脉窦长轴切面

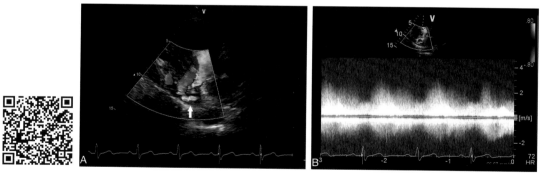

A. 冠状静脉窦扩张，其内见五彩镶嵌血流信号注入（箭头）；B. 频谱多普勒提示连续性分流

图 1-20-3　右室流入道切面

※ 其他辅助检查

◆ 心电图：窦性心律，正常心电图。

◆ 胸部 X 线片：双肺纹理增多，心影增大。

◆ 冠状动脉造影：冠状动脉呈右优势型，右冠状动脉粗大，走行纡曲，远段连接至冠状静脉窦，造影剂回流至右心房 - 右心室 - 肺动脉，左冠状动脉正常（图 1-20-4）。

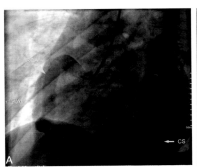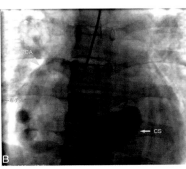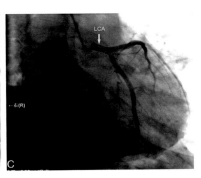

A、B.右冠状动脉扩张、走行纡曲（粗箭头），远段连接至冠状静脉窦（细箭头）；C.左冠状动脉正常

图 1-20-4 冠状动脉造影

※ 治疗过程

◆ 患者于全麻下行心内直视术，术中见冠状动脉瘘管起自右冠状动脉开口附近，瘘管粗大，沿房室沟向左后延续至冠状静脉窦处，心表可及连续性震颤，诊断为右冠状动脉瘘。术中分别试图阻断瘘管近端与远端，发现阻断近端后右心室下壁心肌活动差，心律失常较多，阻断中远端时无心肌活动及心电图改变，遂结扎瘘管中远端，心表震颤消失。

◆ 术后复查超声心动图显示冠状静脉窦内未见异常分流。出院后病情稳定，2 个月后复查时心脏大小恢复正常。

※ 临床诊断

右冠状动脉 - 冠状静脉窦瘘。

※ 分析讨论

冠状动脉瘘是指冠状动脉与心腔或血管之间存在异常交通，为少见的心脏畸形，仅占先天性心脏病的 0.2%~0.4%。其中右冠状动脉瘘最多见，占 50%~60%；左冠状动脉瘘占 30%~40%；双侧冠状动脉瘘仅占 2%~10%。从引流部位来看，引流至右心系统最为常见，约占 90%，引流至左心系统者约 10%。其中，引流入冠状静脉窦者仅占 7%，本例即为罕见的右冠状动脉 - 冠状静脉窦瘘。

冠状动脉瘘多为先天性畸形，是由于胚胎期心肌中部分宽大的血管窦状间隙持续存在所致，心脏手术、医源性损伤、胸部创伤等亦可引起冠状动脉瘘形成。冠状动脉瘘对血流动力学的影响主要取决于瘘口的大小，引流部位，异常冠状动脉与心腔、血管之间的压力阶差及有无合并其他畸形等。瘘口小、分流量小者，对血流动力学影响不大。瘘口大、分流量较多者，若瘘入冠状静脉窦并引流入右心房，可产生左向右分流，增加右心负荷和肺血流量，使左心室容量负荷加重，出现不同程度心腔扩大和心力衰竭。

冠状动脉瘘早期可无症状，有研究显示，随着年龄增长，相应症状和并发症的发生率增加，尤其在 20 岁以后。症状的出现与瘘口的大小有关，小冠状动脉瘘对血流动力学影响不大，患者可无症状，中等大小的冠状动脉瘘瘘口可逐渐增大，患者后期因长时间的左心室容量负荷过重，出现相应症状。最常见的症状与并发症包括劳力性呼吸困难，心悸，充血性心力衰竭，心肌梗死，感染性心内膜炎和猝死。除了这些主要的并发症外，冠状动脉瘤破裂引起心包压塞是罕见但致命的并发症。冠状动脉瘘入冠状静脉窦者可引起瘤样扩张，甚至破裂，且易发生充血性心力衰竭，有文献报道其发生率高达 54%。冠状动脉瘘患者的早期准确诊断与治疗尤为重要，大多数患者应于出现相应症状及心脏、冠状动脉和肺循环发生病理改变之前，给予积极治疗。

超声心动图是冠状动脉瘘的有效诊断方法，冠状动脉瘘的起源、走行及引流部位复杂多变，因此超声检查时需结合常规标准切面与非标准切面，全面追踪显示其全貌。二维超声心动图主要显示冠状动脉的起源、走行与瘘口。胸骨旁左心室长轴切面可显示右冠状动脉，大动脉短轴切面显示左、右冠状动脉，冠状动脉瘘的病变血管内径可正常，也可呈现粗大、纡曲等改变，有时形成梭形扩张或囊状动脉瘤，其变化程度与瘘口大小、分流量多少大致呈正比。多切面扫查，不断调整探头角度，可追踪瘘管走行直至瘘口，并显示瘘口部位、形态和数量。本例冠状动脉瘘起源于右冠状动脉，可显示右冠状动脉扩张，沿着房室沟向左走行纡曲，瘘口位于少见的冠状静脉窦，可见冠状静脉窦扩张。CDFI 可显示冠状动脉瘘起始、瘘管及瘘口处的血流，频谱多普勒可探及血流信号，频谱的形态与瘘管走行相关，本例瘘管沿着心表面房室沟走行并汇入冠状静脉窦，无心肌收缩时的挤压，因此为连续性频谱。

超声诊断冠状动脉瘘时还需注意观察心脏其他表现，如心脏大小、室壁运动、房室瓣与半月瓣活动、有无合并其他畸形等，对于瘘管呈瘤样扩张者，需注意瘘支冠状动脉管壁是否增厚，瘤体内有无血栓形成，有无瘘管破裂等。

※ 鉴别诊断

◆ 冠状动脉瘤：表现为冠状动脉的一段或多段扩张，多位于冠状动脉的分叉处，与心腔或血管间无交通。冠状动脉瘘则为病变冠状动脉全程扩张，并与心腔或血管相交通，

CDFI 可显示瘘口处的异常交通血流。

◆ 冠状动脉异常起源：冠状动脉瘘患者冠状动脉起源正常，心肌内无冠状动脉侧枝血流，诊断时注意观察左、右冠状动脉起源及心肌内有无侧枝血流有助于鉴别。

◆ 川崎病：冠状动脉瘘与心腔或大血管间有异常交通是二者鉴别的关键，极少数川崎病患者合并冠状动脉瘘，诊断中应结合患者超声表现与临床表现综合判断。

◆ 冠状动脉瘘入冠状静脉窦时，冠状静脉窦可见扩张，还须与引起冠状静脉窦增宽的其他疾病鉴别：如永存左位上腔静脉，肺静脉异位引流等，冠状静脉窦口处见异常高速血流时，应高度警惕冠状动脉瘘瘘入冠状静脉窦，同时需观察冠状动脉与远端冠状静脉窦之间有无直接关系。

本例患者早期无任何临床症状，后期出现不典型胸闷症状，考虑与右冠状动脉的血液直接引流入冠状静脉窦，瘘远端的血流量减少，形成冠状动脉"窃血"有关。体格检查可闻及心前区连续性杂音，超声心动图多切面扫查显示右冠状动脉扩张，走行纡曲，并与冠状静脉窦异常交通，超声诊断结果与心导管造影和术中所见相吻合。尽管超声能诊断大多数的冠状动脉瘘，但是受患者声窗、瘘管起源部位和瘘口大小的影响，对部分冠状动脉瘘患者，超声可出现漏诊或误诊。冠状动脉瘘病变位于冠状动脉远端，瘘口小或瘘口位于少见部位时，超声不易显示，检查者应多切面仔细扫查显示异常血流，发现病变。

※ 小贴士

超声心动图诊断冠状动脉 - 冠状静脉窦瘘时应结合常规标准切面与非标准切面仔细扫查，尽可能显示瘘管起源、走行及瘘口，观察瘘支冠状动脉管壁是否增厚，腔内有无血栓形成，有无瘘管破裂，同时还应注意心脏其他情况，如心脏大小、室壁运动、瓣膜活动、有无合并其他畸形等。对体格检查高度怀疑，而超声未能发现病变时，可进一步行血管造影检查明确诊断，详细了解冠状动脉瘘的全貌，为指导心导管介入封堵或外科手术治疗提供准确信息。

作者：李　玲，孔双双

单位：华中科技大学同济医学院附属协和医院超声影像科

第二十一节 右冠状动脉-左心室瘘合并巨大冠状动脉瘤

※ 病例摘要

基本信息 患者男性，51 岁。

主诉 间断咳嗽，咳痰半个月。

现病史 患者半个月来于夜晚出现咳嗽，咳白痰。无发热、胸痛、心悸；无夜间阵发性呼吸困难，无双下肢水肿。外院心脏彩超提示右冠状动脉 - 左心室瘘并冠状动脉瘤形成，为求进一步治疗入我院。

既往史 否认高血压病、糖尿病、高脂血症、传染病等病史。

个人史 否认外伤、手术及药物过敏史

家族史 否认冠心病家族史。

体格检查 体温 36.6℃，脉搏 78 次 / 分，呼吸 20 次 / 分，血压 130/80 mmHg。神志清楚，颈静脉充盈。双肺呼吸音清，未闻及干、湿性啰音。心律齐，心尖区闻及Ⅲ / Ⅵ级舒张期杂音。腹软，无压痛、反跳痛，肝、脾肋下未触及。双下肢无水肿，四肢动脉搏动正常。

※ 超声心动图

◆ 胸骨旁大动脉短轴及心尖四腔心切面：冠状动脉开口位置正常，右冠状动脉开口处扩张，内径约 3.0 cm，开口后即扩张呈瘤样结构，瘤体巨大，大小约 12.1 cm × 10.9 cm，压迫右心房及右心室，瘤壁光滑，其内见云雾影（图 1-21-1A，1-21-1C）。

◆ 剑突下切面：右冠状动脉近十字交界区呈 "串珠样" 瘤样扩张，其中一处瘤体大小约 4.6 cm × 4.2 cm（图 1-21-1D）。

◆ 二尖瓣水平左心室短轴切面：右冠状动脉见两处瘤样扩张，同时显示扩张的右冠状动脉瘘入左心室后侧壁基底部，瘘口邻近二尖瓣后侧瓣环（图 1-21-1E）。

◆ 胸骨旁心尖三腔心切面：扩张的右冠状动脉瘘入左心室后侧壁基底部，瘘口邻近二尖瓣后侧瓣环（图 1-21-1F）。

◆ CDFI：右冠状动脉瘤体内见缓慢漩流信号（图 1-21-1B）。扩张的右冠状动脉瘘入左心室后侧壁基底部邻近二尖瓣后侧瓣环，瘘口处连续波多普勒显示舒张期左向右分流信号（图 1-21-1F）。

※ 超声提示

先天性心脏病：右冠状动脉 - 左心室瘘并巨大多发冠状动脉瘤形成，压迫右心房及右心室。

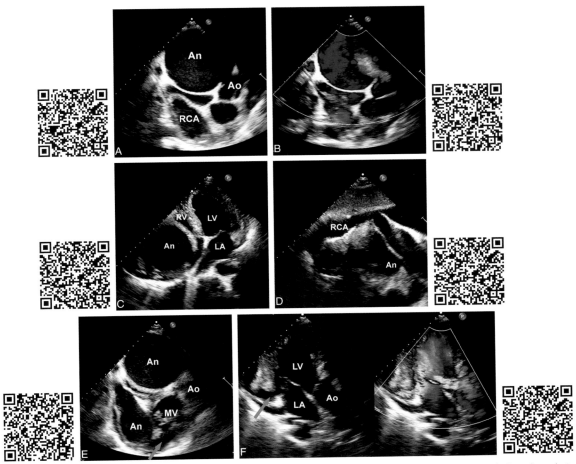

A、B. 二维超声及 CDFI 显示右冠状动脉开口扩张及巨大冠状动脉瘤；C. 巨大右冠状动脉瘤压迫右心房及右心室；D. 剑下切面二维超声显示右冠状动脉扭曲扩张，另一冠状动脉瘤位于右冠状动脉远端；E、F. 二维超声及 CDFI 显示扩张的右冠状动脉瘘入左心室后侧壁基底部，箭头显示瘘口部位（An：瘤；Ao：升主动脉；LA：左心房；LV：左心室；RV：右心室；RCA：右冠状动脉；MV：二尖瓣）

图 1-21-1　右冠状动脉 - 左心室瘘并巨大冠状动脉瘤术前经胸超声心动图

※ 辅助检查

　　冠状动脉 CTA（图 1-21-2A，1-21-2B）提示右冠状动脉 - 左心室瘘，右冠状动脉扩张症并多发冠状动脉瘤形成，左冠状动脉未见明显异常。冠状动脉造影（图 1-21-2C，1-21-2D）显示近端巨大右冠状动脉瘤形成，右冠状动脉走行及瘘口显示不清，左冠状动脉未见异常。

※ 治疗过程

　　2014 年 4 月患者在全麻体外循环心内直视下行心脏手术，术中（图 1-21-2E，1-21-2F）见升主动脉增宽，右冠状动脉开口扩张，开口后瘤样扩张，瘤体巨大，压迫右心房及右心室，瘤体大小约 12 cm×12 cm，右冠状动脉走行至左心室后支开口处瘘入左心室。遂行右冠状动脉左心室瘘矫治及冠状动脉搭桥术。患者术后恢复良好，术后超声心动图显示瘘口处未见残余分流。

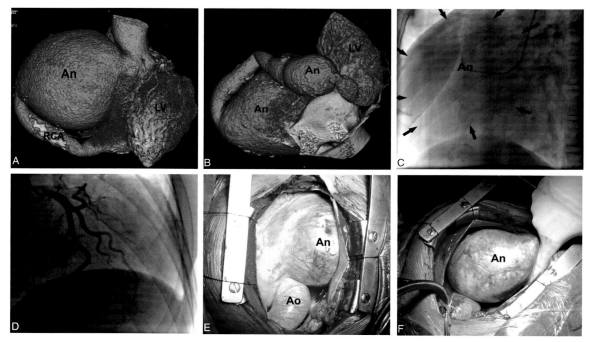

A、B. 冠状动脉 CTA 显示两个巨大右冠状动脉瘤形成，右冠状动脉扭曲扩张瘘入左心室；C. 冠状动脉造影显示巨大右冠状动脉瘤（箭头）；D. 冠状动脉造影显示左冠状动脉未见异常；E、F. 术中图片显示巨大右冠状动脉瘤位于冠状动脉近端（An：瘤；RCA：右冠状动脉；LV：左心室；Ao：升主动脉；LA：左心房）

图 1-21-2　冠状动脉 CTA、造影及冠状动脉瘤术中图

※ 临床诊断

先天性心脏病：右冠状动脉 - 左心室瘘并巨大多发冠状动脉瘤形成。

※ 分析讨论

冠状动脉瘘是冠状动脉主干或分支与心腔、大血管或其他血管之间存在的异常交通，是一种少见先天性心脏病，发病率为 0.1%~0.2%。病变可累及单侧或双侧冠状动脉。引流部位可为心腔、血管或同时累及多个部位，其中引流入右心系统者约占 90%。异常交通的冠状动脉内径可无明显改变或显著扩张、扭曲。冠状动脉瘘临床表现依赖于瘘口大小、引流部位及有无合并其他畸形。临床多无症状，但随着血流动力学变化，冠状动脉窃血现象可在较大儿童及成年期出现症状。

冠状动脉瘤亦是一种少见疾病，发病率为 1.5%~5%。内径＞2 cm 者称为巨大冠状动脉瘤。冠状动脉瘤最常见病因为冠状动脉粥样硬化（占 50%），其次为先天性心脏病（如冠状动脉瘘）

及川崎病。此患者考虑右冠状动脉 - 左心室瘘可能是其冠状动脉瘤的病因，其伴发巨大右冠状动脉瘤可能是异常的冠状动脉血流所致。因为异常的冠状动脉血流，受累冠状动脉通常扩张、扭曲及合并瘤形成。为防止并发症如瘤破裂、心力衰竭、心肌缺血或栓塞，此类患者通常建议手术治疗。

由于冠状动脉瘘起源、走行及引流部位复杂多变，因而超声心动图检查时必须全面仔细，除常规标准切面外，还应从一些非标准切面观察其行径的全貌。二维超声主要显示冠状动脉起源、走行和瘘口。主动脉根部短轴切面显示左、右冠状动脉。主动脉长轴切面和五腔心切面显示右冠状动脉。对于较大瘘口二维超声容易显示，但对于较小且部位靠后的瘘口二维超声难以显示，需借助 CDFI。CDFI 除观察冠状动脉起始处血流、瘘管内血流外，重要的是显示瘘口引流部位。冠状动脉引流入右心房、右心室、肺动脉和左心房时，瘘口处血流为连续性分流信号，而引流入左心室时，瘘口处仅表现为舒张期分流信号。巨大冠状动脉瘤内可见旋涡样血流信号。脉冲及连续多普勒探测瘘口处分流频谱，测量分流速度及压差。

※ 鉴别诊断

◆ 冠状动脉起源异常：尤其是左、右冠状动脉异常起源于肺动脉，此病亦表现为冠状动脉扩张。但此病左、右冠状动脉起源异常，未起自左、右冠状动脉窦，而是起自肺动脉。左、右冠状动脉间见侧支循环形成。

◆ 川崎病：表现为左、右冠状动脉扩张伴发冠状动脉瘤形成，须与本病鉴别。但川崎病具有特定的临床表现，主要发病患者为儿童，而且川崎病的冠状动脉扩张未与心腔、大血管交通。

虽然冠状动脉造影被认为是诊断冠状动脉疾病的"金标准"，但冠状动脉造影对于冠状动脉瘘的诊断并非十分完善。如本例冠状动脉造影仅显示近端的巨大右冠状动脉瘤形成，右冠状动脉走行及瘘口显示不清，需结合超声检查。近年来诸多文献报道认为超声心动图可完整显示冠状动脉瘘的病理及血流动力学改变，已成为诊断冠状动脉瘘合并冠状动脉瘤的首选方法。超声心动图不仅可明确诊断冠状动脉瘘，还可观察其合并的心脏畸形，评估手术疗效及预后，定期随访无症状的细小冠状动脉瘘患者，因而具有十分重要的临床价值。

※ 小贴士

冠状动脉瘘合并冠状动脉瘤的超声表现，包括二维超声显示扩张的冠状动脉及冠状动脉瘤，CDFI 或频谱多普勒探测冠状动脉内和瘘口处血流状况。超声心动图不仅明确诊断，还可观察并发症及评估手术疗效及预后，具有重要的临床价值。

作者：李玉曼

单位：华中科技大学同济医学院附属协和医院超声影像科

第二十二节　巨大冠状动脉瘤并血栓形成

※ 病例摘要

基本信息　患者女性，48 岁。

主诉　发作性心悸、气促、胸闷、上腹胀 40 余年，加重 3 年。

现病史　于 40 年前出现胸闷、胸痛（多为胸骨后隐痛），向后背部放射，多于重体力劳动或情绪激动时发作，休息后可自行缓解，近 3 年症状较前明显加重，为寻求进一步治疗来我院就诊。

既往史　既往一般情况良好，无吸烟饮酒史，无冶游史、无职业及毒物暴露史。否认高血压病、糖尿病、高脂血症、传染病等病史。

家族史　否认冠心病、高血压病家族史。

体格检查　体温 36.5℃，脉搏 80 次 / 分，呼吸 18 次 / 分，血压 120/63 mmHg。神志清楚，步态正常。无颈静脉怒张。双肺呼吸音清晰，未闻及明显干、湿性啰音。心律齐，各瓣膜区未闻及明显杂音。腹软，无压痛、反跳痛，肝、脾肋下未触及。双下肢无水肿，四肢动脉搏动正常。

※ 初步诊断

胸痛待查；急性心梗？肺栓塞？主动脉夹层？

※ 超声心动图

◆ 二维超声：胸骨旁大动脉短轴观显示于主动脉左冠窦外侧与肺动脉之间，在左冠状动脉走行范围内可探及一大小约 7.7 cm×7.2 cm×8.6 cm 囊性瘤样结构，壁增厚明显，呈不规则回声增强，壁上见等回声附着，形态尚规则，其内可见钙化强回声。左冠状动脉主干及分支受压、移位，远端走行显示不清。右冠状动脉主干未见明显扩张。左心耳显示不清。

◆ 多普勒超声：① CDFI：于囊性结构无回声内可探及漩涡样血流信号，囊壁上等回声内未见血流信号；②连续多普勒可探及连续性血流频谱（图 1-22-1）。

◆ 左心声学造影：经左侧肘静脉注入 Sonovue 0.3 ml，右心、左心顺序显影，主动脉与囊性结构几乎同时显影，出现造影剂微泡回声，等回声内未见微泡回声（图 1-22-2）。

※ 超声提示

主动脉左冠窦外侧囊实性包块，考虑为巨大左冠状动脉主干动脉瘤并血栓形成与钙化。

※ 其他辅助检查

◆ 心肌酶：CK-MB 0.5 ng/ml，TNI 0.001 ng/ml，肌酸激酶 72 U/L，乳酸脱氢酶 176 U/L。

◆ 心电图：窦性心律，T 波改变。

◆ 胸部（心脏）X 线片：左侧心腰段见巨大类圆形肿块影向左侧膨隆，与心影分界不清，其边缘可见薄壳状钙化灶，提示：左侧纵隔 - 心脏占位性病变。

◆ 冠状动脉 CTA：右冠状动脉显影良好，呈右优势型分布。中纵隔左侧左主干 - 前降支走行区见混杂密度团块影，大小约 8.5 cm×7.6 cm×6.2 cm，其内见斑片状、条状钙化，增强扫描其内大部分未强化，呈软组织密度影，内上部分区域强化，见线状影与左冠窦相连。左主干、前降支近中段未见显影，前降支远段显影，其与右冠锐缘支交通。提示：中纵隔左侧前降支走行区混杂密度团块影，多考虑为前降支动脉瘤，瘤壁部分钙化，瘤腔大部分血栓形成（图 1-22-3）。

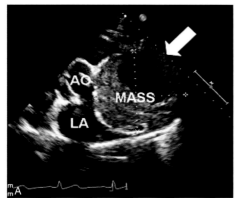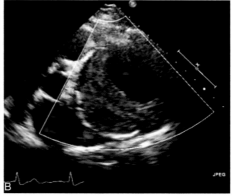

A. 胸骨旁大动脉短轴切面显示于左冠状动脉走行范围内可探及一大小约 7.7 cm×7.2 cm×8.6 cm 囊性瘤样结构。瘤壁增厚明显，呈不规则回声增强，壁上见等回声附着，形态尚规则，其内可见钙化强回声（箭头）；B. 于囊性结构无回声内可探及漩涡样血流信号，可探及连续性血流频谱；壁上等回声内未见血流信号，瘤内及心腔内未见交通性血流信号（AO：主动脉；LA：左心房；MASS：肿块）

图 1-22-1　经胸超声心动图

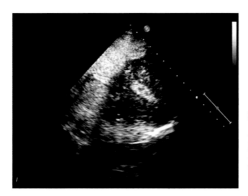

经左侧肘静脉注入声诺维造影剂，右心、左心顺序显影，主动脉与囊性结构几乎同时显影，出现造影剂微泡回声，等回声内未见微泡回声

图 1-22-2　左心声学造影

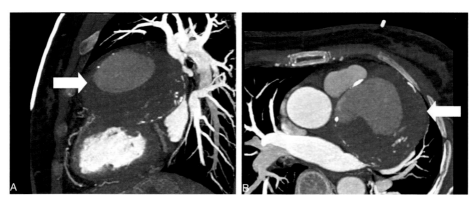

A、B. 中纵隔左侧前降支走行区混杂密度团块影，多考虑为前降支动脉瘤，瘤壁部分钙化，瘤腔大部分血栓形成（箭头）

图 1-22-3　冠状动脉 CTA 图

※ 治疗及病理

◆ 术中所见：术中探查发现左冠状动脉起始处呈瘤样膨出，瘤体大小 7 cm × 7 cm × 8 cm，侵犯左心耳、肺动脉致其狭窄，左前降支、回旋支受累狭窄。诊断为巨大左冠状动脉主干动脉瘤并血栓、钙化形成。术中纵行切开动脉瘤，清除内部血栓和粥样斑块，缝闭内壁出血点。术中行大隐静脉-冠状动脉旁路移植。术中探查瘤壁上未发现明显破口，瘤体与心腔或大血管不相通（图 1-22-4）。

◆ 病理所见：主动脉壁纤维组织明显增生，同时伴有"玻璃样"变性；主动脉内膜局部隆起，并粥样斑块形成与钙化（图 1-22-5）。

※ 临床诊断

巨大左冠状动脉瘤并血栓形成与钙化。

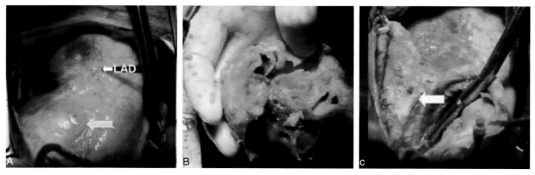

A. 左前降支走行，黄箭头指向冠状动脉瘤；B. 已切除的冠状动脉瘤；C. 瘤壁上钙化（白箭头）（LAD：前降支）

图 1-22-4　术中所见

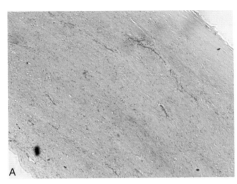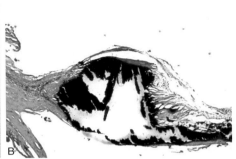

A. 主动脉壁纤维组织明显增生，同时伴有"玻璃样"变性；B. 主动脉内膜局部隆起，并粥样斑块形成与钙化

图 1-22-5　病理学检查（HE 染色，×40）

※ 分析讨论

巨大冠状动脉瘤是一种极少见的心脏病，通常指冠状动脉直径超过 20 mm，可发生于冠状动脉的任何部位，最常发生于右冠状动脉，而发生于左主干者甚为罕见。巨大冠状动脉瘤病因包括先天性及后天性因素。后天性因素主要有动脉粥样硬化、炎症性疾病（Kawasaki disease and Takayasu's arteritis）、结缔组织病（Marfan 综合征）、感染、毒品（可卡因，安非他命）、创伤或医源性因素。本病例因无明显病史，病程漫长，病理检查显示瘤内有较多血栓及粥样硬化形成，临床考虑主要与动脉粥样硬化有关，但该患者于 40 年前已有胸闷及胸痛症状，证明可能在更早期心脏已有病变，因此，我们认为也不能排除与炎症性疾病相关。大多数冠状动脉瘤无症状，但瘤体过大可能导致严重的并发症，如血栓形成，破裂及对邻近器官的压迫等。研究表明瘤体直径＞ 30 mm 时，冠状动脉瘤容易发生破裂。患者症状常表现为胸痛、胸闷、心慌等。本例患者反复发生胸闷、胸痛，逐渐加重，可能与冠状动脉缺血程度加重，或冠状动脉瘤瘤体逐渐增大，以致压迫周围脏器有关。

巨大冠状动脉瘤依据发生部位不同，分为左冠状动脉瘤及右冠状动脉瘤。超声扫查应重点检查冠状动脉的起源和行程有无先天异常，有无局部扩张及确定扩张程度、冠状动脉及周邻结构有无受压及移位。诊断左巨大冠状动脉瘤的超声要点是沿左冠状动脉主干或分支走行区域探及一囊腔样结构形成，观察其所处部位，测量瘤体体积，CDFI 多可探及囊腔内呈漩流样的血流信号。还需仔细探查有无相关并发症，如瘤内是否有血栓形成或继发性栓塞，瘤壁有无钙化，瘤壁有无破口及引流途径，瘤体对左心耳、肺动脉干、左冠状动脉分支等周围组织有无压迫、瘤体破裂等情况逐一排查。巨大右冠状动脉瘤超声特征类似于左冠状动脉瘤患者，诊断要点相似：主要沿右冠状动脉走行部位探查，瘤体过大可压迫右心房和（或）右心室、右室流出道等。

巨大冠状动脉瘤的鉴别诊断包括临床症状鉴别及超声图像鉴别。本例患者主要症状为胸痛、胸闷，呈胸骨后隐痛，向后背部放射，因此，应从以下几方面鉴别。

◆ 急性心肌梗死：患者疼痛部位与心绞痛相仿，但性质更剧烈，持续时间长，可伴有心律失常、心力衰竭和（或）休克。

◆ 其他疾病引起的心绞痛：如严重主动脉瓣狭窄或关闭不全、风湿性冠状动脉炎、梅毒性主动脉炎引起冠状动脉口狭窄或闭塞、肥厚型心肌病、X综合征、心肌桥等。

◆ 肋间神经痛和肋软骨炎：前者常累及1~2个肋间，为刺痛或灼痛，多为持续性而非发作性，咳嗽、用力呼吸可疼痛加剧。后者在肋软骨处有压痛。

◆ 心脏神经症：此类患者常诉胸痛，但为短暂刺痛或持久隐痛，常作叹息性呼吸。

◆ 不典型疼痛还与反流性食管炎等食道疾病、膈疝、消化性溃疡、肠道疾病、颈椎病等相鉴别。

※ 鉴别诊断

◆ 假性冠状动脉瘤：病因尚未完全确认，可能是因动脉粥样硬化、退行性、先天性、炎症性、创伤性、毒性和感染性等原因导致冠状动脉壁部分破裂，血液溢出至血管外，被局部周围组织纤维包裹形成的囊性血肿。其超声诊断要点：常可见冠状动脉瘤的瘤壁不规则，冠状动脉增宽，假性动脉瘤为与扩张的冠状动脉相通的无回声暗区，一般连通口较为狭窄，可探及双向血流频谱，暗区内探及血流信号呈自发显影，或呈极缓慢漩涡样流动。超声造影检查通过观察瘤内造影剂的流动速度对鉴别有一定帮助。

◆ Valsalva 窦瘤：由于主动脉中膜和瓣环间不连续造成的先天性疾病。在先心外科手术中占3.8%，男性多发，80%患者年龄在20~40岁。瘤体长0.4~4.0 cm，壁薄，内壁光滑，可有一个或多个破口，常直接连接或从瘤体延伸至邻近心腔中。窦瘤未破裂时，不发生血液分流，如瘤体不大，可无明显临床症状及体征。其超声诊断要点：二维切面上直接显示主动脉瓣环上方的主动脉壁局部膨出，常合并主动脉瓣关闭不全。冠状动脉开口正常，内径未见扩张。如瘤壁破裂，可见瘤壁连续中断，并与邻近的心腔相通，依据破入途径不同，CDFI可探及连续性或舒张期分流信号。

◆ 心包囊肿：心包囊肿是纵隔内发生的罕见良性先天异常疾病，最常见于右侧肋膈角，但也发生于左侧肋膈角或上纵隔。心包囊肿多呈圆形或椭圆形，是内部回声均匀的无回声区。此类患者的冠状动脉开口、走行与内径正常。二维超声心动图及经食管超声心动图对于诊断心包囊肿极其有价值。

联合不同影像学检查，包括冠状动脉造影、CTA、超声心动图等，一般均可准确评估冠状动脉的扩张部位、形态、扩张程度等。当入瘤和出瘤动脉细小时，超声心动图显示困难，冠状动脉 CTA 和冠状动脉造影更为优越，能提供更准确完整的信息。当瘤体过于巨大时，冠状动脉 CTA 和冠状动脉造影有时不易显示瘤体远端情况，以及是否最终汇入心腔或大血管。尤其当心腔受压时，更容易掩盖细小破口，而多普勒超声对于心腔和大血管内分流更敏感，尤其是血管损伤导致的假性冠状动脉瘤，冠状动脉造影无法区分。超声声学造影技术亦可准确显示瘤体与大血管或心腔显影情况，造影剂微泡经破口进入囊腔内，如与大血管或心腔同时显影，则可证明其交通，此点较 CTA 更为准确。胸片提供的诊断信息有限。超声心动图、CTA 及冠状动脉造影各具其优缺点，术前应联合诊断，为外科医生提供全面准确的解剖学信息，以确定手术决策。

※ 小贴士

超声心动图对于准确诊断巨大冠状动脉瘤具有重要应用价值，本例超声检查结果与心外科术中所见高度一致，较 CTA 检查更为准确。经胸超声心动图以其经济、简便、无创、可重复性的优势，已成为冠状动脉瘤的诊断与随访首选影像学评价方法。

作者：王 静，王 蕾
单位：华中科技大学同济医学院附属协和医院超声影像科

第二十三节　多影像学技术诊断双源性冠状动脉–肺动脉瘘合并冠状动脉瘤形成

※ 病例摘要

基本信息　患者女性，66 岁。

主诉　胸前区连续性杂音半月余。

现病史　患者于 2013 年 9 月初无明显诱因出现间断性咳嗽、胸闷，持续时间数分钟，休息可缓解。9 月 15 日于当地医院就诊，体检发现胸前区 Ⅲ / Ⅵ 级连续性杂音，建议行相关检查，遂来我院门诊就诊。

既往史　否认高血压病、糖尿病及其他心脑血管病史。

个人史　否认外伤、手术及药物过敏史。

家族史　否认冠心病、高血压病、先天性心脏病家族史。

体格检查　体温 36.1℃，脉搏 96 次 / 分，呼吸 20 次 / 分，血压 124/70 mmHg。胸骨无畸形，心前区无隆起，心界不大，胸前区听诊示双肺呼吸音清，未闻及干、湿性啰音，心率 98 次 / 分，心律齐，可闻及 Ⅲ / Ⅵ 级连续性杂音，不伴震颤。腹软，双下肢无水肿，动脉搏动存在。

※ 初步诊断

心脏杂音待查。

※ 超声心动图

◆ 左心长轴切面：升主动脉不宽，左心稍大。

◆ 大动脉短轴切面：①肺动脉根部右前方见大小约 45 mm × 41 mm 的类圆形薄壁囊性结构，囊壁上可见内径分别约 3 mm 和 4 mm 的两处瘘管开口；CDFI 显示囊腔瘘管开口处两束连续性分流信号射入囊腔内，峰速 3.4 m/s（图 1-23-1）；② CDFI 显示肺动脉根部前侧血管壁及圆锥组织可见纤曲呈蔓状血管团状的连续性细小分流信号，并自肺动脉前壁射入肺动脉右前窦，峰速 2.0 m/s（图 1-23-2）；③左冠状动脉主干及前降支起始段轻度增宽，主干内径约 5.9 mm，前降支起始段内径约 5.0 mm，CDFI 显示左冠状动脉主干及前降支起始段内血流明亮（图 1-23-3）。

※ 超声提示

左冠状动脉 - 肺动脉瘘合并冠状动脉瘤（瘤体多个瘘支入口），建议进一步检查明确瘘支及瘤体血供来源。

※ **其他辅助检查**

◆ 实验室检查：白细胞 3.84 g/L，尿、便常规正常。生化检查：Na⁺ 141.8 mmol/L，总蛋白 59.9 g/L，肝功能、血脂、血糖、血凝分析正常。

◆ 心电图：未见明显异常。

◆ 冠状动脉 320 排 CT 平扫及造影：冠状动脉呈右优势型，未见明显硬化斑块及狭窄，左冠状动脉主干、前降支近心段增粗。毗邻肺动脉根部右前方见一动脉瘤形成，最大截面积约 43 mm × 32 mm。前降支发出两支瘘管，一支直接瘘入肺动脉根部，一支供应瘤体，并最终瘘入肺动脉根部。载瘤动脉远段另见一瘤样膨大，瘤颈宽约 4.9 mm，内径约 4.0 mm（图 1-23-4）。提示：左前降支 - 肺动脉瘘并冠状动脉瘤形成；间隔支小动脉瘤。

◆ 选择性冠状动脉造影：肺动脉主干前方 43 mm × 40 mm 的囊状瘤，前降支近中段受瘤体影响走行纤曲，分别发出两支粗大瘘管，一支瘘入肺动脉主干，一支瘘入瘤体，对比剂填充囊腔后，经出口瘘入肺动脉主干（图 1-23-4）。右冠状动脉圆锥支于肺动脉圆锥前方走行纤曲并瘘入肺动脉（图 1-23-5）。提示：双侧冠状动脉 - 肺动脉瘘并冠状动脉瘤形成。

※ **临床诊断**

双侧冠状动脉 - 肺动脉瘘；冠状动脉瘤形成。

※ **治疗过程**

2014 年 2 月 25 日患者在全麻体外循环心内直视下行冠状动脉 - 肺动脉瘘修补术，术中见左冠状动脉前降支近心段发出两支瘘管至肺动脉，一支瘘管于肺动脉根部前方扩张呈瘤，大小约 42 mm × 45 mm × 50 mm（图 1-23-6）。分别切开扩张成瘤的瘘管和肺动脉探查，在瘤壁内找到两个瘘支血管入口，用 6-0 propene 线予以缝闭，在肺动脉内找到两个瘘管注入开口，5-0 propene 线带心包垫片间断褥式缝合予以缝闭。修剪瘤壁并缝合，关闭肺动脉切口。术后患者恢复良好，术后 10 天超声检查显示残余冠状动脉瘤体内血栓形成，肺动脉内异常分流消失，于术后 15 天治愈出院。

※ **临床诊断**

双侧冠状动脉 - 肺动脉瘘并冠状动脉瘤形成。

※ **分析讨论**

冠状动脉瘘为少见先天性冠状动脉畸形，在先天性心脏病中的发生率为 0.2%~0.4%，在选择性冠状动脉造影中的检出率为 0.2%~0.8%，15%~19% 的患者合并冠状动脉瘤，仅 5% 源自双侧冠状动脉。本例患者三支瘘管源于双侧冠状动脉，在肺动脉主干形成多个瘘口，且合并巨大冠状动脉瘤，瘤体内多发瘘口（图 1-23-3），构成复杂，实属罕见。

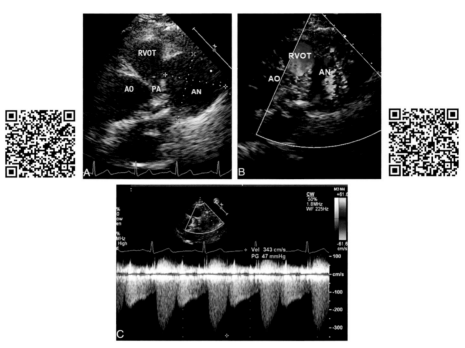

A. 大动脉短轴切面显示肺动脉根部右前方薄壁囊状瘤；B. CDFI 显示瘤腔内两处入口的五彩镶嵌状分流信号；C. 频谱多普勒显示瘤腔内分流为连续性，峰速 3.4 m/s（AO：主动脉；AN：动脉瘤；PA：肺动脉；RVOT：右室流出道）

图 1-23-1 超声心动图

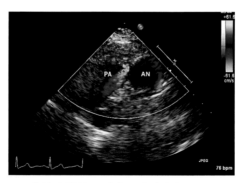

CDFI 显示肺动脉根部周围蔓状血管丛，并瘘入肺动脉窦内（AN：动脉瘤；PA：肺动脉）

图 1-23-2 超声心动图

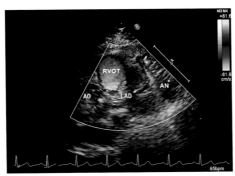

左冠状动脉主干及前降支起始段内径增宽，血流明亮（AO：主动脉；AN：动脉瘤；LAD：左前降支；RVOT：右室流出道）

图 1-23-3 超声心动图

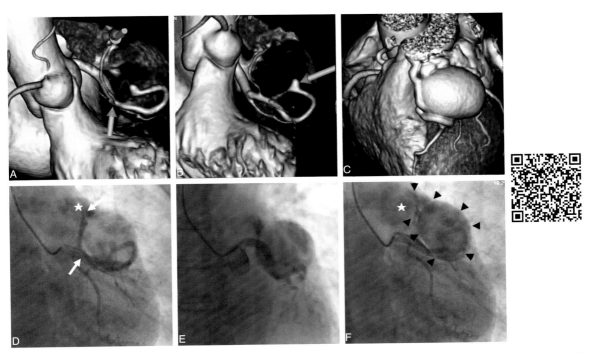

A、D. 左前降支起始段发出一细小瘘管瘘入肺动脉，瘘管行程（箭头表示瘘管的起点与止点）；B、E. 冠状动脉瘤样膨大，且瘤体内血流来自左前降支，间隔支小动脉瘤，附近较大瘤腔的瘘口处可见典型"射血征"；C、F. 瘤体瘘入肺动脉根部（F 图三角形表示瘤体轮廓，星形号表示肺动脉主干染色区）

图 1-23-4 CT 造影 VR 图与左冠状动脉造影图对比

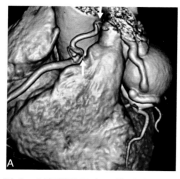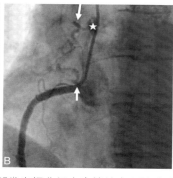

右冠状动脉造影（B）清晰显示右冠状动脉起始部发出纤曲细小瘘管并瘘入肺动脉内，CTA（A）虽能显示该瘘管行程（箭头），但不能显示瘘入部位，误认为是冠状动脉分支血管而漏诊右冠状动脉 - 肺动脉瘘（星形符号表示肺动脉主干染色区）

图 1-23-5　CT 造影 VR 图与右冠状动脉造影图对比

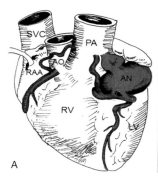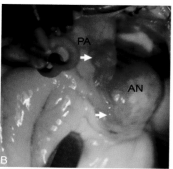

A. 病理解剖示意图；B. 白箭头表示毗邻冠状动脉瘤的另一支瘘管的行程（AO：主动脉；AN：动脉瘤；LV：左心室；PA：肺动脉；RAA：右心耳；RV：右心室；SVC：上腔静脉）

图 1-23-6　病理解剖示意图与术中所见

　　冠状动脉瘘中，瘘入肺动脉者并不少见。近年来随着冠状动脉无创性影像学技术特别是冠状动脉 CT 造影的应用增加，其发现率明显提高，而且外科、CT 造影及冠状动脉造影报道的发现率远高于超声报道。这是因为一般情况下，对于冠状动脉瘘，凡有冠状动脉增宽、存在大量分流者，超声心动图检查能准确诊断并显示瘘支起源及行程，但对分流量少或管体细小的瘘管，则不能发现或仅能判断瘘口汇入部位而难以显示瘘支起源及走行。瘘入肺动脉的瘘支多数分流量较小，无明显血流动力学改变，心内结构及冠状动脉主干内径均无异常或轻度异常，超声容易漏诊。特别是当瘘管源于双侧冠状动脉时，多数表现为纤曲延长的血管扭曲成团状或网状，形成 2 个或 2 个以上瘘口，甚至呈 "细筛状"，超声显示瘘支起源、行程及汇入瘘口则更加困难。如本例患者，虽然合并冠状动脉瘤，但不同于其他类似病例供血冠状动脉有不同程度的纤曲扩张，该患者载瘤的左冠状动脉主干及前降支仅轻度增宽，另外发出一支瘘管的右冠状动脉未见增宽，超声仅能显示瘤体和肺动脉内瘘口的分流而未能显示瘘管的血供来源及整体行程，为临床决策提供的信息不足，仍需进一步检查。

文献报道及本例患者的检查结果提示，对于这种分流量相对较小、行程和构成复杂的瘘管，CTA 和选择性冠状动脉造影均能清晰显示异常血管的起源、行程、瘘口汇入部位及数目，可为临床决策提供准确、清晰、有价值的信息。二者各有优缺点，在某种程度上可互为补充。冠状动脉造影作为诊断冠状动脉瘘的"金标准"，是精确定位瘘口与分流部位最可靠的方法。缺点是有创、费用较高，无法直观显示瘘管与毗邻结构间的空间关系，而且由于结构的重叠影响观察，也无法在一个层面上去评价极度扭曲的血管，存在多发瘘口时可能会遗漏一些较小的瘘口。而 CTA 安全无创，利用多方位重建及三维容积成像技术，可从任意角度清晰立体地显示受累血管的情况，特别是容积再现（VR）图像，直观显示了瘘管走行及与毗邻结构的空间关系，冠状动脉形态接近大体解剖，更易被患者及临床医师接受。缺点是在瘘管纤细、瘘口较小的情况下也有可能漏诊。文献报道，CTA 对瘘管及瘘口内径超过 1 mm 者诊断准确性较高。

本例患者，CT 造影初次诊断就漏诊了起源于右冠状动脉圆锥支的 1 支细小瘘管，而回顾性分析发现 VR 图像上实际显示了该瘘管的行程，但未能显示其与肺动脉主干的连接，考虑与瘘口分流太小有关，而选择性造影检查清晰显示了该处瘘口的射血征（图 1-23-5）。有趣的是，因为此瘘口太小，术中探查也未能找到，可能是补片缝合时也涵盖了该瘘口，术后超声复查并无残留的肺动脉分流。

冠状动脉瘘合并冠状动脉瘤多见于中老年人，如本例患者。瘤体以靠近瘘口部位最为常见，可能与瘘口前存在狭窄使得湍流长期冲击管壁或囊状扩张部的动脉中层黏液样变性有关。影像学检查除常规观察瘤体部位、大小、引流途径外，还应注意有无并发症存在，包括瘤体内血栓形成、栓塞、瘤壁钙化、瘤体破裂等，巨大的瘤体还可压迫周围组织，甚至发生心脏移位。本例患者瘤体中等大小，未发现上述各种并发症。此外，冠状动脉瘤瘤体巨大时，由于瘤腔内血流紊乱，冠状动脉造影及 CTA 有时不易显示瘤体远端情况及是否最终汇入心腔或大血管，尤其心腔受压变形时，更容易掩盖瘘口的存在。而多普勒超声对心腔和大血管内的分流极为敏感，对瘘口的探查具有一定优势。

冠状动脉瘘合并冠状动脉瘤应与先天性冠状动脉瘤相鉴别。先天性冠状动脉瘤为少见先天畸形，表现为冠状动脉一段或多段瘤样扩张，通常位于冠状动脉的分叉处，以右冠状动脉多见。先天性冠状动脉瘤与心腔或大血管腔之间无交通。而合并冠状动脉瘤形成的冠状动脉瘘与心腔或血管腔相交通，CDFI 可清楚显示瘘口处的异常分流。

冠状动脉瘤应与毗邻心脏的囊肿相鉴别。毗邻心脏的囊肿如心包囊肿、支气管囊肿、棘球蚴性囊肿等为非血管性病变，其内无血流信号显示，而冠状动脉瘤内可见血流信号显示，易于鉴别。

※ 小贴士

文献回顾和本例报道结果提示，对于瘘管细小、明显纡曲延长或构成复杂的冠状动脉瘘，尽管超声不能准确判断瘘支来源及行程，但能够提供血流动力学信息及鉴别诊断，仍不失为无创、快捷的有效诊断方法。CTA 和选择性冠状动脉造影诊断准确性高，可提供精细的解剖信息，可作为手术决策的最终诊断手段。

作者：杨亚利
单位：华中科技大学同济医学院附属协和医院超声影像科

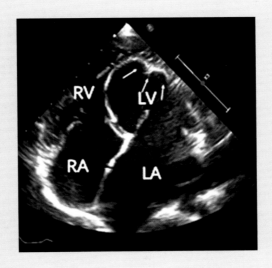

【第二章】

心肌病及冠心病

第一节　左心室心尖部憩室合并局部心肌致密化不全

※ 病例摘要

基本信息　患者男性，30 岁。

主诉　体检发现心电图异常。

现病史　外院行常规体检，心电图提示：Ⅱ，Ⅲ，avF，V4-V6 导联 Q 波，窦性心动过速；次日来我院心内科就诊并住院检查确诊以寻找病因。

既往史　无烟酒史。否认高血压病、糖尿病、高脂血症、传染病等病史。

个人史　否认外伤、手术及药物过敏史。

家族史　否认冠心病、高血压病家族史。父母均健康。

体格检查　体温 36.5℃，脉搏 112 次/分，呼吸 16 次/分，血压 120/80 mmHg。神志清楚。无颈静脉怒张。双肺呼吸音清晰，未闻及明显干、湿性啰音。心律齐，各瓣膜区未闻及明显杂音。腹软，无压痛、反跳痛，肝、脾肋下未触及。双下肢无水肿，四肢动脉搏动正常。

※ 初步诊断

左心室心尖部憩室可疑；窦性心动过速。

※ 超声心动图

◆ 常规经胸超声：心脏整体大小无明显异常，瓣膜活动良好。心尖四腔心、两腔心及短轴切面观，左心室心尖部局部似可见较丰富肌窦回声，心肌组织变薄膨出，运动稍减弱，欠协调，余左心室节段及右心室壁运动未见异常。

◆ CDFI：左心室心尖肌窦内可见血流信号充盈，余心腔及各瓣口未见异常血流信号。

◆ 左心声学造影：左心室心尖部局部心肌组织变薄膨出，最薄处厚约 0.2 cm，另见较丰富肌窦及肌束组织，非致密心肌厚约 0.6 cm，舒张末期心尖部非致密心肌与致密心肌的厚度比为 3.0（图 2-1-1）。

※ 超声提示

左心室近心尖部室壁变薄膨出，肌束组织发达且运动异常，考虑为左心室心尖部憩室并局部心肌致密化不全。

※ 其他辅助检查

◆ 实验室检查

  ➢ 血常规：白细胞 3.1 g/L；

  ➢ 病毒检查：肠道病毒 RNA（+）；

  ➢ 免疫学检查：ANA 滴度＜ 1∶100，dsDNA（+）；

  ➢ 血液生化检查：LDL 3.4 mmol/l；

  ➢ 甲状腺功能五项：anti-TPO 及 anti-TG（+）；

  ➢ 基因学检测：*LDB3* 基因及表达异常。

◆ 心电图：窦性心动过速，异常 Q 波（图 2-1-2）。

◆ 冠状动脉 CTA：右冠状动脉中远段，左主干、左前降支远段，左旋支远段均未见明显斑块形成及管腔狭窄。左心室心尖部所见考虑为发育异常（图 2-1-3）。

◆ 心脏 MRI：心尖部室壁薄并囊状突起（口部约 1.7 cm，基底最宽 2.6 cm）。非致密化心肌厚度 / 致密化心肌厚度比分别约为基底段 1.33，中间段 0.83，心尖段 0.88。心脏电影显示心肌收缩和舒张功能未见明显异常。各瓣膜未见明显反流（图 2-1-4）。

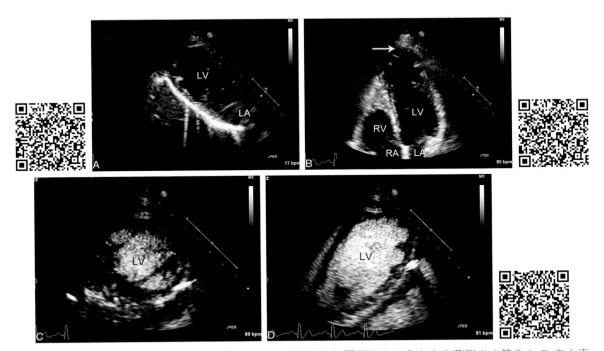

A. 心尖两腔心切面显示左心室心尖变薄膨出；B. 心尖四腔心切面显示左心室心尖变薄膨出（箭头）；C. 左心声学造影左心室短轴切面显示左心室壁丰富肌束及肌窦；D. 左心声学造影胸骨旁四腔心切面显示左心室心尖膨出、丰富肌束及肌窦

图 2-1-1　常规经胸超声心动图及左心声学造影

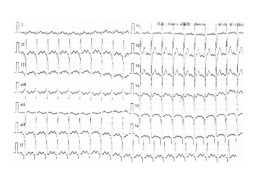

图 2-1-2　心电图：窦性心动过速，异常 Q 波

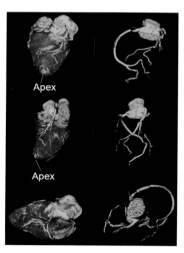

右冠状动脉近段、左旋支近段及左前降支近中段可见呼吸伪影，余冠状动脉均无明显异常；左心室心尖部增大，壁轻度变薄

图 2-1-3　冠状动脉 CTA 图

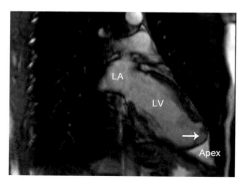

左心室心尖室壁变薄、膨出与腔内的肌束（箭头）（LA：左心房；LV：左心室；Apex：心尖部）

图 2-1-4　心脏 MRI

※ 治疗及病理

患者入院后，完善检查，明确诊断，未予药物治疗及特殊处理。住院 1 周后诊断基本明确出院，嘱其定期复查，不适随诊。

※ 临床诊断

左心室心尖部憩室；左心室局部心肌致密化不全；窦性心动过速。

※ 分析讨论

心室憩室是一种非常罕见的心脏疾患，分别于 1816 年在德国和 1838 年在英国首次报道。

心室解剖结构改变表现为室壁突出的"指状"或"阑尾状"囊袋样结构，其以一相对狭窄口与心室相连，其位置主要位于左心室心尖部或二尖瓣、主动脉瓣瓣周部位。根据胚胎发育，心室憩室可分为先天性及继发性两大类，其中先天性多见且少有临床症状。继发性心室憩室的发病主要原因：各种病因所致心室内压力异常升高，如心室流出道梗阻、动脉瓣狭窄等；室壁局限性病变，如心肌缺血、心肌炎、感染性心内膜炎等。根据憩室壁的构成不同，又可分为肌性和纤维性两种：肌性憩室外壁为心肌组织，多发生于心尖处，呈囊袋或半球状，可延伸至上腹部甚至突出至脐部，常合并心内、外复杂畸形；纤维性憩室壁为纤维结构，通常位于房室瓣或动脉瓣下，并可导致瓣膜反流或狭窄。纤维性心室憩室多为孤立性，不伴有其他畸形，患者常无明显症状。

左心室心肌致密化不全（left ventricular noncompaction，LVNC）是常见的心肌发育异常，多具有家族发病倾向和遗传背景，大部分发生于左心室局部心肌（近心尖部）。LVNC 受累心肌节段呈"蜂窝状"或"海绵状"，致密心肌则变薄，收缩期非致密和致密心肌厚度比> 2∶1。LVNC 的临床表现可有心功能不全、心律失常、体循环栓塞等。

本患者最早以心电图提示异常 Q 波就诊，异常心电图 Q 波除了最常见的心肌梗死原因以外，还有以下几种情况。①左心室心肌不规则增厚或变薄：如心尖肥厚型心肌病、左心室憩室、左心室室壁瘤；②心脏位置改变：如膈肌升高或降低，心脏顺时针方向或逆时针方向转位；③血液黏稠度升高、感染、毒素导致心肌细胞供氧障碍。而无特殊既往史及症状的心电图异常 Q 波患者，左心室结构性异常是需要重点排查的问题。

在本例患者检查过程中，常规经胸超声心动图检查可发现左心室心尖部异常，但图像质量不够理想，导致难以确诊，其后辅以左心声学造影超声心动图进一步检查，即能明确左心室心尖部憩室及 LVNC 诊断。超声观察左心室心肌结构时，对肥胖或声窗差的患者，左心声学造影能明显改善左心室内膜边界显像，准确评估致密心肌及非致密心肌的厚度，非致密心肌累及范围，并与左心室附壁血栓、占位进行鉴别。此外在准确评估左心室收缩功能等方面发挥重要补充作用。实际操作中，避免一次性过多、过快地弹丸式注射造影剂，可减少衰减，增强显像效果。

cMRI 是诊断心室憩室、室壁瘤和 LVNC 的"金标准"，多数患者均可获得较理想的图像质量。对于心室憩室，cMRI 能多切面准确评估憩室位置、累及范围、瘤壁厚度、心肌组织特征等。对于 LVNC，心尖部为最常见受累部位，而常规经胸超声心动图可能无法清晰显示部分患者心尖部心肌，而 cMRI 能更清晰显示心尖解剖结构，准确诊断疾病。此外，探查不典型 LVNC 及肥胖或肺疾病并存 LVNC 患者时，cMRI 对鉴别粗大肌小梁、假腱索和异位乳头肌等结构发挥独特优势。

随着分子遗传学研究的不断发展，基因学检测已成为了遗传性心脏病患者的重要检查手段。基因学检测的首要目的是发现患者异常致病基因和表达，同时对患者亲属进行筛查，有利于早期临床干预；次要目的是完善对心脏致病基因的认识，加深对心脏疾患病因学的认识，并能减少或预防发病。本病例中，基因学检测发现 *LDB3* 基因及表达异常可作为心肌致密化不全诊断的佐证。

※ 小贴士

左心室憩室具有左心室局部囊性膨出的特异性超声表现，LVNC 则以受累节段心肌肌窦丰富、致密心肌变薄为特征。超声检查时应重点评估囊性膨出的位置、大小、囊壁厚度及活动。此外，还应观察囊腔内的血流情况，对于 LVNC 则应重点观察累及心肌的范围，受累心肌的功能及有无附壁血栓。本病例提示临床及超声医师均需加强该类心脏疾病的诊断意识，必要时应进行基因学检测，或进一步进行家系筛查，以做出准确、完整的诊断。常规经胸超声心动图可作为心室憩室、室壁瘤和心肌致密化不全的首选检查手段，但对图像质量差、诊断不明确患者，左心声学造影及 cMRI 可发挥重要补充作用。

作者：贺　林
单位：华中科技大学同济医学院附属协和医院超声影像科

第二节 肥厚型心肌病合并心肌致密化不全超声诊断与筛查

※ 病例摘要

基本信息 患者男性（先证者），48 岁。

主诉 发作性心悸、气促、胸闷、上腹胀 1 年，再发 1 个月。

现病史 1 年前无明显诱因出现心悸、气促、胸闷、伴腹胀，胸闷位于心前区，持续约数分钟。间断性住院治疗（具体不详），症状可缓解。10 个月前，患者于外院行 24 小时动态心电图：窦性心律，频发房性期前收缩并见连跳，短阵性房性心动过速，室性期前收缩，不定型室内传导阻滞；超声心动图：肥厚型心肌病，左心房扩大，轻 - 中度二尖瓣反流，左心舒张功能减退。1 个月前，患者于上呼吸道感染后上述症状再发，出现夜间不能平卧，伴腹胀、头晕、乏力，无发热、黑矇、意识障碍，无胸痛，无反酸、胃灼热，无恶心、呕吐。于外院就诊行心电图提示快心室率心房颤动，超声心动图提示左心室收缩功能减低，予抗心力衰竭、抗血小板治疗约 10 天，患者症状无明显好转，遂转入我院。

既往史 吸烟 30 年，约 40 支 / 天。饮酒 30 年，1 斤 / 天（1 斤 =500 克），已戒烟酒 10 个月。否认高血压病、糖尿病、高脂血症、传染病等病史。

个人史 否认外伤、手术及药物过敏史。

家族史 否认冠心病、高血压病家族史。妹妹、侄子均患肥厚型心肌病，侄子于青少年期猝死。

体格检查 体温 36℃，脉搏 75 次 / 分，呼吸 20 次 / 分，血压 100/80 mmHg。神志清楚，精神欠佳。无颈静脉怒张。双肺呼吸音清晰，未闻及明显干、湿性啰音。心律绝对不齐，各瓣膜区未闻及明显杂音。腹软，无压痛、反跳痛，肝、脾肋下未触及。双下肢无水肿，四肢动脉搏动正常。

※ 初步诊断

非梗阻性肥厚型心肌病，心房颤动，心功能Ⅳ级；肺部感染。

※ 超声心动图

◆ 二维超声：室间隔中部肥厚（约 1.9 cm），左心室前壁、侧壁增厚（约 1.6 cm），于左心室壁均厚 0.9~1.1 cm，收缩期左室流出道未见 SAM 征；双心房扩大，双心室不大，左心室前侧壁中下段肌小梁增多，肌窦隙丰富，致密心肌变薄，左心室侧壁心尖段致密心肌最薄处约 0.4 cm，非致密心肌厚约 1.2 cm，左心室壁运动弥漫性减低，左心室射血分数 44%。左心造影：于左上肢肘静脉内分次团注 Sonovue，右心及左心依次显影，左心室前侧壁中下段肌窦内可见大量显影剂填充，测量致密心肌厚约 0.4 cm，非致密心肌厚约 1.3 cm。

◆ CDFI：二、三尖瓣均可见中量反流信号，主动脉瓣口见少量反流。

※ 超声提示

非对称性非梗阻性肥厚型心肌病，左室局部心肌致密化不全，双房扩大，二、三尖瓣中度关闭不全，主动脉瓣轻度关闭不全，左心室收缩功能减退。

※ 其他辅助检查

◆ 实验室检查：肝功能、肾功能、凝血功能、心肌酶检查正常。

◆ 2008 年 6 月 20 日 24 小时动态心电图：心房颤动，室性期前收缩并见连跳，短阵性室性心动过速，不定型室内传导阻滞，ST-T 改变。

◆ 2008 年 6 月 29 日肝、胆、脾超声：淤血性肝大，胆囊壁毛糙、增厚。

◆ 2008 年 7 月 2 日 cMRI：非对称性肥厚型心肌病，室间隔中部肥厚；左心室前壁、侧壁心肌致密化不全；双心房扩大；二、三尖瓣反流，左心室收缩功能减退（图 2-2-1）。

※ 治疗经过

入院后，继续予抗心力衰竭、抗感染、抗血小板及支持治疗，患者症状稍好转，要求出院。出院时患者仍存在间断性心悸、胸闷、房颤律，院外持续药物治疗，但患者病情进行性恶化，5 个月后死于心力衰竭。

※ 临床诊断

遗传性心肌病，非对称性、非梗阻性肥厚型心肌病，左心室前壁、侧壁心肌致密化不全，心房颤动，心功能Ⅳ级；肺部感染。

※ 家系筛查

患病家系共 4 代，30 名成员，其中男性 20 人，女性 10 人。除 2 例未受检即去世者外，其余 28 例均通过电话随访、赴当地医院或本院就诊方式完成家系筛查。一线检查方法为常规经胸超声心动图和心电图，其余检查手段包括 cMRI、心肌造影超声心动图和血清学检查等。

结果显示，30 名家系成员中，遗传性心肌病患者 11 例，包括肥厚型心肌病合并 LVNC 患者 8 例，肥厚型心肌病患者 2 例，LVNC 患者 1 例。死亡原因为心力衰竭或猝死患者各 2 例，包括确诊遗传性心肌病患者 2 例（图 2-2-2）。大部分患者有气促或黑矇症状，合并心电图异常，NYHA 心功能分级从Ⅰ级到Ⅳ级。有临床症状者，给予美托洛尔和（或）钙拮抗剂控制症状。

1 例肥厚型心肌病合并 LVNC 患者因并存左室流出道梗阻，接受经皮室间隔化学消融术后症状缓解（图 2-2-3）。

　　超声心动图提示该家系患者的心肌肥厚和致密化不全节段分布类似，几乎所有患者均存在左心室舒张功能不全。心肌肥厚多位于室间隔，室壁厚度为 1.5~2.1 cm。致密化不全多位于左心室侧壁、心尖和前壁，局部可见粗大的肌小梁和小梁间隐窝。室壁增厚并分成两层，即致密化的心外膜层和非致密化的心内膜层，非致密化与致密化心肌层厚度比值（N/C）为 2.5~4.4。腔心内未探及附壁血栓，隐窝间隙与腔心之间有低速血流相通。3 例患者行常规超声心动图可疑左心室前壁、下壁和心尖部致密化不全，进一步行心肌造影超声心动图明确上述节段均受累（图 2-2-4）。

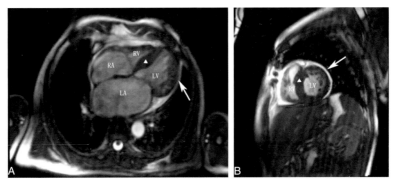

A. 四腔心切面显示室间隔肥厚、左心室侧壁心肌致密化不全（箭头）；B. 左心室中部短轴切面显示室间隔肥厚、左心室前壁、侧壁心肌致密化不全（箭头）（衷心感谢华中科技大学同济医学院附属协和医院核磁共振室汪晶博士慷慨赠图）

图 2-2-1　先证者（Ⅱ₂）心脏磁共振

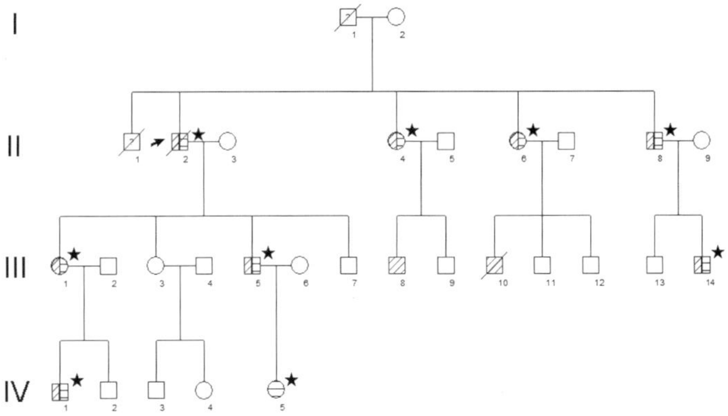

平行斜线表示罹患肥厚型心肌病，水平平行线表示罹患左心室心肌致密化不全，空心表示未患病，圆形表示女性，正方形表示男性，长斜线表示死亡病例，？表示未受检者，箭头表示先证者；星号于作者所在医院受检并存档者

图 2-2-2　Ⅱ₂患者家系图

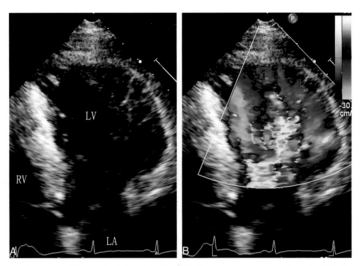

A. 心尖四腔心切面显示室间隔肥厚，左心室侧壁心肌致密化不全；B. CDFI 显示隐窝间隙与腔心间有低速血流相通

图 2-2-3　Ⅱ₆患者行经皮室间隔化学消融术后超声心动图

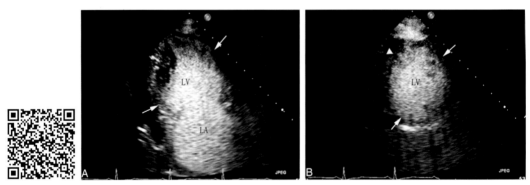

可疑左心室心尖部、下壁心肌致密化不全，进一步行心肌造影超声心动图；A. 心尖两腔心切面显示左心室心尖、前壁和下壁心肌致密化不全（箭头）；B. 左心室短轴切面显示左心室前壁、下壁心肌致密化不全（箭头），室间隔肥厚（三角）

图 2-2-4　Ⅲ₁常规超声心动图

※ 分析讨论

◆ 疾病诊断分析

本病例所见肥厚型心肌病为相对常见的遗传性心肌病，特征为心肌肥厚和左心室舒张功能不全，5%~10% 终末期患者可出现收缩性心力衰竭伴左心室扩张、室壁变薄。超声心动图通常可探及左心室壁肥厚并确立诊断。LVNC 为心力衰竭罕见病因，可单独发病（即孤立性LVNC），亦可伴发其他先天性心脏畸形或神经肌肉疾患。患者多为男性，症状多表现为呼吸困难、乏力、胸痛和黑矇。最主要临床病变为心力衰竭，其次是室上性/室性心律失常、猝死和血栓栓塞事件。肥厚型心肌病、LVNC 均呈家族发病倾向和遗传背景，存在共同致病基因，

并存同一体实属罕见，尚未见报道在一个家系中检出数例类似病症患者。

先证者临床症状提示心力衰竭。事实上，心力衰竭患者虽有典型症状和体征，但多数症状为非特异性，诸多体征与水钠潴留相关，通过利尿治疗可较快缓解，亦为非特异性，因而对临床诊疗价值有限。因此，反映心脏结构和功能异常的基础心脏病成为心力衰竭的诊疗关键，一旦心力衰竭综合征诊断成立，紧随的重要步骤即确立病因学诊断，尤其是可被纠正的病因。对于可疑心力衰竭患者，用于病因学诊断的最有效检查是超声心动图和心电图，是大部分病例的一线检查方法，实验室检查、cMRI、冠状动脉造影等亦可提供有用信息。

本病例中对先证者行超声心动图和心电图探查病因，前者提示肥厚型心肌病，左心室收缩、舒张功能减退。为评估心肌肥厚的程度、范围、心肌组织特征、心肌纤维化情况及有无合并其他心肌病变，医师选用肥厚型心肌病检查"金标准"——cMRI 完善诊断、指导治疗和判断预后。cMRI 提示除室间隔肥厚外，超声所见左心室前壁、侧壁心肌增厚实则可被分成致密和非致密两层结构，符合 LVNC 诊断。因此，先证者心力衰竭病因诊断被更正为肥厚型心肌病合并 LVNC。由此可见，临床医师要加强心力衰竭的病因学诊断意识，严格按照流程逐步筛查，勿忘探查罕见病因，才能更准确指导临床诊疗。

◆ 疾病漏误诊分析

先证者多次行超声心动图均将 LVNC 漏诊，究其原因，主要源于超声医师对 LVNC 诊断意识缺乏，尤其是对 LVNC 与肥厚型心肌病可能共存未有概念；同时本例患者声窗差，图像侧边分辨率较差，仅能显示左心室侧壁、前壁心肌增厚，难以清晰显示局部心肌组织结构和分层，而后者可以通过 cMRI 和心肌造影超声心动图得到改善。

LVNC 是个相对新的心肌病变，人们对它的认识和诊断意识还有待提高，临床误诊、漏诊情况不在少数。LVNC 可被误诊为扩张型、缺血性和肥厚型心肌病变。LVNC 患者因局部室壁增厚及丰富、粗大的肌小梁易被误诊为心肌肥厚，尤其位于心尖部病变患者。扩张型心肌病患者可见心室扩张，腔内可见轻度增粗的肌小梁，但室壁厚度呈均匀变薄，不同于 LVNC 患者表现为局部变薄，且 LVNC 诊断需达到非致密化与致密化心肌层厚度比值 > 2。此外，诊断 LVNC 时需同时仔细探查隐窝间隙内有无附壁血栓，以免漏诊。

由此可见，临床医师和超声心动图医师均需增强 LVNC 诊断意识，牢记诊断和鉴别诊断标准，仔细辨别心肌组织结构，必要时行 cMRI 和（或）心肌造影超声心动图核实，有助于减少该疾病的误诊和漏诊。

◆ 超声新技术和其他影像检查技术对心肌病的诊断价值

本例患者家系筛查中，对可疑 LVNC 的部分节段进行心肌造影超声心动图复查，并明确 LVNC 诊断。临床诊断肥厚型心肌病和 LVNC 时，对肥胖或声窗差的患者行心肌造影超声心动图在改善左心室内膜边界显像，优化显示 LVNC 的双层心肌结构，准确评估肥厚型心肌病的心肌肥厚程度、范围，鉴别左心室附壁血栓，准确评估左心室收缩功能等方面，均发挥重要补充作用。实际操作中，避免一次性过多、过快地弹丸式注射造影剂，可减少衰减，增强显像效果。

cMRI 是诊断肥厚型心肌病和 LVNC 的"金标准"，大多数患者可获得较理想的图像质量。对于肥厚型心肌病，cMRI 能多切面准确评估心肌厚度、肥厚累及范围、心肌组织特征、纤维化情况，尤其心肌纤维化评估对于疾病危险分层、预后具有重要指导意义。对于 LVNC，心尖部为常见受累部位，常规超声心动图可能无法清晰显示部分患者心尖部，而 cMRI 能更清晰显示心尖解剖结构，准确诊断疾病。此外，探查不典型 LVNC 及肥胖或肺疾病并存 LVNC 患者时，cMRI 对鉴别粗大肌小梁、假腱索和异位乳头肌等结构发挥独特优势。

综上所述，常规经胸超声心动图是一线检查心肌病手段，但对图像质量差、诊断不明确患者，心肌造影超声心动图和 cMRI 为有益补充。

◆ 开展遗传性心肌病患者家系筛查的必要性

随着对分子遗传学研究的深入，心脏专科医师需要学习处理遗传性心肌病患者的家庭成员和进行家系筛查。家系筛查的首要目的是鉴定出与先证者罹患相同疾病的亲属，有利于早期临床干预；次要目的是通过观察家系中不同阶段的疾病和多种表型，优化对先证者的最初诊断和加强对该疾病的认识。本病例中，由于建立了家系筛查概念，心内科和影像科医师的共同努力使得这个罕见且庞大的心肌病家系得以及时诊断、早期干预和定期随访，同时对该疾病在家系中各种表型和发病特征有了更深入的理解。

通常情况下，家系筛查步骤：告知患者、亲属疾病遗传背景；组织对亲属的心脏病评估并随访；遗传学检测；提供遗传咨询，包括必要的心理辅导。采用简单、无创的检查进行心脏评估，最常用的家系筛查手段是标准 12 导联心电图和超声心动图，若由具备丰富诊断和处理遗传性心肌病经验的专家开展，对于大多数心肌病的诊断都是足够的。根据不同心肌病分型，还可选择运动试验、cMRI、心导管检查、骨骼肌 / 心内膜活检等。筛查范围应包括所有患病成员的一级亲属。筛查时间应从青少年开始直至成年，大部分遗传性心肌病的一级亲属排查应始于 10~12 岁，每隔 1~2 年随访直至 20 岁，每隔 2~5 年随访直至 50~60 岁，筛查时间和频率根据家庭发病年龄、并发症年龄等不同有所区别。

※ 小贴士

本病例中，两种遗传性心肌病共存于同一患者，且在不同家族成员呈现多种表型，实属罕见。由此得到启示：医师需加强罕见遗传性心肌病的诊断意识，掌握家系筛查方法与步骤，做出准确、完整的诊断。常规超声心动图为肥厚型心肌病和 LVNC 的首选检查手段，但对图像质量差、诊断不明确患者，左心造影超声心动图、cMRI 可发挥良好补充作用。

作者：谢明星，袁　莉

单位：华中科技大学同济医学院附属协和医院超声影像科

第三节 "亚临床"肥厚型心肌病的动态随访

※ 病例摘要

基本信息 患者男性，56岁。

主诉 间断胸闷、心慌8年，再发加重半年

现病史 2008年5月患者首次出现心慌不适，伴有胸痛，于我院心内科行冠状动脉造影提示冠状动脉粥样硬化，狭窄率50%，超声心动图检查无明显特异性（室间隔厚约0.9 cm，左心室舒张功能减低，余心脏形态结构及瓣膜活动未见异常）；2011年再次因胸闷入院，冠状动脉造影提示冠状动脉粥样硬化，狭窄率55%，未植入支架，超声心动图检查提示非对称性非梗阻性肥厚型心肌病（左心室壁均匀性增厚，以室间隔中下段及心尖室壁明显，最厚处约2.0 cm），出院后自觉症状好转未坚持服用拜阿司匹林、可定、培哚普利等药；近半年来患者自觉情绪激动后心慌，伴胸闷，无晕厥、黑矇等不适。为求进一步诊治来我院就诊，门诊以"胸闷、心慌"收入院。

既往史 高血压病、冠状动脉粥样硬化、肥厚型心肌病，否认糖尿病、传染病史。

个人史 2008年、2011年两次行冠状动脉造影检查，提示冠状动脉粥样硬化，狭窄率＜70%，未植入支架。

家族史 否认心肌病家族史。

体格检查 体温36.6℃，脉搏56次/分，心率20次/分，血压147/80 mmHg。神志清楚，查体合作，面容正常，全身淋巴结未触及肿大。心尖搏动未见异常，无异常隆起及凹陷，心率56次/分，心律齐，心音正常，各瓣膜区未闻及明显杂音。双肺呼吸音清，未闻及明显干、湿性啰音及胸膜摩擦音。无颈静脉怒张。腹软，无压痛、反跳痛，肝、脾肋下未触及。双下肢轻度肿胀，四肢动脉搏动正常。生理反射存在，病理反射未引出。

※ 初步诊断

肥厚型心肌病，冠心病。

※ 超声心动图

◆ 2008年5月超声心动图：左心室短轴切面显示室间隔不厚（0.9 cm），四腔心切面显示心脏各房室腔未见增大。组织多普勒显示室间隔基底段 e/a ＜ 1，提示左心室舒张功能减低。

◆ 2011年11月超声心动图：左心室壁非均匀性肥厚，以室间隔中间段及心尖段室壁明显

（室间隔中间段厚 1.5 cm，心尖段室壁均匀增厚，厚约 2.0 cm）；CDFI：平静呼吸及乏氏动作时左室流出道血流均未见明显加速，峰速 1.1 m/s；组织多普勒显示室间隔基底段 e/a ＜ 1，提示左心室舒张功能减低。

◆ 2016 年 3 月常规超声心动图联合左心声学造影：左心室壁非均匀性增厚，以左心室中下段室壁明显，尤以左心室心尖部肥厚明显，收缩期心尖部近乎闭塞（图 2-3-1D）。左心室 16 节段法测量左心室壁厚度如下，基底段：前壁 2.0 cm、前间隔 1.2 cm、下间隔 1.0 cm、下壁 0.9 cm、下侧壁 1.5 cm、前侧壁 1.7 cm（图 2-3-1A，图 2-3-3B）；中间段：前壁 2.0 cm、前间隔 1.5 cm、下间隔 1.3 cm、下壁 1.4 cm、下侧壁 1.6 cm、前侧壁 1.7 cm（图 2-3-1B，图 2-3-3C）；心尖段：前壁 2.5 cm、间隔 2.7 cm、下壁 2.5 cm、侧壁 2.8 cm（图 2-3-1C，图 2-3-3D）。CDFI：左心室腔中部射流加速，峰速 4.1 m/s，压差 68 mmHg（图 2-3-2A）。组织多普勒显示室间隔基底段 e/a ＜ 1，提示左心室舒张功能减低（图 2-3-2B）。

※ **超声提示**

非对称性梗阻性肥厚型心肌病，左心室腔中部梗阻。

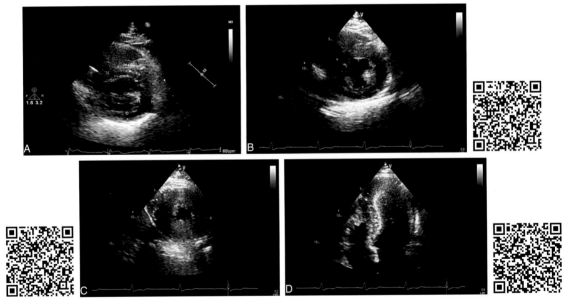

左心室二尖瓣水平（A）、乳头肌水平（B）、心尖水平（C）短轴切面显示左心室壁非对称性肥厚，以心尖段明显，心尖段最厚处厚约 2.8 cm，基底段下壁、中间段下间隔、下壁显示欠清；D. 心尖四腔心切面显示收缩期左心室腔中部内径仅 0.7 cm，心尖部近乎闭塞（2016 年 3 月超声心动图）

图 2-3-1　超声心动图

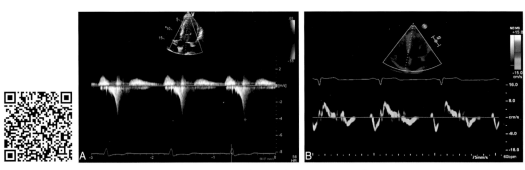

A.连续多普勒显示收缩期左心室腔中部血流明显加速，峰速：4.1 m/s，压差：68 mmHg，提示左心室腔中部梗阻；B.组织多普勒显示室间隔基底段运动频谱 e/a＜1，提示左心室舒张功能减低（2016 年 3 月超声心动图）

图 2-3-2　连续多普勒及组织多普勒超声心动图

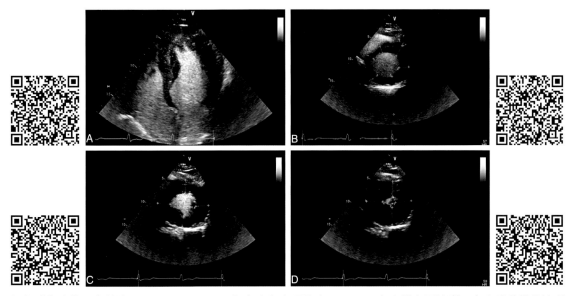

经左肘静脉分三次共注入 SonoVue 2.0 ml，每次追加生理盐水 10.0 ml，心内膜勾画清晰，各室壁节段均清晰显示。心尖四腔心切面显示左心室壁非均匀性增厚，以心尖部明显（A）；左心室二尖瓣水平（B）、乳头肌水平（C）、心尖水平（D）短轴切面显示左心室壁非对称性肥厚，以心尖段明显，心尖段最厚处厚约 2.8 cm（2016年 3 月左心声学造影）

图 2-3-3　左心声学造影

※ 其他辅助检查

◆ 实验室检查：肝、肾功能、凝血功能及心肌酶检查正常。

◆ 胸部 X 线片：心影增大。

◆ 24 小时动态心动图：窦性心动过缓，偶发多源多形室性期前收缩，全程无 ST-T 改变。

◆ cMRI：2016 年 cMRI 检查提示左心房增大，左心室心肌不对称增厚，左心室基底部前壁心肌厚约 2.0 cm，左心室中间部心肌厚 1.4~2.0 cm，左心室心尖部心肌厚 2.5~2.8 cm

（图 2-3-4A，图 2-3-4B），多为肥厚型心肌病表现，建议结合临床；左心室腔中间段及心尖段狭小；左心室中间部、心尖部心肌中层及内膜下可见斑片状强化（图 2-3-4C），提示心肌纤维化。

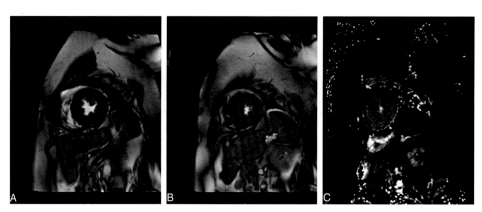

A. 左心室乳头肌水平短轴切面显示中间段各室壁增厚，较厚处位于前壁，厚约 2.0 cm，左心室腔中部狭小；B. 左心室心尖水平短轴切面心尖段室壁明显增厚，较厚处厚约 2.8 cm，左心室腔心尖段狭小；C. 左心室心尖部心肌中层及内膜下可见斑片状强化，提示心肌纤维化（2016 年 3 月 cMRI）

图 2-3-4　心脏磁共振成像

※ 临床诊断

非对称性梗阻性肥厚型心肌病，左心室腔中部梗阻；冠状动脉粥样硬化。

※ 分析讨论

肥厚型心肌病（hypertrophic cardiomyopathy，HCM）指不能仅由异常负荷状态所解释的左心室壁增厚 ≥ 1.5 cm，是最常见的遗传性心脏病，患病率约 1∶500，是青年人心源性猝死的首要原因。HCM 由编码心肌肌节蛋白质的至少 11 个基因上超过 1440 种突变引起，家族性者为常染色体显性遗传，其表型显现可发生在任何年龄阶段，但携带家族遗传致病基因的患者多早期即出现心肌肥厚，以青春期表型显现最多见；而与年龄相关的外显型有时会在 30 岁以后才出现室壁肥厚，尤其是编码肌球蛋白结合蛋白 C 的基因突变所致的患者，其发病的高峰年龄在 30~50 岁；但这类表型的患者极少出现重度室壁肥厚，且室壁厚度随年龄增加而增厚的情况也极为罕见。

本例患者否认家族史，早期检查室壁未见增厚，未进行临床随访，而再次前来检查时已出现明显的室壁增厚，且随年龄增长，其室壁明显增厚，是极为少见的肥厚型心肌病表型。对于此类无家族史的患者，临床上无法预测其发病与疾病进展。但对于临床中有家族史而无肥厚表现的患者，则应提高警惕，注意追踪随访。有文献报道，对于基因型阳性而表型为阴性者（无明显的心肌肥厚证据）即"亚临床性 HCM"，应高度警惕，且此类患者虽未出现室壁肥厚，但可能表现出多种异常，如 cMRI 增强显像提示心肌纤维化、胶原蛋白生物标志物、二尖瓣瓣叶冗长、亚临床舒张功能障碍及心电图异常等，但这些异常表现均不具特异性。

肥厚型心肌病典型形态学改变为心肌细胞肥大和排列紊乱，周围疏松结缔组织增多，心肌质量增加，心室腔变小。左心室壁肥厚可呈各室壁弥漫性肥厚，亦可呈局灶性室壁肥厚；局灶性室壁肥厚可仅局限于一至两个心肌节段。

超声心动图在评价肥厚型心肌病患者心脏功能、心腔形态、室壁肥厚程度及分布、血流动力学变化等方面有其独特优势，但在透声窗欠佳、特殊部位肥厚型心肌病患者的诊断及鉴别诊断上其应用受到限制。有研究显示，约 12% 的肥厚型心肌病患者肥厚室壁局限于前侧壁、下间隔或心尖，约 7% 的肥厚型心肌病患者合并心尖变异，这些均给常规超声对肥厚型心肌病的诊断及鉴别诊断带来了困难，有文献报道，常规超声心动图约漏诊 6% 的肥厚型心肌病患者，而左心声学造影的出现给这一难题带来了解决方法。美国超声心动图学会（American Society of Echocardiography，ASE）左心声学造影指南推荐同一患者心尖两腔心、三腔心、四腔心任一切面有两个及以上节段室壁显示不清即应行左心声学造影检查。以心尖部室壁肥厚为主的肥厚型心肌病患者，由于心尖位于超声图像近场，显示角度小，分辨率较差，部分区域处于探头的相对盲区，且部分患者受透声窗及肋间隙影响，心内膜多显示不清，常规经胸超声难以明确诊断，而左心声学造影可清晰显示心内膜，可以提高对心尖肥厚型心肌病的检出，并更为准确的测量室壁厚度；另外，对于合并心肌致密化不全的肥厚型心肌病患者，左心声学造影可清楚鉴别致密心肌与非致密心肌。目前已有关于左心造影评价心肌灌注及室壁运动的研究报道，并认为负荷超声心动图联合左心声学造影评价冠状动脉疾病的准确性可与放射性核素显像相媲美；对于局灶性室壁增厚的肥厚型心肌病患者，左心声学造影可通过评价局部心肌微循环灌注情况，鉴别诊断增厚室壁与心腔附壁团块。

心脏磁共振作为无创检查的金标准，在 HCM 的诊断与评价方面也发挥着重要价值，尤其是心脏磁共振钆增强延迟显像技术的应用，使得无创评价肥厚型心肌病患者心肌纤维化程度成为可能，对肥厚型心肌病的诊断与预后评估起着重要作用。然而，心脏磁共振价格昂贵，部分患者（体内有金属植入物、肾功能不全、对造影剂过敏等）无法耐受该检查，使得其应用受到限制。有研究表明，超声心动图心肌声学造影、心肌弹性成像技术也可用于评价心肌纤维化，但仍需更多更深入的研究。

HCM 诊断要点：室间隔非对称肥厚，室壁厚度 ≥ 15 cm，室间隔与左心室后壁厚度之比大于 1.3，肥厚的室间隔运动幅度及收缩期增厚率下降；如伴有左室流出道梗阻，可见左室流出道内径变窄，小于 2.0 cm；二尖瓣 SAM 现象；CDFI 可见左室流出道出现五彩细窄血流束，频谱呈高速射流，压差大于 30 mmHg。

HCM 主要须与高血压病性心脏病、心肌淀粉样变、主动脉瓣及主动脉狭窄性病变等相鉴别。

◆ 高血压病性心脏病：高血压病史；室壁一般为向心性对称性增厚，室壁厚度一般＜1.5 cm，室间隔厚度/左心室后壁厚度＜1.3；增厚的心肌回声均匀。

◆ 心肌淀粉样变：左心室呈对称性肥厚，室间隔亦增厚；室壁僵硬、肥厚心肌中可见颗粒样增强光点；大部分患者心室射血分数降低。

◆ 主动脉瓣及主动脉狭窄性病变：室间隔及左心室后壁向心性对称性增厚，有明确的主动脉瓣或主动脉狭窄性病变。

※ 小贴士

◆ 肥厚型心肌病存在基因型及表型的多样性，应理解其超声心动图表现及变化，注意随诊，注意对比。

◆ JASE 左心声学造影指南推荐同一患者心尖两腔心、三腔心、四腔心任一切面有两个及以上节段室壁显示不清，即应行左心声学造影检查。

作者：张 丽，黎 梦
单位：华中科技大学同济医学院附属协和医院超声影像科

第四节　孤立性右心室肥厚型心肌病

※ **病例摘要**

基本信息　患者女性，27 岁。

主诉　活动后胸闷、气促 14 年，反复心包积液 4 年，加重 1 个月。

现病史　患者于 14 年前开始出现活动后气促、胸闷不适，伴双下肢水肿、腹胀及面色发绀，在当地医院就诊"先天性心脏病可疑"，后经对症治疗缓解，并进行长期药物维持治疗。4 年前症状加重转至上级医院，诊断为"疑似 Ebstein 畸形，三尖瓣重度关闭不全"，但因患者一般情况不佳未予以手术。近 4 年来患者胸闷、气促、劳累、腹胀、下肢水肿等反复发作，持续药物治疗，症状可改善。近 1 个月患者症状突然加重，药物难以缓解症状，遂转入我院治疗。

既往史　否认高血压病、糖尿病、高脂血症、传染病等病史。

个人史　否认外伤、手术及药物过敏史。

家族史　否认冠心病、高血压病家族史。

体格检查　体温 36.2℃，脉搏 122 次 / 分，呼吸 26 次 / 分，血压 95/60 mmHg。神志清楚，精神欠佳。双肺呼吸音清晰，未闻及明显干、湿性啰音。各瓣膜区未闻及明显杂音。腹胀，无压痛、反跳痛，肝、脾肿大。颈静脉怒张，双下肢水肿，四肢动脉搏动正常。

※ **初步诊断**

三尖瓣畸形，三尖瓣重度关闭不全。

※ **超声心动图**

◆ 二维超声：多切面扫查显示右心室非对称性肥厚，以右心室心尖部较明显（厚约 1.9 cm）；右心室局部心内膜增厚且回声增强，右心室壁活动减弱。右心房明显扩大，左心未见增大，左心室壁无增厚，室壁运动未见异常。少量心包积液。

◆ CDFI：三尖瓣中量反流，余瓣口未见明显异常血流信号。

◆ 组织多普勒：三尖瓣环 TDI 运动频谱各峰均低平（图 2-4-1）。

◆ 左心声学造影：右室前壁、侧壁及右室心尖小梁部心肌不均匀性肥厚，以右室心尖明显，致右室心尖小梁部闭塞；心肌显像（MCE）显示右室心尖心肌内见丰富显影剂反射（图 2-4-2）。

※ **超声提示**

右心室肥厚型心肌病并部分右心室心内膜纤维化可能；右心功能不全。

※ 其他辅助检查

◆ 心电图：右心室肥厚，异常 Q 波，ST-T 改变（图 2-4-3）。

◆ cMRI：右心室壁块状增厚，舒张末期最厚处约4.3 cm，收缩期及舒张期厚薄变化不明显；舒张末期右心室小梁部明显变窄，无法测量，流出道短径约为 3.3 cm（3.2~4.4 cm），收缩末期右心房短径约 5.3 cm（3.2~4.5 cm）。左、右心室非致密心肌均不厚（图 2-4-4）。钆增强延迟显像示右心室邻近增厚心肌区乳头肌早期强化不明显，增厚右心室壁中央区花斑样延迟强化；增强显示左心室心肌强化信号均匀（图 2-4-5）。结论：右心室尖部室壁显著增厚，不排除肥厚性心肌病并中央区纤维化；室腔较小。

※ 治疗及病理

◆ 入院后，给予抗心力衰竭及支持治疗，患者一般情况逐渐平稳后，经多学科会诊于 2016 年 8 月 23 日成功实施原位心脏移植手术，术中所见右心室心肌明显增厚，以心尖明显，右心室心腔狭小且心内膜增厚，左心室心肌及心内膜基本正常（图 2-4-6）。

◆ 2016 年 9 月 6 日手术病理学检查：右心室心肌标本显示心肌纤维广泛肥大变性，心内膜增生。

◆ 术后患者恢复良好，术后 2 个月顺利出院。

※ 临床诊断

右心室肥厚型心肌病并部分右心室心内膜纤维化；心功能不全。

※ 分析讨论

肥厚型心肌病通常表现为左心室壁非对称性肥厚，多侵及室间隔，致心腔狭小，常导致左室流出道狭窄。家族性患者为常染色体显性遗传。其典型心肌形态学改变为心肌细胞肥大和排列紊乱，纤维化明显，周围疏松结缔组织增多。常发生心律失常及早年猝死。肥厚型心肌病双室同时受累亦偶可见，仅累及右心室者则罕见。右心室肥厚型心肌病可导致右心室壁僵硬、容量减小且充盈困难，继发引起体静脉回流障碍等一系列临床症状，药物治疗效果不佳及发展到终末期的患者往往需要心脏移植手段治疗。本患者超声心动图表现的突出特点为右心室壁异常不均匀肥厚，伴有部分心内膜增厚呈高回声，继发出现右心房扩大及三尖瓣反流。如超声图像仅显示右心增大、右心功能下降，则需依据病史、肺动脉压力情况、三尖瓣及肺动脉瓣形态学特点来进行判断。

对于心肌异常肥厚的病例，目前心肌声学造影的应用已成常规，特别在患者肥胖和声窗较差的情况下，使用造影剂可清晰显示心内膜的轮廓、心肌的收缩，也可显示有无合并心肌致密化不全等心肌发育异常，还能反映心肌内血供情况，辅以专门软件可对其进行定量分析。该

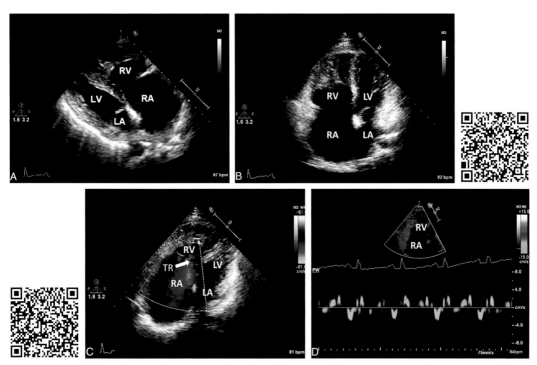

A. 胸骨旁四腔心切面显示右心室心肌肥厚，以心尖部明显，该处心内膜增厚，回声增强，右心房明显增大；
B. 心尖四腔心观显示右心室心肌肥厚，以心尖部明显，右心房明显增大；C. CDFI显示三尖瓣中量反流（箭头）；
D. 心尖四腔心观三尖瓣环TDI运动频谱各峰均低平，提示右心室功能下降（RA：右心房；RV：右心室；LA：
左心房；LV：左心室；TR：三尖瓣反流）

图 2-4-1　术前常规经胸超声心动图

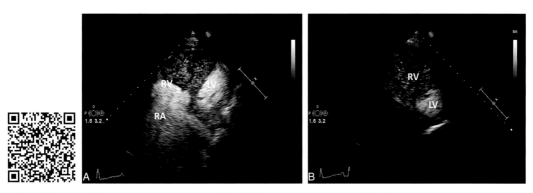

A. 胸骨旁四腔心切面显示右心室心尖部心肌明显肥厚，右室心尖未见造影剂充盈，提示右室心尖闭塞；B. 心
尖段左心室短轴切面显示右心室心尖段明显肥厚，心肌内造影剂反射较丰富（RA：右心房；RV：右心室；LV：
左心室）

图 2-4-2　术前左心声学造影

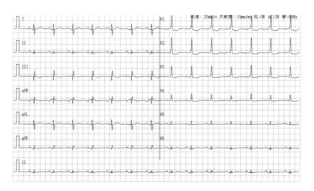

图 2-4-3　心电图：窦性心律，右心室肥厚，异常 Q 波及 ST-T 改变

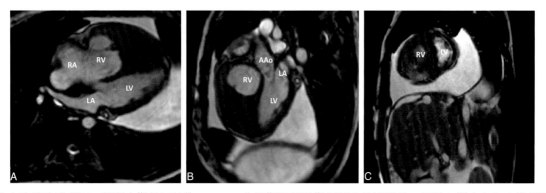

右心室壁块状增厚，舒张末期最厚处约 4.3 cm，收缩期及舒张期厚薄变化不明显；舒张末期右心室小梁部明显变窄；左、右心室非致密心肌均不厚：A. 四腔心切面；B. 三腔心切面；C. 心室短轴切面（AAo：升主动脉；RA：右心房；RV：右心室；LA：左心房；LV：左心室）

图 2-4-4　术前心脏磁共振平扫

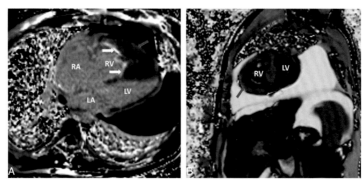

A、B. 钆增强延迟显像显示右心室邻近增厚心肌区乳头肌早期强化不明显，增厚右心室壁中央区花斑样延迟强化；左心室心肌强化信号均匀（白箭头：增厚的心内膜；红箭头：延迟强化区；RA：右心房；RV：右心室；LA：左心房；LV：左心室）

图 2-4-5　术前磁共振钆增强显像

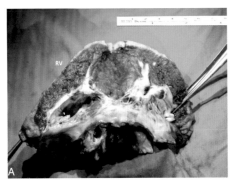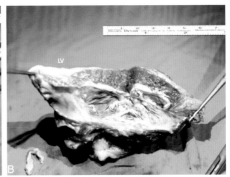

A.右心室心肌明显肥厚，局部心内膜增厚；B.左心室心肌未见明显异常（RV：右心室；LV：左心室）

图 2-4-6 心脏移植术后右心室切开所见

病例中，使用心肌声学造影技术一方面准确评估右心室的心肌肥厚程度、范围，准确评估右心室功能，另一方面也能观察肥厚心肌与其他心肌内血供的差异（心肌内造影剂反射的密集程度和出现、消失时相）。而在实际操作中，避免一次性过多、过快地注射造影剂，可减少衰减，增强显像效果。

常规经胸超声心动图是首选心肌病检查手段，但对图像质量差、诊断不明确患者，使用心肌声学造影及配合 MRI 极有必要。

右心室肥厚型心肌病主要鉴别诊断：①先天性右室流出道梗阻或肺动脉狭窄导致的右心室壁肥厚；②各种原因导致的肺高压引起继发性右心室壁肥厚；③嗜酸粒细胞增多症导致的 Loffler 心内膜炎；④心内膜心肌纤维化；⑤右心室心肌缺血。鉴别时需要结合病史和临床征象，如梗阻和肺高压导致的右心室壁肥厚可以较容易地利用超声心动图发现病因，且右心室壁通常为均匀性肥厚。Loffler 心内膜炎与心内膜心肌纤维化一般为弥漫性心内膜增厚，常累及瓣膜，心肌肥厚多不明显。右心室心肌缺血可出现部分节段心内膜回声增强，但受累节段常变薄且运动减弱。

※ 小贴士

右心室肥厚型心肌病超声表现特异性较强，多表现为右心室非对称性肥厚，右心房增大，三尖瓣明显反流，某些情况下伴有右心室心内膜纤维化时可探及部分右心室心内膜增厚，回声增强。常规超声心动图是诊断该疾病的首选方法，除对心脏形态学的评价外，还应着重评估心室功能改变，帮助临床医师确定治疗手段及判断预后。此外，超声医师需加强右心室壁增厚的病因学诊断意识，合理利用心肌声学造影，结合其他影像学手段，做出准确、完整的诊断。

作者：贺 林
单位：华中科技大学同济医学院附属协和医院超声影像科

第五节　婴儿心内膜弹力纤维增生症

※ 病例摘要

基本信息　患儿女，1 岁。

主诉　喂养困难，活动后气促 1 年余。

现病史　患儿出生后即喂养困难，吃奶易吐，平时汗多，易于感冒，轻微活动后呼吸稍急促，平时无口唇、四肢发绀等现象，于 10 天前因"感冒"在外院行心脏超声发现"左心增大，左心室局部心肌致密化不全，二尖瓣中至重度关闭不全，左心室收缩功能减低"，为求进一步治疗，遂来我院就诊。

既往史　无特殊，已按要求接种疫苗。

个人史　否认外伤、手术及药物过敏史。

家族史　父母健在。

体格检查　体温 36.6℃，脉搏 126 次 / 分，呼吸 25 次 / 分，体重 8.5 kg。表情自如，发育正常，营养良好，面容正常，神志清楚，配合检查。皮肤黏膜、头颈等均未见明显异常，心脏相对浊音界向左下扩大，心音低钝，奔马律，心前区闻及Ⅱ级收缩期杂音，周围血管未见明显异常，腹软，双下肢无水肿。

※ 初步诊断

心肌病。

※ 超声心动图

经胸超声心动图：①左心室明显增大，左心室横径 4.3 cm，上下径 4.9 cm，左心房增大，横径 3.4 cm，上下径 3.6 cm，右心不大；②左心室壁运动弥漫性减低，左心室下壁、后侧壁中间段及心尖段肌小梁增多，使致密化心肌变薄，致密化心肌厚约 0.3 cm，非致密化心肌厚约 0.7 cm；③心尖四腔心切面室间隔心内膜增厚、回声增强；④双平面 Simpson's 法测得左心室射血分数（EF）值为 32%；⑤CDFI 显示二尖瓣口收缩期左心房侧见大量反流信号（图 2-5-1）。

※ 超声提示

左心增大，以左心室明显；心内膜局部增厚、回声增强，心内膜弹力纤维增生症待排；左心室局部心肌致密化不全声像图表现；二尖瓣重度关闭不全；左心室收缩功能减低。

※ 其他辅助检查

◆ 心电图：窦性心律，左心房负荷过重，T 波改变。

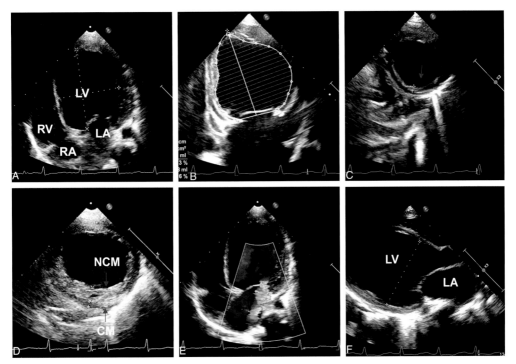

A. 心尖四腔心切面显示左心室球形扩张；B. 心尖两腔心切面显示双平面 Simpson's 法测量左心室 EF 值约为 32%；C. 左心室短轴心尖段水平可见心内膜增厚，厚约 0.3 cm，心内膜回声呈粗线状（箭头）；D. 左心室短轴乳头肌向心尖段过度水平，左心室下壁及后侧壁可见丰富的肌窦和肌小梁结构，致密化心肌变薄，致密化心肌厚约 0.3 cm，非致密化心肌厚约 0.7 cm（箭头）；E. 心尖四腔心切面 CDFI 显示二尖瓣口收缩期左心房侧见大量反流信号；F. 左心室长轴切面显示左心室扩张（LA：左心房；LV：左心室；RA：右心房；RV：右心室；NCM：非致密心肌；CM：致密心肌）

图 2-5-1 术前超声心动图

◆ 胸部 X 线片：心影增大明显，左心缘投影近左侧胸壁。

◆ MRI：左心室增大，收缩期增厚率稍显欠佳；左心室心尖部及左心室中段下壁、后壁非致密心肌相对增厚，不排除心肌致密化不全可能；二尖瓣中度关闭不全，三尖瓣可疑轻度关闭不全。

※ 治疗及病理

◆ 给予患儿强心利尿、抗左心室重构治疗，效果不佳。经心外科及儿科会诊讨论，考虑"扩张型心肌病终末期"，在内科治疗效果欠佳的情况下，建议心脏移植。患儿行原位心脏移植手术，术中发现心脏普大，搏动无力；移植手术过程顺利（图 2-5-2）。术后 55 天，患儿神志清楚，精神可，自主呼吸，心率 112 次/分，血氧饱和度 98%~100%，腹软，肝、脾肋下未及，继续强心，利尿，扩管，加强营养支持治疗，复查心脏彩超提示心脏呈移植术后改变，遂出院。

◆ 病理结果：送检组织为心内膜取材制片，镜下见部分心肌纤维不均匀肥大核深染，形状不规则，部分心肌细胞空泡变性；心内膜增生增厚，镜下测量厚度为 0.5~1.2 mm；弹力纤维染色显示心内膜以弹力纤维增生为主，增生的弹力纤维大部分平行排列，部分弹力纤维断裂并向心肌浅层穿插（图 2-5-3）。病理结论符合左心室原发性心内膜弹力纤维增生症。

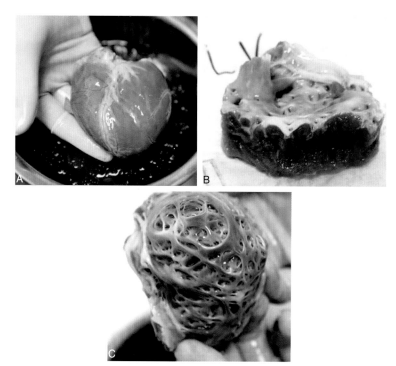

A.患儿心脏普大，搏动无力；B.左心室纵切后可见大量肌小梁和肌窦；C.左心室心内膜局部呈瓷白色

图 2-5-2　术中患儿心脏大体解剖

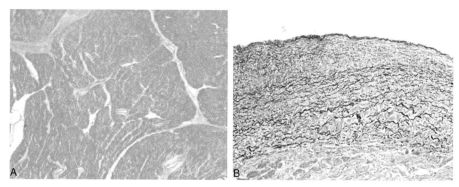

A.部分心肌纤维不均匀肥大核深染，形状不规则，部分心肌细胞空泡变性；B.弹力纤维染色显示心内膜以弹力纤维增生为主，增生的弹力纤维大部分平行排列，部分弹力纤维断裂并向心肌浅层穿插

图 2-5-3　术后病理检查（HE/Van Gieson 染色，×10）

※ 临床诊断

心内膜弹力纤维增生症，二尖瓣关闭不全，心功能Ⅳ级。

※ 分析讨论

◆ 定义：心内膜弹力纤维增生症是一种心内膜胶原纤维及弹力纤维增厚的现象，它指的是左心室心内膜厚度大于 20 微米或右心室心内膜厚度大于 10 微米。

◆ 流行病学：心内膜弹力纤维增生症占先天性心脏病的 1%~2%，可能由于产前筛查的普及，近年来案例数已明显降低。以往病死率几乎 100%，现在降至 20%~25%，4 年生存率约 77%。30%~40% 患者死于不可逆的心力衰竭，当急性充血性心力衰竭转变为进行性充血性心力衰竭时，多在数周或半年以内死亡。10% 的家庭遗传与 X 染色体有关，对性别无明显差异性，80% 病例发生在出生后 3~6 个月，常见的诊断年龄为 2~12 个月，青少年及成年人少见，是胎儿期发生非免疫性水肿的重要原因。

◆ 病因：心内膜弹力纤维增生症的致病因素十分复杂，可继发于主动脉狭窄、冠状动脉起源异常等心脏畸形，也可由于宫内病毒感染、母源性自身抗体的免疫反应、遗传代谢、心内膜缺血等各种原因导致。目前 Nebulette 基因突变等遗传学说、Ro-SSA 等自身免疫抗体研究及腮腺炎病毒感染等学说是其研究的热点方向。

◆ 临床分型及表现：根据病因，大致把心内膜弹力纤维增生症分为原发性和继发性两大类。前者指单纯的心内膜弹力纤维增生，以左心室常见，不伴其他畸形；后者多与其他心脏疾病并存。原发性心内膜弹力纤维增生症多发生于胎儿及婴儿，常于出生 3 到 6 月内起病，患儿多喂养困难、易患呼吸道疾病，常由于呼吸道感染诱发不同程度的心力衰竭。患儿多表现为呼吸急促、口唇发绀、心动过速；听诊时可闻及肺部啰音、心音低钝，可有奔马律，一般无杂音或仅有轻度收缩期杂音。

◆ 诊断方法：目前诊断心内膜弹力纤维增生症的"金标准"是心内膜心肌活检，即病理诊断。正常心内膜肉眼观是粉色、透明的，只有大约 10 微米厚。在心内膜弹力纤维增生症患者中，肉眼表现为覆盖在心内膜上的一层珍珠色或者瓷白色不透明的物质，尤其是在心室中，受累心室大部分重度扩张，极少数如左心室发育不良综合征患者则表现为心室发育不良。扩张心室内由于室壁增厚导致肌小梁扁平，乳头肌变短，可出现二尖瓣反流。病变组织进行 mallory 染色表现为蓝色的胶原纤维增生，内膜明显肥厚（正常左室流入道内膜厚度约 20 微米，流出道内膜厚度约 10 微米）；van gieson 染色表现为黑色的弹力纤维增生，内膜明显肥厚但内膜面平滑。血生化、心电图、胸部 X 线片、心导管等其他检查无明显特异性，心脏 CT 及 MRI 有一定诊断价值，但原发性心内膜弹力纤维增生症患者多为婴幼儿，检查配合度低，因此超声心动图是首选检查方法，尤其是针对胎儿和新生儿，其具有很高的优越性。

◆ 超声心动图检查特点

➤ 经胸超声心动图检查可见心脏明显扩大（左心室发育不良综合征以左心室缩小为特点），以左心室为主，其他心腔可不同程度扩大。

➤ 心内膜弥漫性增厚、回声增强，以左心室后壁明显。

➤ 二尖瓣及腱索、乳头肌可增厚、回声增强，严重者可狭窄，扩大的左心室可致二尖瓣相对关闭不全。

➤ 如为继发性心内膜弹力纤维增生症，可观察到其他心脏畸形存在，如主动脉缩窄，冠状动脉起源异常等。

➤ 左心收缩功能减低：左心室舒张期内径增大、短轴缩短率及 EF 值减低、心室收缩间期、脉搏指数、心脏指数明显减低。

➤ 左心室舒张功能减低：二尖瓣口舒张早期快速充盈峰值流速（E 峰）降低、舒张晚期快速充盈峰值流速（A 峰）升高，E/A 比值明显减低或出现"假性正常化"，等容舒张时间（IVRT）明显延长，可提示疾病的预后较差。

◆ 鉴别诊断：心内膜弹力纤维增生症须与扩张型心肌病、心肌炎、致密化不全心肌病等以心脏扩张为主要特征的心肌病相鉴别。

➤ 扩张型心肌病：发病年龄较晚，多见于 2 岁以后的幼儿；根据 Atsuko Seki 等人 2013 年对 52 例诊断为扩张型心肌病并进行心脏移植患儿的自体心脏病理检查结果中发现，部分临床诊断为扩张型心肌病的患儿实则为心内膜弹力纤维增生症，其病理不同点在于扩张型心肌病心内膜呈半透明，二尖瓣不受累，心内膜不增厚；而心内膜弹力纤维增生症心内膜不透明，乳头肌及二尖瓣缘明显受累，心内膜下心肌细胞坏死，且心内膜明显厚于扩张型心肌病患儿。

➤ 病毒性心肌炎：患儿多有病毒感染病史，心动图表现以 QRS 波低电压，Q-T 间期延长及 ST-T 改变为主；而心内膜弹力纤维增生症则为左心室肥厚，R 波 V5-6 电压高，T 波 V5-6 倒置为主；病原学检查可提供有效信息，但确诊仍然需做心内膜心肌活检。

➤ 心肌致密化不全：患儿心室可见丰富的肌窦及肌小梁呈网格状，非致密心肌 / 致密心肌＞ 2，心内膜弹力纤维增生症合并心肌致密化不全的个案报道国内外均有文献报道，Lurie 等人认为所有心肌致密化不全都是先天性的，胎儿期心肌致密化失败与心内膜弹力纤维增生症快速沉积可同时发生，但二者间的关系仍不明确。

※ 小贴士

对于原发性心内膜弹力纤维增生症，可参考以下诊断思路。

◆ 正常 1 岁以内婴儿突发心力衰竭。

◆ 心脏扩大及临床症状明显。

◆ 心内膜呈粗线状（正常婴儿心肌厚度 3~4 mm，心内膜呈细线状）。

◆ 排除心肌炎、心肌致密化不全、冠状动脉异常起源及瓣膜、主动脉等异常。

作者：王　艺

单位：华中科技大学同济医学院附属协和医院超声影像科

第六节　心内膜纤维化合并心内膜下大量脂肪沉积：限制型心肌病罕见类型

※ 病例摘要

基本信息　患儿女，6 岁。

主诉　乏力，生长发育迟缓 6 年，加重伴心慌、胸闷、憋气 1 年，再发半个月

现病史　患儿出生后发现体力较差，大量活动不能耐受，生长发育较同龄儿差，未行相关诊治。1 年前，患儿症状明显加重，活动耐力进一步下降，稍活动即感乏力、胸闷、憋气。半个月前，患儿乏力症状再发，伴咳嗽、胸闷、喘气症状，于当地医院就诊，诊断为"扩张型心肌病？先天性房间隔缺损，二尖瓣关闭不全，三尖瓣关闭不全，重度肺高压"，给予强心利尿扩管抗感染治疗，症状稍有缓解，出院后症状反复，患儿为求进一步诊治来我院就诊，门诊以"心肌病"收入院。

既往史　无特殊。否认肝炎、结核或其他传染病史。

个人史　否认外伤、手术及药物过敏史。

家族史　否认先天性心脏病家族史。

体格检查　体温 36.6℃，脉搏 96 次 / 分，呼吸 24 次 / 分，血压 117/65 mmHg。神志清楚，口唇未见明显发绀，双肺呼吸音稍粗，未闻及明显干、湿性啰音。心律齐，心前区未闻及杂音，无杵状指。腹软，双下肢无水肿。

※ 初步诊断

扩张型心肌病？先天性房间隔缺损，二尖瓣关闭不全，三尖瓣关闭不全，重度肺高压。

※ 超声心动图

◆ 左心长轴切面及心尖四腔心切面：全心增大，心尖由右心室构成，左心室后间隔中间段心内膜增厚，厚约 0.6 cm，回声增强，左心室侧壁及左心室心尖室壁回声增强，舒张稍受限（图 2-6-1）。右心室腔可见大量粗大肌小梁结构，右心室壁稍厚，厚约 0.3 cm。

◆ 心尖四腔心切面：左心室后内侧组乳头肌回声增强，二尖瓣开放尚可，闭合不佳；三尖瓣形态、开放可，闭合欠佳。CDFI：三尖瓣口收缩期右心房侧见中量反流信号，峰速 4.6 m/s，压差 83 mmHg，依此估测肺动脉收缩压 98 mmHg；二尖瓣口收缩期左心房侧见中量反流信号（图 2-6-2），舒张期血流频谱 E/A > 2，TDI 显示室间隔基底段

运动频谱低平，E/e > 14（图 2-6-3）。

- ◆ 心尖四腔心及剑下双房切面：房间隔中部卵圆窝处见宽约 0.25 cm 的连续中断，残端增厚，回声明显增强。CDFI：房间隔中部见连续性左向右分流信号，峰速 2.8 m/s，压差 31 mmHg（图 2-6-4）。
- ◆ 剑突下纵切面：下腔静脉及肝静脉增宽，下腔静脉内径约 1.3 cm，随呼吸塌陷率 < 50%（图 2-6-5）。

※ 超声提示

全心增大，心尖由右心室构成，左心室局部心内膜增厚，左心室部分心肌回声增强，左心室收缩功能测值偏低，舒张功能明显减低（考虑为限制型心肌病），二尖瓣中度关闭不全，三尖瓣中度关闭不全，肺动脉增宽并重度肺高压，卵圆孔开放（高速左向右分流），左心房压力明显增高。

※ 其他辅助检查

- ◆ 心电图：窦性心动过速，ST-T 改变（图 2-6-6）。
- ◆ 胸部 X 线片：心影增大，双肺纹理增粗、模糊（图 2-6-7）。
- ◆ CT：心影增大，双肺纹理增粗，双肺门增大，肺动脉增宽，符合肺高压并肺充血表现（图 2-6-7）。
- ◆ 心肌灌注成像：静息状态下，右心室室壁相对稍增厚，血流灌注较丰富；室间隔与左心室侧壁心肌血流灌注相对减低，左心室余室壁心肌血流灌注未见明显异常（图 2-6-8）。

※ 治疗与病理

患儿诊断为限制型心肌病，给予药物治疗后心力衰竭症状无缓解，2 个月后（2018 年 2 月 6 日）行心脏移植。术中所见：左心室心内膜、腱索、乳头肌明显纤维化；左心室侧壁中、下段心内膜下与心肌间见大量脂肪组织积聚（图 2-6-9）；右心室心内膜可见轻度纤维化（图 2-6-9）。

※ 术后病理

- ◆ HE 染色：左心室心肌组织切片，左心室心肌细胞未见明显肥大，心内膜增厚，可见显著纤维化（图 2-6-10）。
- ◆ Masson 染色：左心室心肌组织切片，左心室心内膜可见显著纤维化；左心室心肌间质可见轻度纤维化（图 2-6-10）。

※ 临床诊断

限制型心肌病。

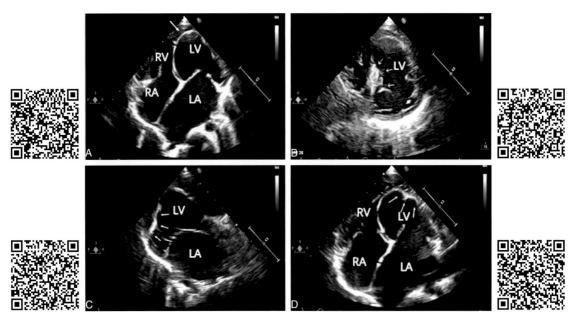

A. 全心增大，左心房尤为明显，心尖主要由右心室（箭头）组成；B. 左心室短轴切面示心内膜增厚、纤维化（箭头）；C、D. 左心室侧壁及心尖、后间隔中间段心内膜增厚，回声增强（箭头）（LA：左心房；LV：左心室；RA：右心房；RV：右心室）

图 2-6-1　左心长轴切面及心尖四腔心切面

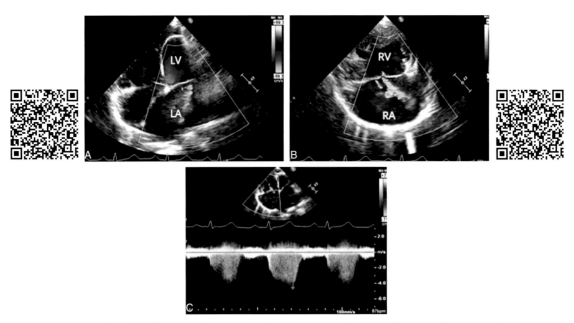

A. CDFI 显示二尖瓣口收缩期左心房侧见中量反流信号；B. CDFI 显示三尖瓣口收缩期右心房侧见中量反流信号；C. 三尖瓣口反流信号峰速 4.6 m/s，压差 83 mmHg，依此估测肺动脉收缩压 98 mmHg（LA：左心房；LV：左心室；RA：右心房；RV：右心室）

图 2-6-2　心尖四腔心切面及右室流入道切面

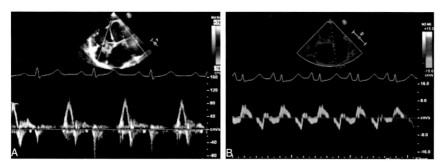

A. 二尖瓣口舒张期血流频谱 E/A > 2；B. TDI 显示室间隔基底段运动频谱低平，E/e > 14

图 2-6-3　心尖四腔心切面

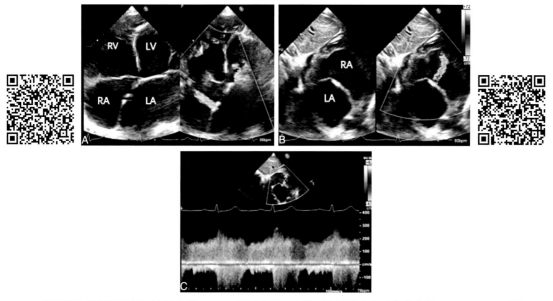

A、B. 房间隔中部卵圆窝处见连续中断，CDFI 显示房间隔中部见连续性左向右分流信号；C. CDFI 显示房间隔中部见连续性左向右分流信号，峰速 2.8 m/s，压差 31 mmHg（LA：左心房；LV：左心室；RA：右心房；RV：右心室）

图 2-6-4　心尖四腔心切面及剑突下双房心切面

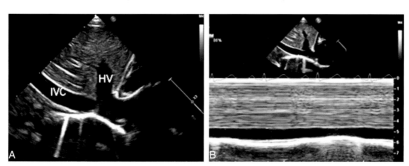

A. 下腔静脉及肝静脉增宽；B. 下腔静脉随呼吸塌陷率 < 50%（IVC：下腔静脉；HV：肝静脉）

图 2-6-5　剑突下纵切面

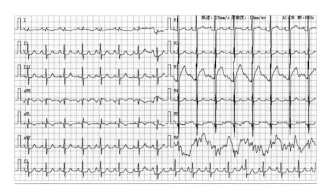

图 2-6-6　心电图：窦性心动过速，ST-T 改变

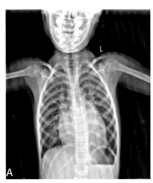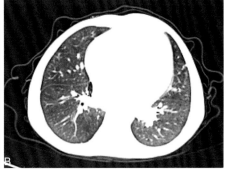

A. 胸部 X 线片提示心影增大，双肺纹理增粗、模糊；B. CT 提示心影增大，双肺纹理增粗，双肺门增大，肺动脉增宽，符合肺高压并肺充血表现

图 2-6-7　肺部影像图

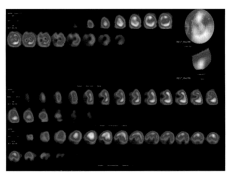

静息状态下，右心室室壁相对稍增厚，血流灌注较丰富；室间隔与左心室侧壁心肌血流灌注相对减低，左心室余室壁心肌血流灌注未见明显异常

图 2-6-8　心肌灌注显像

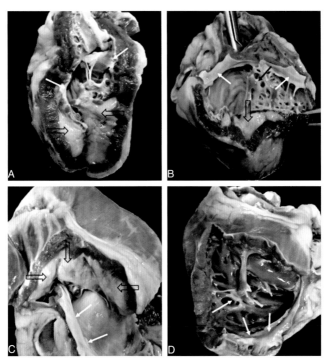

左心室心内膜明显纤维化（A，白箭头）及腱索、乳头肌纤维化（B，黑箭头）；左心室侧壁中下段心内膜下与心肌间见大量脂肪组织积聚（C，空心黑箭头）；右心室心内膜可见轻度纤维化（D，白箭头）

图 2-6-9　术中所见

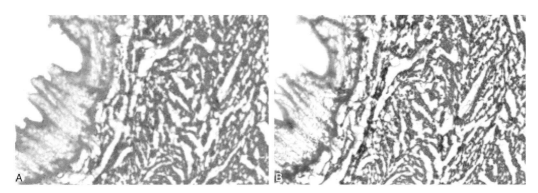

A. HE 染色显示左心室心肌组织切片，左心室心肌细胞未见明显肥大，心内膜增厚，可见显著纤维化；B. Masson 染色显示左心室心肌组织切片，左心室心内膜可见显著纤维化；左心室心肌间质可见轻度纤维化

图 2-6-10　病理照片

※ 分析讨论

限制型心肌病（restrictive cardiomyopathy，RCM）是心肌间质纤维增生所致心肌僵硬度升高，导致限制性舒张功能障碍，以单侧或双侧心室充盈受限和舒张容量减少，最终导致心力衰竭的心肌病。RCM 发病率约占心肌病 4.5%，在儿童中少见，常无明确病因。RCM 预后较差。

RCM 临床表现多样，以舒张功能障碍为主，收缩功能正常或接近正常，病程晚期收缩功能降低。乏力、呼吸困难和运动耐力下降是 RCM 的常见主诉，严重者还会出现水肿、端坐呼吸、肝大、少尿、腹水及消化道淤血的症状。体格检查可见血压偏低、脉压小、颈静脉怒张、Kussmaul 征阳性（吸气时静脉压升高）。心脏浊音界扩大、心律失常、可闻及第三心音、第四心音。当合并有二、三尖瓣关闭不全时，常闻及二、三尖瓣收缩期反流性杂音。双肺可闻及湿啰音。肝大，有时会有腹水、双下肢水肿。RCM 可累及左心室或右心室，引起左心室或右心室衰竭的征象或症状，但右心室受累是我国最常见类型。

心肌脂肪浸润称为脂肪心，通常心外膜大量脂肪组织堆积，并逐渐向心肌间质浸润。最终导致心肌纤维被压缩，甚至消失。心肌间质脂肪浸润有两种病理形态表现：Ⅰ型，心外膜脂肪沿着血管的走行方向向心肌深层浸润生长如"树干样"；Ⅱ型，脂肪组织以无数薄层结构，平行地呈层状由心外膜向心肌内生长，可达心内膜下。在尸检案例中，常观察到心肌间质不同程度脂肪组织浸润，是引起患者死亡的重要原因。

心肌间质脂肪浸润是一种较为常见的病变，与猝死相关，尤其是中、重度心肌间质脂肪浸润，压迫心肌纤维，导致心肌连续性中断和肌纤维萎缩，使心肌收缩力减弱，心力衰竭；如同时并发其他心脏疾病者，心肌间质脂肪浸润使心脏失去代偿能力而使患者发生猝死。

脂肪心多发生于右心室，很少发生于左心室。心脏异位脂肪堆积是心脏疾病的危险因素，这使心肌表面变性，肌纤维膜脂滴形成，促进心力衰竭及脑卒中，心肌纤维化及凋亡，进而发展为缺血性心脏病、左心室重构、非缺血型扩张型心肌病。在本例中，脂肪组织主要积聚在左心室。虽然心内膜纤维化是疾病进展的主要原因，但心内膜下大量脂肪组织积聚对于患者临床状态恶化有重要的作用。

超声对该疾病的诊断价值：RCM 病变以心内膜心肌纤维化为主，超声心动图表现为双房显著增大；心室腔缩小或变形；心内膜及室壁增厚、回声增强、室壁运动僵硬、运动减低等。RCM 在儿童期进展迅速。RCM 由于心肌自身的病变、僵硬，在舒张早期表现充盈障碍，并且不存在心室间依赖性增加及心包阻碍胸膜腔内压传递等血流动力学改变。RCM 由于心肌病变常累及房室瓣，使后者变形缩短，造成房室瓣关闭不全。常见双心房明显扩大，心室壁厚度正常或增厚，有时可见左心室心尖部心内膜回声增强，甚至血栓使心尖部心腔闭塞。多普勒血流图可见舒张期快速充盈突然中止；舒张中、晚期心室内径无继续扩大，A 峰减低，E/A 比值增大，具体标准为：E 峰 ≥ 1.0 m/s，A 峰 ≤ 0.5 m/s，E/A ≥ 2.0，等容舒张时间缩短 ≤ 70 ms。

其他检查方法的诊断价值：①心电图及胸部 X 线片无明显特异性。②心导管检查：是鉴别 RCM 和缩窄性心包炎的重要方法。RCM 患者左、右心室舒张压差值常超过 5 mmHg，右心室收缩压常 > 50 mmHg。左心室造影可见心室腔缩小，心尖部钝角化，并有附壁血栓及二尖瓣关闭不全。③心内膜心肌活检：是确诊 RCM 的重要手段。根据心内膜心肌病变的不同阶段可有坏死、血栓形成、纤维化三种病理改变。④ CT 和磁共振：是鉴别 RCM 和缩窄性心包炎最准确的无创性检查手段。RCM 者心包不增厚，心包厚度≤ 4 mm 时可排除缩窄性心包炎；而心包增厚支持缩窄性心包炎的诊断。⑤放射性核素心室造影：右心型 RCM 造影特点为右心房明显扩大伴核素滞留；右心室向左移位，其心尖部显示不清，左心室位于右心室的左后方，右室流出道增宽，右心室位相延迟，右心功能降低；肺部显像较差，肺部核素通过时间延迟；左心室位相及功能一般在正常范围。

　　RCM 主要与缩窄性心包炎、心内膜弹力纤维增生症相鉴别。心内膜弹力纤维增生症又名心内膜硬化症，是指心内膜弥漫性的弹力纤维增生性疾病，可伴有心肌退行性变。心脏四个心腔可单独或联合受累，但以左心室受累多见。超声心动图检查可见左心室扩大，左心室后壁运动幅度减弱，左心室心内膜回声增强。左心室收缩功能减退，短轴缩短率及射血分数均降低。缩窄性心包炎指各种心包炎的最终结局，引起心包粘连增厚，纤维组织增生，致心包纤维化、钙化形成缩窄，继而出现心包增厚、僵硬，心脏活动受限，影响心脏舒张期充盈，从而引起相应的循环系统症状。虽然 RCM 和缩窄性心包炎均表现为舒张功能障碍性心脏疾病，临床症状极其相似，但是两种疾病的治疗方案和预后却有很大差异，因此准确诊断对于指导临床治疗有重要意义。RCM 和缩窄性心包炎均可出现心房增大，缩窄性心包炎患者左心房极少发展到巨大的程度，且因心肌本身无病变，心内膜及室壁通常无增厚。缩窄性心包炎病变特征是心包不规则增厚、钙化，心包厚度＞ 3 mm，钙化区域有声影形成。RCM 浆膜心包脏、壁层可以清晰显示，没有增厚、钙化等改变。缩窄性心包炎患者可形成特殊的左心室、左心房后壁轮廓，观察胸骨旁左心室长轴切面与左心房后壁之间的夹角明显变窄；收缩末期探头到达左心房后壁心包最远点的距离和探头经二尖瓣前叶尖端到左心室后壁心包的距离之差＞ 20 cm。缩窄性心包炎患者虽也可发生二尖瓣、三尖瓣反流，但常为心房增大、瓣膜相对关闭不全引起，由于瓣膜本身病变少见，反流发生率低且程度轻。缩窄性心包炎患者吸气时舒张早期二尖瓣口最大流速（E 峰）减低＞ 25%，呼气时增加；吸气时，缩窄性心包炎患者左心室充盈减少，导致心搏量减少，主动脉瓣口收缩期流速减低，呼气时流速增加，产生特征性"多普勒奇脉"现象，而RCM 患者没有上述表现。血浆 BNP 水平和组织多普勒超声心动图记录的舒张早期二尖瓣环速度有助于准确区分 RCM 和缩窄性心包炎。

　　心脏移植是 RCM 的最终治疗方法。肺动脉压力升高将早期考虑移植。此患儿 RCM 合并心内膜下大量脂肪浸润，重度肺高压，药物治疗无法改善患者心力衰竭症状，因此最终行心脏移植。

※ 小贴士

目前公认 RCM 的诊断依赖于一系列临床、实验室和影像学检查。在本病例中，超声心动图检查对诊断起到了至关重要的作用，不仅显示限制性舒张功能障碍，心内膜增厚，回声增强，而且评估重度肺高压，为患者临床决策制定提供重要依据。

作者：李玉曼，游曼洁
单位：华中科技大学同济医学院附属协和医院超声影像科

第七节　左室心尖室壁瘤：合并附壁血栓？心肌夹层？

※ 病例摘要

基本信息　患者男性，52 岁。

主诉　胸闷、心慌 2 年余。

现病史　患者 2 年前无诱因出现胸闷、心慌，无胸痛、头晕、头痛，至当地医院就诊，心电图提示心肌梗死，行经皮冠状动脉介入治疗。患者 1 个月前至门诊复查，超声心动图提示：左心室心尖室壁瘤形成，左心室心尖部强回声带并局部低回声区（考虑为陈旧性血栓脱落形成血栓帽），左心增大，左心功能不全。门诊以 "冠心病" 收入住院。患者自发病以来，饮食、睡眠可，大小便正常。

既往史　否认高血压病、糖尿病、高脂血症、传染病等病史。

个人史　否认外伤、手术及药物过敏史；吸烟 30 年，1 包 / 天，饮酒 20 年，平均 2 两 / 天（1 两 =50 克）。

家族史　父母已故，否认冠心病、高血压病、先天性心脏病家族史。

体格检查　体温 36.3℃，脉搏 84 次 / 分，规则，血压 124/75 mmHg。胸骨无畸形，心前区无隆起，心率 84 次 / 分，心律齐，心音正常，各瓣膜区闻及明显杂音，周围血管征未见明显异常，双下肢无肿胀，动脉搏动正常。

※ 初步诊断

冠心病。

※ 超声心动图

◆ 二维超声：左心增大，形态失常，右心未见明显增大。二、三尖瓣形态、活动可。室间隔不厚，左心室前壁、前间壁中下段及心尖室壁运动减低，左心室心尖圆钝，室壁变薄，较薄处厚约 0.2 cm，呈瘤样向外膨出，瘤基底宽 4.3 cm，瘤深 2.8 cm，可见矛盾运动，于左心室心尖部见厚约 0.6 cm 带状稍高回声，随心脏运动摆动，另于带状稍高回声与左心室心尖部可见一范围约 3.1 cm×1.5 cm 稍低回声区域，其内可见絮状回声漂浮（考虑为新鲜血栓形成），余室壁运动相对尚可。CDFI：上述心尖部稍低回声区内未见血流信号与左心室腔相通（图 2-7-1）。

◆ 左心声学造影：经左肘正中静脉多次少量，共注入 2.8 ml SonoVue 声学造影剂。右心、左心依次显影。多切面探查左心室心尖部，可见范围约 3.8 cm × 2.7 cm 低回声区域未见造影剂充填（图 2-7-2）。双平面 Simpson 法测值约为 41%。

※ 超声提示

经皮冠状动脉介入术后符合广泛左心室前壁心肌梗死声像图改变，左心室心尖室壁瘤形成，左心室心尖部强回声带并局部低回声区（考虑为陈旧性血栓脱落并新鲜血栓形成）。

※ 其他辅助检查

◆ 心电图：急性间壁、前壁心肌梗死，部分导联 T 波改变（图 2-7-3）。

◆ 胸部 X 线片：心影增大，肺纹理增粗。

◆ 心脏 MRI：心脏各房室及大血管连接正常。舒张末期室间隔中间段局限性增厚，最厚处约 2.0 cm，室间隔余部厚度未见明显增厚或变薄。左心室基底段侧壁可见条形长 T_2 信号影，与腔心连通。左心室心尖部室壁变薄，向外突出，瘤基底部约 3.8 cm，瘤深 2.4 cm。左心室心尖部见条带状低信号影，并与心尖部室壁围成一类圆形稍短 T_1、长 T_2 信号影，大小约 2.2 cm × 2.9 cm（图 2-7-4）。心脏电影：二尖瓣及三尖瓣未见明显异常反流。左心室心肌收缩不协调，中部、心尖部舒缩幅度减低及心尖部可见反向运动。MRI：①房间隔结构显示欠清，建议结合临床。室间隔中间段局限性增厚。左心室基底段侧壁可见条形长 T_2 信号影，与腔心连通，多考虑为心肌裂隙；②左心室心内膜下广泛心肌缺血。左心室心尖、心尖段及部分中间段可见广泛内膜下延迟强化，部分为透壁性，提示心肌梗死；③左心室心肌运动不协调，并心尖部室壁瘤形成；左心室心尖部类圆形异常信号影，考虑占位性病变，多为心尖部血栓（或心肌血肿）并心肌夹层形成可能；④扫描所及心包少量积液。

※ 治疗及病理

◆ 患者行冠状动脉搭桥术、室壁瘤切除、心尖血栓清除术：术中所见心脏增大，主动脉增粗，心尖部可探及大小约 3 cm × 2 cm 室壁瘤形成，内见大量新鲜附壁血栓（图 2-7-5）。

◆ 患者术后恢复良好，常规超声心动图于术后 2 周复查，心尖四腔心切面显示左心室心尖部厚约 0.3 cm 垫片回声，垫片左心室侧似可见 3.2 cm × 0.7 cm 的稍强回声附着，考虑为术后改变并血栓形成（图 2-7-6）。

※ 临床诊断

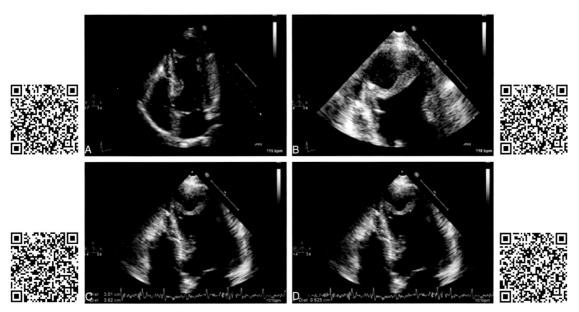

A. 左心室形态失常，左心室心尖部呈瘤样向外膨出，左心室心尖段心腔内可见稍强回声带状回声区；B. 左心室心尖局部放大显示带状稍高回声，心尖部可见稍低回声；C. 左心室心尖部异常回声区范围 3.0 cm×3.6 cm；D. 左心室心尖段心腔内稍强带状回声厚约 0.6 cm

图 2-7-1　常规二维超声心动图心尖四腔心切面

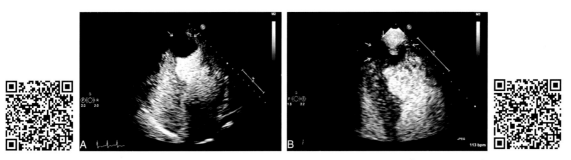

A. 左心室心尖部负性造影区（箭头）；B. 心尖部局部放大显示心尖段心腔未见造影剂充填（箭头）

图 2-7-2　左心声学造影心尖四腔心切面

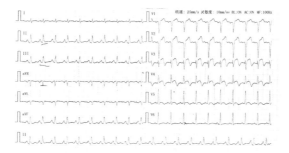

图 2-7-3　心电图：急性间壁、前壁心肌梗死，部分导联 T 波改变

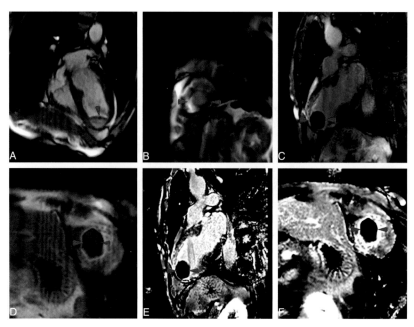

左心室心尖部见条带状低信号影，并与心尖部室壁围成一类圆形稍短 T_1、长 T_2 信号影，大小约 2.2 cm × 2.9 cm（箭头）

图 2-7-4　心脏磁共振成像

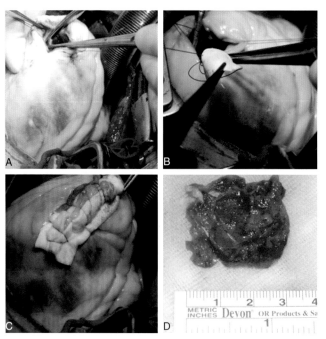

A. 体外循环状态下，切开左心室心尖部室壁，彻底清除左心室内血栓；B. 左心室心尖心内膜面补片成形，连续缝合人工血管片重建左心室壁；C. 毛毡片连续缝合夹闭残余瘤体；D. 手术切除的血栓

图 2-7-5　术中所见

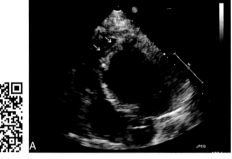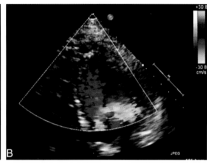

A. 二维超声图像显示左心室心尖部见垫片回声（箭头），厚约 0.3 cm，垫片左心室腔似可见 3.2 cm×0.7 cm 的稍强回声附着，为术后改变并血栓形成；B. CDFI 未见血流信号与左心室心尖部相通

图 2-7-6 心尖四腔心切面常规超声心动图于术后 2 周复查

冠心病，陈旧性心肌梗死；左心室心尖部室壁瘤并血栓脱落。

※ 分析讨论

左心室附壁血栓形成是急性心肌梗死的严重并发症之一，尤其在急性前壁心肌梗死中的发生率高且预后不良，附壁血栓破裂、脱落后可使体循环动脉栓塞，可引起脑、脾和肾等重要脏器栓塞，致相应脏器功能障碍，使患者致残甚至死亡。因此，如何预防、早期诊断左心室血栓形成及预防不良事件的发生，在临床医疗中有重要意义。影像学检查可及时发现左心室附壁血栓，为临床治疗提供依据，降低血栓脱落引起动脉栓塞风险，并可动态观察血栓的改变。

在本例患者的超声心动图诊断过程中，困惑的是血栓回声，位于心尖部的弱回声区别于条带状回声，尤其是条带状回声与室间隔的回声相延续，考虑有两种可能：一是心肌夹层，多发生于急性心肌梗死急性期（7 天以内），在急性心肌梗死中，心肌细胞已经溶解，室壁瘤是由纤维瘢痕组织构成，不易破裂。尸体解剖发现部分心脏破裂患者并非心肌突然全层破裂，而是心内膜面心肌纤维断裂，血液进入螺旋形心肌交界面形成夹层。二是陈旧性血栓，急性心肌梗死早期血栓容易脱落，晚期由于血栓机化，被新生的结缔组织代替，富含毛细血管的带有肌纤维母细胞和组织细胞的肉芽组织进入血栓中，与周围心肌组织形成纤维化较难脱离。

室壁瘤的形成多发生在较大面积的心肌梗死患者中，心肌广泛的坏死造成室壁变薄、纤维化，梗死部位心肌在心室内压力的作用下局部逐渐向外膨出而形成，其发生率为 10%~35%，90% 的室壁瘤位于左心室前侧壁和心尖部，其他部位也可发生，如膈面、正后壁等，但发生率较低，临床可出现顽固性心力衰竭和室性心律失常等。其二维超声图像可见室壁瘤所在部位收缩期和舒张期均向外膨出，膨出室壁不运动或呈矛盾运动，瘤口大于瘤深。心肌梗死后室壁瘤形成是梗死心肌在愈合过程中左心室重构的结果。超声心动图可以实时动态观察心内结构及血流动力学信息且具有快速、无创、价格低廉、可重复性等优点，目前是诊断心肌梗死后并发症的首选方法。二维超声心动图联合左心声学造影进行评价，能够直观显示室壁瘤局部膨出的部位、范围，进而可早期发现室壁瘤。

室壁瘤须与以下疾病相鉴别。①假性室壁瘤：该病是由于心梗后心肌破裂，血液包裹血栓和心包组织形成的囊腔，其顶端有一小口与左心室相通，一般瘤口小于瘤深，心肌梗死后5天内多见，且多数位于左心室。频谱多普勒及 CDFI 在破口处录及往返于左心室和瘤体间色彩暗淡的双期双向血流信号。②心尖处心包囊肿：二维超声图像可见囊肿位于室壁外心包内，左心室形态及室壁结构正常且囊肿与左心室壁不相通，CDFI 显示囊腔内未见血流信号。③左心室憩室：二维超声图像可见左心室壁外的局限性囊袋样膨出，瘤口远小于瘤深，膨出室壁的三层结构正常，CDFI 可见收缩期憩室 - 左心室腔的血流信号，结合冠状动脉造影及病史可鉴别；④心尖部的局部心包缺如，二维超声图像类似真性室壁瘤，但不同点是室壁瘤在舒张期膨出较明显，而心包缺如导致心室充盈时局部室壁缺乏和周围心包一样的限制性，所以舒张期膨出不明显且膨出的部位与邻近心肌呈同步运动，结合患者病史也可做出鉴别。

在临床治疗方面，室壁瘤的外科治疗包括切除室壁瘤后进行左心室重建，使有功能的心肌再血管化，相应病变的修复（如室间隔穿孔或二尖瓣关闭不全等）。手术均在气管内插管静脉复合全身麻醉、常温非体外循环或低温体外循环下施行，置 Swan-Ganz 导管以监测中心静脉压、肺动脉压、肺动脉楔压及心排血量。经胸骨正中切口径路开胸，游离左乳内动脉同时游离大隐静脉备用。根据术前室壁瘤的范围及合并病变情况决定行非体外循环手术 / 体外循环室壁瘤手术、冠状动脉旁路移植术及相关的手术。根据术前心脏超声心动图及心室造影、术中左心室壁的颜色来判断是否需要处理室壁瘤及采用何种手术方式。本例患者最终采用了心内膜环缩加补片成形，旨在环缩减少或闭合室壁瘤的瘤颈，同时予以冠状动脉旁路移植术。

对于心肌缺血导致的慢性心力衰竭，外科手术行左心室减容和几何成形同期行冠状动脉旁路移植术是一种积极有效的治疗措施。

※ 小贴士

重点观察心肌梗死局部心肌的运动幅度、厚度、回声强度，再观察心尖部及梗死部位有无室壁瘤，腔心内有无附壁血栓，如发现异常回声团应测量其范围并观察其形态、回声及活动度。心肌梗死后由于室壁瘤形成，瘤腔内血流呈涡流样局部流速减慢等因素都为血栓形成创造了条件，二维超声图像于腔心内可探及形态不规则的团块样回声，根据血栓出现时间的长短，回声可呈均匀或不均匀。最后观察心肌部室间隔连续的完整性、心包及心周情况、主动脉瓣、二尖瓣的活动度，CDFI 观察各瓣口的血流情况，特别注意观察二尖瓣、主动脉瓣是否有反流及量的大小、室壁瘤附壁血栓处的血流情况、肌部室间隔有无异常过隔血流，并用脉冲及连续多普勒测量峰值流速及压力阶查，并将二维超声图像、CDFI、频谱多普勒三者综合分析得出结果。必要时可行左心声学造影检查。

作者：张　丽，孙振兴
单位：华中科技大学同济医学院附属协和医院超声影像科

第八节　急性心肌梗死术后少见并发症：室间隔穿孔

※ 病例摘要

基本信息　患者男性，55 岁。

主诉　间断胸部闷痛 3 天，加重伴喘气 6 小时。

现病史　患者 3 天前无明显诱因出现间断胸部闷痛，呕吐 1 次，无喘气、头痛、头晕、腹痛腹泻等不适，当地诊所给予抗生素对症治疗 3 天后症状好转；6 小时前患者洗澡时突然胸部闷痛加重，伴头痛、气喘、大汗淋漓，不能平卧，无恶心呕吐、腹痛腹泻等不适，立即就诊当地医院，心电图提示急性心肌梗死，为进一步诊治来我院急诊。

既往史　自述高血压病 8 年，口服硝苯地平、阿司匹林；否认肝炎、结核或其他传染病史。否认药物及食物过敏史。

个人史　10 年前因"胸主动脉夹层"于我院行降主动脉覆膜支架植入术。

家族史　否认冠心病、先天性心脏病家族史。

体格检查　体温 36.6℃，脉搏 97 次 / 分，血压 113/84 mmHg。神志清楚，查体合作，面容正常。心律齐，胸骨左缘第 3~4 肋间可闻及Ⅲ / Ⅳ级收缩期杂音。腹部外形正常，腹部触诊未见明显异常，无压痛及反跳痛。双下肢无水肿。生理反射存在，病理反射未引出。

※ 初步诊断

急性心肌梗死，高血压病，主动脉夹层支架植入术后。

※ 超声心动图

- 二维超声：左心室长轴切面显示左心房增大，室间隔增厚；左心室短轴切面显示左心室前壁、前间隔心尖段室壁运动减低，前间隔心尖段见一连续中断，缺损左心室面最宽处约 1.4 cm（图 2-8-1A）；非标准切面显示前间隔紧邻心尖处见连续中断（图 2-8-2A）；心尖四腔心切面显示左心室心尖圆顿，室壁变薄，呈瘤样突出，未见明显附壁血栓（图 2-8-2B）。
- CDFI：前间隔心尖段连续中断处见收缩期左向右分流信号（图 2-8-1，图 2-8-2）。
- 频谱多普勒：室间隔连续中断处收缩期左向右分流流速约 4.2 m/s，压差 71 mmHg（图 2-8-2C）。

※ 超声提示

左心室前壁、前间隔心尖段室壁运动减低；左心室心尖室壁瘤形成并室间隔穿孔；左心房增大；室间隔增厚；左心室收缩功能正常范围。

※ 其他辅助检查

◆ 心电图：窦性心律，V2-5 QS波、V1-6 导联 ST 段向上抬高，提示急性广泛前壁心肌梗死（图 2-8-3A）。

◆ CT：主动脉弓降部见支架影；双肺支气管炎、散在纤维灶；双侧少量胸腔积液（图 2-8-3B）。

※ 治疗过程

◆ 入院后行急诊冠状动脉造影及球囊扩张术。冠状动脉造影显示前降支管腔狭窄，狭窄程度 50%~70%，管腔于中段闭塞，远段显示不佳，第一对角支及回旋支管腔轻度狭窄，右冠状动脉近段轻度狭窄。导丝通过前降支闭塞段，经球囊扩张后血流再通。术后患者症状未见明显缓解。超声心动图检查显示左心室心尖室壁瘤形成并室间隔穿孔。

◆ 转入心外科行经皮导管介入室间隔穿孔封堵术，左心室造影结果显示造影剂经室间隔缺损分流至右心室，室缺左心室面内径 14 mm，边缘距主动脉瓣远。遂选用 28 mm 室间隔缺损封堵器，在 X 线透视引导下于缺损处释放封堵器盘面，作抖动试验表示封堵器牢靠，左心室造影显示无明显残余分流（图 2-8-4A）。术中超声心动图见封堵器固定于室间隔上，未影响主动脉瓣及三尖瓣（图 2-8-4B）。确认成功后释放封堵器。术后 5 天复查超声显示室间隔心尖部见封堵器强回声，封堵器边缘见少量残余分流，心室水平分流较术前明显减少（图 2-8-4C）。

◆ 4 个月后，患者病情稳定，遂行冠状动脉搭桥、室间隔穿孔修补、室壁瘤切除术。

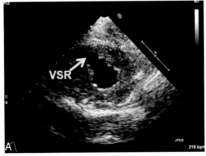
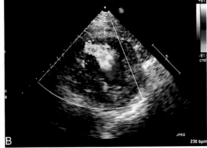

A.前室间隔心尖段运动减弱，回声中断，断端不规则（箭头）；B.CDFI 显示左向右分流信号（VSR：室间隔穿孔）

图 2-8-1　心室短轴切面超声心动图

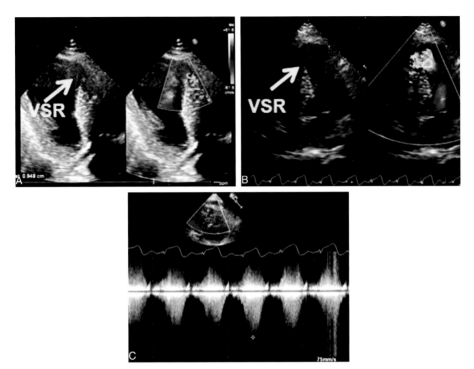

A. 非标准切面显示左心室前间隔邻近心尖处连续中断及连续中断处左向右分流信号（箭头）；B. 心尖四腔心切面显示左心室心尖部变薄，呈瘤样向外膨出，内未见明显附壁血栓，室间隔心尖段见连续中断，CDFI 显示室间隔连续中断处收缩期左向右分流信号（箭头）；C. 频谱多普勒显示室间隔连续中断处收缩期左向右分流峰速约 4.2 m/s，压差约 71 mmHg（VSR：室间隔穿孔）

图 2-8-2　超声心动图

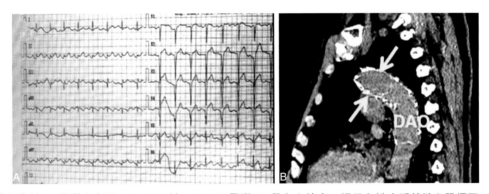

A. 急诊入院时 12 导联心电图 V2-V5QS 波、V1-V6 导联 ST 段向上抬高，提示急性广泛前壁心肌梗死；B. 急诊入院时 CT 矢状位图像显示主动脉弓降部见支架影，管腔通畅（黄箭头：支架；DAO：降主动脉）

图 2-8-3　心电图与 CT 图

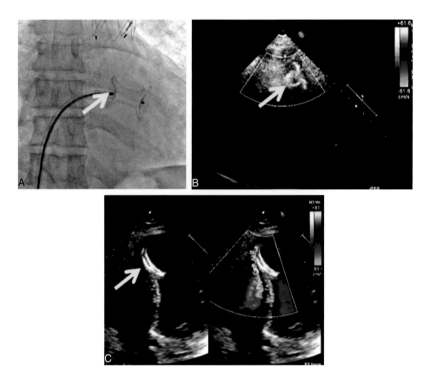

A. X线透视引导下导管通过室间隔穿孔处进入左心室，于室间隔穿孔处释放封堵器；B. 室间隔穿孔封堵术中超声检查，封堵器固定于室间隔心尖段；C.室间隔穿孔封堵术后超声复查，室间隔心尖部见封堵器强回声，见少量左向右残余分流（黄箭头：Amplatzer 室间隔缺损封堵器）

图 2-8-4　室间隔穿孔经皮导管介入封堵术

※ 临床诊断

急性广泛前壁心肌梗死，室间隔穿孔，室壁瘤形成，冠心病（多支弥漫性病变），主动脉夹层支架植入术后。

※ 分析讨论

室间隔穿孔是急性心肌梗死严重的机械并发症之一。临床上并不多见，在急性心肌梗死患者中发病率为 1%~2%，预后极差，病死率很高。急性心肌梗死后并发室间隔穿孔，心室水平会出现左向右的分流，穿孔的大小、分流量的多少与病情严重程度密切相关，病情严重患者会迅速出现严重心力衰竭甚至心源性休克。此外，室间隔穿孔的另一重要病因为梗阻性肥厚型心肌病术后，手术方式包括外科肥厚心肌切除术和经皮室间隔心肌消融术，手术可对室间隔本身造成不同程度损伤，均可能造成室间隔穿孔。

室间隔穿孔诊断标准：①体格检查：胸骨左缘第 4~5 肋间可闻及新出现的、响亮的全收缩期杂音，多伴有震颤；②超声心动图检查：室间隔回声连续中断，CDFI 显示由左向右分流；③左心室造影检查：室间隔穿孔处见造影剂从左心室向右心室分流。超声可及时对急性心肌梗死后并发室间隔穿孔做出诊断，对降低急性心肌梗死病死率有很重要的意义，可作为诊断急性心肌梗死并发室间隔穿孔的首选影像学检查方法。二维超声可以直接观察到穿孔的室间隔、室间隔梗死和室壁瘤。CDFI可观察到明显的室间隔缺损所致的异常左向右分流，往往呈以蓝色为主五彩镶嵌状。当左心室下壁心肌梗死后室间隔穿孔时，左心室短轴切面位于下壁与后间隔之间可见彩色血流穿过缺损口进入右心室。急性心肌梗死合并室间隔穿孔多数发生于前壁前间隔心肌梗死，少数见于下壁心肌梗死；穿孔部位多发生于室间隔心尖段，其次为室间隔中间段，常合并室壁瘤。穿孔大小各有不同；大多数仅有一个穿孔，也可为多发的；穿孔的形状可呈"隧道样"。本例室间隔穿孔患者患有广泛前壁心肌梗死，行冠状动脉球囊扩张术治疗效果欠佳，行超声心动图显示左心室前壁、前间隔心尖段室壁运动减低，左心室室间隔近心尖段穿孔，并合并室壁瘤形成。

室间隔穿孔治疗方式包括介入封堵治疗和外科治疗。介入封堵治疗是一种较外科开胸手术更为简便的方法，可以避免全身麻醉和体外循环，具有耗时短、创伤小等优点，但对术者操作水平要求高。介入封堵术治疗适用于单支或双支病变、冠状动脉支架植入术后晚发型穿孔、高龄、有外科禁忌证、外科治疗后残余瘘；而外科治疗适用于冠状动脉病变重需行搭桥手术、合并瓣膜疾病、大型室间隔穿孔、封堵器难以填塞（直径＞1.5 cm）、穿孔距瓣膜较近。本例患者室间隔心尖段穿孔最宽处约1.4 cm，距主动脉瓣三尖瓣较远，遂行室间隔穿孔心导管介入封堵术治疗，术后超声显示室间隔穿孔封堵器位置正常，对主动脉瓣及三尖瓣无影响，边缘见少量残余分流，室间隔水平分流量较术前明显减少。由于急性心肌梗死合并的室间隔穿孔多为不规则形，介入封堵后出现残余瘘可能性增大，而室间隔穿孔封堵术后由于所用封堵器选择不合适也可能出现残余分流。

总之，超声心动图不仅可明确室间隔穿孔的部位、大小、数目、判断梗死的范围及心功能，还可排除心肌梗死的其他并发症，为介入封堵术等治疗方式的选择和术后评估提供可靠依据。近年来，经食管超声引导下右心室入路封堵术治疗室间隔穿孔也在临床探索实践中，使超声医师临床工作面临新的机遇与挑战。

※ 鉴别诊断

◆ 乳头肌梗死合并二尖瓣关闭不全：二者往往有相同的病史，心尖区均可听到新近出现的粗糙收缩期杂音。乳头肌梗死在二维超声上可表现为乳头肌扁平缩小甚至断裂，或二尖瓣脱垂、关闭不全，CDFI显示二尖瓣口收缩期左心房侧可见反流信号。

◆ 肌部室间隔缺损：二者均可见室间隔肌部连续中断及收缩期左向右分流信号。心肌梗死合并室间隔穿孔往往有明确的急性心肌梗死的病史，局部心肌有变薄运动减弱，而

　　肌部室间隔缺损一般见于儿童，无心梗病史。

◆ 心脏破裂：二者一般均有心肌梗死的病史。心脏破裂患者二维超声可显示左心室壁变薄，局部见连续中断，周边见心包积液，甚至出现心包压塞，而室间隔穿孔一般无明显心包积液。

※ 小贴士

室间隔穿孔是心肌梗死的少见并发症，主要在四腔心切面和左心室心尖短轴切面观察，超声表现主要为左心室壁节段性变薄，室间隔局部连续中断，并可见该处左向右分流信号，随着介入封堵术的广泛开展，超声心动图的作用越来越大。

作者：彭　源
单位：华中科技大学同济医学院附属协和医院超声影像科

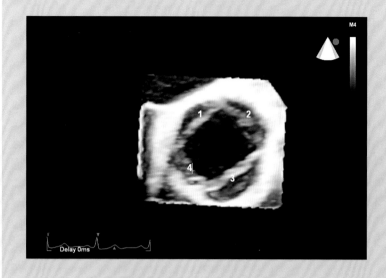

【第三章】

瓣膜病及人工瓣障碍

第一节　室间隔脓肿破入心腔误诊为主动脉窦瘤破入左心室

※ 病例摘要

基本信息　患者女性，43 岁。

主诉　胸闷 2 个月，加重 2 周。

现病史　2 个月前无明显诱因出现咳嗽、咳痰，痰呈粉红色，伴胸闷、气促等不适，当地医院就诊为肺炎，抗感染治疗后咳嗽、咳痰症状好转。2 周前胸闷症状加重，夜间不能平卧入睡，不伴胸痛、发热。为求进一步治疗来我院就诊。患者自起病以来，精神饮食尚可，睡眠欠佳，大小便正常，体力明显下降，体重无明显改变。

既往史　平素身体良好，否认高血压病、糖尿病及其他心脑血管病史。1995 年行剖腹产，2013 年行全结肠切除术。

个人史　无吸烟、饮酒史，否认药物及食物过敏史。

家族史　否认冠心病、高血压病、先天性心脏病家族史。

体格检查　体温 36.8℃，脉搏 95 次 / 分，呼吸 20 次 / 分，血压 118/64 mmHg。神志清楚，胸骨无畸形，心前区无隆起，心界不大，心率 95 次 / 分，心律齐，主动脉瓣第一、第二听诊区可闻及 Ⅱ / Ⅵ 级舒张期杂音，不伴震颤。胸前区听诊提示双肺呼吸音清，未闻及干、湿性啰音及胸膜摩擦音，腹软，触诊无明显异常，肝、脾肋下未触及，肾未触及。双下肢不肿，动脉搏动存在。

※ 初步诊断

胸闷待查。

※ 超声心动图

◆ 左心长轴切面及心尖五腔心切面：左心增大。主动脉根部见一囊袋样结构摆动于左室流出道与主动脉根部之间，囊袋舒张期膨大（3.2 cm × 1.6 cm），囊颈与右冠窦相通，囊体突入室间隔基底部和左室流出道，并经囊底 0.6 cm 的破口与左心室相通（图 3-1-1A），收缩期囊袋塌陷，摆动至主动脉根部（图 3-1-2A）。主动脉瓣结构显示不清，闭合时瓣口见 0.5 cm 的缝隙。CDFI：舒张期主动脉血流进入囊袋内，并经破口分流入左室流出道，分流峰速 4.7 m/s，压差 87 mmHg；收缩期主动脉根部射流加速，峰速 3.5 m/s；主动脉瓣大量反流；二尖瓣反流；三尖瓣中量反流（图 3-1-1B，

图 3-1-2B，图 3-1-3）。

◆ 大动脉短轴切面：主动脉瓣仍呈三叶样运动，右冠瓣受压，形态不清；囊颈毗邻左、
右冠瓣环（图 3-1-4）。

※ 超声提示

主动脉窦瘤破入左室流出道（部分突入室间隔），主动脉瓣重度关闭不全，二尖瓣重度关
闭不全，三尖瓣中度关闭不全。

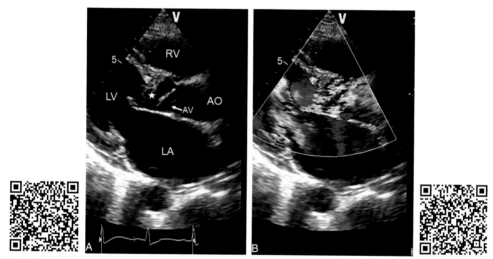

A. 舒张期囊袋（★）膨大，突入室间隔基底部与左室流出道，经底部破口与左心室相通，囊颈连于右冠窦，
主动脉瓣受压移位（箭头）；B. CDFI 显示主动脉血流舒张期进入囊袋，并经破口分流入左心室，主动脉瓣大
量反流（AO：主动脉；AV：主动脉瓣；LA：左心房；LV：左心室；RV：右心室）

图 3-1-1　左心室长轴切面

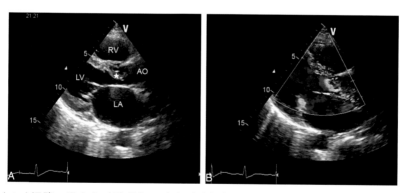

A. 收缩期囊袋（★）塌陷，进入主动脉根部，致主动脉根部梗阻；B. CDFI 显示主动脉根部收缩期射流加速，
二尖瓣反流（AO：主动脉；LA：左心房；LV：左心室；RV：右心室）

图 3-1-2　左心长轴切面

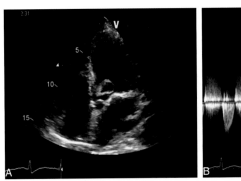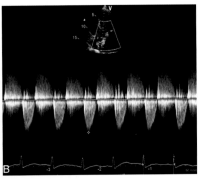

A. 囊袋舒张期脱入左室流出道；B. 连续多普勒显示收缩期主动脉根部梗阻，射流峰速 3.5 m/s；舒张期左室流出道内异常血流（含囊袋破口分流及主动脉瓣反流），峰速 4.7 m/s

图 3-1-3　心尖五腔心切面

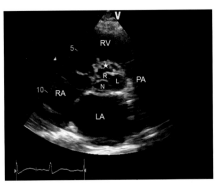

囊颈（★）毗邻左、右冠瓣环，右冠瓣受压变形（L：左冠瓣；LA：左心房；N：无冠瓣；PA：肺动脉；R：右冠瓣；RA：右心房；RV：右心室）

图 3-1-4　大动脉短轴切面

※ 其他辅助检查

◆ 心电图：窦性心动过速、r 波递增不良、ST-T 改变、左心室高电压。

◆ 胸部 X 线片：心影扩大，肺淤血。

◆ 血常规：血红蛋白 85 g/L，红细胞 4.05 T/L，血小板 299 g/L，白细胞 9.99 g/L，中性粒细胞（%）71.08%。尿、便常规正常。

◆ 生化检查：C 反应蛋白 23.20 mg/L ，抗链球菌溶血素 63.5 IU/ml，尿素氮 10.3 mmol/L，肌酐 77.3 μmol/L，γ- 谷氨酰转移酶 17 U/L，总胆红素 14.5 μmol/L，直接胆红素 7.3 μmol/L。血脂、血糖、血凝分析正常。

※ 治疗过程

2014 年 1 月 28 日患者在全麻体外循环心内直视下行心脏手术，术中见主动脉增宽，左心室稍大，主动脉瓣右冠瓣穿孔、赘生物形成，左、右冠瓣交界下方室间隔见脓肿形成，大小约 2 cm×3 cm，内见少许赘生物附着，脓肿穿至左心室，破口约 0.3 cm（图 3-1-5）。二、三尖瓣未见明显赘生物，关闭不全。遂行主动脉瓣置换 + 室间隔穿孔修补 + 赘生物清除 + 二、三尖瓣整形术，剪除病变的主动脉瓣，清除脓肿，4/0 propene 线间断缝合 +Dacron 补片修补室间隔穿孔左心室侧，4/0 propene 线褥式缝合关闭穿孔右心室侧，间断缝合置入 SJM 人工瓣，2/0 编织线间断缝合 + 人工瓣环环缩二尖瓣瓣环，2/0 编织线间断缝合 +MC3 环环缩三尖瓣瓣环，手术过程顺利。术后患者恢复良好，术后 15 天超声检查显示主动脉瓣人工瓣功能良好，二、三尖瓣功能良好，室间隔补片水平无异常，于术后 21 天治愈出院。

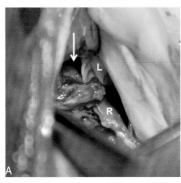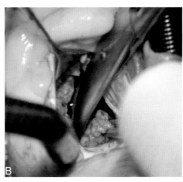

A. 左、右冠瓣交界下方室间隔见脓肿形成，脓肿底部见破口（箭头）与左心室相通；B. 正在切除主动脉瓣及脓肿壁，可见脓肿内壁"菜花状"赘生物附着（L：左冠瓣；R：右冠瓣）

图 3-1-5　术中所见

※ 临床诊断

感染性心内膜炎：室间隔脓肿形成并穿孔，主动脉瓣赘生物形成并关闭不全，二尖瓣关闭不全，三尖瓣关闭不全。

※ 分析讨论

瓣周脓肿是感染性心内膜炎的严重并发症之一，是瓣膜感染未得到有效控制，向瓣周发展后侵犯瓣环及瓣周组织所致。常见于金葡菌和肠球菌感染，由草绿色链球菌和其他毒力弱的致病菌所致者较少见。自体瓣膜感染导致脓肿的发生率为 10%~40%，常发生于主动脉瓣，二尖瓣的瓣周脓肿相对少见，这与主动脉瓣承受的压力最大有关。主动脉瓣及瓣环的形态学异常（常见于二叶式主动脉瓣）可增加其对感染的易感性。人工瓣膜感染时，脓肿的早期发生率可高达 56%~100%，与其表面心内膜覆盖不全有关。

从脓肿的发生发展来看，瓣环感染影响周围组织，导致化脓、坏疽，形成脓腔。坏死薄弱的心肌组织破溃，可形成心血管腔内异常交通（窦道），引起严重的血流动力学紊乱，增加充血性心力衰竭的发生率，甚至破入心包引起急性心包压塞，危及患者生命。如动脉管壁或心肌壁破裂，血液外溢被局部周围纤维组织包裹，形成囊性搏动性血肿，即形成假性动脉瘤、假性房壁瘤或室壁瘤。

国内任崇雷等将主动脉瓣周脓肿分为 4 种病理解剖类型。

◆ 单纯脓肿型：表现为主动脉瓣周包含脓性物质的坏死区域，没有与心血管腔相交通。

◆ 心内腔室瘘型：表现为主动脉瓣周脓肿穿透至其他心内腔室，形成异常交通。本例患者即为此型。

◆ 假性动脉瘤样型：表现为与心血管腔相交通的主动脉瓣周腔或洞，形成瓣环下假性动脉瘤样改变或瓣环上的假性动脉瘤。

◆ 主动脉左心室离断型：定义为主动脉瓣周脓肿所致的主动脉与左心室之间的分离超过其周长的 1/3。

4 种表现可单独存在，也可 2 种或 2 种以上表现共存。单纯脓肿型和主动脉左心室离断型多为活动性心内膜炎，感染表现较重。而假性动脉瘤样型由于血液的冲击、洗刷，腔内多光滑，有血管破裂风险。心内腔室瘘型表现为心内分流、反流，易导致心功能不全。

从脓肿的发生部位和累及范围看，主动脉瓣周脓肿可位于主动脉瓣环上，也可在瓣环下，亦可瓣环上和瓣环下共存。根据瓣周毗邻解剖，累及左冠瓣及无冠瓣者，感染通常沿主动脉瓣及二尖瓣之间的纤维组织（左纤维三角）扩散，在二尖瓣前叶基底部形成感染或脓肿，也可沿主动脉与左心房之间的组织间隙或房间隔扩散。脓肿可破溃入主动脉、左心室或左心房；右冠瓣感染者，通常沿主动脉根部扩散至膜部及肌部室间隔，脓肿可破溃入右室或左室流出道。

主动脉瓣周脓肿的诊断主要依靠超声心动图检查。超声可以明确脓肿的位置、大小等，并发现特征性的瓣膜赘生物、穿孔、瓣膜反流等其他感染性心内膜炎征象。二维超声心动图显示瓣周脓肿表现为主动脉瓣周组织内大小不等、形态各异的无回声区或低弱回声区，内壁不光整，非瓣周正常腔室结构，与心腔、动脉不相通，病变周围常见赘生物附着。如合并心肌脓肿，无回声腔隙可延伸入毗邻心肌内。CDFI 显示异常无 / 低回声区内无血流信号、瓣膜穿孔及反流。脓肿破溃时，表现为包裹性的无回声腔隙与心腔或血管腔相交通，形成心内瘘管或窦道。CDFI 显示主动脉血流经心肌或血管壁破口进入包裹性腔隙，并充盈其中，如同时破入心腔，可见包裹性腔隙内血流进一步分流入心腔内。假性动脉瘤 / 假性室壁瘤 / 房壁瘤形成时，表现为膨出于心外的、颈窄、腹深的动脉瘤 / 室壁瘤 / 房壁瘤 / 样结构，瘤壁厚薄不均，CDFI 显示瘤体内血流经窄颈与主动脉腔 / 心腔相通。

本例患者为右冠瓣感染沿主动脉根部扩散至膜周室间隔，形成室间隔脓肿，脓肿破溃导致主动脉 - 左心室窦道。超声检查者也注意到了室间隔的受累，但仍误诊为主动脉窦瘤破入左心室，分析原因如下。①超声检查时患者的临床感染症状不典型，无发热、寒战、关节疼痛、皮肤淤点、淤斑等表现，生化检查白细胞 9.99 g/L，为临界高值（正常值 4~10 g/L），中性粒细胞百分比为 71.08%，呈轻度增高（正常值＜ 70%）。但如能详细询问病史，可追溯 2 个月前曾发生肺炎，这种不典型表现应与前期抗感染治疗有关。②患者超声图像上未能发现典型瓣膜赘生物，这也是感染被忽视的另一个重要原因。手术证实主动脉瓣右冠瓣赘生物形成并穿孔、脓肿内壁赘生物，事后分析超声漏诊赘生物可能与赘生物呈"粟粒状"，体积较小容易忽略，右冠瓣受压推移，瓣叶显示不清有关。③本例患者的血流动力学、超声图像特征与主动脉窦瘤破入左心室有诸多相似之处，均表现为主动脉根部的囊袋样结构，分别与主动脉根部和左心室相通，囊袋有形变和动度，且合并主动脉瓣受压移位和关闭不全。但仔细观察超声图像，可见囊壁厚薄不均，凸凹不平（图 3-1-1），囊壁由室间隔组织构成，而主动脉窦瘤的囊壁纤细、菲薄、均一，极少同时膨入左心室和室间隔，应可资鉴别。

瓣周脓肿向上累及主动脉时，还应与主动脉根部夹层鉴别。瓣周脓肿向上累及主动脉时表现为主动脉根部局限性壁内囊肿，向下可追溯至瓣周组织甚至室间隔，且伴有临床发热、瓣膜赘生物、穿孔等典型感染表现，而主动脉夹层患者常有高血压病史，主动脉受累范围较前者更为广泛，主动脉腔内可见撕裂的内膜片漂浮，血流显像可见一明一暗的真假两腔，瓣周组织和室间隔无异常。

感染性心内膜炎合并主动脉瓣周脓肿手术治疗的主要原则是彻底清除感染病灶，妥善处理主动脉瓣及瓣周病变，应用有效的抗生素抗感染与预防再感染。具体包括脓腔的充分引流、彻底清除坏死组织、受损主动脉瓣环的重建及采用合适的移植物行根部替换（如 Bentall 术）等。

※ 小贴士

超声心动图可发现感染性心内膜炎患者的心内赘生物及其他并发症，从而成为疾病诊断、预后评估及指导临床及手术治疗的首选方法。超声检查时，应仔细探查受高速血流冲击或畸形狭窄的瓣膜有无赘生物附着，发现受累瓣叶的瓣周组织增厚、呈低回声或无回声改变时，要考虑瓣周脓肿的可能。超声心动图可清晰显示瓣膜受累、瓣周损害程度及脓腔与心血管腔的交通情况。经胸超声心动图不能明确者，可进一步行经食管超声心动图检查以提高诊断的准确性。对于表现为假性动脉瘤样型和心内腔室瘘型的患者，可进一步行心血管 CT 三维重建，有助于术者在术前对于主动脉瓣周脓肿的病理表现及周围解剖关系有一个较直观的三维解剖认识。

作者：杨亚利
单位：华中科技大学同济医学院附属协和医院超声影像科

第二节 主动脉瓣先天性畸形

┃病例 1┃ 主动脉瓣先天性四瓣化畸形

※ 病例摘要

基本信息 患者男性，44 岁。

主诉 因"发现心脏瓣膜病 5 个月"入院。

现病史 患者于 2016 年 10 月外院体检，心电图提示心脏供血不足，自觉无明显不适，未行其他检查及治疗，嘱半年后复查。于 2017 年 3 月外院心脏彩超提示主动脉瓣重度反流，二尖瓣轻度反流，左心室扩大。给予药物治疗（具体不详），自觉服药后头晕，量血压降至约 90/60 mmHg，自行停药。近 1 个月来，患者自觉偶尔心前区针刺样疼痛，偶尔心慌，不伴头晕，心悸，余无特殊不适。为求进一步诊治来我院就诊，以"心脏瓣膜病"收治入院。

既往史 否定高血压病、糖尿病、高脂血症、传染病等病史。

家族史 否认冠心病、高血压病、先天性心脏病等家族史。

体格检查 体温 36.8℃，脉搏 80 次/分，呼吸 20 次/分，血压 108/70 mmHg。神志清楚，双肺呼吸音清晰，未闻及干、湿性啰音。心律齐，心音强，主动脉听诊区可闻及 Ⅱ~Ⅲ/Ⅵ级舒张期杂音。腹平软，无压痛，反跳痛，肠鸣音正常，足背动脉搏动可，双下肢无水肿。

※ 初步诊断

心脏瓣膜病：主动脉瓣重度关闭不全。

※ 超声心动图

◆ 经胸二维超声：升主动脉增宽，主动脉瓣为前、后、左、右四叶瓣，其中右瓣和后瓣增厚，回声增强，瓣叶交界处稍粘连、钙化，瓣叶开放可，闭合不佳。主动脉瓣瓣环径约 2.2 cm。左、右冠状动脉起始位置正常。左心室增大，余房室腔未见增大（图 3-2-1A）。

◆ 多普勒超声：主动脉瓣口收缩期射流未见明显加速，峰速 1.6 m/s，舒张期左室流出道侧见大量反流信号，反流峰速 5.0 m/s，压差 101 mmHg（图 3-2-1B，图 3-2-1C）。

◆ 经食管超声：主动脉瓣呈四瓣，收缩期瓣膜开放呈正方形，犹如一枚古代铜钱，舒张期瓣膜关闭，呈"X 形"，主动脉瓣叶联合处附着点呈 4 个（图 3-2-2）。

◆ 三维经食管超声：大动脉短轴切面显示舒张期主动脉瓣关闭呈四叶瓣形态，收缩期主动脉瓣开放呈"方形"（图 3-2-3）。

※ 超声提示

主动脉瓣四瓣化畸形并重度关闭不全。

※ 其他辅助检查

◆ 心电图：窦性心律，正常心电图。

◆ 胸部（心脏）侧位 X 线片：双肺野清晰，双肺门阴影不大，心影大小、形态未见异常，双膈面光滑，双肋膈角锐利。

◆ 全主动脉 CTA：主动脉未见明显斑块与狭窄，未见明显异常扩张，未见明显夹层征象；主动脉瓣呈四瓣化畸形。左、右冠状动脉可见对比剂充盈。头臂干、左颈总动脉近段及左锁骨下动脉未见明显狭窄。腹腔干、肠系膜上、下动脉及双肾动脉未见明显管腔狭窄。

◆ 血常规：无特殊。

※ 治疗及病理

◆ 患者行"主动脉瓣置换术"。术中见主动脉壁薄，有钙化斑，主动脉瓣呈四瓣化，瓣叶脱垂，闭合不良（图 3-2-4）。

◆ 病理检查：(主动脉瓣)慢性心脏瓣膜病（图 3-2-5）。

※ 临床诊断

主动脉瓣四瓣化畸形并重度关闭不全。

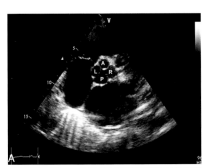
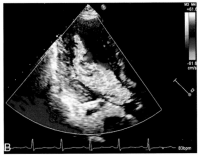

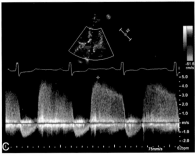

A. 二维超声心动图大动脉短轴切面显示主动脉瓣呈四叶瓣，舒张期关闭时呈"X 形"；B. CDFI 显示心尖左心室长轴切面主动脉瓣口舒张期左室流出道侧见大量反流信号；C. 连续多普勒显示主动脉瓣口收缩期射流无明显加速，峰速 1.6 m/s，舒张期见大量反流，反流峰速 5.0 m/s，压差 101 mmHg

图 3-2-1 主动脉瓣四瓣化经胸超声心动图

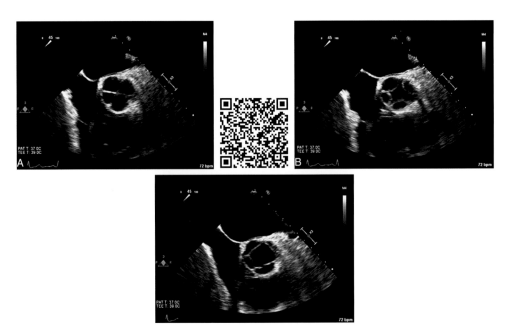

A.大动脉短轴切面显示舒张末期主动脉瓣关闭，呈"X形"，主动脉瓣叶联合处附着点呈 4 个；B.大动脉短轴切面显示收缩早期主动脉瓣半开放，呈四叶瓣形；C.大动脉短轴切面显示收缩末期主动脉瓣开放呈正方形，犹如一枚古代铜钱

图 3-2-2　主动脉瓣四瓣化畸形经食管超声心动图

A.舒张末期主动脉瓣关闭呈四叶瓣形；B.收缩末期主动脉瓣开放呈"方形"

图 3-2-3　主动脉瓣四瓣化畸形三维经食管超声心动图

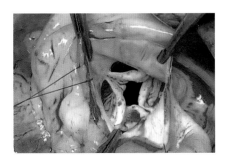

图 3-2-4　术中所见：证实主动脉瓣为四叶瓣畸形

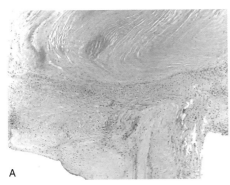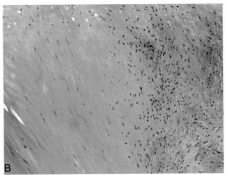

术后对病变主动脉瓣行病理检查，镜下显示主动脉瓣呈慢性心脏瓣膜病变（HE 染色：A.×40；B.×100）

图 3-2-5　病理照片

病例2　主动脉瓣先天性二瓣化畸形

※ 病例摘要

基本信息　患者女性，35 岁。

主诉　发现主动脉瓣关闭不全 2 年。

现病史　患者于 2 年前无明显诱因出现心悸，黑矇，无胸痛，咳嗽，当地医院诊断为房颤；主动脉瓣二瓣化畸形，主动脉瓣关闭不全（轻到中度反流）；未行特殊处理。后病情逐渐加重，出现胸闷，不能平卧，偶有心悸、黑矇，冬季为甚，当地医院 B 超示：主动脉瓣重度反流。患者长期服用养心氏片。为求进一步诊治来我院就诊，门诊以"主动脉瓣关闭不全"收入我院。

既往史　否定高血压病、糖尿病、高脂血症、传染病等病史。

家族史　否认冠心病、高血压病、先天性心脏病等家族史。

体格检查　体温 36.2℃，脉搏 90 次 / 分，呼吸 20 次 / 分，血压 128/89 mmHg。神志清楚，双肺呼吸音清晰，未闻及干、湿性啰音。心律齐，心音强，主动脉听诊区可闻及Ⅱ~Ⅲ / Ⅵ级舒张期杂音。腹平软，无压痛，反跳痛，肠鸣音正常，足背动脉搏动可，双下肢无水肿。

※ 初步诊断

心脏瓣膜病：主动脉瓣关闭不全。

※ 超声心动图

◆ 经胸超声：升主动脉增宽，主动脉瓣增厚，回声增强，呈左前、右后两叶样运动，瓣叶开放稍受限，舒张期右冠瓣稍脱向左室流出道侧，超瓣环连线水平，瓣叶对和不良。主动脉瓣瓣环径约 2.3 cm。左心室增大，余房室腔未见增大（图 3-2-6）。

◆ 多普勒超声：主动脉瓣口收缩期射流未见明显加速，峰速 2.0 m/s，舒张期左室流出道侧见大量反流信号，反流峰速 4.8 m/s，压差 95 mmHg（图 3-2-7）。

◆ 经食管超声：主动脉瓣呈二瓣，收缩期瓣膜开放呈"鱼口形"，舒张末期瓣膜关闭，呈
"一形"，主动脉瓣叶联合处附着点呈两个（图 3-2-8）。

◆ 三维经食管超声：大动脉短轴切面显示收缩期瓣膜开放，呈"鱼口样"，舒张期瓣膜关
闭呈"一形"（图 3-2-9）。

※ 超声提示

主动脉瓣二瓣化畸形并重度关闭不全。

※ 其他辅助检查

◆ 实验室检查：无特殊。

◆ 心电图：窦性心律，正常心电图。

◆ 胸部（心脏）侧位 X 线片：双肺野清晰，双肺门阴影不大，心影大小、形态未见异常，
双膈面光滑，双肋膈角锐利。

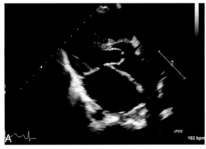
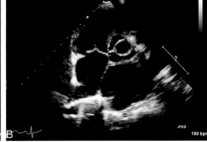

A. 胸骨旁左心长轴切面显示主动脉瓣增厚，回声增强，收缩期开放间距减小，呈"拱形"；B. 胸骨旁大动脉短
轴切面显示收缩期主动脉瓣呈前、后两叶样，开放呈"鱼口状"

图 3-2-6　主动脉瓣二瓣化畸形经胸二维超声心动图

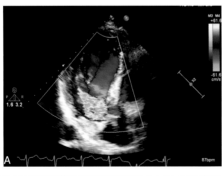
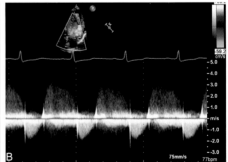

A. CDFI 显示主动脉瓣口舒张期左室流出道侧见大量反流信号；B. 连续多普勒显示主动脉瓣口收缩期射流未见
明显加速，舒张期见反流频谱信号

图 3-2-7　主动脉瓣二瓣化畸形经胸多普勒超声心动图

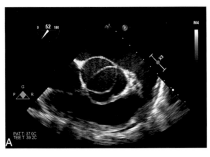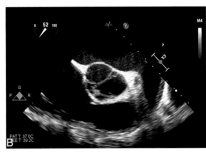

A. 大动脉短轴切面显示主动脉瓣增厚，回声增强，收缩期瓣叶呈"两叶样"开放；B. 大动脉短轴切面显示舒张期主动脉瓣关闭，呈"一形"

图 3-2-8　主动脉瓣二瓣化畸形经食管超声心动图

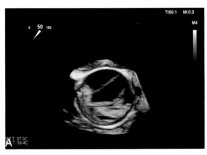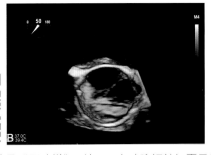

A. 大动脉短轴切面显示主动脉瓣增厚，回声增强，收缩期瓣叶呈"两叶样"开放；B. 大动脉短轴切面显示舒张期主动脉瓣关闭，呈"一形"

图 3-2-9　主动脉瓣二瓣化畸形经食管三维超声心动图

※ 治疗及病理

◆ 患者行主动脉瓣置换术，术中可见升主动脉稍粗，主动脉瓣呈二瓣化畸形改变，瓣叶增厚变硬，致主动脉瓣脱垂并重度关闭不全（图 3-2-10）。

◆ 病理检查：（主动脉瓣）慢性心脏瓣膜病（图 3-2-11）。

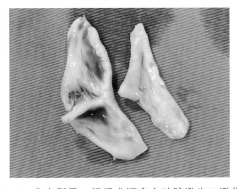

图 3-2-10　术中所见：经手术证实主动脉瓣为二瓣化畸形

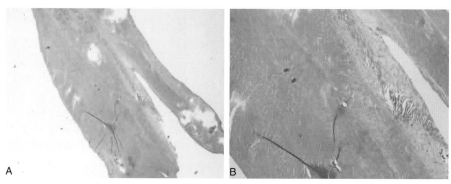

术后对病变主动脉瓣行病理检查，镜下显示主动脉瓣呈慢性心脏瓣膜病变（HE 染色：A.×40；B.×100）

图 3-2-11　病理照片

※ 临床诊断

主动脉瓣二瓣化畸形并重度关闭不全。

※ 分析讨论

主动脉瓣先天性畸形系胚胎期瓣膜发育障碍所致，畸形瓣叶可出现数量异常，一般不伴有主动脉瓣环发育不良，是比较少见的先天性疾患，约占先天性心脏病的 2%。根据主动脉畸形瓣叶数量，瓣叶可分为单叶瓣、二叶瓣、三叶瓣及四叶瓣畸形等不同类型，其中单叶瓣畸形少见，而二叶瓣畸形最常见。

※ 病理解剖与分型

◆ 单瓣叶主动脉瓣畸形（unicuspid aortic valve，UAV）：即整个主动脉瓣未分叶，形成一个完整的主动脉瓣膜，瓣口多很狭小，对血流动力学影响明显，系新生儿严重主动脉瓣狭窄病变的最常见病因，亦是 1 岁内患儿最常见的致命性畸形。单叶分为 2 种类型。①单交界型：常见，交界处瓣膜一侧与主动脉壁粘连，形成一个偏心性狭小的孔道，瓣叶增厚，活动度差，可合并关闭不全；②无交界型：瓣膜一般为"拱顶状"，只有一个瓣叶，没有交界处，瓣口可在整个瓣膜中心或稍偏离中心部位，瓣口多很狭小或呈"裂隙状"。单瓣叶主动脉瓣畸形常可合并主动脉瓣关闭不全、主动脉瘤、主动脉缩窄、主动脉夹层、动脉导管未闭等其他心内畸形。

◆ 二瓣叶主动脉瓣畸形（bicuspid aortic valve，BAV）：是最常见的先天性主动脉瓣畸形，约占 70%。成年后容易受风湿病的侵犯。胚胎发育时，正常三叶瓣被二叶瓣取代，二瓣叶可等大或不等大。多为右冠瓣与左冠瓣交界处融合，形成大的前瓣，此型占 80%，冠状动脉均起自前瓣；20% 见于右冠瓣与无冠瓣交界处融合，形成大左小右排列的二叶瓣，此型的冠状动脉分别起自两个瓣叶。左冠瓣与无冠瓣融合极为罕见。

◆ 三瓣叶主动脉瓣畸形（tricuspid aortic valve，TAV）：是较常见的先天性主动脉瓣畸形，约占30%。主动脉瓣由三个增厚的瓣叶组成，每个瓣叶的大小相似，通常三个瓣叶交界的边缘部分互相粘连融合，中央部分向升主动脉隆起呈"拱顶状"，圆顶的中心即为狭小瓣口，导致主动脉瓣狭窄。

◆ 四瓣叶主动脉瓣畸形（quadricuspid aortic valve，QAV）：甚为罕见，四个瓣叶可能大小相似，或一个瓣叶较其他三个瓣叶小。四叶型主动脉瓣一般功能正常，不引起瓣口狭窄症状。但当四叶瓣大小不等时，跨瓣血流的负荷分布不相同，瓣叶承受涡流的冲击可发生纤维化、黏液变性或钙化，交界亦可粘连。这种长期不均衡的血液冲击力可造成瓣叶结构损伤，尤其存在较小的附瓣时，由于瓣膜缘卷曲，关闭缘达不到中心部位，必然引起主动脉瓣关闭不全。同时瓣叶游离缘也可能伴有变厚、硬化和钙化，导致主动脉瓣狭窄。

※ 血流动力学改变

◆ 单瓣化畸形由婴幼儿开始可以随着病程进展发生具有血流动力学意义的狭窄和关闭不全；其他主动脉瓣畸形患者早年（幼年时）瓣膜功能相对正常，无明显血流动力学改变；出现瓣膜功能障碍时，婴幼儿多表现为主动脉瓣狭窄，而年长儿童和青少年常为主动脉瓣关闭不全。

◆ 瓣膜功能障碍如以狭窄为主，则发生左心室阻力性负荷过重的表现，即左心室排血受阻，引起左心室心肌不同程度的向心性肥厚，左心室腔相对减小，左心室舒张末压增高，严重者可出现心排血量减少，冠状动脉缺血，心前区疼痛，外周缺血，收缩压低，脑供血不足等症状。升主动脉狭窄后扩张可延伸至主动脉弓。如以关闭不全为主，则产生左心室容量负荷过重，心室舒张末期容量代偿增加，左心室进行性扩大和肥厚。晚期心室收缩功能降低。二者均较轻时，可无明显血流动力学改变。

超声心动图表现

根据主动脉瓣畸形瓣叶数量不同，其超声表现有相同与不同之处。

◆ M 型超声

（1）正常主动脉瓣开放呈"六边形盒子状"，关闭线位于两主动脉壁回声线的中央。

单瓣化畸形显示为主动脉壁间的带状回声，活动度小。无正常瓣叶的开放与关闭运动曲线。二瓣化畸形因瓣叶不对称而使主动脉瓣关闭线偏向一侧，偏心指数（动脉根部半径/主动脉瓣关闭线至主动脉壁最近距离）> 1.5，M 型超声诊断符合率为75%。三瓣叶畸形主动脉瓣开放仍呈"六边形盒子状"，但其关闭线可偏心。四瓣叶主动脉瓣开放时呈"四边形状"。

（2）瓣叶回声增厚者可能伴有主动脉瓣狭窄。

（3）升主动脉内径可扩张。

（4）左心室壁有不同程度对称性肥厚，心脏相对减小。室壁运动幅度正常或普遍增强。

（5）合并主动脉瓣关闭不全者，左心房、左心室增大。

◆ 二维超声

直接征象

（1）单瓣叶主动脉瓣畸形：胸骨旁左心室长轴切面显示收缩期瓣叶开放呈"圆顶帐篷样"突向主动脉腔，顶端小孔开放，瓣尖悬于腔中，瓣叶呈弧形凸面向主动脉壁，舒张期移向瓣环处或突向左室流出道。胸骨旁主动脉短轴切面显示收缩期瓣膜开放形态似为重叠的环，环的边缘可在中心或偏心，舒张期瓣膜关闭时关闭线形似逗号，未见分割瓣叶的交界线。主动脉瓣增厚，回声增强，可见不同程度钙化。运动幅度小或瓣叶固定不动。可伴瓣环狭小或瓣叶关闭不全。

（2）二瓣叶主动脉瓣畸形：胸骨旁大动脉短轴切面示收缩期瓣口开放呈"鱼口状"。舒张期正常主动脉三叶瓣的"Y"字形关闭线消失，关闭线呈"一"字形或呈"I"字形。关闭线常偏向一侧。瓣叶增厚，回声增强。胸骨旁主动脉根部长轴及短轴切面于收缩期均可显示二瓣叶开放间距变小。

（3）三瓣叶主动脉瓣畸形：胸骨旁左心室长轴切面显示主动脉瓣开放时虽呈拱形，但瓣叶的一侧边缘不贴近主动脉壁。胸骨旁大动脉短轴切面显示主动脉瓣开放时呈圆形，狭窄较重时呈三角形，关闭线呈"Y"字形。瓣叶增厚，回声增强。

（4）四瓣叶主动脉瓣畸形：胸骨旁左心室长轴切面显示收缩期开放瓣口呈拱形，轻度偏心，胸骨旁主动脉短轴切面显示主动脉瓣瓣叶为四叶，收缩期瓣叶开放呈方形，舒张期关闭时呈"田"字形。

间接征象

（1）伴狭窄者可显示升主动脉内径自瓣上不同程度扩大，可延伸至主动脉弓。左心室壁有不同程度对称型肥厚，心脏内腔相对减小。室壁运动幅度正常或普遍增强。

（2）伴关闭不全者可显示瓣叶关闭出现间隙，伴有左心室扩大。

◆ 多普勒超声：伴主动脉瓣狭窄时，于心尖或胸骨旁五腔心切面显示收缩期通过主动脉瓣口血流信号变细，瓣上主动脉内呈以蓝色为主的彩色湍流；伴主动脉瓣关闭不全时，舒张期有来自瓣口的以红色为主的彩色湍流信号，反流束偏心，可朝向二尖瓣前叶行走或朝向室间隔。

◆ 三维超声：三维超声心动图可多方位直观显示主动脉瓣叶的瓣叶数目、厚度、活动状态及瓣膜的周邻关系，评价瓣口的血流动力学改变，为外科手术提供更准确的细节信息。

◆ 经食管超声：经食管超声心动图能更为清楚的显示主动脉瓣的解剖结构，包括瓣叶数目、大小、厚度、活动度及升主动脉和左室流出道的解剖结构，使超声对先天性主动脉瓣畸形的评价更为准确可靠。特别当患者肥胖、肋间隙狭窄及肺气过多等影响经胸超声心动图对主动脉瓣评估时，更推荐经食管超声心动图。

※ 鉴别诊断

◆ 先天性主动脉瓣发育畸形和风湿性心脏瓣膜病引起的主动脉瓣膜损害：二者在临床症状和体征方面无明显差异，易误诊。除根据年龄、发病时间及病史进行鉴别外，超声心动图是明确诊断和判断瓣膜功能障碍程度的重要检查方法。

◆ 二瓣叶与三瓣叶：当二瓣叶有明显中央嵴或超声切面没有探及瓣膜真正附着点时，易误认为三条或四条关闭线，与三瓣叶畸形难以鉴别，造成假阴性诊断，应强调多切面探查。

◆ 主动脉瓣脱垂与二瓣化主动脉瓣畸形：主动脉瓣脱垂者可产生主动脉瓣关闭线偏心，易造成二瓣化假阳性。

※ 小贴士

◆ 经胸超声心动图是诊断主动脉瓣畸形的首选检查方法。当胸骨旁左心室长轴切面显示收缩期主动脉瓣开放时瓣叶不能完全贴壁，舒张期瓣叶关闭点偏心，伴瓣叶脱垂，或CDFI显示主动脉瓣存在狭窄或反流时，均应想到合并主动脉瓣叶畸形可能，此时应重点观察主动脉瓣叶数目，谨防漏诊。观察主动脉瓣叶数目及形态的最佳切面为胸骨旁大动脉短轴切面，若患者胸骨旁图像显示不理想，可尝试剑突下大动脉短轴切面。

◆ 与经胸超声心动图相比，经食管超声心动图对主动脉瓣畸形的诊断具有更高的准确性。其优势如下。①由于避免了肺气及肋骨的影响，在食管中段主动脉短轴切面对主动脉瓣叶的显示非常清晰，可准确提供瓣叶数目及形态信息。②准确定量瓣膜功能：经食管超声心动图的CDFI和频谱多普勒更敏感，对跨瓣压差、反流束近端宽度和反流面积的测量更准确，从而弥补了经胸超声心动图的不足。③升主动脉病变的准确判断：经食管超声心动图食管中段升主动脉长轴切面对升主动脉病变范围及程度的显示明显优于经胸超声心动图。

◆ 值得一提的是：首先，主动脉瓣畸形时瓣叶交界位置和数目一般均有变化，畸形瓣膜相互粘连可形成假交界，需仔细甄别；其次，在高龄患者中当退行性病变导致瓣膜钙化较明显时，一定要注意其基础病变可能就是瓣叶畸形，必要时可行经食管超声心动图检查；第三，当三叶瓣畸形而交界位置基本正常时，因瓣叶过长形成卷曲易被误诊为赘生物形成，需仔细鉴别。

作者：张　静
单位：华中科技大学同济医学院附属协和医院超声影像科

第三节 感染性心内膜炎合并主动脉瓣周脓肿

※ 病例摘要

基本信息 患者男性，48岁。

主诉 胸闷、胸痛1个多月。

现病史 1个月前患者无明显诱因出现胸闷、胸痛，休息后缓解，伴大汗淋漓，四肢乏力，无恶心呕吐，无咳嗽、咳痰等不适。2天前于外院检查发现"主动脉瓣钙化，右冠窦瘤形成，右冠瓣脱垂并关闭不全"，未行特殊治疗，为求诊治，来我院门诊，以"右冠窦瘤，主动脉瓣关闭不全"收入院。

既往史 否定高血压病、糖尿病、高脂血症、传染病等病史。

家族史 否认冠心病、高血压病、先天性心脏病等家族史。

体格检查 体温36.8℃，脉搏70次/分，呼吸20次/分，血压114/65 mmHg。神志清楚，双肺呼吸音清晰，未闻及干、湿性啰音。心律齐，可闻及舒张期Ⅲ/Ⅵ杂音。腹平软，无压痛，反跳痛，肠鸣音正常，足背动脉搏动可，双下肢无水肿。

※ 初步诊断

心脏瓣膜病：主动脉瓣关闭不全。

※ 超声心动图

◆ 二维超声：升主动脉增宽，主动脉瓣增厚，回声增强，瓣叶显示欠清，似呈左、右两叶样运动，瓣叶上见数个强回声团附着，其中一个大小约2.0 cm×1.0 cm（图3-3-1），随心动周期来回摆动，大动脉短轴切面主动脉右冠窦位置见一大小约2.0 cm×1.9 cm的无回声区，凸向右室流出道侧，形态及大小随心动周期未见明显变化，通过1.0 cm的孔洞与主动脉相通（图3-3-2）。主动脉瓣叶开放受限，闭合不良。

◆ 多普勒超声：主动脉瓣口收缩期射流加速，峰速3.2 m/s，压差40 mmHg，舒张期见大量反流信号（图3-3-3）；二尖瓣口收缩期见少至中量反流信号。

※ 超声提示

◆ 主动脉瓣重度关闭不全并轻度狭窄（主动脉瓣二瓣化畸形可能）。

◆ 主动脉瓣赘生物形成；主动脉右冠窦处见无回声区，考虑为瓣周脓肿形成可能，右冠窦瘤形成不排除。

◆ 二、三尖瓣轻至中度关闭不全。

※ 辅助检查

- 胸部（心脏）侧位 X 线片：①双肺纹理增粗模糊，肺门血管影较饱满，考虑肺血增多表现；②右侧叶间裂稍增厚，侧位片胸膜下见间隔线影，考虑间质性病变（间质性肺水肿？）；③心影增大（图 3-3-4）。

- 血常规：白细胞 6.98 g/L；中性粒细胞 5.76 g/L；淋巴细胞 0.61 g/L；单核细胞 0.35 g/L；嗜酸性细胞 0.24 g/L；嗜碱性细胞 0.01 g/L；中性粒细胞（%）82.57%（↑）；淋巴细胞（%）8.8%；单核细胞（%）5.02%；嗜酸性细胞（%）3.49%；嗜碱性细胞（%）0.14%；红细胞 4.17 T/L；血红蛋白 90 g/L；血小板 153 g/L。

- 心肌酶：天门冬氨酸氨基转移酶 37 U/L；CK-MB1.4 ng/ml；TNI8 16.2 pg/ml（↑）；肌酸激酶 157 U/L；乳酸脱氢酶 317 U/L（↑）。

※ 治疗及病理

- 手术治疗过程：患者在全麻体外循环下行主动脉瓣置换 + 赘生物清除 + 右冠瓣下脓肿修补 + 二尖瓣探查术。术中主要病理所见：主动脉瓣二瓣化，钙化、僵直、赘生物附着，重度关闭不全伴狭窄，右冠瓣下脓肿灶形成，内有大量赘生物（图 3-3-5）。术者经主动脉切口切除病变主动脉瓣，清除瓣周赘生物及右冠瓣下脓肿灶，稀释活力碘消毒，大量生理盐水冲洗脓肿灶，5/0 propene 线上牛心包连续缝合修补脓肿灶。2/0 propene 连续缝合置入人工机械瓣，检查瓣叶开闭良好。术后诊断为主动脉右冠瓣处瓣周脓肿；主动脉瓣重度关闭不全并狭窄。

- 病理表现：心脏瓣膜大量钙化伴赘生物形成，符合感染性心内膜炎表现（图 3-3-6）。

※ 临床诊断

主动脉右冠窦瓣周脓肿；主动脉瓣赘生物形成；主动脉瓣二瓣化畸形并重度关闭不全。

※ 分析讨论

感染性心内膜炎（infective endocarditis，IE）是指心内膜表面存在微生物感染的一种状态。其特征性病变为含有血小板、纤维蛋白及丰富的微生物和炎性细胞，大小不等、形态不一的赘生物。心脏瓣膜最常受累，但也可累及间隔缺损处、腱索或心内膜面。IE 分为急性和亚急性两类。急性心内膜炎（acute endocarditis）是指具有明显的中毒症状、于几天或几周内出现瓣膜破坏，且感染能转移至其他部位者；而亚急性感染性心内膜炎（subacute infective endocarditis）是指于几周或几个月内缓慢起病、中毒症状轻、感染很少能转移至其他部位者。

IE 患者往往都有其易感基础心脏病存在，以风湿性心瓣膜病和先天性心脏病多见。其次见于瓣膜脱垂、退行性变、静脉毒品滥用者及心血管创伤性检查后等（本例患者基础心脏病变

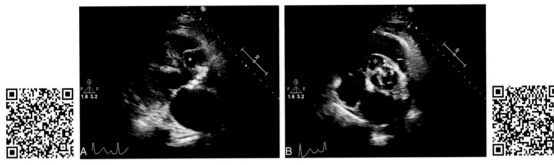

A.胸骨旁左心室长轴切面显示主动脉瓣增厚，回声增强，瓣叶上见数个强回声团附着（箭头），右冠窦处见一不规则无回声区（＊）；B.大动脉短轴切面显示主动脉瓣呈左、右两叶二瓣化形态，瓣叶上见数个强回声团附着（箭头），右冠窦位置处见一不规则无回声（＊）

图 3-3-1　主动脉瓣赘生物并瓣周脓肿二维超声心动图

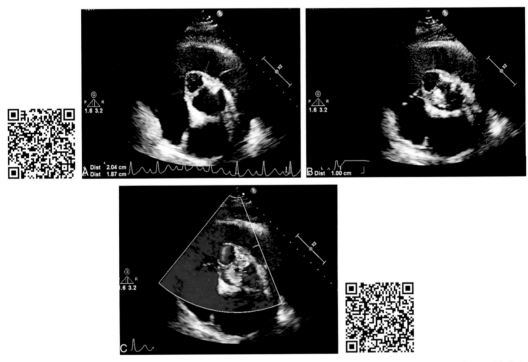

A、B.主动脉右冠窦位置见一大小约 2.0 cm×1.9 cm 的无回声区，凸向右室流出道侧，壁不光滑（箭头），通过 1.0 cm 的连续中断与主动脉相通；C.CDFI 显示有血流信号自主动脉腔内进入上述无回声区内

图 3-3-2　大动脉短轴切面显示瓣周脓肿

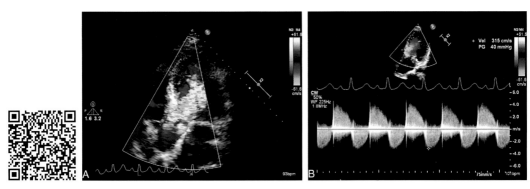

A. CDFI 显示主动脉瓣口舒张期左室流出道侧见大量反流信号；B. 连续多普勒显示主动脉瓣轻度狭窄，瓣口峰速 3.2 m/s，压差 40 mmHg

图 3-3-3　主动脉瓣重度关闭不全

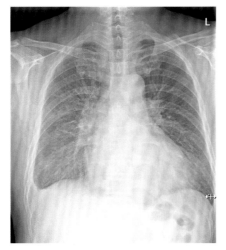

图 3-3-4　胸部 X 线片显示心影增大

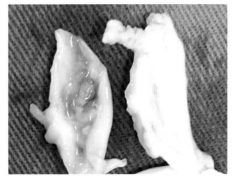

图 3-3-5　术中所见：主动脉瓣二瓣化，钙化、僵直、赘生物附着

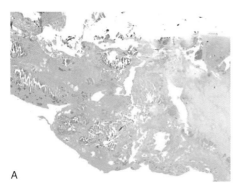

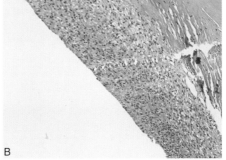

证实心脏瓣膜大量钙化伴赘生物形成，符合感染性心内膜炎表现（HE 染色；A.×40；B.×100）

图 3-3-6　术后病理（主动脉瓣）

为主动脉瓣先天性二瓣化畸形）。

赘生物（vegetation）是 IE 的主要病理改变。其发生机理主要包括 2 个步骤。①内膜损伤：原器质性心脏病的高速分流或反流所引起的湍流可造成 Venturi 效应，从而损伤瓣口或分流口附近心内膜；另外，高速的血流可直接喷射所对应的心内膜、瓣膜及其支持结构的内膜，从而造成喷口损伤。②赘生物形成：心内膜损伤后，其下的胶原暴露，使血小板及纤维素沉积，形成无菌性血小板 - 纤维素微栓。此时如发生感染，细菌植入微栓内则发生感染性心内膜炎。赘生物总是发生于喷射的低压侧，如房室瓣反流时的瓣膜心房面或心房内膜；半月瓣反流时瓣膜的心室面；室间隔缺损的右心室面心内膜；动脉导管未闭的肺动脉外侧壁等。

◆ 超声心动图

超声心动图可探及 IE 特征性病变的赘生物及各种并发症，如腱索断裂、瓣膜穿孔、瓣膜脓肿及瓣膜瘤等。

二维超声

➢ 赘生物：赘生物的典型二维超声心动图特征为形态不规则的中等强度的块状回声，大小不一，数目不等，可黏附在瓣叶、腱索或房室心内膜表面；附着于瓣叶上的赘生物可与瓣叶一同运动。有一些赘生物可通过短小的蒂与瓣叶相连，呈现较大的活动度。二尖瓣是最常累及的瓣膜，赘生物多附着在二尖瓣的左心房面。主动脉瓣赘生物常累及一个或相邻两个瓣膜，多附着在瓣叶的瓣体或瓣缘的心室面；偶尔可附着于左室流出道内室间隔的基底部。三尖瓣受累的感染性心内膜炎较少见，主要发生于静脉毒品滥用者和左向右分流的先天性心脏病患者。其赘生物往往比左心系统的赘生物大，且向外生长；脱落的赘生物可种植到肺内。

➢ 瓣膜继发性改变：IE 易引起瓣膜局部组织损害甚至穿孔，造成瓣膜反流。炎症也可侵及房室瓣下的腱索和乳头肌使之断裂，引起瓣膜脱垂或连枷样运动。二尖瓣少数较大的赘生物舒张期可堵塞瓣口导致瓣口狭窄。

➢ 严重的并发症：IE 可发生一些较严重的并发症。其中较常见的并发症是继发于心脏各部位的脓肿，包括瓣膜脓肿、瓣环脓肿、心肌内脓肿。以主动脉瓣周脓肿最为多见，其出现与主动脉瓣承受的压力最大有关，且主动脉瓣及瓣环形态学异常亦增加其对感染的敏感性。主动脉根部脓肿约见于 52% 需进行主动脉瓣置换术的本病患者，而尸检结果表明，86% 本病患者的瓣环周围可发现单个或多个瓣周脓肿，发生率很高（9.8%~40.0%）。心脏脓肿在二维超声心动图上表现为大小不等、形态各异的无回声区或回声异常的腔隙，位于瓣叶体部、瓣环或心肌内，其周围常可见瓣膜赘生物。脓肿破裂会导致瓣膜穿孔、心腔间的窦道及化脓性心包炎的发生。

多普勒超声

感染性心内膜炎可引起瓣膜破坏穿孔、腱索断裂及大血管心腔间或心腔间穿孔或瘘管形成，从而导致主动脉瓣或二尖瓣反流，大血管心腔间或心腔间的分流（图 3-3-7）。这些血流动力学改变均可由 CDFI 和频谱多普勒探及。

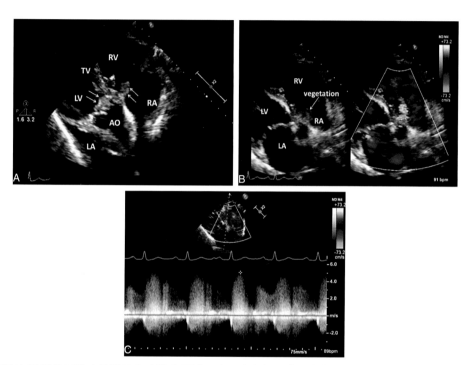

A. 二维超声心动图显示赘生物累及主动脉右冠瓣、右冠窦根部及右心房侧（白箭头），右心房侧赘生物位于三尖瓣隔瓣（红箭头）下方；B.CDFI 显示有彩色血流信号自上述赘生物内穿过，导致主动脉 - 右心房间分流；C.连续多普勒显示分流处高速连续性左向右分流信号，收缩期峰值分流峰速达 5 m/s

图 3-3-7　剑突下心尖五腔心切面显示主动脉右冠瓣根部赘生物形成并破裂，形成窦道致主动脉 - 右心房间分流

经食管超声

对于感染性心内膜炎的患者，经食管超声心动图能更清晰地显示二尖瓣及主动脉瓣的结构，发现瓣膜的器质性改变、赘生物的形成及各种并发症，特别对人工瓣膜的感染性心内膜炎的诊断有独到的价值。

三维超声

实时三维超声能准确地显示赘生物的大小、数目、附着部位、活动度及它们与瓣膜的关系，为外科医师展现了一个类似于手术野的空间结构图，为手术方案的制定提供了重要的依据。

◆ 鉴别诊断

➢ 非感染性心内膜炎瓣膜结节：风湿性心脏病患者和老年人瓣膜常伴有瓣膜结构的纤

维化和钙化，应与感染性心内膜炎的瓣膜赘生物病变相鉴别。老年人瓣膜纤维化和钙化常位于主动脉瓣和二尖瓣瓣环部。赘生物有时很难与瓣膜的风湿样病变及人工瓣上的血栓相鉴别。应密切结合各项临床表现及检查，做出综合判断及鉴别诊断。

➢ 黏液瘤：较大的赘生物，尤其是三尖瓣的大赘生物，常有蒂，可随瓣膜在房室间作往返运动，易与黏液瘤相混淆。黏液瘤多附着在房间隔上，而赘生物多附着在瓣叶上；黏液瘤在短期内大小不会有明显变化，而赘生物在治疗过程中大小可有变化。

超声心动图在 IE 赘生物及其他并发症中的诊断价值

超声心动图是目前临床诊断 IE 最常使用影像学检查方法，具有较高的敏感性。其价值主要包括 4 个方面：①判断 IE 易感的基础心脏病；②检出和描述赘生物特点；③检出心脏并发症；④进行治疗后的随访。超声心动图通过探及 IE 患者瓣膜赘生物，常可从形态学上证实感染的存在，有助于帮助临床确定治疗方案。因此，只要临床上怀疑 IE 者，即使血培养阴性，也应行超声心动图检查。需要注意的是，超声心动图探查赘生物的敏感性与超声探查途径（经胸超声心动图或经食管超声心动图）、赘生物大小及检查者的技术有关。经食管超声心动图探查的敏感性高于经胸超声心动图。欧洲心脏病协会在感染性心内膜炎的诊疗指南中提出：推荐超声心动图常规应用于以下临床过程中：①诊断：经胸超声心动图依然是诊断感染性心内膜炎的一线影像学方法；但对于临床高度怀疑而经胸超声心动图不能确诊的患者，以及经胸超声心动图诊断为阳性的患者均应行经食管超声心动图进一步检查；当经胸超声心动图图像质量良好、诊断为阴性而临床只是低度怀疑时可以终止检查；当经胸或经食管超声心动图诊断为阴性而临床高度怀疑时应在 7~10 天时复查经胸或经食管超声心动图。②治疗：治疗过程中一旦临床怀疑有新的并发症出现应立即复查经胸或经食管超声心动图；对于无并发症的患者应考虑复查经胸或经食管超声心动图以排除静默的并发症并监测赘生物的大小。③术中：所有感染性心内膜炎患者术中均应行经食管超声心动图检测。④治疗后随访：推荐经胸超声心动图为治疗后随访的基本评估方法。

※ 小贴士

漏诊与误诊

◆ IE 患者往往都存在易感的基础心脏疾病，这些基础心脏病所产生的一些异常表现常常会导致 IE 的误诊与漏诊：一些情况下，它们会被误认为是 IE 的超声表现；而另一些情况下，它们会掩盖 IE 的超声表现，造成漏诊。

◆ 赘生物：赘生物是 IE 的特征性表现，须与以下情况相鉴别：①非感染性心内膜炎瓣膜结节。病史具有重要鉴别价值，瓣膜钙化通常为瓣膜本身结构的回声增强，多数无活动性；赘生物多数突起于原有瓣膜结构，并随瓣膜启闭而活动，回声相对较弱。本例患者在初诊时诊断主动脉瓣钙化，漏诊赘生物，究其原因可能为患者并无长期发热病史，且主动脉瓣上结节回声较强、致密，类似钙化病变，但仔细观察，发现结节有一定的活动度，结合各项临床表现及检查，我们判断为主动脉赘生物形成。②黏液瘤：黏液瘤多附着在房间隔上，而赘生物多附着在瓣叶上。③ IE 对瓣膜的损害，有时仅表现为瓣叶、腱索等瓣器的增厚，而不能检出明显的赘生物。或早期赘生物较小，对于 < 2 mm 的微小赘生物经胸超声心动图检查一般难以发现。故经胸超声心动图未发现赘生物时，也不能排除 IE，可动态观察瓣膜超声图像的变化，或进一步行经食管超声心动图检查。

◆ 瓣周脓肿：在感染性心内膜炎的最新临床指南中，瓣周脓肿形成已作为外科手术的适应证之一。及早诊断瓣周脓肿，对临床制定合适的治疗方案，改善患者预后有重要价值。由于主动脉根部解剖复杂，瓣周脓肿表现形式也多样，加之检查者易对瓣膜赘生物过度关注，易造成瓣周脓肿的漏诊及误诊。因此，在经胸超声心动图检查时，应仔细探查形态异常的瓣叶及瓣周组织，当探查到主动脉瓣赘生物附着、瓣周组织增厚呈低回声或无回声改变时，应考虑瓣周脓肿的可能。二维超声及 CDFI 可以帮助鉴别瓣周脓肿与主动脉瓣膜穿孔及主动脉窦瘤。瓣周脓肿表现为瓣周组织增厚、呈弱回声或无回声改变，局部可以有血流进入脓腔；主动脉瓣膜穿孔表现为瓣膜形态异常甚至裂隙，有彩色血流通过穿孔处；主动脉窦瘤表现为主动脉瓣局部菲薄膨出，形成瘤样结构，有彩色血流充盈其中，与瓣周脓肿不同，其瘤壁多光滑。经食管超声心动图有助于提高瓣周脓肿的诊断与检出率。本例患者在初诊时瓣周脓肿即被误诊为主动脉窦瘤。

作者：张　静
单位：华中科技大学同济医学院附属协和医院超声影像科

第四节　二尖瓣机械瓣急性及慢性卡瓣

病例 1

※ 病例摘要

基本信息　患者女性，38 岁。

主诉　发现风湿性心脏病 10 余年，胸闷气促加重 1 个月。

现病史　患者于 10 余年前发现"风湿性心脏病，二尖瓣狭窄"，偶感胸闷、乏力，近 1 个月症状加重来我院心血管外科就诊并行二尖瓣置换术。术后患者恢复情况不佳，持续出现胸闷、气促症状。术后 1 周复查经胸超声心动图发现提示机械瓣卡瓣，为求进一步诊治再次入院。

既往史　无特殊。

个人史　否认外伤、手术及药物过敏史。

家族史　无冠心病、高血压病家族史。父母均健康。

体格检查　体温 36.7℃，脉搏 85 次 / 分，呼吸 22 次 / 分，血压 115/80 mmHg。神志清楚，口唇无明显发绀，无颈静脉怒张。双肺呼吸音稍粗，未闻及明显干、湿性啰音。心律绝对不齐，心尖部闻及舒张期杂音。腹软，无压痛、反跳痛，肝、脾肋下未触及，腹部无明显包块。双下肢无水肿。生理反射存在。

※ 初步诊断

二尖瓣置换术后人工瓣狭窄。

※ 超声心动图

二尖瓣置换术后 1 周经胸超声心动图。

◆ 二维超声：多切面扫查见二尖瓣机械瓣仅一组瓣叶活动，另一组呈持续关闭状态，其左心房面似可见稍强回声附着。左心耳内可见一大小约 2.8 cm × 1.3 cm 的稍强回声附着。全心增大，左心房最为明显，左心房内可见自发性造影回声。左心室壁运动弥漫性减弱，Simpson's 法测得 LVEF 值约 36%。升主动脉及肺动脉未见增宽。主动脉瓣稍厚，回声稍强，瓣叶活动尚可。肺动脉瓣形态、活动可。

◆ CDFI：二尖瓣人工瓣口舒张期，血流频谱呈单峰，E-E 间距不等，一组瓣叶舒张期未见明显血流通过，瓣周收缩期未见反流信号。心包腔内可见少量液性暗区，左心室后壁后暗区厚约 0.7 cm（图 3-4-1）。

※ 超声提示

二尖瓣机械瓣置换术后：①人工瓣卡瓣；②左心耳血栓形成；③左心功能下降。

※ 其他辅助检查

◆ 胸部 X 线片：左心增大，轻度肺淤血。

◆ 心电图：心电轴左偏，心房颤动。

※ 治疗与病理

患者入院后，经仔细术前评估，于入院 1 周后行首次二尖瓣机械瓣置换术。术后患者恢复情况不佳，术后 1 周超声复查提示二尖瓣卡瓣，左心室功能下降，术后第 10 天再次行二尖瓣置换及血栓清除手术，术中所见二尖瓣机械瓣口及瓣环上大量血栓形成（图 3-4-2A），左心耳血栓形成（图 3-4-2B）。二次手术后患者恢复良好，术后 10 天顺利出院。

※ 临床诊断

二尖瓣机械瓣置换术后急性卡瓣并瓣口狭窄；左心房血栓形成；左心功能下降。

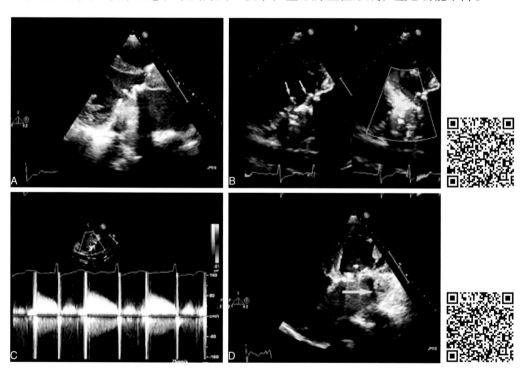

A. 二尖瓣机械瓣舒张期仅见单个瓣叶开放，另见自发性造影回声自左心房从瓣口喷射入左心室；B. 二尖瓣机械瓣舒张期仅见单个瓣叶开放（箭头），CDFI 显示血流于舒张期自开放的二尖瓣机械瓣叶处进入左心室，无活动的瓣叶处未探及血流信号通过；C. 二尖瓣口舒张期血流频谱；E. 峰值速度未见增高，但峰值下降速度明显减慢；D. 左心耳附壁血栓形成（箭头）

图 3-4-1　首次二尖瓣机械瓣置换术后复查超声心动图

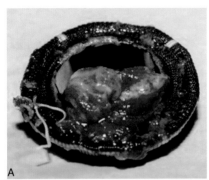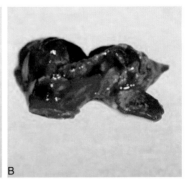

A.手术中取出的人工机械二叶瓣，人工瓣膜上可见一侧瓣叶完全被血栓卡住；B.左心耳血栓

图 3-4-2　术中所见

病例 2

※ 病例摘要

基本信息　患者女性，46 岁。

主诉　发现风湿性心脏病 7 年，二尖瓣机械瓣置换术后 3 年，胸闷气促加重 2 个月。

现病史　患者于 7 年前发现"风湿性心脏病，二尖瓣狭窄"，3 年前在我院心血管外科行二尖瓣机械瓣置换手术，术后恢复良好，因近 2 个月感胸闷、气促于 2016 年 4 月 5 日来我院复诊。当日行常规经胸超声心动图检查提示二尖瓣人工瓣口狭窄，但因患者图像质量不佳，无法确定有无卡瓣。2 天后复查经食管超声心动图明确卡瓣诊断，为求进一步诊治收入我院。

既往史　无特殊。

个人史　2013 年 3 月行二尖瓣机械瓣置换术，否认外伤及药物过敏史。

家族史　父母均健在。父亲有冠心病、高血压病史。

体格检查　体温 36.4℃，脉搏 95 次 / 分，呼吸 21 次 / 分，血压 123/85 mmHg。神志清楚，精神较差。口唇轻度发绀，无颈静脉怒张。双肺呼吸音稍粗，未闻及明显干、湿性啰音。腹软，无压痛、反跳痛，肝、脾肋下未触及，腹部无明显包块。双下肢无水肿。生理反射存在。

※ 初步诊断

二尖瓣置换术后人工瓣狭窄。

※ 超声心动图

2016 年 4 月 7 日术前经食管超声心动图：升主动脉不宽、肺动脉增宽，主动脉瓣回声稍强，活动尚可；肺动脉瓣形态、活动可。左心房明显扩大，右心房增大，双室稍大。二尖瓣位见人工瓣强回声，仅见一组瓣叶活动；二尖瓣形态开放可，闭合不良。左、右心室壁活动未见明显异常。 CDFI：人工二尖瓣瓣口舒张期血流加速，峰值 2.8 m/s，血流束细小呈偏心性，频谱呈单峰，E-E 间距不等，收缩期瓣周未见明显反流信号（图 3-4-3）。

※ 超声提示

二尖瓣机械瓣卡瓣。

※ 其他辅助检查

◆ 胸部 X 线片：左心增大，轻度肺淤血。

◆ 心电图：心电轴左偏，T 波改变。

※ 治疗与病理

患者入院后，经仔细术前评估及准备，于 2016 年 4 月 12 日行二尖瓣机械瓣置换术。术后所见二尖瓣叶及瓣环上大量血管翳组织附着，单侧瓣叶无法活动（图 3-4-4）。二次手术后患者恢复良好，术后 8 日顺利出院。

※ 临床诊断

风湿性心脏病；二尖瓣置换术后机械瓣卡瓣。

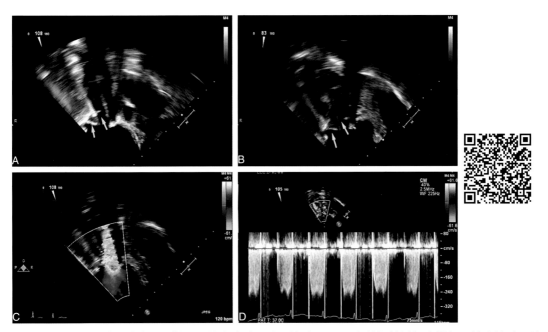

A. 左心室长轴观二尖瓣机械瓣舒张期仅见单个瓣叶开放（箭头）；B. 二尖瓣机械瓣舒张期仅见单个瓣叶开放，左心耳处无明显附壁血栓（箭头）；C. CDFI 显示血流于舒张期自开放的二尖瓣机械瓣叶处进入左心室，血流束窄且明亮，无活动的瓣叶处未探及血流信号通过；D. 二尖瓣口舒张期血流频谱，峰值速度明显增高

图 3-4-3　首次二尖瓣机械瓣置换术后经食管超声心动图

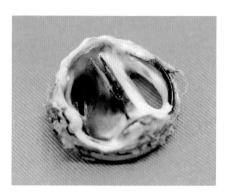

取出的人工机械二叶瓣瓣膜及瓣架上可见大量血管翳组织覆盖

图 3-4-4　术中所见

※ 分析讨论

卡瓣是人工机械瓣膜置换手术后较为常见的一种严重的人工瓣功能障碍，常导致人工瓣梗阻和（或）反流，患者往往病情危重，大部分情况下需要再次进行换瓣手术。早期发现并确诊卡瓣可帮助临床及时采取相应治疗方案，提高二次手术成功率，改善患者预后。卡瓣的原因有动力性和器质性两种，前者罕见，后者发生的原因主要包括①血管翳增生：周围心内膜组织、肉芽或纤维组织的增生；②血栓形成：陈旧性及新鲜血栓；③赘生物形成：发生于感染性心内膜炎；④自体瓣膜残余组织干扰。

卡瓣发生时，受累及机械瓣膜活动完全或部分受限，瓣叶处于关闭、开放或半开放状态，同时血管翳或血栓组织遮挡部分瓣口，因此，发生卡瓣的机械瓣几乎均出现瓣口狭窄，瓣口反流亦常见。因此，卡瓣的超声图像特点如下。

◆ 二维超声：机械瓣瓣叶活动幅度减小（瓣叶开放时与瓣环平面夹角明显小于正常）或固定；瓣叶、瓣环增厚，表面回声不光滑甚至有异常回声附着。

◆ CDFI：①通过机械瓣口的血流束数量减少（正常双叶碟瓣为三束，单叶碟瓣为两束）；②通过机械瓣口的血流束变细且明亮；③流束与瓣环平面夹角明显小于正常；④来自瓣口的反流。

◆ 频谱多普勒：瓣口血流峰值及平均流速、压差高于正常；E 峰下降速度明显低于正常。

在诊断二尖瓣机械瓣卡瓣时，首先仍要以病史为基础，特别是对于换瓣以后恢复不理想、抗凝治疗不规范、近期全身感染、不适症状再次出现或进行性加重者，需高度警惕卡瓣的发生（表 4-4-1）。

超声心动图作为一种无创性检查手段，是诊断机械人工瓣卡瓣的主要手段，可直接清晰显示机械瓣叶的开放与关闭，瓣叶、瓣架上及周围有无异常回声附着，多普勒超声则可了解瓣口血流及频谱情况。二维超声心动图可直接观察机械瓣膜的活动，瓣叶周围有无异常回声附

表 4-4-1　二尖瓣人工瓣置换术后利用多普勒方法评价瓣口是否狭窄

评价人工二尖瓣功能的多普勒指标	正常	可能狭窄	显著狭窄
峰值速度（m/s）	<1.9	1.9~2.5	≥2.5
平均压差（mmHg）	≤5.0	6~10	>10
二尖瓣口与左室流出道VTI比值	<2.2	2.2~2.5	>2.5
有效瓣口面积（cm^2）	≥2.0	1~2	<1
压力减半时间（ms）	<130	130~200	>200

（表格引自Zoghbi W A, Chambers J B, Dumesnil J G, et al. Recommendations for evaluation of prosthetic valves with echocardiography and Doppler ultrasound. J Am Soc Echocardiogr, 2009, 22（9）：975-1014.）

着，多普勒超声则可了解瓣口血流及频谱情况。但由于人工瓣膜结构的高反射及旁瓣效应干扰，常规经胸超声心动图常难以获得确切的诊断依据，特别是对于主动脉瓣机械瓣的观察往往难以获得满意的图像，经食管超声心动图则因为具有很高的诊断敏感性和特异性可作为确诊手段。但另一方面卡瓣患者往往病情较为危重，此时进行经食管超声心动图检查具有较高风险和一定局限性。目前，随着超声仪器性能的不断改进使得常规二维超声图像质量显著提高。

临床进行诊断时，需结合病史并充分利用超声心动图工具。术后短期发生的急性卡瓣，通常为血栓所致，还可考虑溶栓治疗观察。而对于慢性卡瓣，血管翳增生引起的可能最大，则需再次手术。

※ 小贴士

第一个病例患者在首次二尖瓣置换手术后恢复不佳，常规超声心动图复查迅速发现人工瓣活动异常及血栓形成，患者随即于次日接受二次手术。第二个病例患者则在二尖瓣置换手术数年后出现不适，常规经胸超声心动图复查发现人工瓣血流异常，其后经食管超声心动图确诊卡瓣。超声心动图可从二维超声图像中的瓣膜活动、瓣口的彩色血流信号和频谱特点入手来发现卡瓣的存在。常规经胸超声心动图可作为首选的诊断二尖瓣机械瓣卡瓣的检查手段，但对图像质量不佳、诊断不明确患者，经食管超声心动图可作为重要的补充手段。

作者：贺　林
单位：华中科技大学同济医学院附属协和医院超声影像科

第五节 自行停用抗凝药后急性人工三尖瓣卡瓣合并右心房血栓形成

※ 病例摘要

基本信息 患者女性，22岁。

主诉 心慌胸闷2周。

现病史 2年前因"三尖瓣发育畸形并重度关闭不全"行三尖瓣置换术（机械瓣），2周前因人工流产自行停用华法林，现自觉心悸，胸闷，呼吸困难，无胸痛、下肢水肿等，为求进一步诊治来我院就诊。

既往史 否认高血压病、糖尿病、高脂血症、传染病等病史。

家族史 否认冠心病、高血压病、先天性心脏病家族史。

体格检查 体温36.4℃，血压100/70 mmHg，呼吸20次/分，心率110次/分，神志清楚，心律齐。心音有力，双肺呼吸音清晰，未闻及干、湿性啰音，双下肢无水肿。

※ 初步诊断

三尖瓣置换术后人工瓣功能障碍？

※ 超声心动图

◆ 胸骨旁左心室长轴切面：左心室后壁后方有少量心包积液，左心室运动尚正常（图3-5-1A）。

◆ 胸骨旁大动脉短轴切面：三尖瓣位见人工机械双叶瓣强回声，瓣叶及瓣架周围见低回声包绕，瓣叶活动幅度明显减低（图3-5-1B，图3-5-1C）。CDFI：舒张期人工三尖瓣口仅见两束血流通过（双叶瓣应为三束血流）（图3-5-2A），连续多普勒测量人工三尖瓣口血流加速，峰速2.2 m/s，压差19 mmHg（图3-5-2B）。

◆ 胸骨旁右室流入道切面：可见人工机械瓣瓣叶强回声及周边低回声。CDFI：舒张期探查仅见一束血流通过瓣口（图3-5-2C，图3-5-2D）。

◆ 心尖四腔心切面：人工三尖瓣机械瓣活动显示不清，右心房明显扩大（图3-5-3A）。

◆ 胸骨旁短轴非标准切面：靠近右心耳处可见范围约1.3 cm×1.4 cm不规则稍高回声团（图3-5-3B）。

※ 超声提示

三尖瓣置换术后人工瓣血栓形成并卡瓣，右心房明显扩大，右心房血栓形成。

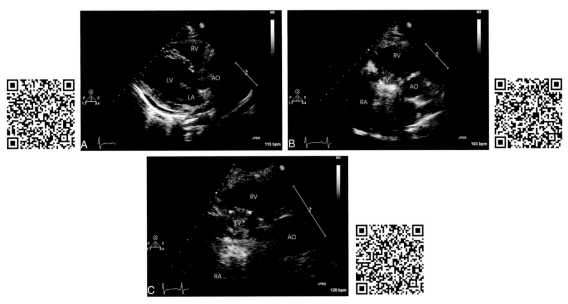

A. 胸骨旁左心室长轴切面显示少量心包积液；B. 胸骨旁大动脉短轴切面显示人工三尖瓣叶及瓣架周边见低回声包绕，右心房内瓣叶声影明显；C. 胸骨旁大动脉短轴三尖瓣放大可见两个瓣叶强回声及周边低回声（AO：主动脉；LA：左心房；LV：左心室；RV：右心室；TV：三尖瓣）

图 3-5-1　二维超声心动图

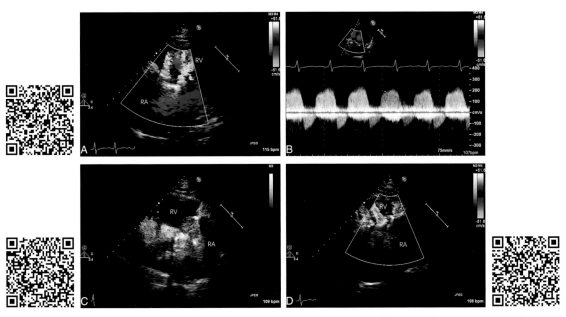

A. 人工三尖瓣口舒张期仅见两束血流；B. 连续多普勒显示人工三尖瓣舒张期血流加速；C、D. 胸骨旁右室流入道切面可见瓣叶强回声及周边低回声，仅见一束血流通过瓣口（RA：右心房；RV：右心室）

图 3-5-2　超声心动图显示人工三尖瓣

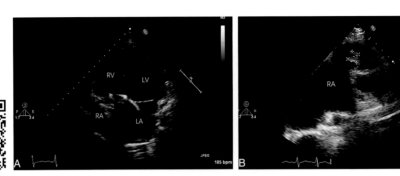

心尖四腔心切面显示人工三尖瓣机械瓣声影（A）及胸骨旁短轴非标准切面显示血栓回声（B）（LA: 左心房；LV: 左心室；RA: 右心房；RV: 右心室）

图 3-5-3　二维超声心动图

※ 辅助检查

实验室检查无特殊。胸部 X 线片呈心脏术后改变。

※ 治疗过程

患者再次行三尖瓣置换及右心房血栓清除术。术中见心脏增大，原三尖瓣机械瓣血栓形成，瓣膜活动障碍，右心房血栓形成（图 3-5-4）。患者术后恢复良好。

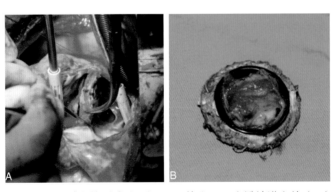

术中见三尖瓣血栓形成（A），取下的人工三尖瓣填满血栓（B）

图 3-5-4　术中所见

※ 临床诊断

三尖瓣置换术后人工机械瓣功能障碍；口血栓形成；右心房血栓形成。

※ 分析讨论

心脏瓣膜病是临床常见的心脏病，其主要病因包括风湿热、黏液样变性、退行性变、缺血性改变、先天性发育畸形、感染性病变和创伤等。瓣膜病变通常引起狭窄或关闭不全，直接影响血流动力学状态，增加心脏负担，进一步可引起心脏功能损害，导致心力衰竭甚至心源性猝死。据研究报道，每年全球超过 28 万人行人工瓣膜置换术，严重心脏瓣膜病需要接受瓣膜修复、成形或置换手术，尽管目前国际上对于二尖瓣反流及三尖瓣反流治疗，越来越多的推荐采用瓣膜修复手术，但瓣膜置换手术作为瓣膜病主要根治手段之一，临床应用仍然非常普遍。由于三尖瓣的解剖位置及右心系统的血流动力学特点，三尖瓣置换术的远期疗效较差，易出现与瓣膜有关的并发症，如人工瓣周漏、人工瓣膜狭窄与梗阻。其中引起瓣膜梗阻的常见原因包括瓣叶退行性变、血管翳形成，血栓或赘生物阻塞等。

超声心动图技术在人工瓣膜功能评估中的应用越来越广泛，有助于发现人工瓣膜功能障碍，包括狭窄、反流、瓣周漏及感染性心内膜炎等病变。经胸超声心动图由于其简单易用及无创性，相关瓣膜病指南已推荐其为评估人工瓣膜的首选方法。经胸超声心动图对人工瓣的评估有重要的临床价值，是目前诊断和追踪治疗效果的最主要手段，主要观察瓣叶形态和活动度、血栓直接影像和人工瓣狭窄及关闭不全的血流频谱。超声图像发现人工三尖瓣瓣叶增厚、生物瓣或机械瓣开放受限，提示人工三尖瓣可能存在明显的梗阻。经胸超声心动图和经食管超声心动图一方面能显示人工生物瓣退变、钙化引起的结构异常；另一方面能显示机械瓣由血栓或赘生物引起的瓣叶活动障碍。经食管超声心动图还可用于准确评估血栓的大小及范围，进而对是否使用溶栓治疗等临床决策起到决定性作用。然而，部分术后患者由于肺部气体遮挡、人工瓣膜声影及混响干扰及合并自体瓣膜病变等情况，影响了二维超声诊断的准确性，需要进一步借助多普勒超声来评价。彩色血流成像为人工三尖瓣功能评估提供了更多信息。梗阻性血流通常表现为紊乱、高速、窄带、混叠的彩色喷流。虽然人工瓣声影遮挡了部分切面，但通常在心房近端我们能看到由狭窄引起的血流汇聚区。右室流入道彩色血流变窄是可确诊的征象。三尖瓣口连续多普勒 E 峰＞ 1.7 m/s，平均压差＞ 6 mmHg 或压力减半时间＞ 230 ms，则提示梗阻。右心房扩大及下腔静脉增宽也是狭窄的间接征象但并不特异。

本例患者为年轻女性，有自行停用抗凝药的病史，超声心动图多切面扫查人工瓣膜活动度减低，且可见瓣叶及瓣架上异常回声附着，血流动力学上人工瓣舒张期血流加速，且未见正常的三束血流通过瓣口，因此考虑卡瓣。当怀疑人工瓣血栓形成及梗阻，同时提示我们应仔细扫查心房，以免遗漏心房附壁血栓，此例患者在非标准切面可见右心房内不规则稍高回声团附着。

※ 鉴别诊断

◆ 人工三尖瓣瓣周漏：以瓣周反流为主要特征，人工瓣开放正常，超声心动图可见收缩期瓣周反流。

◆ 退行性心脏瓣膜病：常发生于老年人，尤其是高胆固醇血症患者，常累及二尖瓣及主动脉瓣，超声心动图可有瓣膜的钙化，瓣叶增厚及狭窄或关闭不全的表现。

※ 小贴士

由于人工机械瓣声影遮挡，人工三尖瓣反流及右心房的全面扫查比较困难，不应拘泥于标准切面，需要多切面连续扫查，同时需多询问病史，并与患者之前的超声报告作对比，结合患者的临床症状及体征，方可不漏诊、不误诊。

作者：吴文谦
单位：华中科技大学同济医学院附属协和医院超声影像科

第六节 二尖瓣生物瓣瓣周漏合并慢性左心房夹层：12年随访

※ 病例摘要

基本信息 患者女性，65岁。

主诉 间断性胸闷半年，加重伴心悸、气促1个多月。

现病史 患者自诉半年来无诱因出现胸闷，呈闷胀痛，无后背放射痛，常于爬楼及体力劳动时为甚，休息后可稍缓解，无头晕、咳痰、咯血等伴随症状，患者于2006年8月在我院行二尖瓣生物瓣置换术，术后1周复查超声心动图发现左心房后侧壁囊腔形成，范围约4.4 cm×3.6 cm，患者拒绝再次手术，于门诊随访12年，期间囊腔逐渐增大并逐渐出现二尖瓣生物瓣反流及三尖瓣反流，近半年出现胸闷加重伴明显心悸、气促。为进一步诊治来我院。

既往史 否认高血压病、糖尿病、高脂血症、传染病等病史。

家族史 否认冠心病、高血压病、先天性心脏病家族史。

体格检查 体温36.4℃，脉搏80次/分，呼吸20次/分，血压110/60 mmHg。神志清楚，查体合作，面容正常，淋巴结未见明显异常。腹部外形正常，全腹柔软，无压痛和反跳痛。肝、脾下未触及。双下肢凹陷性水肿。生理反射存在，病理反射未引出。二尖瓣听诊区可闻及收缩期杂音；双肺呼吸音清，未闻及干、湿性啰音及胸膜摩擦音。

※ 初步诊断

二尖瓣置换术后人工生物瓣功能障碍？三尖瓣关闭不全，左心房后侧壁囊袋样结构。

※ 超声心动图

◆ 二维超声：二尖瓣位见人工生物瓣瓣架强回声，瓣叶增厚，回声增强，瓣叶收缩期脱向左心房侧，后瓣瓣周至左心房壁间可见巨大囊袋状结构，范围约7.2 cm×5.2 cm，囊袋内未见明显异常回声；生物瓣瓣周外交界处可见宽约0.6 cm的缝隙与囊袋状结构相交通（图3-6-1A~图3-6-1C）。

CDFI：二尖瓣生物瓣收缩期瓣口左心房侧见大量偏心性反流信号，瓣周可见大量血流信号与囊袋状结构相交通（图3-6-1A~图3-6-1C）。

◆ 左心声学造影：二尖瓣生物瓣瓣周可见造影剂进入上述囊袋状结构中（图3-6-1D）。

◆ 三维超声：两腔心切面及四腔心切面更直观地显示撕裂的左心房壁及囊袋样结构。三维 CDFI 直观显示二尖瓣大量偏心性反流信号（图 3-6-2）。

◆ 经食管超声：左心房壁的囊腔显示为二尖瓣环和左心房侧壁的无回声区。CDFI 显示左心室内血流信号进入至该囊腔中（图 3-6-3）。

※ 超声提示

二尖瓣置换术后人工生物瓣脱垂并重度关闭不全；二尖瓣生物瓣大量瓣周漏，生物瓣瓣周囊袋状结构形成（考虑为左心房夹层或瓣周脓肿）；三尖瓣重度关闭不全。

※ 其他辅助检查

◆ 心电图：心房纤颤。

◆ 胸部 X 线片：符合心脏瓣膜病术后变化，心脏扩大，心胸比值 0.7（图 3-6-4）。

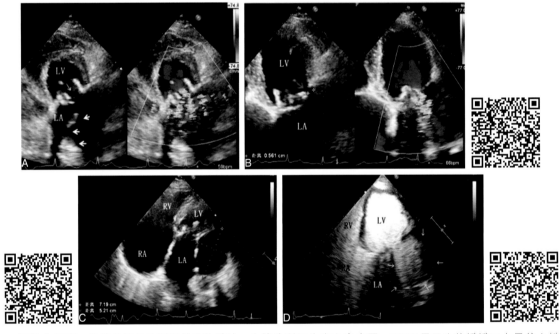

A. 两腔心切面，绿箭头所示为脱垂的生物瓣叶，白箭头所示为左心房夹层，CDFI 显示生物瓣瓣口大量偏心性反流信号；B. 四腔心切面，红箭头所示为瓣周见宽约 0.56 cm 的缝隙，CDFI 显示缝隙处大量瓣周漏；C. 二尖瓣后瓣瓣周至左心房壁间见巨大囊袋状结构；D. 造影剂进入左心房囊袋状结构，箭头所示为大量造影剂填充的左心房异常囊腔（LA：左心房；LV：左心室；RA：右心房；RV：右心室）

图 3-6-1 经胸超声心动图及左心声学造影

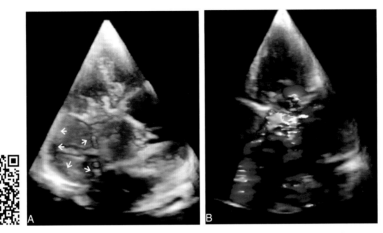

A.两腔心切面显示撕裂的左心房壁及囊袋样结构（箭头）；B.三维 CDFI 显示二尖瓣口大量偏心性反流信号
（LA：左心房；LV：左心室）

图 3-6-2　三维超声心动图

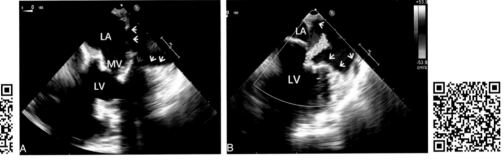

A.沿着二尖瓣环和左心房侧壁走行的低回声区为左心房壁的囊腔，囊壁（白箭头），瓣周缝隙（红箭头）；B.
CDFI 显示左心室内血流反流入囊腔中（白箭头）（LA：左心房；LV：左心室；MV：二尖瓣）

图 3-6-3　经食管超声心动图

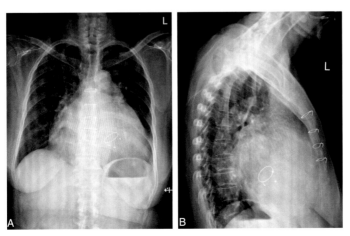

图 3-6-4　胸部 X 线片显示心脏扩大

※ 治疗与病理

◆ 2018 年 7 月患者在全麻体外循环下行心脏直视手术，术中见心包广泛粘连，左心增大，二尖瓣生物瓣脱垂，部分瓣叶损伤并血管翳形成（图 3-6-5），瓣周见宽约 0.5 cm 的裂口，与左心房囊状结构相通，三尖瓣环扩大，瓣膜关闭不全。遂行再次二尖瓣机械瓣置换 + 三尖瓣整形 + 左心房壁部分切除 + 重建左心房术。

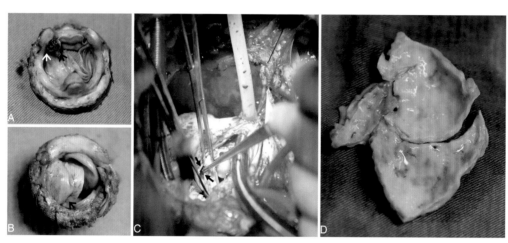

心室面观察（A）和心房面观察（B）显示切除的二尖瓣生物瓣明显脱垂，部分瓣叶损伤（黑箭头）和血管翳形成（白箭头）；C. 镊子所指为瓣周漏的裂口与左心房夹层相通（黑箭头）；D. 左心房夹层的囊壁组织

图 3-6-5　术中所见

◆ 术中经食管超声心动图提示二尖瓣机械瓣功能良好，左房内及周围未见明显异常结构，三尖瓣轻度关闭不全。

◆ 病理学检查证实切除的囊壁组织为不完整的左心房壁，仅见少许肌纤维组织（图 3-6-6A，图 3-6-6B），二尖瓣生物瓣瓣叶血管翳形成（图 3-6-6C，图 3-6-6D）。

◆ 患者术后恢复良好，并于术后 52 天出院。

※ 临床诊断

二尖瓣置换术后生物瓣脱垂并大量瓣周漏；左心房夹层形成；三尖瓣重度关闭不全。

※ 分析讨论

左心房夹层是指血液强制性分离左心房房壁的现象。它是心脏手术中罕见的并发症，主要发生于二尖瓣修复或置换术后，二尖瓣置换术后的发生率 ≤ 0.84%，偶尔亦可见于主动脉瓣手术、钝性心脏创伤、急性心肌梗死或感染性心内膜炎。左心房夹层为心内膜和心肌之间形成的一个扩张的腔隙，通常起源于二尖瓣后叶瓣环，并累及左心房后壁。急性左心房夹层发生时，

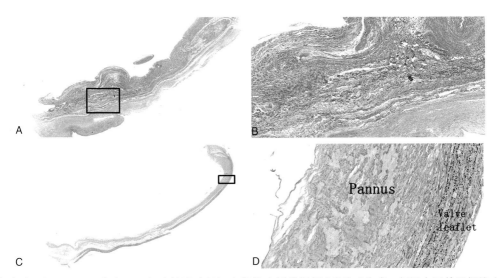

左心房囊壁组织：Masson 染色显示切除的囊壁组织大部分由纤维组织（蓝色）构成，仅见少量的肌纤维（红色）（A.×1.5；B.×10）；二尖瓣生物瓣瓣叶 Movat 染色显示瓣叶（黄黑色，富含弹性纤维）表面可见血管翳形成（黄红色，主要由胶原及纤维素构成）（C.×1.0；D.×40）（Pannus：血管翳；Valve leaflet：瓣叶）

图 3-6-6　病理图像

快速扩张的囊腔可累及至邻近结构，使得左心房真腔减小，导致左室流入道梗阻或肺静脉回流受阻，有时甚至破入左心房、右心房或心包腔。左心房夹层可引起一系列临床症状，如胸痛，呼吸困难，心悸，疲劳，晕厥和心脏骤停等。最常见的临床表现为脱离体外循环后出现的急性血流动力学改变，如肺静脉回流受阻、左室流入道梗阻导致的充血性心力衰竭和低输出综合征。

超声心动图在诊断左心房夹层中具有重要的临床价值。二维超声心动图可显示左心房夹层的部位、大小、程度，肺静脉回流及其他心脏结构受压情况；CDFI 成像及超声造影可清晰显示左心室与左心房夹层腔内及左心房夹层腔内与其他腔室的血流交通关系；频谱多普勒可测量瓣口的反流速度，估测反流压差；经食管超声心动图不受肺气影响，较经胸超声心动图更有优势，能够从心脏后方更好地显示左心房、二尖瓣、左心房夹层囊腔及肺静脉等结构。三维超声心动图则能更为立体的显示左心房夹层的部位、大小及毗邻结构等，为术者提供更加直观的解剖信息。

在对该病例的 12 年随访发现，左心房夹层随着瓣周漏加重而逐渐加重。早期，左心房夹层并未引起患者显著的血流动力学变化，患者并无临床症状。随着左心房夹层的逐渐扩张，并出现二尖瓣生物瓣衰败及三尖瓣关闭不全等新的并发症，这些因素导致了患者血流动力学的恶化，患者出现心力衰竭症状并进行性加重。虽然二维经胸超声心动图诊断左心房夹层和生物瓣膜衰败仍然存在一些挑战，但应用多模态超声心动图成像，同时结合临床的密切随访，可帮助我们明确诊断。左心房夹层、生物瓣膜衰败及相关并发症的治疗方式主要是手术切除和保守治疗。对于无症状患者和轻至中度心房扩张的患者，建议采取常规随访的保守治疗方式，对于不可耐受的心力衰竭患者则建议进行手术切除。

※ 小贴士

本病例超声诊断要点主要包括二维超声心动图发现二尖瓣瓣周至左心房壁间的巨大囊袋状结构，生物瓣瓣周外交界处可见缝隙与囊袋状结构相交通。CDFI 显示二尖瓣生物瓣瓣周血流信号与囊袋状结构相交通。左心声学造影可进一步证实囊袋状结构与心腔相交通。经食管超声心动图更加清晰显示囊腔与左心房及二尖瓣环的解剖关系，同时也可显示囊腔内部结构，除此之外要紧密结合临床，左心房夹层最常见于瓣膜手术和相关的房室连接损伤，是一种术后急性期并发症，必要时可联合其他影像学技术如 CT 造影等综合评价。

作者：吴文谦，张永星
单位：华中科技大学同济医学院附属协和医院超声影像科

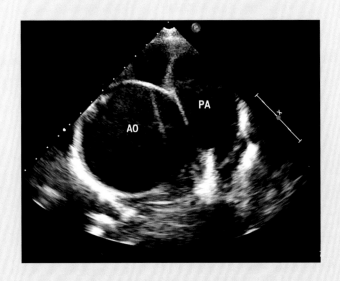

【第四章】

大血管及心包疾病

第一节　二尖瓣置换术后升主动脉假性动脉瘤

※ 病例摘要

基本信息　患者女性，62 岁。

主诉　二尖瓣置换术后 9 个月，间断胸痛 2 月余。

现病史　患者于 1 年前开始出现活动后呼吸困难，喘气伴有胸闷，行走约 200 米即可出现，休息后可缓解，无明显胸痛，无端坐呼吸及夜间呼吸困难等症状，于外院就诊后诊断为"心脏瓣膜病"，并予以二尖瓣机械瓣置换术。2 个月前患者开始出现胸痛，间断加重，未见明显缓解而来我院就诊。

既往史　自述肺结核病史 30 余年，予以规律药物治疗；否认高血压病、高脂血症、糖尿病等病史。

个人史　自述 9 个月前行二尖瓣机械瓣置换术，约 20 年前行子宫肌瘤切除术；否认外伤及药物过敏史。

家族史　否认冠心病、高血压病、先天性心脏病等家族史。

体格检查　体温 36.3℃，脉搏 111 次 / 分，呼吸 20 次 / 分，血压 107/75 mmHg。神志清楚，双肺呼吸音清晰，未闻及干、湿性啰音。前胸壁见手术瘢痕，胸骨中下段处皮肤糜烂，并见一肿块向体表突起，可触及搏动（图 4-1-1）。心律不齐，未闻及心脏杂音。腹平软，无压痛、反跳痛，双侧足背动脉搏动正常，双下肢无水肿。

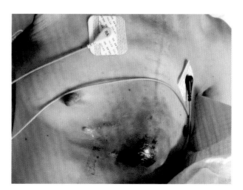

胸骨中下段见一肿块向体表突起，局部皮肤糜烂

图 4-1-1　体格检查

※ 超声心动图

左心室长轴切面：升主动脉未见增宽（内径 3.3 cm），前壁可见一范围约 15.6 cm × 12.3 cm 的囊实性团块向前突出，其内为无回声及低回声。升主动脉前壁距主动脉瓣环约 4.2 cm 处可见一宽约 0.5 cm 的破口与上述团块相通（图 4-1-2A）。CDFI：升主动脉前壁与团块相通破口处可见血流信号来回穿梭，左心室收缩期血流经破口进入团块（图 4-1-2B），舒张期回流入升主动脉（图 4-1-2C）。频谱多普勒可于破口处探及双期双向血流信号（图 4-1-2D）。二尖瓣位可见人工机械瓣强回声，瓣叶形态及活动正常。

※ 超声提示

升主动脉假性动脉瘤，二尖瓣置换术后人工机械瓣功能良好。

※ 其他辅助检查

◆ 心电图：心房颤动。

◆ 胸部 X 线片：心影增大，心脏术后改变，主动脉球突出（图 4-1-3）。

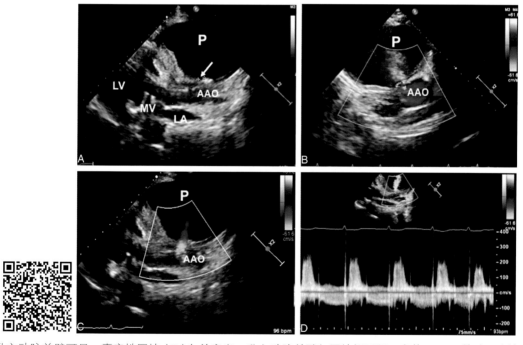

A. 升主动脉前壁可见一囊实性团块（P）向前突出，升主动脉前壁与团块间可见一宽约 0.5 cm 的破口（箭头）相通；B. CDFI 显示左心室收缩期升主动脉内血流经破口进入团块；C. 左心室舒张期团块内血流经破口回流入升主动脉；D. 频谱多普勒可探及破口处的双期双向血流信号（AAO：升主动脉；LA：左心房；LV：左心室；MV：二尖瓣）

图 4-1-2 左心室长轴切面

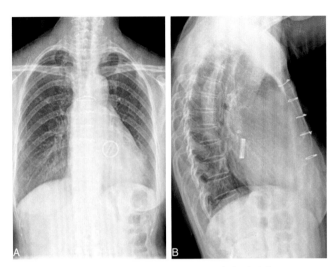

心影增大，主动脉球突出，心脏术后改变

图 4-1-3　胸部 X 线片（正位及侧位）

◆ 主动脉 CTA：前纵隔胸骨后间隙见大小约 7.9 cm×6.9 cm×17 cm（最大截面积 × 上下径）囊袋影，内部对比剂充填，周边可见低密度附壁血栓形成，囊袋影与升主动脉前壁间见对比剂影连通，破口较宽处约 0.5 cm，距窦管交界处约 3 cm，考虑为升主动脉假性动脉瘤（图 4-1-4）；瘤体占位效应明显，右心房、右心室、升主动脉、肝左叶上缘受压，并可见瘤体经过胸骨裂隙、剑突下向前方膨隆；二尖瓣区高密度影，考虑为二尖瓣置换术后改变。

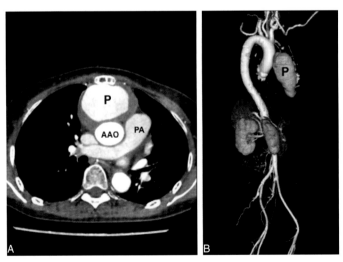

A. 前纵隔胸骨后间隙见巨大囊袋影，内部对比剂充填，周边可见低密度附壁血栓形成，并侵蚀胸骨；B. 三维重建证实为升主动脉假性动脉瘤（AAO：升主动脉；PA：肺动脉；P：升主动脉假性动脉瘤瘤体）

图 4-1-4　主动脉 CTA 图

※ 临床诊断

升主动脉假性动脉瘤，二尖瓣机械瓣置换术后，心房颤动。

※ 治疗过程

医师建议再次手术治疗，患者及家属拒绝后出院。

※ 分析讨论

主动脉假性动脉瘤是主动脉壁部分破裂，血液溢至血管外，被局部周围组织纤维包裹形成的囊性搏动性血肿。囊壁无正常动脉壁的内膜、中膜及外膜三层结构，而由纤维结缔组织构成，缺少肌层及弹力层，易破裂，囊腔内为凝血块、血栓及血液。由于主动脉腔内压力很高，血管破裂出血后很难被周围组织包裹止血，常迅速危及生命，故此病比较少见。

主动脉假性动脉瘤多因外伤、感染、医源性、退行性及免疫性疾病等原因损伤动脉壁所致，一般在动脉损伤后数月至数年形成。尽管主动脉全程均可发生破裂出血，但最常见的损伤部位是主动脉峡部，即主动脉弓与胸降主动脉移行区，这是因为相对游离的胸降主动脉在此处被其背部的动脉韧带及左锁骨下动脉、肋间动脉固定在胸腔中，致使其在高速动脉血流冲击下易于发生动脉壁撕裂破损。患者常出现胸痛、胸闷、呼吸困难等症状，有时动脉瘤压迫周围结构引起局部压迫症状，动脉瘤破裂入周围组织，如破入支气管引起咯血，破入食管引起呕血症状。

主动脉假性动脉瘤形成时，典型的超声表现为主动脉壁的某一部位可见连续中断，其周围有一液性暗区瘤腔。瘤腔通过主动脉壁上的连续中断处与主动脉腔相通，腔室内血流缓慢、血流淤滞，常可见云雾状影或附壁血栓，瘤壁由血栓和周围组织所构成。CDFI 可见主动脉腔内血流通过动脉壁上的连续中断与瘤腔相通。将脉冲多普勒的取样容积置于主动脉壁连续中断处时，可探及双期双向血流信号。

本病例患者为二尖瓣机械瓣置换术后，术后半年余开始出现胸痛，无高血压病、感染、外伤病史，超声显示主动脉未见增宽，考虑此升主动脉假性动脉瘤为二尖瓣置换术后的罕见并发症可能性大。由于升主动脉通常被选作术中插管的部位，可引起插管部位的升主动脉损伤而发生术后假性动脉瘤，这种情况虽然很少见，但已有文献报道。

※ 鉴别诊断

◆ 主动脉真性动脉瘤：假性动脉瘤的瘤壁由血栓及周围软组织组成，主动脉壁可见破口，且破口较与之平行的瘤腔的最大直径小得多，二者比值一般＜0.5，呈"葫芦样"改变。而真性动脉瘤为主动脉管腔的局限性扩张，呈梭形或囊状，常为相应正常部位内径的1.5 倍以上，瘤壁由血管壁构成。

◆ 主动脉夹层：主动脉假性动脉瘤的主动脉壁连续中断，与主动脉夹层的入口类似，但夹层的内膜沿着主动脉长轴剥离，波及范围较广，呈"纤细带状"回声，并随着血管舒缩而相应活动，而假性动脉瘤管壁破口局限，其残端短小，不随血管舒缩活动。主动脉夹层假腔内血流借入口及再入口与真腔相通，而假性动脉瘤内血流仅通过破口与主动脉腔相通，血流往返。

◆ 主动脉壁内血肿：表现为主动脉壁呈新月形或环形增厚，增厚的主动脉壁内可见低回声或无回声区，回声较均一，并无破口，诊断时注意观察动脉壁有无破口及破口处的血流往返有助于鉴别。

主动脉假性动脉瘤根据患者的自身情况制定随访及手术治疗方案，手术方式包括传统开放手术和主动脉腔内修复术。如果患者假性动脉瘤直径较大，且存在高血压病等危险因素，应尽快积极手术治疗，避免假性动脉瘤的破裂而危及生命。此病例患者升主动脉假性动脉瘤瘤体巨大，且压迫周围结构，应给予积极手术治疗，但遗憾的是患者及其家属在了解病情风险后仍选择保守治疗。

超声是诊断主动脉假性动脉瘤的首选方法，可准确显示动脉瘤的破口、瘤体大小、形态、血栓形成及对周围组织的压迫情况，并了解破口处血流动力学变化，为手术方案设定及治疗后疗效评估提供影像学依据。经胸壁超声探查常可探及位于主动脉根部的动脉瘤，声窗理想的患者，胸骨上窝探查可观察到位于升主动脉远端、主动脉弓和胸降主动脉近端的动脉瘤，经腹部探查可观察腹主动脉瘤。对于胸降主动脉瘤的诊断常需要行经食管超声检查，横轴切面可显示主动脉的短轴切面，逐渐移动探头可显示瘤体所在的部位，纵轴切面可显示主动脉长轴切面，有利于评估瘤体范围。其他常用于诊断主动脉假性动脉瘤的影像学技术包括 CTA 和 MRI。CTA 具有快捷、准确、多方位成像的优势，能清晰显示血管的完整形态、走行，不仅能很好的观察瘤体大小、部位、形态及动脉瘤的破口，同时能够了解瘤腔内外情况、瘤壁钙化及病变与周围组织的空间关系，可提供丰富、直观的影像学信息，不足之处在于具有放射性，碘过敏和肾功能受损者慎用。MRI 可为主动脉假性动脉瘤的诊断提供丰富信息，但体内有磁性金属者禁用，且成像时间长，因而不适于血流动力学不稳定的患者。

※ 小贴士

主动脉假性动脉瘤是心血管手术的一种罕见且可能致命的并发症，因此心血管手术后的患者，超声检查均应仔细观察主动脉的结构，了解有无主动脉假性动脉瘤的发生。早期发现有助于选择更简单的方式治疗，积极干预并控制病情进展。CDFI 可为主动脉假性动脉瘤的诊断提供有价值的依据，典型超声表现为瘤腔与主动脉壁间见破口，且破口处见彩色血流往返于瘤腔与主动脉之间。当超声检查受声窗条件限制不能明确诊断或提供精细信息时，可进一步行其他影像学检查以提供准确信息。

作者：吴文谦，孔双双
单位：华中科技大学同济医学院附属协和医院超声影像科

第二节 右位主动脉弓并迷走左锁骨下动脉起源于Kommerell憩室

※ 病例摘要

基本信息 患儿男，2岁10个月。

主诉 发现先天性心脏病2年余。

现病史 患者产前超声诊断先天性心脏病：迷走左锁骨下动脉。正常顺产，出生后生长发育正常，6个月患儿哭闹时出现口唇发绀、面颊青紫，喘憋，无呕吐、腹泻。

家族史 否认先天性心脏病家族史。

体格检查 体温36.6℃，脉搏110次/分，呼吸20次/分，血压116/73 mmHg。胸骨无畸形，心前区无隆起，心界不大。胸前区听诊未闻及心脏杂音，双肺呼吸音稍粗，未闻及干、湿性啰音，心率110次/分，双下肢不肿，动脉搏动存在。

※ 初步诊断

先天性心脏病：迷走左锁骨下动脉。

※ 超声心动图

胸骨上窝及锁骨上窝切面：主动脉弓呈右位，降主动脉基本走行于脊柱左侧。主动脉弓上似可见四分支，从右向左分别为左颈总动脉、右颈总动脉、右锁骨下动脉，最后一支为左锁骨下动脉，似见其起始于降主动脉左后壁且管腔膨大（1.3 cm），向上走行，主动脉弓降段未见明显缩窄（图4-2-1）。

※ 超声提示

主动脉弓部畸形：右位主动脉弓（疑似四分支发出），迷走左锁骨下动脉并起始段膨大（Kommerell憩室），心内形态结构及瓣膜活动大致正常。

※ 其他辅助检查

CTA冠状位最大密度成像及主动脉和大血管后上面三维重建：右位主动脉弓，弓上可见四根分支血管，最后一支为左锁骨下动脉，其与降主动脉连接处膨大形成Kommerell憩室；气管和食管受Kommerell憩室压迫（图4-2-2）。

※ 治疗过程

2017年3月16日患者在全麻体外循环心内直视下行迷走左锁骨下动脉+Kommerell憩室

矫治术。术中见右位主动脉弓，降主动脉位于脊柱左侧，依次发出左颈总、右颈总、右锁骨下及迷走左锁骨下动脉，左锁骨下动脉起源于降主动脉，起始部膨大约 1.5 cm，动脉导管韧带位于左侧构成血管环压迫食管及气管（图 4-2-3）。

患者恢复良好，术后 8 天出院。

※ 临床诊断

先天性心脏病：迷走左锁骨下动脉 Kommerell 憩室。

※ 分析讨论

Kommerell 憩室（科梅内尔憩室，KD）及迷走左锁骨下动脉通常并发右位主动脉弓，这种合并畸形较为少见，约占人群的 0.05%，且通常较少合并结构性心脏病，仅为 5%~10%。

大约 80% 的病例中，迷走左锁骨下动脉通常位于食管前方；KD 可根据位置不同，对食管和气管有不同程度的压迫，可表现为有或无临床症状。有学者认为当这类患者年龄超过 40 岁时，主动脉壁出现粥样硬化斑时就可出现症状。但 Midiri 等研究发现 KD 患者有在儿童时期就

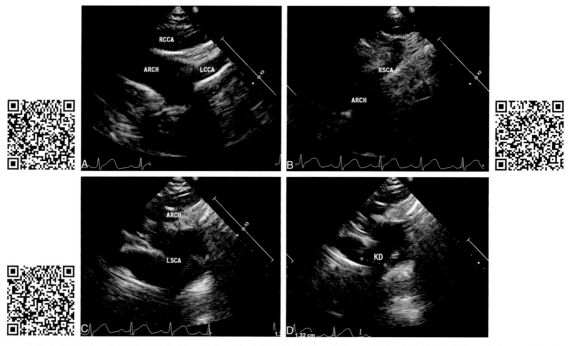

A. 右位主动脉弓，左颈总动脉为第一分支，右颈总动脉为第二分支；B. 第三分支为右锁骨下动脉；C. 第四支为左锁骨下动脉，起源于降主动脉，起始处膨大，为 Kommerell 憩室；D. Kommerell 憩室内径（ARCH：右位主动脉弓；LCCA：左侧颈总动脉；RCCA：右侧颈总动脉；RSCA：右侧锁骨下动脉；LSCA：左侧锁骨下动脉；KD：Kommerell 憩室）

图 4-2-1　超声心动图

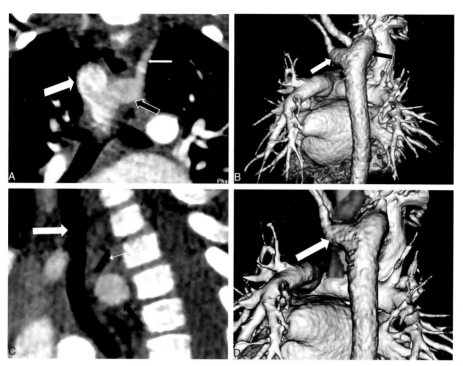

A.CTA 冠状位最大密度成像显示右位主动脉弓（白粗箭头）和 Kommerell 憩室（黑箭头），左锁骨下动脉（白细箭头）；B. 主动脉和大血管后上面三维重建显示右位主动脉弓（黑箭头），迷走左锁骨下动脉起源于 Kommerell 憩室（白箭头）；C. 最大密度成像矢状位重建显示气管（白粗箭头）和食管（白细箭头）受 Kommerell 憩室（黑箭头）压迫；D. 主动脉和大血管后上面三维重建显示气管（蓝色）和食管（紫色）受 Kommerell 憩室（白箭头）压迫

图 4-2-2　CTA 图

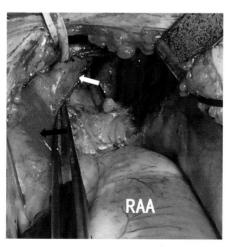

迷走左锁骨下动脉 +Kommerell 憩室矫治术：右位主动脉弓及 Kommerell 憩室（黑箭头），左锁骨下动脉（白箭头）起源于此（RAA：右位主动脉弓）

图 4-2-3　术中所见

出现食管和气管的压迫症状。因此，KD 患者是否出现临床压迫症状主要取决于憩室的位置。

这种大血管畸形可有多种影像学诊断方法，如 CTA，MRI 及超声心动图等。CTA 和 MRI 被认为诊断大血管畸形的最佳诊断方式，CTA 及 MRI 不仅能准确诊断 KD，还可对周围的毗邻结构进行详细评估。然而，超声心动图有其固有优势，可以精准评估可能合并的心内畸形，无电离辐射，且对不能长时间镇静的儿童有很大的诊断价值。本例患者，胎儿时期超声对其畸形已明确诊断，出生后，超声心动图也对 KD 做出诊断，同时排除了心内畸形，为心外科医师制定手术方案提供详细的信息。

胸骨上窝切面及双侧锁骨上窝切面对 KD 的诊断至关重要。对于右位主动脉弓的诊断，在胸骨上窝切面，探头顶端朝向左肩胛时，无法获得主动脉弓延续为降主动脉的长轴图像，而将探头顶端指向右肩胛，可清晰显示主动脉弓与降主动脉的延续关系。右位主动脉弓合并迷走左锁骨下动脉，主动脉弓发出的分支血管依次是左颈总动脉、右颈总动脉、右锁骨下动脉和左锁骨下动脉。锁骨上窝切面可显示迷走左锁骨下动脉起自降主动脉，非标准切面可以显示 KD 的范围。本病例就是娴熟运用上述两个重要切面做出诊断。该变异的超声心动图表现主要是主动脉弓呈右位，弓上发出四支分支血管，左锁骨下动脉起源位置较低，起始段膨大形成憩室。

超声心动图和 CTA 及 MRI 的联合应用是当前心血管疾病精准评估的发展趋势，能为手术者提供详尽的病理信息，为合理的手术方案提供指导。

KD 的手术方式有多种，包括开胸手术和心腔介入治疗。对于儿童患者，多采用直接切除KD，移栽到邻近颈动脉。本例患者采用该手术方式，效果良好，随访至今，该患者一般情况良好。

※ 小贴士

临床工作中，我们常规应用胸骨上窝长轴和短轴切面，尤其是临床表现为食管及气管压迫症状患者，可补充应用双侧锁骨上窝切面，明确主动脉弓的走行，仔细寻找主动脉弓分支血管。KD 的超声表现为主动脉弓发出四支分支血管，左锁骨下动脉起源于降主动脉，起始段膨大形成憩室。再者，应联合多种影像学诊断方法，才能对 KD 做出精准诊断。

作者：袁洪亮，贺　林
单位：华中科技大学同济医学院附属协和医院超声影像科

第三节　少见的纵隔占位：无名动脉瘤

※ 病例摘要

基本信息　患者男性，45 岁。

主诉　间断头疼 1 年，活动后气促 1 年。

现病史　患者 1 年前无明显诱因出现头疼，间断发作，逐渐出现活动后胸闷、气促，不伴胸痛，近来症状无加重，无恶心、呕吐等症状，在当地医院就诊行胸部 MR 和 CT 检查，提示胸段脊髓占位及右上纵隔占位性病变，未予特殊治疗，为求进一步手术治疗来我院，门诊以"纵隔假性动脉瘤"收入我院。

既往史　平素身体良好，否认外伤史、药物及食物过敏史及高血压病史。

个人史　生活较规律，无饮酒史。

家族史　否认肿瘤及动脉瘤家族史，否认高血压病、糖尿病家族史。

体格检查　体温 36.0℃，脉搏 104 次 / 分，呼吸 20 次 / 分，血压 114/78 mmHg。神志清楚，查体合作，面容正常，淋巴结未见明显异常。胸前区听诊示双肺呼吸音清，未闻及干、湿性啰音。心率 104 次 / 分，心律未见明显异常，心音未见明显异常，未探及明显杂音。胸骨无畸形。腹部饱满，未见明显异常。双下肢不肿，动脉搏动存在。

※ 初步诊断

纵隔假性动脉瘤。

※ 超声心动图

胸骨右缘探查右上纵隔内可见大小约 12.7 cm×10.1 cm 的类圆形囊性团块（图 4-3-1A），囊壁厚薄不均，其内可见最大厚约 1.6 cm 的附壁团块回声（图 4-3-1B），内见云雾影。CDFI：囊性包块内可见明亮射流信号，来自前上壁（图 4-3-1C）。频谱多普勒：包块内血流峰速 2.5 m/s；压差：26 mmHg（图 4-3-1D）。超声造影：右上纵隔类圆形囊性团块内可见造影剂进入（图 4-3-2）。

※ 超声提示

右上纵隔内假性动脉瘤并附壁血栓形成，来源不明。

※ 其他辅助检查

◆ 胸部 X 线片：胸廓对称，右侧胸腔内可见大片类圆形高密度影，边界尚清，气管变细并向左侧偏移，左肺野清晰，心影大小、形态未见异常，右侧膈面抬高，膈面毛糙，右下肺可见条片状、条索状高密度影，右侧肋膈角变钝（图4-3-3）。结合临床符合动脉瘤表现。

◆ 胸部 CT 平扫及增强：CT 平扫，右侧胸部可见巨大囊状混杂密度团块，大小约 12 cm × 12 cm × 11 cm，囊壁多发钙化，囊壁下见无强化组织影（图 4-3-4A）。CT 增强，巨大囊状混杂密度团块内部大部分区域较明显强化，与头臂干末端 - 右锁骨下动脉近段分界不清；右侧头臂干、颈内动脉显影稍浅淡，右锁骨动脉中远段显影不清（图 4-3-4B，图 4-3-4C）。诊断：右胸部肿块，多考虑为右上纵隔来源占位性病变（右侧头臂干末端 - 右锁骨下动脉受压、显影浅淡）；右侧头臂干末端 - 右锁骨下动脉假性动脉瘤可疑（囊壁钙化，腔内部分血栓化）。

※ 治疗过程

术中探查，可见无名动脉起始段下方发出大小约 10 cm × 15 cm × 15 cm 巨大动脉瘤，内有附壁血栓形成。破口位于右锁骨下动脉和颈动脉段，有入口，两处出口，局部斑块形成；行升主动脉至无名动脉远端行旁路移植术后，局部主动脉侧壁缝合或补片成形，术后恢复良好。

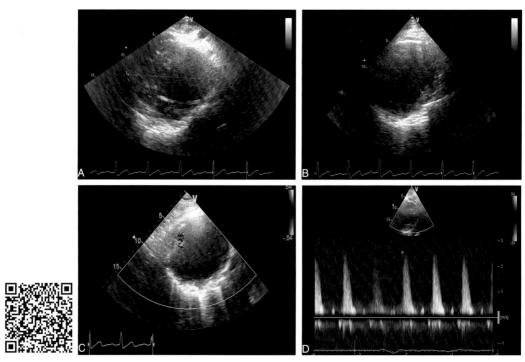

A. 二维超声显示右上纵隔可见类圆形囊性包块；B. 二维超声显示类圆形囊性包块附壁血栓；C. CDFI 显示囊性包块内可见明亮射流信号；D. 脉冲多普勒显示类圆形囊性包块内探及动脉频谱

图 4-3-1 超声心动图

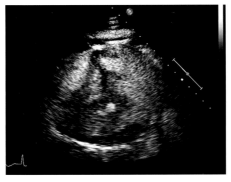
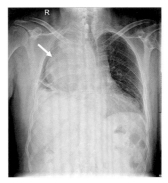

右上纵隔类圆形囊性团块内可见造影剂进入

图 4-3-2　超声造影

纵隔内类圆形高密度影（箭头）

图 4-3-3　胸部 X 线片

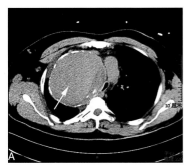
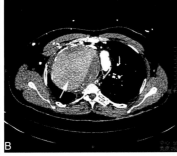
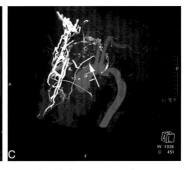

A. CT 平扫显示右侧胸部巨大囊状混杂密度团块，囊壁多发钙化及无强化组织影（箭头）；B. CT 增强显示巨大囊状混杂密度团块内部大部分区域较明显强化（箭头）；C. 三维 CT 显示巨大囊状混杂密度团块（箭头）

图 4-3-4　CT 图

※ 临床诊断

真性无名动脉瘤（B 型）。

※ 分析讨论

无名动脉瘤临床罕见，发病率低，约占周围动脉瘤的 2%。据文献报道，动脉硬化是无名动脉瘤的首要病因，其次是医源性、外伤、细菌、霉菌感染及 "Manfan 综合征" 引起；也有研究表明，因动脉中层坏死引起。无名动脉瘤根据其是否累及无名动脉根部和主动脉，将其分为三型：A 型，未累及无名动脉根部的动脉瘤；B 型，累及无名动脉根部的动脉瘤；C 型，同时累及无名动脉和主动脉的动脉瘤。

无名动脉瘤患者体检可有心脏增大，患侧锁骨上触及搏动性肿块，并可闻及血管杂音。无名动脉瘤患者常表现为动脉瘤压迫周围组织或破裂引起的症状，如压迫右侧肺组织组织，纵隔胸膜及膈胸膜下区域肺组织膨胀不良，患者出现活动后呼吸困难；压迫右侧头臂干、右颈总动脉及右锁骨动脉致使脑供血不足，患者出现头疼症状；压迫食道，患者出现吞咽困难；压迫臂丛神经，患者出现放射痛；有时血栓形成或栓塞出现右上肢缺血或脑梗死症状；有时动脉瘤破裂，引起出血等。

二维超声胸骨上凹可探及无名动脉自主动脉弓发出后呈囊性扩张，向上可延伸至右颈总动脉及右锁骨下动脉。囊性扩张的管壁内呈液性暗区。CDFI 显示囊性扩张的管腔内可显示丰富血流信号，并能显示血流从扩张囊性管腔进入右颈总动脉及右锁骨下动脉，脉冲多普勒显示囊性扩张的管腔内可探及动脉血流信号。

近年来，随着多普勒超声技术的发展，无创诊断动脉瘤得到临床上的肯定。CDFI 检查具有以下特点：①能实时显示病灶的血流情况，再联合造影剂，完全有助于与纵隔其他肿块鉴别；②能显示动脉瘤与周围动脉分支连通情况，有利于选择治疗方案。

本病应与右肺叶内侧、右上纵隔良、恶性肿瘤及无名动脉纡曲相鉴别。无名动脉瘤发生率虽低，右侧颈根部搏动性肿块是诊断的有力证据，然而部分患者临床症状不典型，根据临床症状很难做出诊断，因此必需影像学检查辅助诊断。胸部 X 线片及 CT 常能提示上纵隔的增宽，很难与右上纵隔肿瘤难鉴别。超声检查可做出初步的诊断。必要时，临床上行 DSA 或 MRA 检查，常可以确诊。

※ 小贴士

对于无名动脉瘤临床症状典型者，通过其临床症状可做出初步诊断；如患者临床症状不典型，需通过影像学辅助诊断，然而胸部 X 线平片和 CT 很难区分无名动脉瘤和纵隔肿瘤，不易做出明确诊断。超声诊断无名动脉瘤存在一定优势，首先，CDFI 能够通过显示纵隔肿块血流区分其为血管瘤还是纵隔肿瘤；其次，超声造影能够充分显示无名动脉瘤内造影剂填充，旋转流动，更易诊断其为无名动脉瘤还是纵隔肿瘤；最后，超声检查简便、迅速、安全、准确，尤其对于无名动脉瘤出血患者。X 线片、CT、超声检查可做出初步的诊断。最终确诊需行 DSA 或 MRA 进一步检查。

作者：孙振兴
单位：华中科技大学同济医学院附属协和医院超声影像科

第四节 主动脉夹层经动脉导管撕入左肺动脉致肺动脉夹层

※ 病例摘要

基本信息 患者女性，41 岁。

主诉 外院诊断主动脉夹层 Stanford A 型 5 年，间断胸闷 2 个月。

现病史 患者于 5 年前因心慌、胸闷于外院就诊，诊断为 Stanford A 型主动脉夹层，因个人原因，患者一直拒绝手术。2 个月前自觉症状加重，间断发作胸闷气促。不伴有下肢水肿、呼吸困难，咳嗽及咯血等。

既往史 有剖宫产史，否认高血压病、糖尿病、结缔组织病等其他疾病。

家族史 否认冠心病、高血压病、先天性心脏病家族史。

体格检查 体温 36.6℃，脉搏 86 次 / 分，呼吸 20 次 / 分，血压 123/78 mmHg。神志清楚，查体合作，精神欠佳。双肺呼吸音清晰，未闻及明显干、湿性啰音。心律齐，心前区可闻及 Ⅲ / Ⅵ 级连续性杂音。腹平坦，未触及压痛及反跳痛，未触及腹部包块，肝、脾肋下未触及。双下肢无水肿。生理反射存在，病理反射未引出。

※ 初步诊断

主动脉夹层 Stanford A 型。

※ 超声心动图

超声心动图显示升主动脉至腹主动脉分叉水平内径增宽，管腔内均可见撕裂的内膜回声，将主动脉分为真、假两腔（图 4-4-1A）。降主动脉与左肺动脉间可见内径约 1.3 cm、长约 3.4 cm 的异常管道结构相通，其内亦可见撕裂的内膜回声，经肺动脉侧开口逆向撕入左肺动脉起始段，将动脉导管及左肺动脉分为真、假两腔（图 4-4-1B）。肺动脉内撕裂内膜上可见多个破口。CDFI 显示主动脉真腔内明亮血流、假腔内暗淡血流，主动脉腔内膜片入口及多处再入口分流（图 4-4-1C），动脉导管真腔内见连续性左向右分流信号，大部分进入左肺动脉，部分经内膜破口进入肺动脉主干，分流峰速 4.3 m/s，压差 73 mmHg（图 4-4-1D），主动脉瓣口舒张期见中量反流信号，二尖瓣口见中至大量反流信号。

※ 超声提示

Stanford A 型主动脉夹层，动脉导管未闭，降主动脉夹层经动脉导管逆向撕裂致肺动脉夹层，主动脉瓣中度关闭不全。二尖瓣中至重度关闭不全，左心收缩功能正常。

※ 辅助检查

◆ 胸部 X 线片：双肺纹理增粗模糊，双肺门血管影增粗，心影增大，主动脉显著增宽，左膈面及肋膈角区胸膜肥厚粘连。

◆ 全主动脉 CTA：主动脉呈双腔样改变，主动脉与肺动脉主干见长约 2.8 cm，内径约 1.8 cm 异常管道影，呈双腔样改变，夹层向下延续累及左肺动脉主干，证实主动脉夹层沿动脉导管累及左肺动脉主干（图 4-4-2）。

※ 治疗过程

患者行"Bentall+ 全弓置换 + 支架象鼻 + 动脉导管结扎 + 肺动脉夹层夹闭 + 二尖瓣成形"手术，术中所见升主动脉瘤样扩张，内膜多处破口，夹层累及窦部、升主动脉、主动脉弓、右无名动脉和腋动脉，并经动脉导管累及肺动脉，未累及左、右冠状动脉开口。动脉导管为管型，长约 3.5 cm，宽约 3.5 cm。主动脉瓣中度关闭不全，二尖瓣中重度关闭不全（图 4-4-3）。

术后 12 天复查超声心动图及全主动脉 CTA 均提示主动脉人工血管血流通畅，动脉导管结扎成功，肺动脉夹层内膜片破口水平仍可见分流，顺利出院。

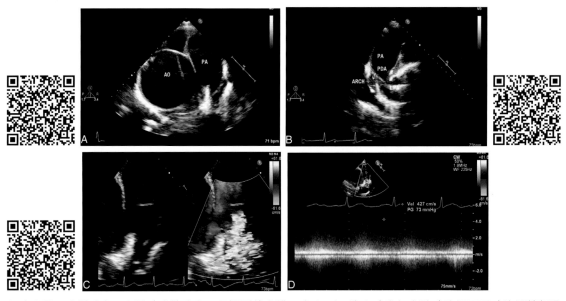

主动脉呈双腔样改变，左肺动脉管腔内可见撕裂的内膜回声（A），降主动脉与左肺动脉间可见动脉导管相通（B），动脉导管及左肺动脉之间可见连续性左向右分流血流信号（C），动脉导管内血流频谱显示连续性左向右分流，峰速 4.3 m/s，压差 73 mmHg（D）（PA：肺动脉主干；AO：主动脉；PDA：动脉导管未闭；PA：肺动脉主干；LPA：左肺动脉；ARCH：主动脉弓）

图 4-4-1 超声心动图

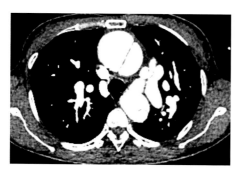

主动脉夹层（Stanford A 型）合并存在动脉
导管未闭，夹层沿动脉导管累及左肺动脉
主干

图 4-4-2　CTA 图

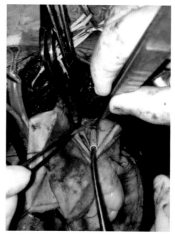

肺动脉腔内可见夹层征象，探针
通过左肺动脉进入主动脉，证实
了动脉导管的存在

图 4-4-3　术中所见

※ 临床诊断

主动脉夹层（Stanford A 型），肺动脉夹层，动脉导管未闭，主动脉瓣中度关闭不全，二尖瓣中重度关闭不全。

※ 分析讨论

主动脉夹层是心血管系统的急危重症之一，主动脉腔内血液从主动脉内膜破口进入主动脉壁内形成夹层血肿，延血管纵轴扩展，累及主动脉弓、颈动脉、肾动脉及股动脉等较为常见，这种剥离性血肿可沿主动脉壁及其分支延伸一定的距离。患者常有剧烈疼痛、休克和压迫症状。如病变侵犯主动脉大分支，则相应的脏器可发生缺血症状。如瘤体继续扩大，可向动脉壁外破裂引起大出血而危及生命。本例主动脉夹层经动脉导管撕入左肺动脉形成肺动脉夹层，较为罕见。

尽管经胸超声心动图难以对主动脉夹层进行全面的诊断，但具有快速、无创、安全及便捷等优点，仍然是目前急诊床边的首选检查方法之一。本例患者中，超声心动图首先发现并完整提供了患者 Stanford A 型主动脉夹层、动脉导管未闭及肺动脉夹层的诊断信息，并很好地提示了三者之间的关系，得到 CT 及手术的证实。二维超声清晰地显示了主动脉、动脉导管及左肺动脉均呈双腔样改变，撕裂的内膜从主动脉管腔至动脉导管并延续至左肺动脉内，CDFI 显示降主动脉与左肺动脉的动脉导管真腔内的左向右分流信号，频谱多普勒显示连续性分流。主动脉夹层与肺动脉夹层同时存在的病例未见报道，我们推测主动脉夹层在内膜撕脱过程中，累及动脉导管未闭后，继续逆行撕入累及左肺动脉。文献报道，胶原蛋白和弹性纤维的退行性变可能是非创伤性主动脉夹层的诱发因素，这种退行性变亦可导致动脉导管未闭和肺动脉壁的完整性被破坏，因此，更易受累。由于无法获得患者既往的检查信息，动脉导管是持续存在还是由于主动脉夹层内膜撕脱重新开放已无法证实。

超声心动图用于主动脉夹层、动脉导管未闭、肺动脉夹层及相应并发症的诊断，被证实具有高敏感性、时效性和便捷性，有助于快速地完成主动脉、肺动脉的检查，二维超声可检出动脉腔内撕裂的内膜片，扩张的管腔，动脉导管未闭的管腔，CDFI 可探查动脉导管未闭的血流、夹层入口及再入口、区分真假腔、瓣膜及分支受累等血流动力学情况。CT 对于主动脉夹层及动脉导管未闭的诊断敏感性及特异性极高，对于证实超声的诊断有很大帮助，但仍应警惕假阴性的存在。

既往有动脉导管未闭合并主动脉夹层或肺动脉夹层的报道。Festic 等报道 1 例 81 岁女性患者开放性动脉导管与主动脉夹层真腔交通。Zhao 等报道 1 例 49 岁女性患者，诊断为动脉导管未闭合并艾森曼格综合征，通过超声诊断合并肺动脉夹层。胸主动脉瘤 / 夹层合并动脉导管未闭被证实是一种常染色体显性遗传病。Glancy 等报道 1 个家系 3 代受检者有 3 例动脉导管未闭合并主动脉夹层。随后 Khau 等报道 1 个家族型高发胸主动脉瘤 / 夹层的家系，3 代 40 例受检者中 11 例诊断动脉导管未闭，其中 2 例合并主动脉夹层，1 例合并胸主动脉瘤。Khau 进一步的基因分析该病为单基因遗传模式，基因定位于染色体 16p12.2-p13.13。Zhu 等证实该病病因为影响平滑肌细胞的一种收缩蛋白的 *MYH11* 基因发生突变。

※ 主要的鉴别诊断

◆ 急性心肌梗死：疼痛一般逐渐加剧、部位多局限于胸骨后、不向后背放射、吗啡止痛疗效较好；发病时血压偏高、后逐渐降低、休克时血压明显降低、双侧脉搏、血压及上下肢血压对称；心电图和心肌酶谱呈规律性异常演变。

而主动脉夹层疼痛常突然发生、极为剧烈、部位广泛、多向后背放射、吗啡常用剂量多无效；休克时血压不一定降低，有时反而增高，夹层累及主动脉分支时可出现双侧脉搏、血压及上下肢血压不对称；心电图和心肌酶谱仅呈非特异性异常，但需注意夹层如累及冠状动脉，亦可出现典型急性心肌梗死的心电图和心肌酶谱演变。

◆ 急腹症：主动脉夹层累及腹主动脉及其大分支时，可引起各种急腹症样临床表现，易误诊为肠系膜动脉栓塞、急性胰腺炎、急性胆囊炎、消化性溃疡穿孔及肠梗阻等。

◆ 其他原因引起的急性主动脉瓣关闭不全：如感染性心内膜炎引起的主动脉瓣穿孔或腱索断裂、主动脉窦瘤破裂等均可引起突然胸痛和主动脉瓣关闭不全，进而发生急性左心力衰竭。但这些疾病的胸痛并不剧烈，亦无主动脉夹层累及其他部位血管征象，结合超声心动图等影像学检查可资鉴别。此外，主动脉夹层尚须与急性肺梗死、脑血管意外等其他心脑血管急症相鉴别。

※ 小贴士

本例患者同时存在主动脉夹层，肺动脉夹层及动脉导管，三者相互关联。超声心动图作为急诊床边的首选检查方法之一，具有高敏感性、时效性和便捷性，全面细致的扫查各个切面，完成主动脉、肺动脉各个切面及动脉导管的检查，给出完整的诊断，为进一步进行 CTA 检查确诊奠定基础。

作者：吴文谦

单位：华中科技大学同济医学院附属协和医院超声影像科

第五节　心周局限性液性暗区：心包囊肿？ 心包局限性积液？

※ 病例摘要

基本信息　患者男性，51 岁。

主诉　右侧胸痛 3 天余。

现病史　患者 3 天前无明显诱因出现阵发性右侧胸痛，无放射，偶有咳嗽，无发热，无咳痰、咯血，无胸闷、心悸、气短，无反流，无恶心、呕吐，无腹胀、腹痛。起病初至我院门诊，以胸痛待查收治入院。

既往史　否认高血压病、糖尿病、高脂血症、传染病等病史。

体格检查　体温 36.6℃，脉搏 86 次 / 分，呼吸 18 次 / 分，血压 112/86 mmHg。双侧胸廓无畸形，叩诊相对浊音界增大。双肺呼吸音稍粗，未闻及明显干、湿性啰音，未及胸膜摩擦音，心音遥远，未闻及心脏杂音。双下肢无水肿，无颈静脉怒张。

※ 初步诊断

胸痛待查。

※ 超声心动图

右心室侧壁侧见范围约 7.2 cm × 2.8 cm 的局限性液性暗区，边界清晰，随心动周期形态无明显变化，右心室腔受压变形（图 4-5-1）。余心脏形态结构及血流动力学未见明显异常。

※ 超声提示

右心室侧壁侧局限性液性暗区（局限性心包积液？心包囊肿？）。

※ 其他辅助检查

◆ 心电图：窦性心律，正常心电图。

◆ 胸部 CT 平扫及增强：心前区片状低密度影，边界清晰，大小约 7.2 cm × 3.9 cm，CT 值约 15 HU，增强扫描未见明显强化，右心室受压，部分边界欠清（图 4-5-2）。CT 提示心包囊肿。

※ 治疗与病理

手术治疗

患者于全麻下行胸腔镜下心包囊肿切除术。术中心前区见直径约 6 cm 囊肿，其内见清亮液体，边界清楚（图 4-5-3）。沿囊壁四周剥离，囊肿完整切除送病理，创面止血，置胸管一根，关闭胸腔。手术过程顺利，术后患者恢复良好。

术后病理结果

◆ 肉眼所见：囊壁样组织 2.5 cm × 0.8 cm × 0.2 cm 一块，另见脂肪样组织 2.5 cm × 2 cm × 0.3 cm 一堆。

◆ HE 染色：囊肿囊壁由纤维结缔组织构成，内衬单层扁平上皮（图 4-5-4）。免疫组化染色：内衬细胞：Calretinin（＋），WT（＋），D2-40（＋），CD34（－）。

◆ 病理诊断：心包囊肿（囊壁内衬间皮细胞）。

※ 临床诊断

心包囊肿。

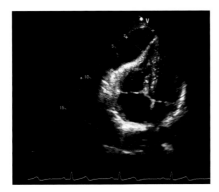

心尖四腔心切面显示右心室侧壁侧不规则无回声区，边界清晰，右心室腔受压变形

图 4-5-1　超声心动图心尖四腔心切面

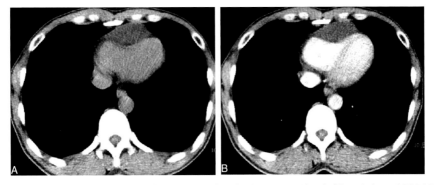

A. CT 平扫显示心前区低密度影，边界清晰，右心室受压变形；B. CT 增强扫描心腔内见造影剂充盈，上述低密度影内未见明显强化

图 4-5-2　胸部 CT 平扫及 CT 增强扫描图

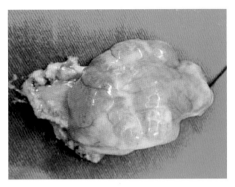

术中完整切除囊肿，内含清亮液体，边界清楚

图 4-5-3　术中所见

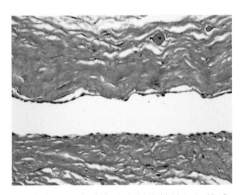

HE 染色显示囊肿囊壁由纤维结缔组织构成，内衬单层扁平上皮

图 4-5-4　病理学结果

※ 分析讨论

心包囊肿的人群发病率约为 1/100000，占纵隔内占位性病变的 7%，是胚胎期原始心包发育过程中胚腔隐窝不能完全融合所致的罕见先天性病变。在组织学上，囊壁由纤维结缔组织构成，内衬单层间皮组织。心包囊肿多发生于心膈角，尤以右侧心膈角常见（右侧占 51%~70%，左侧占 28%~38%），较少发生于纵隔内其他部位（占 8%~11%）。心包囊肿可发生于任何年龄，多数患者在 30~40 岁时发现，男女发病比例相当。该病通常无明显症状，或仅合并一些非特异性症状，如咳嗽，胸闷等。心包囊肿大多数表现为良性病程，当囊肿较大压迫邻近结构时，可能会引起严重的症状，如房颤、心包压塞甚至猝死。

超声心动图多表现为左、右侧心膈角区圆形、类圆形或者三角形的囊状无回声区，边界清楚，内部透声好。少许不典型的心包囊肿表现为低回声，内部透声差或内见分隔。CDFI 可提示囊肿内无血流信号显示。有时受心脏搏动影响，囊肿内可出现血流信号伪影，此时超声声学造影可帮助明确囊肿内有无血流灌注。心包囊肿患者注射超声造影剂后，囊肿内无造影剂充盈，与心腔的造影剂充盈形成良好对比。

大部分心包囊肿患者的心脏形态及功能无明显变化。当囊肿较大压迫心腔及大血管时，超声心动图能清晰显示相应的继发性改变，如心腔受压变小、局部血流加速等。其中最常受压的心腔是右心室，其次是右心房。本例患者的超声和 CT 均能够清晰显示右心室受囊肿压迫而变形。

包括心包囊肿在内的多种不同来源的囊性病变均可毗邻心脏发生，超声表现缺乏特异性，此时囊肿的发生部位具有一定的诊断价值。一般而言，如超声发现位于左或右侧心膈角区的类圆形薄壁无回声区，其内无血流信号，应高度提示心包囊肿。支气管囊肿好发于中纵隔邻近气管分叉处，胸腺囊肿和囊性畸胎瘤多位于前纵隔。若心包囊肿发生在心膈角之外的部位，则与这些良性囊性病变难以鉴别。

心包囊肿还应与局限性心包积液、心包憩室和巨大冠状动脉瘤鉴别。局限性心包积液较为罕见，患者多有心脏手术或者结核病史。心包憩室与心包腔相通，在不同心动周期或患者体位改变时，暗区的大小和形状可能会发生变化。巨大冠状动脉瘤冠状动脉会增粗，囊体可与冠状动脉相通，CDFI 显示其内血流信号充盈，超声左心声学造影能够帮助诊断。

由于骨骼及肺组织的遮挡，超声心动图对心包囊肿的检出率及评价病变与周围组织的毗邻关系不如 CT 和 MRI。CT 和 MRI 不受声窗的限制，通过连续多层扫描能够对病变进行准确定位和观察。但超声心动图具有其他影像学无法比拟的优势，即能够实时动态对病变进行成像，不仅可以判断囊肿的大小、形状及位置等信息，还可以评估囊肿对心腔和大血管的压迫及对瓣膜功能的影响。除了对心包囊肿进行诊断外，超声引导下囊肿穿刺抽液，对于不能耐受开胸手术或者需要紧急处理的患者来说不失为一种较为安全的治疗方式。此外，部分无明显症状的心包囊肿患者未行手术治疗，超声心动图检查安全无辐射性损伤，还可用于未行手术的心包囊肿患者的随访，评价在随访过程中囊肿的大小和性质是否发生变化。

※ 小贴士

心包囊肿大部分位于左、右侧心膈角，少数位于纵隔内的其他位置，超声发现与心脏紧邻的囊状无回声结构，应考虑心包囊肿的可能，可建议患者进一步行 CT 或 MRI 检查，结合多种影像学检查的结果，对病变进行综合分析和诊断。

由于声窗限制，在超声心动图检查过程中应注意多切面扫查，特别是剑突下扫查，可提高检出率。超声的评价要点：①囊肿的位置、大小及内部回声情况；②囊肿是否对心腔及大血管造成压迫，观察瓣膜启闭及心脏功能是否受影响；③注意不要漏诊心内合并的其他畸形。

作者：刘金凤
单位：华中科技大学同济医学院附属协和医院超声影像科

第六节　遗漏5年的缩窄性心包炎

※ 病例摘要

基本信息　患者男性，42 岁。

主诉　腹水 5 年，发现缩窄性心包炎 10 个多月。

现病史　患者 5 年前无明显诱因出现腹水，当地医院考虑为"肝炎肝硬化腹水"并进行相应治疗，治疗效果不佳。于 2016 年 9 月 14 日外院行心脏彩超发现缩窄性心包炎。伴乏力，无一过性黑矇、无头痛头晕、视物旋转，无恶心、呕吐、发热、咳嗽等不适。

既往史　有缺铁性贫血、肝硬化、丙型病毒性肝炎史，1988 年行疝气修补手术。

家族史　否认冠心病、高血压病、先天性心脏病家族史。

体格检查　体温 36.6℃，心率 84 次 / 分，血压 112/77 mmHg，呼吸 20 次 / 分，神志清楚，口唇无发绀。心律齐，心前区无隆起，未触及震颤，未闻及明显心脏杂音。双肺呼吸音清，腹部膨隆，呈蛙状腹，无压痛、反跳痛，双下肢轻度水肿，足背动脉触诊搏动可。

※ 初步诊断

缩窄性心包炎。

※ 超声心动图

◆ 常规经胸超声：心尖四腔心切面显示双房增大，左心房横径 6.5 cm，长径 6.5 cm，右心房横径 4.8 cm，长径 6.5 cm，双室未见增大（图 4-6-1A）；左心室短轴切面显示左心室收缩尚可，室间隔呈轻度"弹跳征"，可显示左心室下壁、下侧壁及部分右心室侧壁心包回声增强；心尖四腔心、心尖三腔心显示左心室下壁、侧壁心包回声明显增强，局部可见强回声团，其中较大一个大小约 1.2 cm×0.6 cm，心包脏壁层相对运动减低（图 4-6-1B）；剑突下切面显示下腔静脉明显增宽，随呼吸管腔运动平直（图 4-6-2）。CDFI 显示二尖瓣口舒张期血流频谱 E 峰呼气时较高，吸气时较低，组织多普勒显示二尖瓣环频谱 E' 峰明显增高（图 4-6-3）。

◆ 术前经食管超声：食管下段 0° 心尖四腔心切面显示右心室侧壁侧的心包及左心室侧壁及心尖的心包明显增厚、钙化（图 4-6-4）。

※ 超声提示

右心室侧壁、左心室下壁、侧壁心包回声明显增强、钙化；双房增大；室间隔轻度"弹跳征"；下腔静脉增宽；左心室收缩功能测值正常范围，舒张功能减低。考虑为缩窄性心包炎声像图改变。

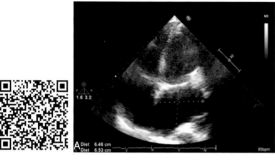
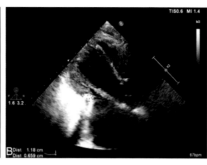

A. 心尖四腔心切面显示房室腔大小，双房增大，双室不大；B. 胸骨旁四腔心切面显示心包钙化

图 4-6-1　超声心动图

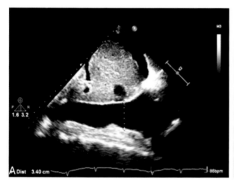
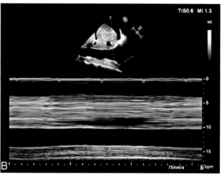

A. 下腔静脉明显增宽；B. 下腔静脉随呼吸运动管腔内径无明显变化

图 4-6-2　超声心动图

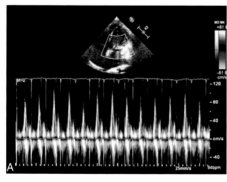
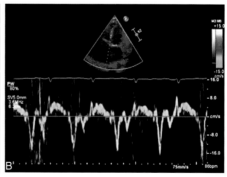

A. 二尖瓣口舒张期血流频谱显示 E 峰呼气时较高，吸气时较低；B. 二尖瓣环运动频谱显示 E' 峰明显增高

图 4-6-3　超声心动图

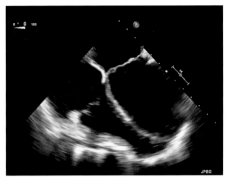

图 4-6-4　二维超声心动图

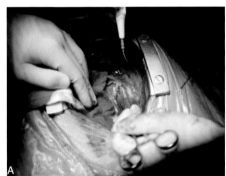
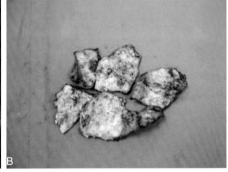

A. 术中切开心包显示心包明显增厚，僵硬；B. 手术剥离的多块心包组织，明显增厚

图 4-6-5　术中所见

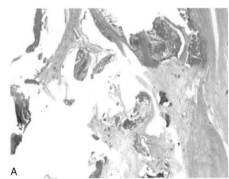
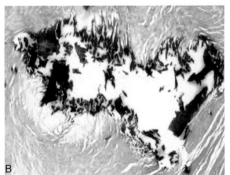

A、B. 心包组织病理显示扁平囊壁样组织，部分囊壁钙化，提示心包纤维囊壁样组织伴"玻璃样"变及钙化

图 4-6-6　病理图像

※ 其他辅助检查

◆ 胸部 X 线正位片：肺血增多，心影增大（左心房增大），心脏投影区沿心缘短条状致密影。

◆ 血常规：血红蛋白 113 g/L，血小板 106 g/L，白细胞 10.54 g/L，血脑钠肽 167.4 pg/ml。

※ 治疗与病理

◆ 患者行心包剥离手术，术中见心包广泛增厚，局部钙化，心脏舒张受限（图 4-6-5）。

◆ 病理检查（心包）纤维囊壁样组织伴玻璃样变（图 4-6-6）。

※ 临床诊断

缩窄性心包炎。

※ 分析讨论

缩窄性心包炎表现为心包脏壁层僵硬、顺应性减低导致严重心脏舒张功能障碍的疾病。目前，其患病率不明确，但据文献报道 0.2%~0.4% 的心脏手术患者发生缩窄性心包炎。它也可以由心包创伤或各种原因感染引起。由于其临床表现可能与心肌病、冠心病、肺动脉甚至胃肠道疾病类似，临床诊断该疾病有一定难度，患者常常会经历各种心脏的或非心脏的检查，且容易漏诊。该疾病具有治愈的可能，而一旦错过治疗时机，该疾病可能具有明显的致死率，所以，及早正确诊断缩窄性心包炎既具有挑战性，又具有重大的临床意义。

回溯本患者的病史，是什么原因导致其缩窄性心包炎的诊断推迟了 5 年之久呢？

该患者 5 年前出现腹水，当地医院考虑为肝炎肝硬化腹水并进行相应治疗，然而治疗效果不佳。当地医院未行心脏彩超检查。同时，患者否认结核及放疗病史。可见，对于该患者缩窄性心包炎的漏诊原因在于患者合并有肝炎，临床医师思维较局限，只考虑到肝炎肝硬化，进而导致腹水，并未考虑到心脏的原因。缩窄性心包炎临床表现主要为体静脉压力增高，如颈静脉怒张、水肿、腹胀、肝大和腹水。当患者出现这些症状又合并有类似临床表现的疾病时，会给疾病诊断造成较大的干扰。因此，详细的病史采集及体格检查对于缩窄性心包炎的诊断非常重要。当出现颈静脉压力增高、腹水、肝脾肿大及水肿的症状时，应考虑到缩窄性心包炎的可能。

典型的缩窄性心包炎声像图可见心包回声增强，双心房增大，心室减小，房室沟处常有纤维带或钙化，室间隔异常运动（舒张期向左心室内摆动并即刻弹向右心室）；下腔静脉扩张且随呼吸管径无明显变化。本例患者二维超声心动图较为典型，表现为双房增大，室间隔可见"弹跳征"，下腔静脉增宽且随呼吸管径变化不明显。经胸超声心动图多切面探查可见左心室下壁、侧壁心包回声明显增强，可见钙化，右心室侧壁受声窗的影响，似可见心包回声增强。术前经食管超声心动图弥补了经胸超声心动图的不足，更加清楚的显示左心室侧壁、心尖及右心室侧壁心包，心包厚度显示更加清晰。心包增厚是诊断缩窄性心包炎的重要依据，文献显示，经食管超声心动图观察心包增厚明显优于经胸超声心动图，经食管超声心动图测量心包厚度与胸部 CT 测量的心包厚度相关性良好。但是缩窄性心包炎可以发生于心包厚度正常的患者，所以当其他特征都提示缩窄性心包炎时，不能凭借心包未增厚而否认诊断。僵硬增厚的心包限制左心室充盈而导致左心室后壁舒张期运动平直，可作为诊断指标之一，观察其二维超声表现可见左心室后壁舒张期的平直运动。但这一现象在二维超声心动图及 M 型超声声像图中的出现率为 40%~70%。所以，仅凭某种单一超声表现不能确诊缩窄性心包炎，需结合多种表现综合诊断，这就是该疾病的诊断难点所在。

多普勒超声对诊断缩窄性心包炎及其鉴别诊断都至关重要。二尖瓣口频谱 E 峰血流速度于吸气时下降＞ 25%，此为与限制型心肌病鉴别的重要指标，这与缩窄性心包炎舒张期充盈受限，心室之间存在相互依赖作用，胸腔压力与心腔压力脱节有关。而本例患者其二尖瓣口 E 峰随呼吸运动有变化，但下降幅度＜ 25%。文献指出这个指标不具特异性，在切除病变心包后可消失。约 12% 缩窄性心包炎患者不出现血流频谱随呼吸运动而改变。另外，肺静脉血流及反流速度更能反映左心房与肺毛细血管的压差。Klein 表明应用经食管彩超测量肺静脉血流速度，发现 86% 缩窄性心包炎患者肺静脉收缩期峰值速度 / 舒张期峰值速度≥ 0.65。组织多普勒技术可定量分析心脏局部及整体的收缩及舒张功能变化，较少受呼吸影响，可为鉴别诊断缩窄性心包炎与限制型心肌病提供具有较高敏感度及特异度的指标。通过组织多普勒技术测量二尖瓣瓣环的组织峰值速度 E'，评价左心室舒张功能一直被大多数学者所认可。研究表明，限制型心肌病二尖瓣瓣环舒张早期峰值速度 E' 明显低于缩窄性心包炎，以二尖瓣瓣环舒张期峰值速度 E'＞ 8 cm/s、E'/E ＜ 0.11 为诊断标准，其敏感度为 95%，特异度为 96%。分析其机制，缩窄性心包炎病理为心包增厚、僵硬，心肌无明显受损，心脏舒张明显受限，左心室圆周运动及径向运动受限，左心室纵向运动代偿性增高，导致缩窄性心包炎患者 E' 增高或不变；而限制型心肌病是原发性心肌或心内膜纤维化，或心肌浸润性改变，导致二尖瓣环 E' 明显减低。但是这些指标也不是绝对的，瓣环广泛钙化、左心室收缩功能低下或节段性室壁运动异常都有可能影响 E' 的敏感度及特异度。

目前缩窄性心包炎的主要诊断方法包括超声心动图、CT、MRI 及心导管检查。CT 可准确评估心包膜厚度，其是显示心包膜钙化最好的诊断技术，cMRI 可显示局灶性、结节样纤维钙化性改变，但在显示钙化方面 CT 优于 cMRI，而 cMRI 在鉴别少量心包积液及心包增厚方面却优于 CT，同时 cMRI 还能更好地识别心包炎及心包心肌粘连。而超声心动图是评价心脏功能的首选方法，实时显示的心脏活动及血流动力学表现为缩窄性心包炎诊断可靠的证据。

※ 小贴士

目前缩窄性心包炎的临床诊断仍是一个难点，超声诊断的难度在于如何综合的分析超声指标及与限制性心肌病的鉴别诊断。随着超声心动图技术的发展，已有越来越多的定量参数用于评估缩窄性心包炎，提高了诊断的敏感度及特异度。但是诊断缩窄性心包炎不能单独依靠一种技术，而应综合考虑临床症状、体格检查及辅助检查、超声心动图及其他检查结果。理解该疾病的病理生理学特点及完善的应用有创的或无创检查技术对于鉴别缩窄性心包炎及限制性心肌病至关重要。

作者：谢明星，章子铭

单位：华中科技大学同济医学院附属协和医院超声科

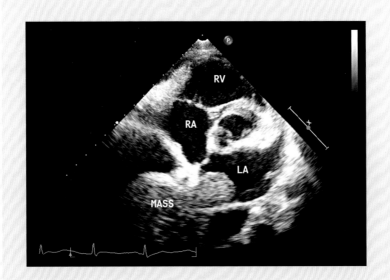

【第五章】

心脏占位性疾病

第一节 左心房黏液瘤的少见表现

※ **病例摘要**

基本信息 患者女性，53 岁。

主诉 胸闷、喘气 20 余天。

现病史 患者于 20 余天前出现胸闷，喘息，不能自行缓解，于当地就诊，予"利尿"治疗后稍有好转，后心脏彩超检查提示"心脏占位"，门诊遂收入院。

既往史 2015 年子宫肌瘤切除手术史，否认高血压病、糖尿病史。

个人史 湖北出生，无吸烟、饮酒史。

体格检查 体温 36.5℃，脉搏 70 次 / 分，呼吸 21 次 / 分，血压 103/72 mmHg。神志清楚，精神可。双肺呼吸音清，未闻及干、湿性啰音及哮鸣音。心音清，心律齐，心率 70 次 / 分，心尖听诊区闻及 Ⅲ / Ⅵ级收缩期杂音。双下肢无水肿。

※ **初步诊断**

心脏占位。

※ **超声心动图**

◆ 二维及多普勒超声：左心房内见一大小约 3.6 cm × 3.1 cm 的类圆形混合回声团，形态规则，内伴无回声区和强回声区，通过一宽约 1.2 cm 的蒂与二尖瓣前叶相连，随瓣叶活动甩动于左心房、左心室间，舒张期二尖瓣开放时堵塞大部分瓣口，致二尖瓣开放有效面积减小（图 5-1-1，图 5-1-2），PHT 法测得 MVA 0.9 cm^2，收缩期阻碍二尖瓣闭合，见少至中量反流信号，三尖瓣中量反流，频谱多普勒显示反流峰速 4.3 m/s，压差 73 mmHg。

◆ 双平面及实时三维超声：进一步显示该占位附着于二尖瓣前叶瓣根的左心房面（图 5-1-3，图 5-1-4）。

◆ 左心声学造影：该占位内部及其与二尖瓣前叶附着基底处可见少许微泡灌注（图 5-1-5）。

◆ 经食管超声：进一步明确混合回声团位于二尖瓣前叶的左心房面，附着的蒂距离二尖瓣根部约 0.4 cm。混合回声团边界光滑，形态规整，内部回声不均匀，可见多发散在形态不规则的无回声暗区。CDFI：上述混合回声团内未见明显血流信号显示，经食管超声心动图实时三维超声更直观地显示混合回声团与毗邻二尖瓣等解剖结构的关系（图 5-1-6~ 图 5-1-8）。

※ 超声提示

　　左心房内实质性占位性病变，二尖瓣机械性梗阻并轻至中度关闭不全，三尖瓣中度关闭不全，肺动脉稍宽并中度肺高压。

※ 治疗与病理

◆ 患者接受"左心房占位切除"术。术中所见：左心房、右心室稍大，肺动脉增粗，压力中度增高，左心房内一圆形包块，直径约 3.5 cm，经一宽约 1.0 cm 的蒂附着于二尖瓣前叶的左心房面，附着点紧邻前叶瓣环；包块内为血性及胶冻状内容物。手术中，自肿块蒂根部完整切除肿块。

◆ 术后即刻行经食管超声心动图显示左心房内未见异常团块。二尖瓣口狭窄解除，二尖瓣轻度关闭不全，三尖瓣轻至中度关闭不全（图 5-1-9）。

◆ 患者恢复良好，术后 1 个月复查经胸超声心动图提示左心房内肿块摘除术后左心房内未见异常团块，二尖瓣轻度关闭不全，三尖瓣轻至中度关闭不全（图 5-1-12）。

◆ 病理检查：肉眼所见，结节样物 3.5 cm × 3.0 cm × 2.5 cm，切面灰白间褐，半透明，局部区域囊性变，表面包膜尚完整。

　　病理诊断：(左心房)黏液瘤伴出血囊性变（图 5-1-10，图 5-1-11）。

※ 临床诊断

左心房黏液瘤。

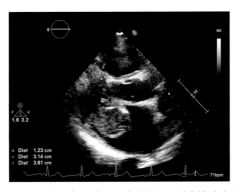

左心房内可见类圆形混合回声团，部分与二尖瓣前叶左心房面相连

图 5-1-1　经胸超声心动图左心长轴切面

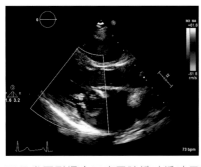

可见类圆形混合回声团随瓣叶活动甩动于左心房、左心室间，CDFI 显示二尖瓣开放明显受限，瓣口血流明显加速

图 5-1-2　经胸超声心动图左心长轴切面

胸骨旁左心室长轴切面和左心室短轴切面同时显示混合回声团附着于二尖瓣前叶瓣根的左心房面

图 5-1-3　双平面 CDFI

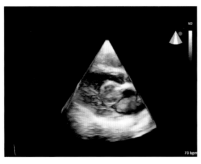

胸骨旁左心室长轴切面显示混合回声团附着于二尖瓣前叶瓣根的左心房面

图 5-1-4　实时三维超声心动图

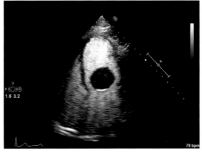

心尖四腔心切面显示该占位内部及其与二尖瓣前叶附着基底处可见少许造影剂微泡灌注

图 5-1-5　左心声学造影低机械指数成像

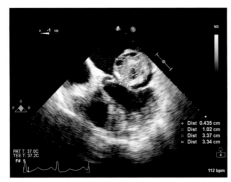
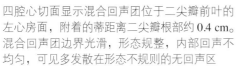

四腔心切面显示混合回声团位于二尖瓣前叶的左心房面，附着的蒂距离二尖瓣根部约 0.4 cm。混合回声团边界光滑，形态规整，内部回声不均匀，可见多发散在形态不规则的无回声区

图 5-1-6　经食管超声心动图

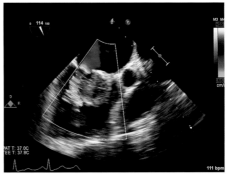

四腔心切面显示混合回声团内未见明显血流信号

图 5-1-7　经食管超声心动图

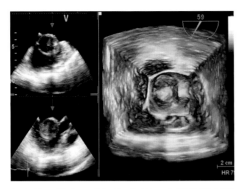

直观显示混合回声团与毗邻二尖瓣等解剖结构的关系

图 5-1-8 经食管实时三维超声心动图

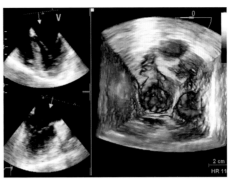

左心房内未见异常团块

图 5-1-9 术后即刻经食管实时三维超声心动图

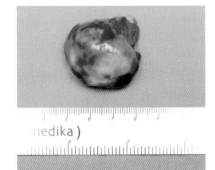

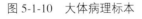

结节样肿物 3.5 cm×3.0 cm×2.5 cm，半透明，局部区域囊性变，表面包膜尚完整

图 5-1-10 大体病理标本

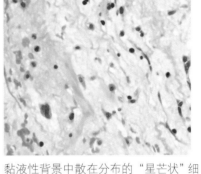

黏液性背景中散在分布的"星芒状"细胞，提示黏液瘤（HE 染色）

图 5-1-11 病理切片

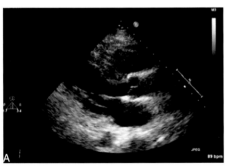

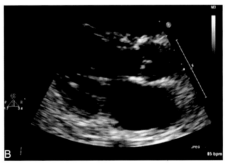

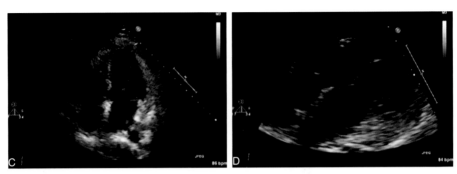

A、B.胸骨旁左心室长轴切面（B为局部放大图像）观察左心房及二尖瓣瓣叶活动；C、D.四腔心切面（D为局部放大图）观察左心房、左心室及二尖瓣瓣叶活动

图5-1-12　术后经胸超声心动图

※ 分析讨论

　　原发性心脏肿瘤是一种少见的心脏疾病，多见于成年女性，尸检发生率为0.007%~0.28%。其中良性肿瘤占75%~87%，黏液瘤是最常见的心脏良性肿瘤，占心脏良性肿瘤的40%~50%。心脏黏液瘤起源于心内膜下的间叶组织，常为单发，多为良性肿瘤，可有多发及家族性病例，多发者可见于同一心腔的不同部位，或不同心腔内。少数病例可伴复发和转移。

　　心脏黏液瘤可见于各个心腔，其中发生于左心房者占75%，发生于右心房者占15%~20%。80%可见瘤蒂，且80%~90%瘤蒂与卵圆窝相连。其外形多样，多呈圆形或椭圆形，亦可呈分叶状，外观富有光泽，呈半透明"胶冻状"，切面呈实质性，瘤内可伴囊性变、出血、纤维化、钙化、坏死等改变。有局部组织浸润的倾向，但通常不超过心内膜层。瘤体质脆而软，常发生表面瘤体脱落入血，形成外周血管栓塞，部分脱落的瘤体亦可附着并侵入血管壁形成血管瘤。

　　黏液瘤患者的临床症状如下。①血流动力学异常：主要因阻碍静脉回流或影响邻近瓣膜功能，引起相应的血流动力学改变，具体症状随瘤体大小及生长部位而异。②血管栓塞：由于肿瘤质地脆，易脱落，可出现外周血管栓塞或肺栓塞。③心律失常：最常见房颤和房室传导阻滞，主要因心房扩大或瘤体侵犯传导系统所致。④全身反应：如低热、贫血、盗汗等，多认为与肿瘤引起的免疫系统功能紊乱相关。

　　超声心动图表现为边界清晰的圆形、椭圆形或分叶状实质团块，其内部回声常呈弱回声，有时可因囊性变、出血坏死、钙化等继发病理改变，内部出现无回声或强回声。超声常可探及瘤蒂，多附着于房间隔卵圆窝处或心壁结构上，此外可显示黏液瘤随心动周期的运动及对邻近心脏瓣膜开放及闭合的影响。彩色血流显像主要显示瘤体对邻近瓣膜功能的影响，如引起瓣膜狭窄或关闭不全，瘤体内基本无血流信号显示。经食管超声心动图在经胸声窗差者中，对左心房黏液瘤的显像更为清晰，三维超声心动图可提供更丰富立体的瘤体与毗邻心脏结构的解剖关系。多种超声成像技术对团块大小、形态、数目、位置、附着部位、活动度，以及继发瓣膜功能障碍的显像，为外科手术提供了重要的指导意见。

心脏超声造影可用于黏液瘤的鉴别诊断。因黏液瘤常有少量血供，使用低机械指数显像模式可显示瘤体内的血流低灌注情况，表现为瘤体内见造影剂微泡"星点状"的稀疏分布。而心腔内血栓因无血供，呈充盈缺损区，无灌注显像。若遇血供丰富的恶性肿瘤，因瘤体内含大量新生滋养血管，可见瘤体内密集丰富的造影剂微泡灌注显像。

本例患者超声检出心房肿瘤，形态规则，边界光滑，尤其超声造影技术提示肿块内见少量血供，综合考虑良性肿块可能性大。若考虑最常见的良性肿瘤——黏液瘤，但内部回声为混合性，内伴液性区及钙化斑，且附着部位为瓣叶，而非黏液瘤常见的卵圆窝处，似又不太相符。手术最终证实瘤体附着位置与多种超声方法判断高度一致，病理提示左心房黏液瘤伴出血及囊性变。

心脏黏液瘤须与其他类型的良性心脏肿瘤（如横纹肌瘤）、恶性心脏肿瘤、心内血栓及赘生物等心脏占位性病变鉴别。

◆ 横纹肌瘤：仅次于黏液瘤的第二位常见良性心脏肿瘤，为婴儿和儿童最常见的原发性心脏肿瘤，78% 患儿年龄不足 1 岁。肿瘤可能由胎儿心脏成肌细胞衍化而来。患儿50% 合并结节性硬化（精神发育不全、惊厥、语言缺陷），90% 病例为多发性，少数为孤立性。横纹肌瘤通常深入心肌组织中，突出于心腔内。超声表现为多发的、大小不等的稍高回声团，好发部位不一，肿瘤常深入心肌内。

◆ 乳头状弹性纤维瘤：最常见的心脏瓣膜肿瘤，多见于 50 岁以上的患者，常缺乏典型的临床表现，可因肿瘤或附着血栓的部分脱落引起栓塞症状。肿瘤常起源于主动脉瓣及二尖瓣，其次为三尖瓣及肺动脉瓣。多数肿瘤与瓣叶的附着面较宽，但也有部分肿瘤带蒂，具有一定活动度。绝大多数肿瘤体积较小。肿瘤呈圆形、卵圆形或不规则形，表面呈乳头状或分叶状，质软、松脆，表面常见血栓。超声表现为中等回声小团块，边界清楚，内部偶有强回声团。

◆ 心腔内血栓：左心房血栓多见于二尖瓣狭窄、房颤等，左心室血栓多见于扩张型心肌病、心梗后室壁瘤形成等，右心血栓多合并下肢静脉血栓。超声表现根据血栓形成时间长短而异，新鲜血栓常为低回声，陈旧性血栓常为高回声。大部分血栓可见宽广的基底附着于室壁上，亦可经由一较细的蒂附着于室壁，具有一定活动度，罕见血栓游离于心腔内，活动度大的血栓大大增加了患者出现肺栓塞和脑卒中并发症的风险，需要临床积极干预。

本例患者心脏黏液瘤经一宽蒂附着于二尖瓣前叶的左心房面，附着点紧邻二尖瓣前叶瓣环，此时还须与其他类型的二尖瓣病变进行鉴别。

◆ 感染性心内膜炎：原发性感染性心内膜炎指自体心脏瓣膜、心内膜及血管内膜的细菌性、真菌性、立克次氏体或病毒性感染，可在原有的先天性心脏病或后天性瓣膜病的基础上发生，也可发生于正常瓣膜。感染性心内膜炎有轻重不同的多种临床表现，无明确病因"典型"的三日疟样的发热持续超过数天，有明显的心脏杂音和贫血时，应考虑感染性心内膜炎。赘生物是感染性心内膜炎的主要病理改变，赘生物的典型二维超声心动图特征为形态不规则的中等强度块状回声，大小不一，数目不等，可黏附在瓣叶、腱索或房室心内膜表面，附着于瓣叶上的赘生物可与瓣叶一同运动，赘生物机化后出现回声增强，影响瓣叶开放闭合运动。二尖瓣是感染性心内膜炎最常累及的瓣膜。超声心动图还可以评价瓣膜的结构和功能情况，评估瓣膜反流和严重程度，经食管超声心动图可及时发现感染性心内膜炎并发症，如瓣周漏、主动脉根部脓肿和 Valsalva 窦瘤等。

◆ 心脏血性囊肿：一种罕见的先天性异常，多见于2个月内的婴儿，2岁以后少见。其形成原因考虑为瓣膜形成过程中血流冲击瓣膜表面的裂隙内陷，后期裂隙未愈合形成。囊肿通常是孤立的，多见于二尖瓣瓣叶两侧或后瓣叶、前乳头肌、二尖瓣瓣环、三尖瓣、肺动脉瓣，但最多见于二尖瓣前叶。超声心动图显示其内部为无回声区的囊性结构，可具有一定的活动度，左心声学造影可清晰显示其形态结构，以及与周围组织结构的附着关系，形态可随心动周期改变，内部有无造影剂微泡充盈提示内部是否存在血供，与心腔有无交通。

※ 小贴士

本例患者左心房占位，虽然病理最终显示为黏液瘤，但术前观察肿瘤，无论是附着部位、还是内部回声均与典型黏液瘤不甚相同，很难考虑到黏液瘤，鉴别诊断复杂。本例患者占位附着于二尖瓣前叶邻近瓣根的左心房面，此附着点不是黏液瘤常见位置，因此需根据占位的形态、大小、数目、位置、结构、边界、内部回声、附着位置、活动度等特征，观察经胸超声心动图二维图像，彩色血流显像可以显示瘤体对邻近瓣膜功能的影响，以及瘤体内部血流信号情况，分析瓣膜开放闭合情况，双平面显像及实时三维超声显像能更好地显现占位与毗邻心脏结构的解剖关系，左心声学造影显示占位内部的血流灌注情况，经食管超声心动图可以更为清晰地显示左心房黏液瘤。同时结合患者年龄、临床病史等情况进行综合判断，为外科手术提供了指导意见。

通过本病例的诊疗，提醒我们需综合应用多种超声心动图技术，扩大临床思路，关注罕见的心脏黏液瘤显像，尤其是当伴有复杂的继发病理改变时，如囊性病变与钙化。多种超声心动图技术的合理使用有助于提高对肿块空间位置、血供的判断和鉴别诊断的准确性，尤其是心脏超声造影 low MI 模式可显示瘤体内血供灌注情况，对肿瘤良、恶性进行初步判断。

作者：袁 莉，管 苇
单位：华中科技大学同济医学院附属协和医院超声影像科

第二节 罕见的心脏海绵状血管瘤：同时表现为心腔内占位、心肌内占位和心外膜心肌蔓状血管丛

※ 病例摘要

基本信息 患者男性，16 岁。

主诉 反复发作视物模糊、头痛 4 年。

现病史 2008 年起无明显诱因出现视物模糊、头痛，伴胸闷、气促，不伴胸痛、咳嗽、浮肿、黑矇、眩晕、晕厥等，呕吐胃内容物后可部分缓解，休息睡眠后症状消失。于当地医院行头部 CT 后诊断为"鼻窦炎"，疗效不佳，此后平均每月发作 2~4 次。先后于多家医院就诊，多次超声心动图检查结果不同，包括"左心增大，左、右心室肥厚""肥厚型心肌病，左心房内占位，右室流出道狭窄""心肌致密化不全"，遂于 2012 年 4 月来我院就诊。

既往史 否认高血压病、糖尿病、高脂血症、传染病等病史。

个人史 否认外伤、手术及药物过敏史。

家族史 否认冠心病、高血压病、先天性心脏病家族史。

体格检查 体温 36.2℃，脉搏 95 次 / 分，呼吸 21 次 / 分，血压 110/78 mmHg。发育可，神志清楚，口唇无发绀，咽部无充血。心前区无隆起，未触及震颤，心界不大。胸前区听诊提示双肺呼吸音清，未闻及干、湿性啰音，心率 95 次 / 分，心律齐，胸骨左缘第 2 肋间可闻及 Ⅱ / Ⅵ级收缩期杂音并向颈部传导。左手掌心、右侧后腰部及左大腿内侧见体表血管瘤（图 5-2-1）。腹软，肝、脾肋下未触及，双下肢无水肿，动脉搏动存在，周围血管征阴性。

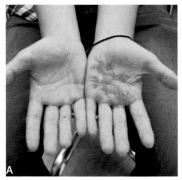 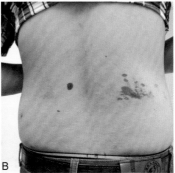 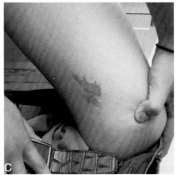

图 5-2-1 患者左手掌心（A）、右侧后腰部（B）及左大腿内侧（C）见体表血管瘤

※ **初步诊断**

头痛待查：心肌病？

※ **超声心动图**

◆ 左心长轴切面、左心室短轴切面及心尖部切面：室间隔中下段、左心室前壁及前侧壁、右心室壁心外膜侧心肌疏松增厚，以心尖明显，其内可见多个"条索样""蜂窝状"低或无回声区（图5-2-2）。右心室游离壁增厚，致右室流出道狭窄。少量心包积液。CDFI：心外膜心肌低或无回声区内可见血流信号充盈，右室流出道狭窄处射流稍快，峰速 1.9 m/s（图5-2-3）。

◆ 心尖四腔心切面、大动脉短轴切面：房间隔局限性增厚呈"橄榄状"，左心房前侧壁及顶部心肌明显增厚，致左肺静脉开口轻度狭窄。左心房内见大小约 1.0 cm × 0.8 cm 的息肉状团块附着于左心耳基底部心内膜，与房壁等回声，随血流摆动（图5-2-2B）。CDFI：房间隔及增厚的左心房壁、左心房异常团块内未见明显血流信号，左肺静脉开口处血流加速。

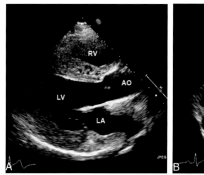
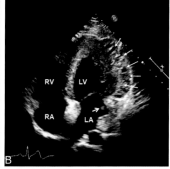

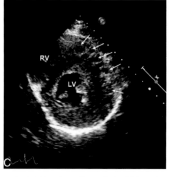

左心长轴切面（A）、心尖四腔心切面（B）及左心室短轴切面（C）均显示室间隔、左心室前壁及侧壁心外膜侧心肌、右心室壁心外膜侧心肌疏松增厚，其内可见多个"条索样""蜂窝状"低回声区（长箭头）。左心房壁及房间隔明显增厚，左心耳心内膜上息肉样团块附着（B，短箭头）（AO：主动脉；LA：左心房；LV：左心室；RA：右心房；RV：右心室）

图 5-2-2　超声心动图

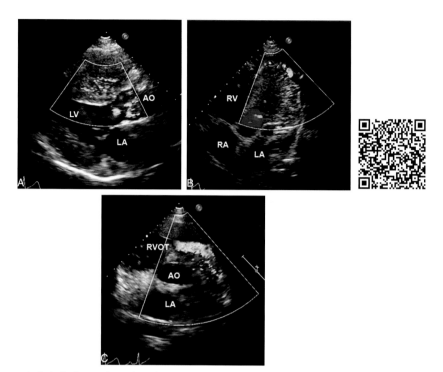

A、B. 室间隔及心室心外膜心肌低回声区内可见血流信号充填；C. 右心室壁肥厚致右室流出道狭窄，收缩期射流加速（AO：主动脉；LA：左心房；LV：左心室；RA：右心房；RV：右心室；RVOT：右室流出道）

图 5-2-3 　CDFI 超声心动图

◆ 大动脉短轴切面：左冠状动脉主干及分支增宽，主干内径约 6.4 mm，右冠状动脉未见明显增宽，主干起始段内径约 5.0 mm。CDFI：左冠状动脉主干及分支内血流明亮，收缩期可见逆向血流信号充盈（图 5-2-4）。

◆ 左心声学造影：经左肘静脉注入造影剂 Sonovue，左心房、左心室顺序显影。前降支内可见造影剂收缩期逆向充盈。上述双侧心室心外膜下心肌内低或无回声区内见大量造影剂充填，房间隔及左心房腔内息肉状团块呈明显回声增强（图 5-2-5）。肝、肾等腹腔实质脏器超声检查无异常。

※ **超声提示**

心脏心外膜心肌内广泛低至无回声团状占位，内见血流充盈，考虑畸形血管性病变可能性大；左心房内实质性占位，房间隔内实质性占位；左肺静脉开口轻度狭窄；右室流出道轻度狭窄；少量心包积液。

※ **其他辅助检查**

◆ 实验室检查：血浆凝血酶原时间延长（19.2 秒），其余（包括三大常规、血生化、抗心肌抗体、肿瘤标志物、传染病筛查）均未见明显异常。

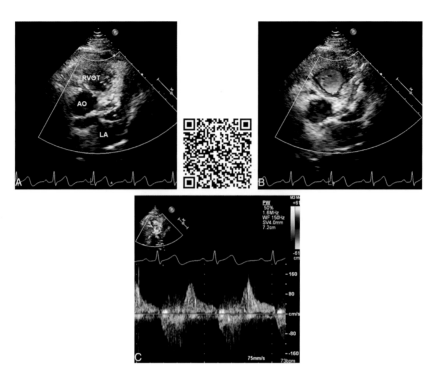

A. 左冠状动脉增宽，主干及分支内血流明亮；B. 收缩期左冠状动脉内可见逆向血流信号充盈；C. 前降支血流频谱为双向血流（AO：主动脉；LA：左心房；LV：左心室；RVOT：右室流出道）

图 5-2-4　大动脉短轴切面 CDFI

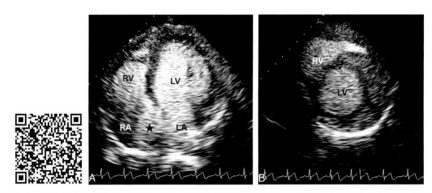

心尖四腔心切面（A）及左心室短轴切面（B）显示正常心肌呈低回声，心外膜侧心肌内窦管结构被造影剂充填，房间隔明显回声增强（★）（RA：右心房；RV：右心室；LA：左心房；LV：左心室）

图 5-2-5　左心声学造影

◆ 心电图：窦性心律，前侧壁异常 Q 波，ST-T 段改变。

◆ 胸部 X 线片：心影增大，心胸比 0.55。

◆ 心脏 MRI：双室心外膜侧心肌、室间隔、房间隔及左心房壁均增厚，呈 T_2WI 信号增高，心肌内及心脏表面见弥漫分布的低 T_1WI、高 T_2WI 辐射条状或类圆形信号影，心肌灌注成像呈持续强化，提示为纤曲血管（图 5-2-6）。MRI：心脏表面及心肌内弥漫性血管性病变。

◆ 选择性冠状动脉造影：双侧冠状动脉均发出众多纤细血管，动脉期心肌明显染色，房间隔内瘤体及左心房内息肉状瘤体明显浓染（图 5-2-7）。冠状动脉造影：心脏表面蔓状血管丛，房间隔内血管源性占位，左心房内血管源性占位，提示心脏海绵状血管瘤。

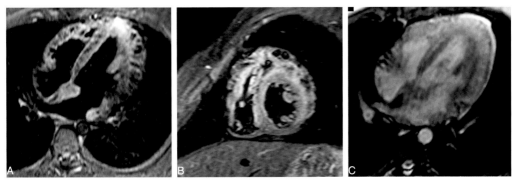

弥漫分布于心脏表面及心肌内的海绵状血窦（A、B），心肌灌注成像血窦呈持续强化（C）

图 5-2-6　MRI

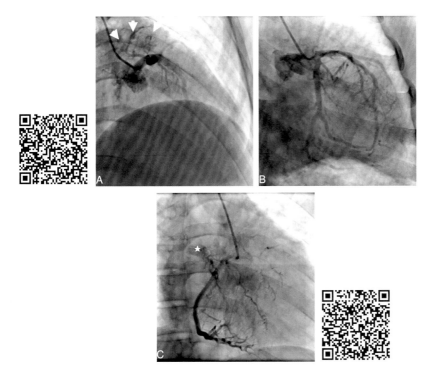

左（A）、右（B）侧冠状动脉均发出众多纤细血管，左心房心肌（箭头）及房间隔内瘤体（C，★）明显浓染

图 5-2-7　冠状动脉造影

※ 治疗过程

因冠状动脉和心肌广泛受累，无法行切除手术，患者出院随访观察。出院时嘱患者控制体重，避免剧烈活动和剧烈情绪改变，未予以药物治疗。随访3年，患者控制体重后诉头疼等症状发作减轻，期间复查3次超声及2次MRI，均无明显变化。

※ 临床诊断

心脏海绵状血管瘤。

※ 分析讨论

原发性心脏血管瘤是一种罕见的心脏良性肿瘤，与血管异常增生和畸形形成有关，占原发性心脏良性肿瘤的2.8%~5%。心脏血管瘤可发生在心脏任何部位，包括心内膜、心肌、心外膜和心包，可表现为心肌内占位、心腔内占位、心包内占位和心脏表面蔓状血管丛。

心脏血管瘤患者通常无特异性症状，症状与肿瘤大小、解剖位置及累及范围等相关。主要分为非特异性症状、栓塞症状和压迫梗阻症状。

非特异性症状包括胸痛、心悸、劳力性气促、晕厥、心律失常等。心律失常是较为常见的症状，包括非特异的ST-T改变、房颤、阵发性室上速等。特殊部位的心脏血管瘤可引发恶性心律失常，如位于右心房Koch三角的肿瘤可导致完全性房室传导阻滞。偶有肿瘤反复出血，或引发壁内血肿出血导致心包积血及填塞的报道。

栓塞事件可为首发症状。左心房内肿瘤导致反复发作短暂性脑缺血、右心房内肿瘤的微小瘤栓通过房间隔缺损导致脑梗死、右心房血管瘤引发肺栓塞等各种栓塞情况均有报道。

肿块体积较大或位置特殊时，心脏血管瘤可压迫周边心外组织，导致呼吸困难、吞咽困难等压迫症状。右心房肿瘤可阻塞三尖瓣口导致急性发作发绀、呼吸困难和心力衰竭，或引起上、下腔静脉入口的梗阻。左心室肿瘤可引起二尖瓣和左室流出道的梗阻。瓣膜肿瘤可引起瓣膜功能障碍。

本例患者同时存在栓塞和压迫症状。前者表现为阵发性的视物模糊、头疼、呕吐症状，考虑为瘤体血栓脱落或左心房内肿瘤瘤栓脱落所致的短暂性脑缺血发作。后者表现为房壁和室壁的心肌肥厚，导致左肺静脉开口梗阻和右室流出道梗阻。

血管瘤分为三个病理亚型：海绵状血管瘤，毛细血管瘤和动静脉血管瘤。海绵状血管瘤为最常见的类型，以扩张的薄壁血窦为特异性表现，毛细血管瘤主要由增生的毛细血管构成，动静脉血管瘤主要由发育不良的小动脉及小静脉构成。诊断血管瘤的关键是明确肿瘤的血管源性（血管异常增生和畸形）。

超声心动图能对心脏肿瘤的大小、形态、附着部位、与房室瓣的关系提供可靠的信息，经食管超声心动图可进一步观察肿块的来源、附着点和侵犯的范围，超声造影可提供肿瘤的血供信息。根据病理类型不同，心脏血管瘤在超声图像上形态表现多样，从圆形、椭圆形到细长形，从单房到多房；超声回声可表现为无回声、低回声、高回声和混合回声；肿瘤可由蒂样结构连于心脏、在心腔内运动或者由宽基底连于心脏，位置固定，还可与心肌连接紧密，范围界限不清；肿瘤大小也不一。CDFI 可表现为无血流、少量血流甚至丰富血流信号。其中，以肿瘤呈多房薄壁囊性结构、囊内充盈血流信号对诊断最有价值，提示肿瘤由纤曲扩张的畸形血管构成，符合海绵状血管瘤的诊断。但对于血窦较小的血管瘤，超声不能确认肿瘤的组织类型。

心脏血管瘤须与其他心内占位疾病相鉴别。血管瘤与血管肉瘤的鉴别主要在于良、恶性。血管肉瘤具有较大的侵袭性，内部易有坏死出血，对组织破坏较大，预后较差，病理学上细胞核是否具有异型性是鉴别的关键。特殊部位的血管瘤与血栓不易区分，二者均可有钙化及栓塞症状发生，可从有无血供、心肌侵犯方面鉴别。内部有无回声表现的肿块，须与黏液瘤囊性变和包虫病相鉴别。黏液瘤一般表现为分叶状，形态不规则，很少出现在左心室。包虫病的诊断关键点为棘球绦虫接触史。

cMRI 和 CT 成像对心脏海绵状血管瘤的大小、形态、来源和肿瘤的性质可提供进一步的信息。二者对肿瘤与周边组织、纵隔的关系显示优于超声。CT 对于肿瘤内钙化、软组织密度有较高的特异性。CT 和 MR 增强成像可显示平扫无法显示的肿瘤侵犯范围，进一步观察肿瘤的血供情况。与肝血管瘤类似，典型的心脏海绵状血管瘤的 MRI 表现为 T_1 相为中等信号，T_2 相为高信号，CT 增强表现为明显强化。亦有报道术前仅依据 MRI 造影独立诊断为心脏血管瘤，并得到病理学的验证，证实了 MRI 具有较高的诊断特异性。

冠状动脉 CTA 及选择性冠状动脉造影一般用于明确心脏肿瘤的血供及冠状动脉的侵犯情况。如本例患者，选择性冠状动脉造影直接显示了冠状动脉对肿块的血供，显示特异性的肿瘤染色现象。

本例患者的特异性在于以下方面：

◆ 具有典型的栓塞症状和肿瘤占位导致的梗阻表现。

◆ 在包括超声、MRI 和心血管造影在内的多种影像学图像上，均表现为典型的海绵状血管瘤病理特征，即形状不规则、大小不等的海绵状薄壁血窦（蜂窝状暗区 + 暗区内血流充盈），最终导致心脏海绵状血管瘤的病理诊断。

◆ 畸形血管广泛侵袭心肌、心外膜和心内膜，形成心肌内占位（房间隔内肿块、心房壁和心室壁心肌内管窦）、心腔内占位（左心房腔内息肉状肿瘤）及心脏表面蔓状血管丛。同一患者同时出现血管瘤的各种表现形式，十分罕见。

◆ 值得注意的是，患者另可见多处体表血管瘤，应考虑系统性血管瘤病的可能性。

心脏血管瘤通常采取手术切除，也可考虑针对供血动脉局部注射血管硬化剂。对本例患者而言，因病变范围累及整个心脏，其最终治疗方案只能为心脏移植，考虑到患者为年轻男性，现阶段以密切随访为主，其中心脏超声为主要监测手段。如患者病情恶化，临床怀疑肿瘤出血或血栓形成，建议进一步行 MRI 明确诊断。

※ 小贴士

心脏海绵状血管瘤的临床表现复杂多样，无特殊典型症状，对诊断无明显提示意义。影像学诊断的关键在于明确肿瘤的畸形血管构成。对于典型病例，超声心动图、MRI 及心血管造影等影像学技术可显示其位置、大小、形态等，并依据其组织特征进一步临床诊断及病理分型。心脏 MRI、CT 及冠状动脉造影能够进一步提示肿瘤的血供情况、与周边组织的关系。但对于不典型病例，影像学检查不能明确肿瘤的性质和组织来源，肿瘤类型确诊依靠手术后行病理检查。

作者：杨亚利，吴文谦
单位：华中科技大学同济医学院附属协和医院超声影像科

第三节 右心室浸润性脂肪瘤累及三尖瓣腱索

※ 病例摘要

基本信息 患者女性，48 岁。

主诉 "心慌 10 余年，加重半个月"入院。

现病史 患者 10 余年前于劳累和活动后感心慌，休息后可缓解，偶有心前区刺痛、气短，无发热，胸闷，眩晕，未予特殊处理。半月前，患者自觉上述症状频发，于当地医院就诊，行超声心动图检查提示"右心室占位"，为求进一步诊治收入我院。起病以来，患者神志清楚，精神一般，饮食睡眠如常，大小便如常，体重下降约 5 kg，体力下降。

既往史 平素身体良好，否认外伤、手术及药物过敏史。否认高血压病、糖尿病、高脂血症、传染病等病史。

个人史 出生本地，无职业及毒物暴露史，无吸烟及饮酒史。

家族史 否认冠心病、高血压病、先天性心脏病家族史。

体格检查 体温 36.2℃，脉搏 76 次/分，呼吸 20 次/分，血压 113/65 mmHg。神志清楚，查体合作，皮肤黏膜无黄染，口唇无发绀，颈静脉无怒张，淋巴结未触及明显肿大。胸廓无畸形，双肺呼吸音清，未闻及干、湿性啰音。心率 76 次/分，心律齐，未闻及杂音。腹平软，肝脾肋下未触及，双下肢无水肿。

实验室检查 肝肾功能，三大常规未见异常。

其他检查 心电图示窦性心律，偶发室早。

※ 初步诊断

右心室占位性病变；窦性心律；心功能Ⅱ级。

※ 超声心动图

◆ 经胸超声：非标准切面显示室间隔右心室面见 4.4 cm×3.0 cm×2.4 cm 的稍高回声团，形态欠规整，与室间隔分界不清（图 5-3-1A）；剑下切面于右心室侧壁另见一大小约 4.6 cm×1.5 cm 的稍高回声团（图 5-3-1B）。剑下切面显示室间隔及右心室侧壁均见稍高回声团附着（图 5-3-1C），图 5-3-1D 为其示意图。剑下四腔心切面动态图显示右心室侧壁及室间隔右心室面附着的稍高回声团活动度不大（图 5-3-2）。

◆ CDFI：右心室腔血流通畅，未见梗阻征象（图 5-3-3）。

◆ 超声造影：于左肘静脉注射 Sonovue 0.5 ml，右心房、右心室、左心腔迅速显影，上述稍高回声团内见稀疏点状造影剂微泡显影（图 5-3-4A）。

◆ 三维超声：为了判断上述团块的位置关系，行三维超声显示近心尖水平室间隔右心室面团块与右心室前壁团块似相延续（图 5-3-4B，图 5-3-5）。

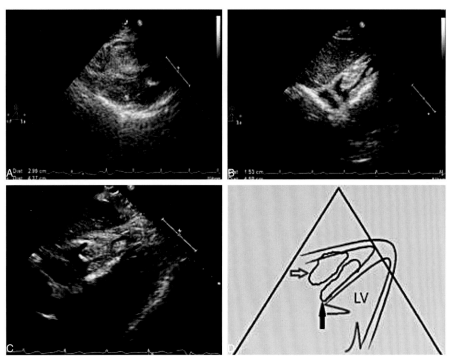

A. 非标准切面显示室间隔右心室面见一稍高回声团块；B. 剑下切面显示右心室壁见一稍高回声团块凸向右心室腔；C. 同时显示上述两处的稍高回声团块；D. 示意图（LV：左心室；黑箭头：室间隔右心室面的稍高回声团块；空心箭头：右心室壁处的稍高回声团块）

图 5-3-1　经胸超声心动图

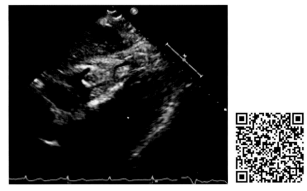

右心室侧壁及室间隔右心室面见稍高回声团附着，活动度不大

图 5-3-2　剑下四腔心切面

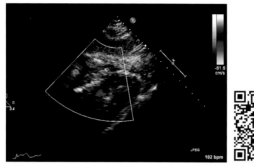

右心室腔血流通畅，未见梗阻征象

图 5-3-3　剑下四腔心切面

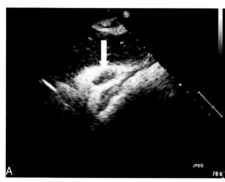
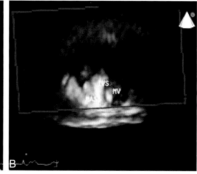

A. 超声造影显示稍高回声团内见稀疏点状造影剂微泡显影（箭头）；B. 三维超声显示近心尖水平室间隔右心室面团块与右心室壁团块似相延续（IVS：室间隔；MV：二尖瓣；MASS：肿块）

图 5-3-4　超声造影及三维超声心动图

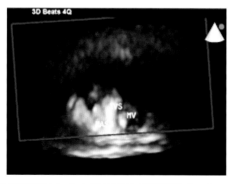

近心尖水平室间隔右心室面团块与右心室壁团块似相延续（IVS：室间隔；MV：二尖瓣；MASS：肿块）

图 5-3-5　三维超声鸟瞰图

※ **超声提示**

室间隔右心室面及右心室前壁实质占位性病变，似相延续，建议进一步检查。

※ **其他辅助检查**

心脏 MRI：室间隔右心室面、右心室前壁见形态不规则，边界清晰、短 T_1 长 T_2 信号团块影。该团块信号接近胸壁肌肉，团块以宽基底附于室间隔右心室面，横截面积 4.0 cm×1.6 cm（图 5-3-6A）；团块向前下延续至右心室前壁内面（图 5-3-6B）。二、三尖瓣未见明显反流。MRI提示室间隔右心室面及右室流入道近前下壁占位，疑似脂肪瘤。

※ **治疗与病理**

◆ 手术治疗及结局：行右心室肿瘤切除＋三尖瓣重建术。术中见右心稍大，右心室室间隔面、心尖部见肿瘤两处，呈黄色，表面尚光滑，隔面肿瘤与室间隔广泛融合，基底宽大约 5 cm，心尖部肿瘤大小约 3 cm×4 cm，隔瓣及后瓣部分腱索起自肿瘤（图 5-3-7A，图 5-3-7B）。完整切除右心室前壁肿瘤，大部分切除室间隔右心室面肿瘤，自体心包重建三尖瓣腱索。大体病理标本呈黄色，质软，表面光滑（图 5-3-7C）。HE 染色镜下见成熟的脂肪细胞间见散在簇状、条状排列的心肌纤维（图 5-3-7D），诊断为浸润性脂肪瘤。

◆ 术后随访：术后 1 周复查心脏超声，右心室前壁未见附壁团块，室间隔右心室面见4.0 cm×1.5 cm 稍高回声残余团块（图 5-3-8A）。三尖瓣见大量反流信号（图 5-3-8B），分析可能与手术损伤导致的乳头肌功能失调有关。术后 3 个月室间隔右心室面见2.5 cm×1.2 cm 稍高回声残余团块，较前明显缩小（图 5-3-8C），三尖瓣反流明显减轻，为少量反流（图 5-3-8D），患者心功能测值正常。

※ **临床诊断**

右心室浸润性脂肪瘤累及三尖瓣腱索。

※ **分析讨论**

◆ 流行病学及病理

有文献报道，原发性心脏肿瘤属于少见疾病，发病率为 0.0017%~0.33%，脂肪瘤更为少见，占原发性心脏良性肿瘤的 8.4%，另有文献报道，心脏脂肪瘤的发病率占原发性良性心脏肿瘤的 2.4%。这可能是由于研究机构不同导致的偏倚。多项文献报道，心脏脂肪瘤的发病率不存在年龄和性别差异。

心脏脂肪瘤可分为①孤立性脂肪瘤：由成熟脂肪细胞组成；②房间隔脂肪瘤样肥厚（lipomatous hypertrophy of the interatrial septum，LHIS）：为房间隔内局限性成熟脂肪和（或）

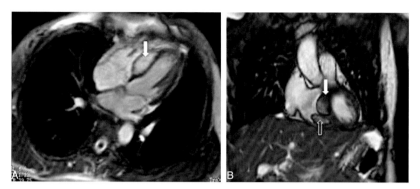

A、B. 室间隔右心室面的团块（白箭头）向前下延续至右心室前壁内面（空心箭头）

图 5-3-6　心脏磁共振成像

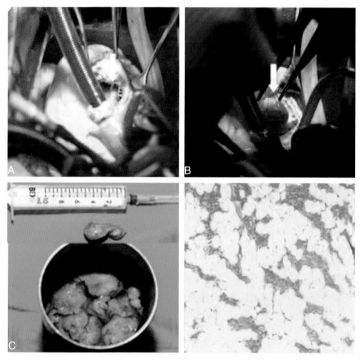

A. 肿瘤累及三尖瓣腱索（箭头）；B. 被缝线提起的肿瘤（箭头）；C. 切除后的肿瘤；D. 成熟的脂肪细胞分布于心肌细胞间（HE 染色，×100）

图 5-3-7　手术治疗及病理图

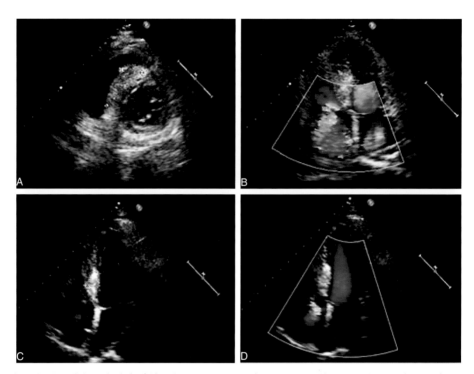

A. 室间隔右心室面见稍高回声残余肿块（标尺）；B. 三尖瓣见大量反流信号；C. 术后 3 个月复查室间隔右心室面的残余肿瘤缩小（标尺）；D. 三尖瓣反流明显减轻，为少量反流

图 5-3-8　术后复查超声心动图

胚胎性脂肪组织的瘤样增生，致房间隔肥厚，超过 1~2 cm，并非真性肿瘤，常见于老年人，肥胖患者，有时在患者行影像学检查或手术时偶然发现；③浸润性脂肪瘤：指发生于心肌壁的脂肪瘤常混有心肌细胞，有的甚丰，又称为肌间脂肪瘤。

　　心脏脂肪瘤可来源于心壁的三层组织，即心内膜下（50%），心外膜下（25%）及心肌（25%），可发生于心腔的任何位置，其分布广泛，大小各异。但文献报道，以左心系统多见，而发生于心肌累及腱索的非常罕见。本病例的心脏肿瘤发生于室间隔右心室面，且在术中发现累及三尖瓣隔瓣及后瓣腱索，更为罕见。我们回顾性分析了 1995—2014 年 PubMed 的英文文献并总结了 208 例心脏脂肪瘤的病例，发现心脏脂肪瘤最常发生于室间隔（80/208，38.5%）。57 例为 LHIS（57/208，27.4%），脂肪瘤也好发于右心房（37/208，17.8%），心包（27/208，13.0%），左心室（24/208，11.5%）。仅有 10 例发生在右心室，其中 6 例为病例报道，4 例来自于大规模的回顾性研究，在这 10 例病例中，只有 1 例发生的部位为右心室累及三尖瓣腱索，和我们报道的病例发生部位一致，其中 3 例病例术后病理诊断为浸润性脂肪瘤。

　　◆ 心脏脂肪瘤的临床表现及治疗

　　浸润性心脏脂肪瘤一般无特异性临床症状，其临床表现与肿瘤发生的部位和肿瘤的大小有关。对文献的回顾性研究表明，这些临床症状包括呼吸困难，心慌及胸痛。发生于肌壁的脂肪瘤浸润心肌可能引起传导异常，如室性心律失常，房颤等。本病例患者偶发室早，可能与脂肪瘤附着于室间隔及右心室壁，导致传导异常所致。位于心腔或心包的脂肪瘤过大者可引起压迫症状、心腔或瓣膜口阻塞，导致相应的血流动力学改变。本病例肿瘤的活动未阻塞三尖瓣口，三尖瓣只存在轻度反流。与心脏最常见的良性肿瘤黏液瘤不同，心脏脂肪瘤附着较牢固，不易导致外周血管栓塞或肺栓塞。

明确了心脏肿瘤的诊断，外科处理原则认为较小的良性肿瘤，且无临床症状，血流动力学不受影响，可以随访观察；一旦出现明显的临床症状，较大的心脏肿瘤应该行手术切除，术后应该行常规复查。

◆ 超声心动图对心脏脂肪瘤的诊断价值

超声心动图是最常用的非创伤性的检查方法，并能提供准确的诊断信息。二维超声心动图及实时三维超声心动图能实时观察脂肪瘤的形态学特征，包括肿瘤的大小、形态、回声、部位、附着点、活动度，以及由此引起的血流动力学改变。脂肪瘤的超声表现一般无明显特异性，但通常表现为活动度不大，边界清晰，回声较高的肿块。实时三维超声心动图能提供肿瘤周边的空间信息，这可能更有利于和外科医师交流并有助于临床决策。CDFI能评价由肿瘤阻塞导致的瓣膜功能改变及由此引起的血流动力学改变。当经胸超声心动图存在疑问及声窗较差时，需要考虑经食管超声心动图检查。后者在显示较小的肿瘤及细微的心腔结构上有其优势。超声造影能反映肿瘤的血供，典型的脂肪瘤为少血供的肿瘤，如果发现富血供的改变需考虑恶性病变。

右心室占位性病变的鉴别诊断包括血栓，赘生物及肿瘤，以及非病理性的解剖变异结构。右心系统的赘生物比较少见，位于三尖瓣的赘生物常见于静脉毒品成瘾者。右心肿瘤的鉴别诊断包括原发性及继发性的心脏肿瘤，右心房肿瘤的发病率要远高于右心室。转移性右心肿瘤患者往往会有原发病的表现。黏液瘤是最常见的原发性心脏良性肿瘤，多表现为心腔内单发或多发均质回声，以蒂附着于心内膜面，其大小变化很大，小不足 1 cm，大至充满整个心腔，其活动度也与肿瘤的大小及附着类型有关。

◆ 心脏脂肪瘤的影像学诊断价值

非创伤性的影像学诊断方法在心脏肿瘤的诊断及治疗决策中起着重要作用。超声心动图是诊断心脏肿瘤及术后随访的首选检查方法，它能实时评价心脏肿瘤的形态学特征及血流动力学改变。三维超声心动图可显示肿瘤的空间位置。经食管超声心动图对心脏肿瘤的评估有其优势，尤其对于小的肿瘤和经胸超声心动图声窗不佳者的评估。此外，术中经食管超声心动图监测能引导外科手术，即时评估转流前心脏的血流动力学改变。经食管超声心动图引导下的活检是一项诊断右心系统肿物的安全及有效的方法。然而，超声心动图对于组织定征及心外结构的显示具有局限性。

CT 的扫描时间短且空间重建的能力较高，在其他检查方法存在禁忌证时，可以选择 CT 检查。它能提供较多的诊断信息，能准确显示心腔内及心腔外的结构。CT 及 MRI 是超声检查的有力补充，特别是在鉴别心脏肿瘤组织学来源方面有其优势，有文献报道，心脏脂肪瘤的 CT 值一般低于 –50HU。

MRI 可以显示成像的任意断面，有着很高的时间分辨率和很好的软组织对比能力，有利于组织定征。MRI 能准确显示肿瘤的部位及与周边结构的关系，对于心脏脂肪瘤的诊断价值很高，在 T_1 加权像脂肪瘤为高信号，这有助于与血栓鉴别。多种影像学检查方法的相互应用可以互为优势，从而最大限度地获得准确的诊断信息。

※ 小贴士

超声心动图是诊断心脏肿瘤的首选检查方法，可以明确肿瘤的形态学特征，以及其引起的心腔或瓣膜口阻塞而导致的血流动力学改变。脂肪瘤的超声表现通常为活动度不大，边界清楚，回声较高的团块。超声造影有助于鉴别心脏肿瘤病变及血栓。三维超声检查利于辨别其毗邻位置关系，联合其他影像学技术如CT、MRI等，特别是在鉴别心脏肿瘤组织学来源方面有其优势。

作者：方凌云，王　静
单位：华中科技大学同济医学院附属协和医院超声影像科

第四节　右心室原发性淋巴瘤

※ 病例摘要

基本信息　患者男性，50 岁。

主诉　心律不齐，偶发胸闷半年余。

现病史　患者于半年前无明显诱因出现心律不齐，偶有胸闷，持续时间 20~30 分钟可自行缓解，无胸痛、头晕、晕厥、呼吸困难、双下肢水肿等。

既往史　糖尿病病史 4 年余，现自服拜糖平及胰岛素治疗，否认高血压病、传染病、手术及外伤史，否认药物过敏史。

个人史　否认传染病、吸烟、嗜酒史，否认冶游史，放射性物质、毒品、工业毒物接触史。

家族史　父母已故，否认家族遗传性及传染性疾病。

体格检查　血压 120/80 mmHg，心率 88 次 / 分。心尖搏动未触及异常，未触及心包摩擦感及震颤，心界不大。心律齐，心音正常，各瓣膜区未闻及杂音。全身浅表未触及肿大淋巴结，头部、颈部、胸部、腹部体格检查未见异常。

※ 初步诊断

胸闷待查。

※ 超声心动图

胸骨旁左心室长轴切面、大动脉短轴切面及肺动脉长轴切面显示右心室前壁弥漫性增厚，延续至肺动脉瓣环，左心室短轴切面显示前室间沟及左心室前壁受累（图 5-4-1）。

※ 超声提示

右心室前壁、侧壁及左心室前壁增厚，考虑为肿瘤性病变。

※ 其他辅助检查

cMRI：右心室壁弥漫性占位并广泛累及基底段室间隔、包绕右室流出道、肺动脉干、前室间沟，考虑肿瘤性病变可能性大（图 5-4-2）。

※ 治疗与病理

◆ 患者行右心导管 + 心肌活检术。活检组织病理：镜下心肌间见密集单个细胞浸润，以小细胞为主，部分区域见核不整形稍大细胞，核分裂可见，结合活检切片，诊断为（右心室）淋巴组织增殖性疾病，淋巴瘤可能性大。

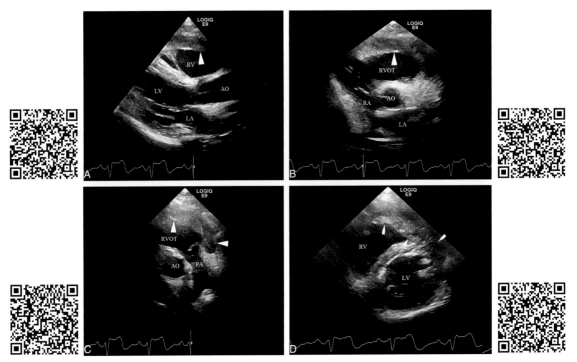

A. 左心长轴切面显示右心室前壁增厚（箭头）；B. 大动脉短轴切面显示右室流出道前壁增厚（箭头）；C. 肿瘤性病变累及肺动脉瓣环（箭头）；D. 肿瘤累及前室间沟及左心室前壁（箭头）

图 5-4-1　超声心动图

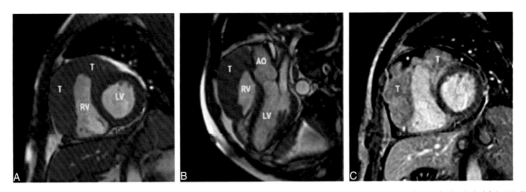

cMRI 显示右心室游离壁、左心室前壁被肿瘤浸润（A、B），对比强化后 cMRI 显示低强度非均匀性钆强化肿块（C），肿块周边可见少量心包积液（＊）

图 5-4-2　心脏磁共振成像

- 常规切片：（心肌）镜下见淋巴组织增生，形成两灶模糊结节，结节内见大小两种细胞增生，大细胞部分形成界清结节。

- 免疫组化染色 CD3、CD20 显示大细胞为 B 细胞，小细胞为 T 细胞，大细胞免疫表型：CD20（＋），CD3（－），CD21（＋），CD10（＋），Bcl-6（＋），MUM1（－），CD23（＋），CD30（－），TdT（－），PD1（－），HHV8（－），Bcl-2（－），CyclinD1（－），c-myc（－）；原位杂交检测 EBV：EBER（－），Ki67（LI：40%），表现生发中心来源表型，部分与 FDC 网关系密切，T 细胞表达 PD1。*IG* 基因重排未检出 *IGH*、*IGK* 及 *IGL* 克隆性重排。综上所述，考虑为淋巴组织瘤样非典型增生，建议密切随访。

- 2 周后，患者接受开胸取心脏病变组织活检术。组织病理：右心肌活检组织大小为 2.0 cm×0.8 cm×0.4 cm，镜下见心肌间淋巴组织增生，于多量小淋巴细胞背景内见散在大细胞（图 5-4-3A），免疫组化染色 CD3/CD20 显示背景小细胞为 T 细胞，散在大细胞为 B 细胞，大细胞免疫表型：CD20（＋）（图 5-4-3B），CD3（－），CD21（＋），CD10（＋），Bcl-6（＋），MUM1（－），CD23（＋），CD30（－），TdT（－），PD1（－），HHV8（－），Bcl-2（－），CyclinD1（－），c-myc（－）。原位杂交检测 EBV：EBER（－），Ki67 约 LI 40%，*IG* 基因重排检测：未检出 *IGH*、*IGK* 及 *IGL* 克隆性重排。

- 患者接受 6 个周期全身化疗方案（利妥昔单抗，环磷酰胺，多柔比星，长春新碱和泼尼松），并显示出对化疗的良好反应。1 年后，患者达到完全临床缓解。

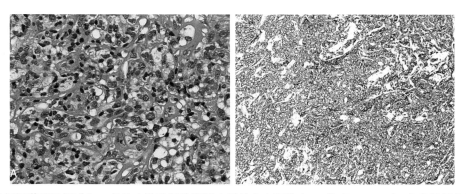

A. 心肌组织间淋巴组织增生，多量小淋巴细胞背景内见散在大细胞（HE 染色，×400），免疫组织化学分析显示淋巴细胞 CD20 阳性（HE 染色，×100）

图 5-4-3 心肌活检病理图

※ 临床诊断

右心室心肌弥漫大 B 细胞淋巴瘤。

※ 分析讨论

心脏原发性肿瘤罕见，尸检报道，心脏原发性肿瘤发生率为 0.056%。其中 90% 为良性，

10% 为恶性。心脏恶性肿瘤中，95% 为肉瘤，其余 5% 为淋巴瘤、间皮瘤。心脏原发性淋巴瘤（primary cardiac lymphoma，PCL）指仅累及心脏或心包的非霍杰金淋巴瘤（non-Hodgkin lymphoma，NHL），或以淋巴瘤心肌浸润引起心脏症状为主要表现，尤其是在心脏发现肿瘤时。据统计，PCLs 占心脏原发恶性肿瘤的 1.3%，占所有结外 NHL 的 0.5%。PCL 一般发生于成年人，男女比例约 2∶1，多见于免疫力缺陷或低下人群，部分患者与免疫不相关。92% PCL 涉及右侧心腔，尤其是右心房，只有 7% 患者单独涉及左侧心腔，25% PCL 患者会累及上腔静脉。弥漫性大 B 细胞淋巴瘤是 PCL 最常见亚型，其他亚型包括伯基特淋巴瘤，T 细胞淋巴瘤，小淋巴细胞淋巴瘤和浆细胞淋巴瘤。

　　心脏淋巴瘤临床表现变化多样，缺乏特异性表现，可因病变位置和受累范围而不同。肿瘤侵犯传导系统、刺激心肌可导致心包积液、心脏压塞、血流梗阻等并发症，可导致患者出现一系列症状，如心慌、气促、胸前区疼痛、呼吸困难、心力衰竭、休克、致命性心律失常等。全身症状如发热、畏寒、出汗、体重减轻等，部分患者可能会出现脑栓塞或肺栓塞。最常见的心电图异常包括房性心律失常和房室传导阻滞，高达 61% 的患者出现完全性房室传导阻滞，其他可能出现的心电图异常有右束支传导阻滞、T 波倒置、低电压或致命性室性快速性心律失常。

　　胸部 X 光片可发现 PCL 患者心脏肥大或胸腔积液。经胸超声心动图对心脏原发性肿瘤的敏感性为 55%~60%，而经食管超声心动图的敏感性为 97%~100%。cMRI 对检测心脏原发性肿瘤的敏感性优于 CT（90%~92% *vs* 71%~73%）。

　　心脏淋巴瘤超声表现多为心腔、心肌或心包内低回声团块，部分可成分叶状，多累及右心，尤其以右心房多见，常伴有心包积液。超声心动图对心脏肿瘤可以做出初步诊断，但很难定性，且由于其成像局限性，对肿瘤范围和特征的显示不如 CT 和 MRI，CT 和 MRI 比超声能够提供更为清晰的解剖结构。MRI 是评价心脏肿瘤的最佳影像学手段，它可以准确评价肿瘤对心肌及心包浸润范围，以及与心脏周围结构关系。MRI 还可通过肿瘤浸润、侵袭和转移等特征来区分心脏肿瘤良、恶性。核素显像通过病灶代谢活性来鉴别肿瘤良、恶性，在淋巴瘤分期和随访中起着重要作用。影像学的出现促进了心脏肿瘤的检出率，但是所有无创性检查对心脏淋巴瘤的特异性均不高，明确病理类型主要依靠病理检查结果。

※ 鉴别诊断

◆ 继发性右心室壁肥厚：肺高压、右室流出道或肺动脉狭窄等都可能会导致右心室壁肥厚，但肺高压多同时伴有右心增大，且超声可以检测到肺动脉压力增高；右室流出道或肺动脉狭窄患者超声可以显示狭窄部分，并且检测到狭窄部位的高速血流。

◆ 肥厚型心肌病：肥厚型心肌病主要累及左心室壁，多表现为以间隔增厚为主的非对称性增厚，少部分可为左心室壁弥漫性增厚，或仅为心尖部肥厚，很少累及右心室壁。

◆ 心脏肉瘤、转移瘤，超声很难对心脏肉瘤、转移瘤及 PCL 进行鉴别。转移瘤的诊断主要结合病史，是否有其他部位的原发肿瘤。原发性心脏肉瘤一般多发生于右心，常伴有心包积液，由于恶性程度高，生长迅速，可出现肿瘤内出血或坏死灶。

综上所述，原发性心脏淋巴瘤的临床诊断极为困难，非损伤性检查很难做出明确诊断，心包积液的细胞学检查及免疫表型检测有助于诊断成立，但敏感性不高。在无心包积液或积液检查阴性的情况下，需要心肌活检才能明确诊断。

※ 小贴士

PCL 少见，多见于免疫缺陷或免疫力低下人群，右心尤其是右心房更多见，故心脏检测到右心有肿块时，要考虑 PCL 的可能，但由于 PCL 缺乏特异性的超声表现，故超声心动图很难对其做出诊断。近年来，心脏超声造影通过肿瘤内的血流灌注显像提高了对肿瘤良、恶性的判断。MRI 对心脏肿瘤的良、恶性判断准确性要高于常规超声心动图。虽然这些影像技术提高了心脏肿瘤的检出率，并根据影像特点做出良、恶性判断，但是仍然不能做出准确的病理分型判断。因此，要对心脏肿瘤做出准确的诊断，仍然依赖于病理活检。

作者：覃小娟
单位：华中科技大学同济医学院附属协和医院超声影像科

第五节　原发性心包血管肉瘤

※ 病例摘要

基本信息　患者女性，26 岁。

主诉　呼吸困难 4 个月。

现病史　患者近 4 个月来不明原因出现呼吸困难，胸痛、咳嗽、咳痰、量少，夜间不能平卧，心悸、胸闷，无发热，无紫癜，无头痛、头晕等。于当地医院就诊，诊断"多浆膜腔积液（心包积液为主）"，给予穿刺治疗 3 次，共抽出血性心包积液约 700 ml，给予抗感染对症治疗，症状逐渐缓解。2 个月后患者再次出现上述症状，遂于武汉市医疗救治中心就诊，当时入院诊断考虑为"结核性心包炎、结核性胸膜炎"，给予诊断性抗结核治疗，数次行心脏超声及胸部 CT 均提示心包增厚伴少量心包积液，遂行心包穿刺检查，未见肿瘤细胞，患者症状无明显改善，为求进一步诊疗，收入我院。

既往史　无特殊。否认肝炎、结核或其他传染病史。

家族史　否认冠心病、高血压病、先天性心脏病家族史，父母健在。

体格检查　体温 36.2℃，脉搏 127 次 / 分，呼吸 20 次 / 分，血压 117/65 mmHg。神志清楚，端坐呼吸。胸骨无畸形，心前区无隆起，心界不大，心律齐，心音未见明显异常，未闻及明显杂音，周围血管征未见明显异常。双肺触觉语颤，对称无异常，未触及胸膜摩擦音，胸前区听诊示双肺呼吸音粗，未闻及干、湿性啰音。腹软，双下肢无水肿。

※ 初步诊断

多浆膜腔积液。

※ 超声心动图

◆ 二维超声：左心室长轴、短轴切面及心尖四腔心切面显示心脏周围可见不均质肿块回声弥漫性包绕，肿块局部可见小片状无回声区呈蜂窝状，心脏明显受压，使其明显偏小（图 5-5-1）。升主动脉、肺动脉及右室流出道前后方均可见肿块回声包绕，胸骨上窝切面显示肿块累及上纵隔，包绕主、肺动脉（图 5-5-2）。

◆ 多普勒超声：CDFI 显示心脏周围非均质性肿块内未见明显血流信号，三尖瓣口收缩期见少量反流信号；频谱多普勒显示二尖瓣口舒张期血流频谱呈呼吸相变化（图 5-5-3）。

◆ 左心声学造影：肿块内可见异常丰富的造影剂微泡显像，呈"太阳射线样"，表现为心包肿块内见多条线状增强，从心外膜到心包呈"放射状"（图 5-5-4）。

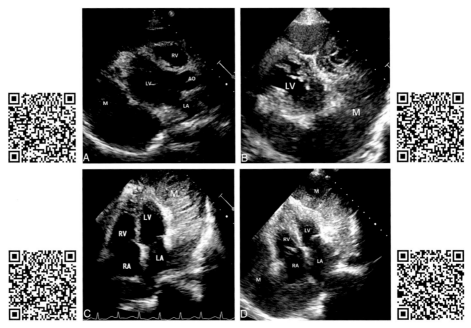

A~D. 左心室长轴、短轴及心尖四腔心切面显示心脏周围心包内均见不均质肿块回声，心脏受压，肿块内可见小片状无回声区（AO：主动脉；LA：左心房；LV：左心室；RA：右心房；RV：右心室；M：肿块）

图 5-5-1　经胸超声心动图

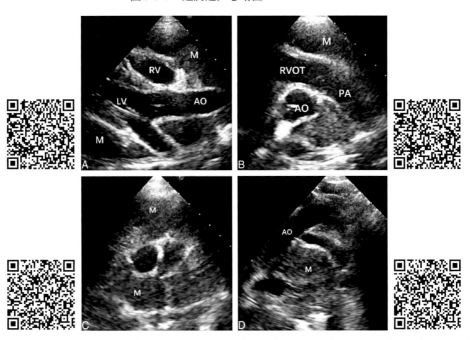

A. 肿瘤包绕升主动脉；B. 右室流出道及肺动脉前、后方均可见肿物回声；C、D. 肿物累及上纵隔，包绕主、肺动脉（AO：主动脉；LV：左心室；RV：右心室；RVOT：右室流出道；PA：肺动脉；M：肿块）

图 5-5-2　经胸超声心动图

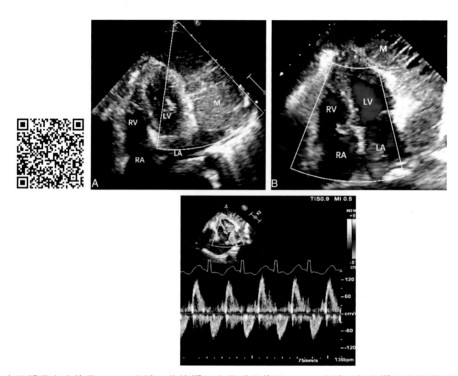

A. 肿块内未见明显血流信号；B. 三尖瓣口收缩期见少量反流信号；C. 二尖瓣口舒张期血流频谱呈呼吸相变化
（LA：左心房；LV：左心室；RA：右心房；RV：右心室；M：肿块）

图 5-5-3　经胸超声心动图

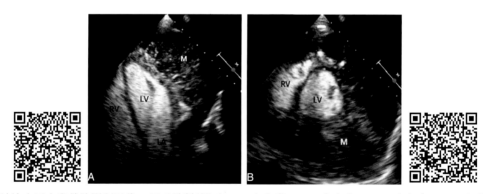

A、B. 肿块内见丰富的造影剂显像，呈"放射状"（LA：左心房；LV：左心室；RA：右心房；RV：右心室；M：
肿块）

图 5-5-4　左心声学造影

※ 超声提示

心包及上纵隔巨大实性占位伴较丰富血流灌注，心脏及大血管明显受压；三尖瓣轻度关闭不全。

※ 其他辅助检查

◆ 心电图：窦性心动过速，T 波改变（图 5-5-5）。

◆ 胸部 X 线片：心影增大（图 5-5-6）。

◆ MRI：心脏周边沿心包见不均质软组织影包绕，最厚处约 5.7 cm，其内信号欠均匀，增强扫描呈明显不均匀强化，病变向上包绕升主动脉、肺动脉主干及左、右肺动脉，致其管腔受压变窄，左心室壁未见明显强化，提示心包弥漫性占位性病变，考虑恶性肿瘤可能性大，病变向上包绕主动脉、肺动脉主干及其分支，心脏受压变小，舒张受限（图 5-5-7）。

◆ 正电子发射计算机断层显像（PET）：心包明显增厚及异常软组织影，较厚处厚约 7.6 cm，其内见稍低密度影，相应部位见放射性分布不均匀异常浓聚，SUVmax 14.5~34.1，心脏受压；相邻左腹外斜肌见异常肿胀软组织影及放射性分布异常浓聚，SUVmax 30.0；右心膈角区见大小约 1.4 cm×2.0 cm 的淋巴结影，放射性分布异常浓聚，SUVmax 11.5；上述代谢增高，综上所述，考虑心包恶性肿瘤病变伴多发转移或淋巴结浸润（图 5-5-8）。

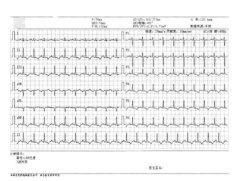

图 5-5-5　心电图：窦性心动过速，T 波改变

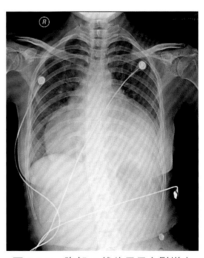

图 5-5-6　胸部 X 线片显示心影增大

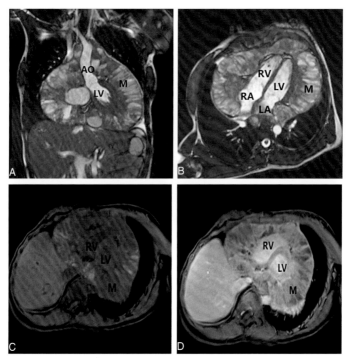

A、B. 冠状位平扫 + 四腔心平扫显示心包被不均质软组织影包绕，呈不均匀性强化；C、D. 短轴平扫 + 增强显示增强状态肿块呈"太阳射线样"表现（LA：左心房；LV：左心室；RA：右心房；RV：右心室；AO：主动脉；M：肿块）

图 5-5-7　MRI

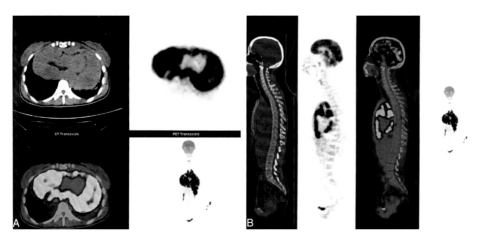

A. PET 显示心包明显增厚及异常软组织影，代谢不均匀增高；B. 心包恶性肿瘤病变伴多发转移

图 5-5-8　PET 图

※ 治疗与病理

行胸腔镜活检，病理提示心包血管肉瘤；免疫组化：CD31（＋），CD34（＋），ERG（＋），CD117（＋），VIM（＋），PCK（－），OCT3/4（－），SALL4（－），CD30（－），HMB45（－），Melan-A（－），S100（－），CK5/6（－），SOX10（－），WT-1（－），MCM2 LI 约 50%，Ki67 LI 约 50%（图 5-5-9）。术后化疗，应用格列卫（甲磺酸伊马替尼），1 天 4 颗。活检术后 2 个月后患者死亡。

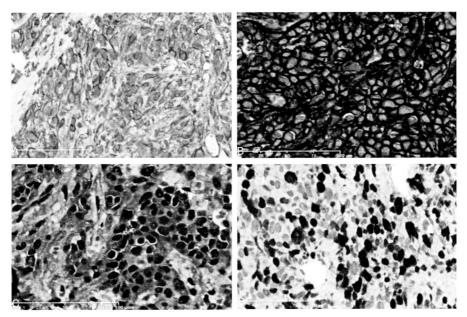

A. CD31（＋），×200；B. CD34（＋），×200；C. ERG（＋），×200；D. Ki67（＋），×200

图 5-5-9　行胸腔镜活检，免疫组化提示心包血管肉瘤

※ 临床诊断

心包恶性肿瘤（心包血管肉瘤），缩窄性心包炎，心功能不全。

※ 分析讨论

◆ 流行病学

原发性心脏肿瘤的发生率极低，为 0.0017%~0.003%，而原发性心脏恶性肿瘤约占原发性心脏肿瘤的 25%，心脏血管肉瘤尽管罕见，却是最常见的原发性心脏恶性肿瘤，它是一种源于血管内皮细胞的恶性肿瘤，占心脏肉瘤的 40%，多见于 20~50 岁患者，男性高于女性，最常发生于右心房，其次为心包。

原发性心包肿瘤发生率仅为 0.001%~0.007%，占原发性心脏肿瘤 6.7%~12.8%，原发性心包恶性肿瘤则更为罕见。

◆ 超声心动图检查

心包血管肉瘤作为原发性心包恶性肿瘤较常见的一种，其早期临床症状无明显特异性，多表现为呼吸困难、胸闷、胸痛、心悸、咳嗽等，常易被忽视或误诊。超声心动图作为诊断心脏肿瘤首选的无创影像学方法，可较直观准确地显示心脏各房室腔的形态大小、瓣膜功能状态及血流动力学改变等，同时可以直接观察肿块的位置、形态、大小、活动度、与周围组织关系及浸润程度等，依此对肿块进行初步的良恶性评估，但必须结合病理结果确诊。

心包血管肉瘤在超声心动图上最初常表现为心包积液或心包压塞，典型的心包血管肉瘤肿块常位于右心房室沟处，易累及右心房壁，影响右冠状动脉供血。由于部分患者声窗受限、疾病初期未形成明显局限性肿块导致图像特征不典型或临床症状无特异性，有时较难发现肿块；或因目前超声医师广泛缺乏对心包血管肉瘤的认识和警惕性而易产生漏诊、误诊，因此超声心动图在某种程度上虽具有一定局限性，但却仍是首选的影像学检查手段。

◆ 其他影像学检查

CT 相对超声来说，则可以显示血管肉瘤的血管及侵袭性特性，可以明确肿瘤的部位及与周围组织关系，明确有无转移，CT 增强可进一步显示肿块非均质性增强；而 MRI 可以提供更高的对比分辨率，评估心脏功能及血流量。心包血管肉瘤 T_1 加权像信号强度相对于心肌表现为等增强，常呈非均质性且表现多样，这主要依赖于肿瘤内出血及坏死的程度；T_2 加权像相对于心肌则表现为非均质性高增强。另外 MRI 可显示心包的弥漫性增厚及缩窄性生理，可以明确提示心肌的受累范围及程度等，为临床治疗决策制定提供依据，因此 MRI 是诊断心包肿瘤的最佳影像学手段之一；PET 既可反映肿瘤的代谢功能，又可明确肿瘤的局部或远处侵犯转移程度，具有全身性特点，对肿瘤的分期、治疗及预后具有重要的诊断意义。胸部 X 线片作为初步诊疗手段，常表现为心影增大，提示临床进一步检查。心包血管肉瘤预后较差，对化疗药一般不敏感，平均生存期仅为 6~11 个月。

综上所述，对于心包血管肉瘤的诊断，因其临床表现的非特异性，且恶性程度高，发展迅速，预后差，准确的诊疗思路极为重要。在发现心脏肿瘤性病变时，首先，应鉴别是原发性还是继发性的心脏肿瘤，找准原发病灶。其次，必须结合多种影像学检查方法综合评估，而不是单独依据某一种影像学检查。在怀疑心包肿瘤病变时，应着重观察肿块的位置、形态、大小、心脏受压程度及与周围组织关系、肿块浸润、局部或远处转移等情况，为临床处理提供详细的依据。

◆ 经验教训

本例心包血管肉瘤最初表现为血性心包积液，在外院以"多浆膜腔积液（心包积液为主）"为诊断进行多次心包穿刺抽液治疗，引流后症状有所缓解，且多次心包穿刺抽液检查并未发现肿瘤细胞，因此一直误诊为大量心包积液。后期外院超声心动图检查，肿瘤在心包组织中呈浸润性生长，未形成明显的局限性肿块，超声心动图呈缩窄性心包炎表现，加上血性心包积液及结核在我国的高发病率等因素，以及抗结核抗感染治疗后，患者症状一度缓解，故外院长期考虑为结核性心包炎并进行治疗。后入我院进行经胸心脏超声，心脏造影，心脏磁共振及胸腔镜活检等一系列检查，遂才确诊为心包血管肉瘤。

由此可见，由于心包血管肉瘤的临床表现及单一影像学检查的非特异性，加之临床医师及超声医师对于心脏及心包肿瘤，尤其是心包恶性肿瘤的认识还亟待提高，使原发性心包血管肉瘤早期诊断极具挑战性，常易造成漏诊或误诊。因此结合多种影像学检查，了解心脏及心包肿瘤超声、CT及MRI等影像学特征，加强临床及超声医师对心脏肿瘤的学习尤为重要。

※ **小贴士**

◆ 超声心动图对大多数心包肿瘤显像具有较高的敏感性，可直观显示肿瘤的位置、大小、形态、活动度及与周围组织关系，同时可以动态观察肿物的发展、变化及后期的继发性改变等，且具有无创、简便、安全及可重复性等优点，是心包肿瘤的首选影像学检查方法。

◆ 心脏超声造影在临床的应用已有几十余年，左心声学造影作为一种迅速发展的超声影像技术，其应用日趋广泛与成熟，尤其是在心包肿瘤中，通过声学造影显示肿块内微泡进入情况，实时显示肿块内血流灌注情况，对判断肿块性质具有重要参考价值。

作者：李玉曼，胡文婕
单位：华中科技大学同济医学院附属协和医院超声影像科

第六节　复发性左心房占位性病变：血管肉瘤

※ 病例摘要

基本信息　患者女性，42 岁。

主诉　左心房肿瘤切除术后 4 个月，发现复发 2 周余。

现病史　患者 4 个月前"感冒"后感胸闷，心慌，咯血，后至当地医院 2016 年 3 月 19 日心脏超声检查发现"心脏肿瘤"，外院行"左心房肿物切除术"，术后病理提示"左心房软组织恶性肿瘤（肉瘤）"。手术后患者自觉一般情况好转，无不适表现。于 2016 年 3 月 28 日复查心脏超声"左心房内未见异常"。2016 年 5 月 4 日外院复查心脏超声"左心房内未见异常占位回声"。于 2016 年 6 月 27 日外院心脏超声提示："心脏肉瘤术后，左心房内中等偏低团块，考虑肉瘤可能性大，上下径约 45 mm，左右径约 25 mm，前后径约 16 mm，建议其行心脏移植手术"。为求进一步诊治来我院，门诊以"左心房肉瘤术后复发"收入院。

既往史　否认传染病史，否认肝炎、结核或其他传染病史。否认过敏史，否认药物及食物过敏史。2016 年 3 月 21 日行左心房肿瘤切除术。

家族史　否认冠心病、高血压病、糖尿病、先天性心脏病等家族史。

体格检查　体温 36.8℃，脉搏 78 次 / 分，呼吸 20 次 / 分，血压 112/72 mmHg。神志清楚，查体合作，面容正常，淋巴结未见明显异常。心率 78 次 / 分，心律未见明显异常，心音未见明显异常，各瓣膜区未及明显杂音。腹部外形正常，腹部触诊未见明显异常，压痛及反跳痛未见明显异常，腹部包块未见明显异常，肝、脾肋下未触及。双下肢无水肿。生理反射存在，病理反射未引出。

※ 初步诊断

左心房肉瘤术后复发。

※ 超声心动图

2016 年 7 月 13 日超声心动图（图 5-6-1）：心尖四腔心切面显示左心房扩大，左心房内可见稍高回声团块，其内部回声不均匀，CDFI 显示团块内可探及血流信号（考虑动脉来源）。团块附着于左心房后侧壁，部分遮挡左肺静脉入口，致左肺静脉入左心房口处机械性狭窄；团块在左心房内摆动，舒张期突向二尖瓣口，致二尖瓣口机械性狭窄；右心不大，右心腔内未见异常团块回声。

※ **超声提示**

左心房内实性占位性病变（结合病史，考虑为肉瘤复发），二尖瓣机械性狭窄并轻度关闭不全，左肺静脉入左心房口处机械性狭窄。

※ **其他辅助检查**

◆ 2016 年 3 月 24 日外院左心房肿物病理检查"左心房软组织恶性肿瘤（肉瘤）"。

◆ 2016 年 7 月 13 日我院 PET-CT 检查"左心房稍低密度影，代谢弥散异常增高，考虑为肿瘤复发可能性大；肺动脉起始部代谢环形异常增高；全身其余探查部位未见明显恶性肿瘤病变及转移征象"。

※ **治疗与病理**

综合临床与检查资料，建议患者保守治疗。但患者及家属强烈要求行心脏移植术。术前给予强心、利尿及对症支持治疗，患者于 2016 年 7 月 17 日行原位心脏移植术。

◆ 术中所见：患者心包纵隔广泛粘连，左心房占位，大小约 3.5 cm×4.0 cm×3.0 cm，堵塞左肺静脉开口，手术过程顺利。

◆ 病理检查：（左心房）多形性未分化肉瘤（图 5-6-2）。免疫组化提示瘤细胞：INI-1（＋），CDK4（＋），MDM2（－），PCK（－），SMA（－），Des（－），S-100（－），CD34（－），H-caldesmon（－），MyoD1（－），Myogenin（－），Ki67（LI：最高 50%）。

◆ 术后复查随访情况

➢ 2016 年 8 月 4 日超声心动图随访：心脏呈移植术后改变，EF 值为 68%，各房室腔内未见异常占位性病变（图 5-6-3）。

➢ 2016 年 10 月 11 日超声心动图随访：心脏呈移植术后改变，EF 值为 61%，各房室腔内未见异常占位性病变"。

➢ 2016 年 11 月 8 日超声心动图随访：心脏呈移植术后改变，EF 值为 70%，左心房占位性病变，左心造影提示左心房团块内血管丰富（图 5-6-4）。

之后患者放弃治疗，于 2016 年 12 月离世。

※ **临床诊断**

左心房肉瘤术后复发。

※ **分析讨论**

心脏肿瘤是一种少见心脏病变，包括原发性心脏肿瘤和继发性心脏肿瘤两大类，其中原发性心脏肿瘤是指原发于心脏各腔室及其相连大血管的肿瘤。

◆ 流行病学：原发性心脏肿瘤较为少见，发病率为 0.0017%~0.01%。原发性肿瘤中，70%

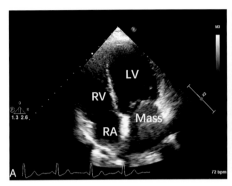
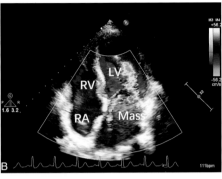

A. 心尖四腔心切面显示左心房腔内可见范围约 5.0 cm×3.0 cm×3.2 cm 的稍高回声团附着于左心房后侧壁，该团块形态不规则，内部回声不均，团块从左心房顶至二尖瓣口，几乎占据整个左心房腔，未见明显活动度；B. CDFI 显示左心房内血流沿团块绕行，左心房占位阻塞二尖瓣口，二尖瓣口舒张期射流加速，右肺静脉血流尚通畅（LV：左心室；RV：右心室；RA：右心房；Mass：肿瘤）收缩期二尖瓣口见反流信号

图 5-6-1　2016 年 7 月 13 日，心尖四腔心切面超声心动图

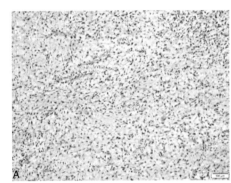
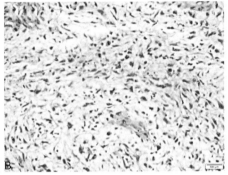

肿块病理切片光镜下可见胞质多少不等，染色呈粉红色，有空泡、胞核大偏位，核膜清楚，核仁可见分裂象，细胞中等异性，有少量瘤巨细胞，排列不规则，呈"乳头状"和"裂隙样"；（HE 染色：A.×100；B.×400）

图 5-6-2　病理图像

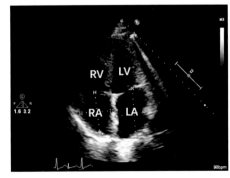
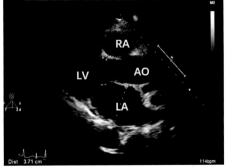

超声心动图显示术后复查，心脏各房室腔均未发现占位性病变（LV：左心室；LA：左心房；RV：右心室；RA：右心房；AO：主动脉）

图 5-6-3　2016 年 8 月 4 日，术后复查超声心动图

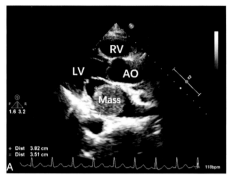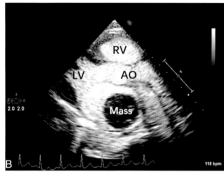

A.患者术后复查：左心房内再次发现占位性病变；B.左心声学造影检查 MCE 提示该肿块内存在丰富血供（LV：左心室；LA：左心房；RV：右心室；RA：右心房；Mass：肿块；AO：主动脉）

图 5-6-4　2016 年 11 月 8 日，超声随访图像

为良性肿瘤，近一半以上为黏液瘤。恶性肿瘤则来源于间叶细胞，形态多样，以肉瘤多见。

◆ 病因：原发性心脏肿瘤可起源于心外膜、心肌或心内膜，确切病因不明，可单发亦可多发。

◆ 临床表现：缺乏特异性，患者的症状和体征随心脏各类原发肿瘤的发生部位、病理类型、大小及活动度不同而有较大差异。最常见的临床表现为劳累后心悸、气急、胸闷。如果发生瘤体部分脱落，可发生急性栓塞。

◆ 诊断方法：结合病史，临床症状及实验室检查资料，首选超声心动图检查，另外 cMR可作为补充，辅助鉴别不同类型的心脏原发肿瘤，同时提供肿瘤与周围组织，特别是冠状动脉的空间关系，有利于外科医师设计手术路径。病理诊断仍是判断肿瘤类型的"金标准"。

◆ 超声心动图：对大多数心脏肿瘤显像具有较高敏感性，可详细显示肿瘤的数量、大小、形态、部位、活动度、血流动力学改变，并可观察肿瘤进程及心脏继发改变，为临床诊疗提供重要信息，一般作为心脏占位性病变的首选辅助检查（表 5-6-1）。另外，使用低机械指数（low MI）左心声学造影检查可有助于显示肿瘤内血供情况，对良、恶性的判断有一定帮助。

表 5-6-1　心脏良性与恶性肿瘤的超声鉴别要点

参数	良性肿瘤	恶性肿瘤
形态	规则	分叶状或不规则
内部回声	均匀	不均匀
基底	窄	宽
蒂	多有	多无
浸润性	无	有
活动度	幅度大	幅度小或固定不动
长径/基底直径之比	多＞2	多＜2
心包积液	少数有积液	多数有积液

※ 小贴士

对于心脏原发性恶性肿瘤而言，超声心动图可较为准确地描述其形态、内部回声、与心壁的关系，对手术起一定指导作用，但肿瘤的良、恶性仍需病理检查确诊。肿瘤摘除手术仅能缓解症状、预防并发症，放疗、化疗并无明确效果。该患者心脏肿瘤反复复发，可能原因是间叶细胞肿瘤侵犯心脏的肌层、壁层及部分肺静脉管壁，传统心腔内肿块清除术及原位心脏移植术并不能彻底清除所有潜伏的肿瘤细胞，故而在术后仅 3 个多月，左心房内再次发现占位性肿块。心脏原发性恶性肿瘤的预后极差，行原位心脏移植手术的效果还存在争议，有研究认为，对于心脏原发恶性肿瘤而言，进行原位心脏移植的患者与未进行移植的患者相比，其 5 年生存率并无统计学差异。对于这类患者，其治疗方案在考虑患者一般情况等因素后还需谨慎选择。

作者：王　艺
单位：华中科技大学同济医学院附属协和医院超声影像科

第七节　复发性左心室恶性外周神经鞘瘤

※ 病例摘要

基本信息　患者女性，37 岁。

主诉　"心脏肿瘤术后 2 年，胸闷、体力下降 3 月余"收治入院。

现病史　患者于 2 年前因心脏二尖瓣占位，超声提示"二尖瓣黏液瘤"，行心脏肿瘤切除术，术后病理检查提示"神经鞘瘤"。1 年前患者复查超声提示"肿瘤增生约占 80% 左心室腔，致流出道梗阻，相应室壁运动基本消失"。患者无明显自觉症状，未行特殊处理。今年 4 月开始，患者自感胸闷，体力下降，超声提示"肿瘤进一步增大"。为行心脏移植术前来我院。自起病以来，患者精神、饮食、睡眠一般，大小便正常。

既往史　否认高血压病、糖尿病、高脂血症、传染病等病史。

个人史　否认外伤、药物过敏史。2 年前行"心脏肿瘤切除术 + 缘对缘二尖瓣双孔成形术"。

家族史　否认冠心病、高血压病、先天性心脏病家族史。

体格检查　体温 36℃，脉搏 72 次 / 分，呼吸 18 次 / 分，血压 102/72 mmHg。神志清楚，查体合作，面容正常，淋巴结未见明显异常。心率 72 次 / 分，心律未见明显异常，心音未见明显异常，杂音不明显。腹软，无压痛及反跳痛，肝、脾肋下未触及。双下肢无水肿。生理反射存在，病理反射未引出。

※ 初步诊断

左心室神经鞘瘤；窦性心律；心功能 Ⅱ 级。

※ 超声心动图

◆ 二维经胸超声：左心室内见巨大团块填充，大小约 7.9 cm × 5.2 cm，内部呈中等回声，内部实质回声分布欠均匀，内可见不规则片状稍高回声区，边缘欠光滑，似呈浅分叶状（图 5-7-1）。团块主要附着于左心室前壁、侧壁、间壁及心尖，附着处与心肌分界不清，室壁僵硬；团块主要位于左心室腔内，与心包未见明显联系（图 5-7-2）。

◆ 三维经胸超声：团块填满左心室腔（图 5-7-3A）；左心室 M 型曲线：团块占据左心室绝大部分空间，致左心室残腔狭小（图 5-7-3B）。

◆ 左心室长轴切面：收缩期团块阻塞左室流出道及主动脉瓣瓣口，致瓣口狭窄。CDFI：左室流出道可见收缩期明亮射流信号；频谱多普勒显示主动脉瓣口收缩期射流加速，峰速 3.8 m/s，压差 64 mmHg，舒张期见反流信号（图 5-7-4）。

◆ 左心室短轴切面：二尖瓣瓣叶回声增强，舒张期二尖瓣开放时可见二尖瓣 A2 与 P2 区粘连呈"双孔样"改变，呈左右排列，瓣叶开放幅度减低，闭合不佳。CDFI：收缩期二尖瓣两处开口均可见反流信号（图 5-7-5）。

※ **超声提示**

左心室巨大占位；残余左心室腔狭小；主动脉瓣口梗阻；二尖瓣增厚粘连并中至重度关闭不全；三尖瓣中度关闭不全；左心功能不全；轻至中度肺高压。

※ **其他辅助检查**

胸部 X 线片：心脏术后心影增大，心包增厚；双侧胸腔积液，右侧叶间胸膜增厚。

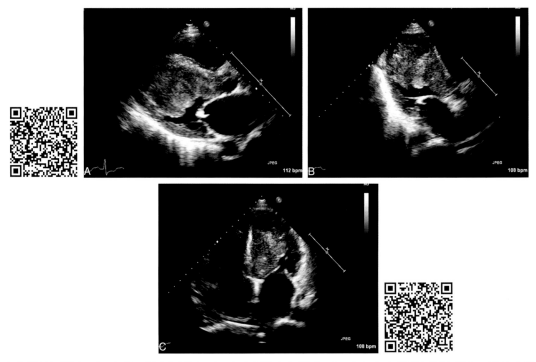

左心室长轴切面（A）、心尖三腔心切面（B）、心尖四腔心切面（C）：左心室内见巨大团块填充，团块中等回声，内部实质回声分布欠均匀，内可见不规则片状稍高回声区，边缘欠光滑，似呈浅分叶状

图 5-7-1 二维经胸超声心动图

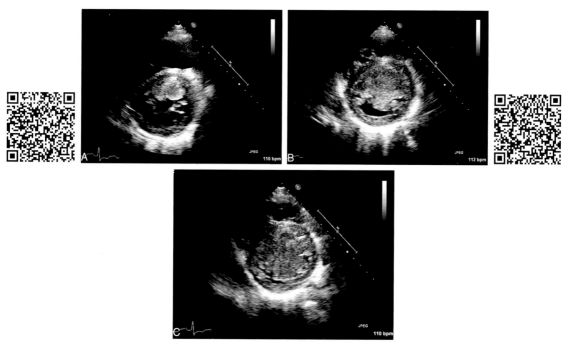

左心室短轴切面基底段（A）、乳头肌段（B）、心尖段（C）：团块主要附着于左心室前壁、侧壁、间壁及心尖部；团块主要位于左心室腔内

图 5-7-2　二维经胸超声心动图

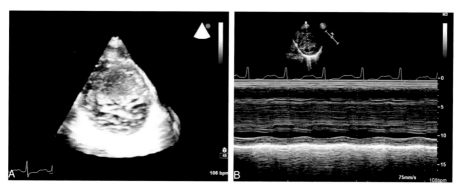

A. 三维经胸超声显示肿块填满左心室腔；B. M 型曲线显示左心室残腔狭小

图 5-7-3　三维经胸超声及 M 型曲线

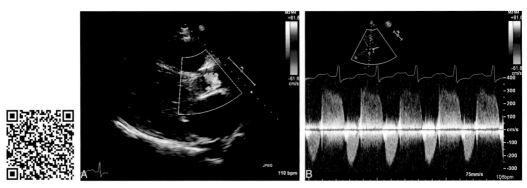

A. 左心室长轴切面显示收缩期团块阻塞左室流出道及主动脉瓣瓣口，致瓣口狭窄，CDFI 可见收缩期明亮射流信号；B. 频谱多普勒显示主动脉瓣口收缩期射流加速，舒张期反流信号

图 5-7-4　CDFI 及频谱多普勒图像

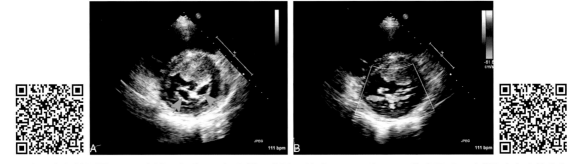

A. 左心室短轴切面显示二尖瓣回声增强，舒张期二尖瓣丌放时可见 A2 与 P2 区粘连呈 "双孔样" 改变（箭头），瓣口呈左右排列，瓣叶开放幅度减低；B. 左心室短轴切面 CDFI 显示收缩期二尖瓣两处开口均可见反流信号

图 5-7-5　二维经胸超声心动图

※ 治疗与病理

◆ 手术治疗过程及结局：患者在全麻体外循环下行 "原位心脏移植术"。解剖受体心脏，心尖处心肌与壁层心包、胸膜粘连，局部组织增厚，粗糙质硬；剖开左心室腔，左心室被巨大肿瘤填塞，肿瘤呈淡黄色分叶状、成串结节状，被覆包膜、表面光滑，质地柔软、稍韧，大部分以宽基底附着于室间隔，切面呈灰黄色实性鱼肉状（图 5-7-6）。

◆ 术后患者恢复良好，术后 1 个月复查超声心动图显示移植心脏结构和瓣膜活动未见明显异常。术后 2 年追踪，患者一般情况良好，移植心脏活动及功能良好。

◆ 病理结果：（左心室）恶性外周神经鞘瘤。肿瘤细胞弥漫性分布，呈梭形（图 5-7-7）。免疫组化：S100（＋），CD34（部分＋），WT_1（浆＋），Vim（＋）。其中 S100（＋）支持肿瘤起源于雪旺氏细胞。

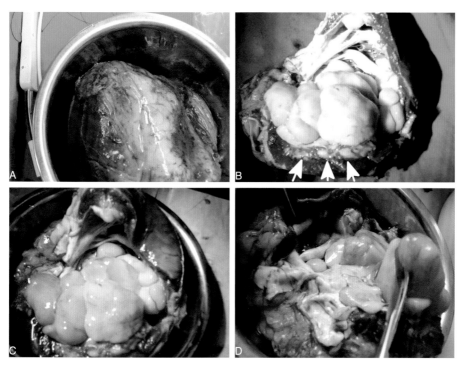

A. 心尖处心肌与壁层心包、胸膜粘连，局部组织增厚，粗糙质硬；B. 心肌内可见肿瘤浸润（箭头）；B~D. 左心室内巨大肿瘤填塞，呈淡黄色分叶状、成串结节状，大部分以宽基底附着于室间隔

图 5-7-6　术中所见

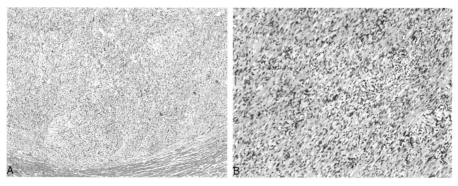

肿瘤细胞弥漫性分布，呈梭形，核深染、胞核大小较一致，可见核分裂象（HE 染色：A.×40；B.×100）

图 5-7-7　镜下病理观

※ **临床诊断**

左心室恶性外周神经鞘瘤。

※ **分析讨论**

外周神经鞘类肿瘤包括良性神经鞘瘤、良性神经纤维瘤、恶性神经鞘瘤、恶性神经纤维

瘤，后面二者统称恶性神经纤维鞘膜瘤。以青壮年多发，无性别差异。常发生于颈部、四肢、后腹膜、皮肤等，以大神经干及四肢屈侧多见。外周神经鞘瘤源于神经外膜的雪旺氏细胞，呈偏心性生长，有包膜，神经干常在包膜外或包膜下穿过。心脏外周神经鞘类肿瘤极为罕见，常附于室间隔，这可能与心脏神经鞘瘤起源于心脏迷走神经及心脏神经丛的分支有关。

病理大体观常有包膜，质地柔软，呈淡红、黄或珍珠样灰白色，剖面常见变性形成的囊肿，内含液体或血性液体；极少数为质硬纤维状。

神经鞘类肿瘤镜下瘤细胞丰富，呈弥漫性分布，呈圆形或短梭形，胞核深染，大小较为一致，局部梭形肿瘤细胞呈低有丝分裂指数，瘤细胞常呈束状、交织状、栅栏状、漩涡流水状排列；S100 蛋白阳性提示肿瘤起源于雪旺氏细胞，CD34 阳性提示肿瘤起源于神经纤维组织。

超声心动图可便捷、实时地评估肿瘤生长位置、形态、大小、活动度、侵犯范围、血流动力学改变情况等。二维超声表现为实质性低回声、中低回声团，多以宽基底附着于室间隔，并可浸润至心肌内，体积可较大，形态不规则，可呈分叶状。如出现变性坏死区域，可探及不均低回声区。动态实时观察可评估肿块附着面室壁运动是否受累，房室腔、流出道及各瓣膜是否受阻，且可通过 CDFI 及频谱多普勒评估肿块造成的梗阻或瓣膜关闭不全程度。本病例中患者初发时肿瘤附着于二尖瓣处，完整切除后复发，当肿瘤占左心室腔约 80% 时，亦无明显症状，超声心动图提示肿块致左室流出道狭窄，且由于左心室巨大占位效应，造成机械性梗阻，致心脏功能减低。在心脏肿瘤的评估中，超声心动图可直观地评估肿瘤形态、大小、质地、活动度、心壁附着情况、周围组织浸润破坏程度等，评估肿瘤特性对临床治疗指导、手术方式选择起着重要作用。心脏良、恶性肿瘤超声心动图在一定程度上有较为特异的表现，如良性肿瘤多为规则均匀回声团、多有蒂部或较窄基底附着于心壁、无明显浸润性、活动幅度较大等表现，而恶性肿瘤多为不规则非均匀回声团、多无蒂部且以宽基底附着于心壁、有明显浸润性、活动幅度小或基本固定不动等表现，依此可能对肿瘤的良恶性做出初步预测，但难以准确评估恶性肿瘤的病理诊断，必须结合病理检查确诊。

CT 及 MRI 在评估心脏神经鞘瘤性状特征上同样起着重要作用。CT 表现为心腔内低密度或等密度占位，病灶较大时内部密度不均匀，可因出血、坏死出现囊变区或高密度区，可见点状、片状高密度钙化，增强后瘤体实性部分呈中度强化，强化多不均匀，呈渐进延迟强化，囊性坏死部分未见强化。MRI 的 T_1WI 信号下病灶为混杂等、低信号，T_2WI 信号呈混杂高信号，Gd-DTPA 增强后为明显不均匀强化。当神经鞘瘤存在心外转移性病变时，单纯超声心动图不能完全扫查病变范围，而 CT 及 MRI 可进行全身扫查并建立三维重建模式，进一步立体显示肿瘤侵犯范围。

因肿瘤附着部位、大小、活动度等不同，临床表现有较大差异。报道显示，由于恶性神经鞘瘤生长速度较快、体积较大、向心腔内生长，易造成心腔闭塞、流出道或瓣膜梗阻；且附着心壁浸润性生长，亦可造成心壁僵硬、心电传导紊乱、心律失常等；随着肿瘤继续增大，心腔内血流受阻及瓣膜功能受损，可致房室腔压力增高、有效排血量下降、心脏功能减低等。由于心脏神经鞘瘤病史、体征、心电图及常规实验室检查缺乏特异性，因此常易误诊或漏诊。

治疗方面，常规行外科手术切除治疗，术中肿瘤切除应彻底；累及心房壁或血管壁者，应切除累及部分并以心包或其他材料补片修补；累及瓣膜者应切除瓣膜后修补或置换；累及心室壁者只能行姑息性切除。手术对于改善患者症状及预后有着重要意义，良性心脏神经鞘瘤手术切除后较少复发，根治效果好；恶性心脏神经鞘瘤切除后，仅能暂时缓解患者症状，但极易复发，当心内肿块较大，侵犯较广，不可局部切除干净，且没有合并心外转移性病灶时，尽早采取心脏移植手术。

◆ 心脏神经鞘瘤鉴别诊断

> 心脏黏液瘤：最常见心脏肿瘤，以左心房多见，多附着于卵圆窝附近，以蒂与心壁相连，质地较柔软，随心动周期可见摆动。

> 心腔内血栓：血栓原发部位有血栓形成的高危因素，回声较低，活动度较大的不规则团块，活动性血栓无附着面，随心动周期活动性大。

> 其他心脏恶性肿瘤：超声心动图、CT、MRI 等影像学检查不能明确病理性质，但可以提供范围、大小、活动度、对周围组织的侵犯状况等，明确诊断需结合其他检查及病理检测。

超声造影有助于鉴别肿瘤和非肿瘤性病变，如有增强则倾向于肿瘤性病变。

※ 小贴士

回顾文献和本例报道，心脏恶性神经鞘瘤极为罕见，该病例原发于二尖瓣，术前超声提示为"黏液瘤"，行肿瘤切除术后复发，且瘤体增长较快，近乎占满左心室腔且造成左室流出道梗阻。超声检查无特异性，表现为术前难以与黏液瘤等常见心脏肿瘤相鉴别，切除术后复发则呈明显恶性心脏肿瘤表现，超声心动图表现为左心室腔内巨大肿块，宽基底附着于左心室壁，以间壁为主，造成心腔及左室流出道机械性梗阻。超声心动图虽不能提示病理的倾向性，但明确了肿瘤侵占范围、大小、活动度、对周围组织的侵犯状况等，提供了血流动力学改变、心脏受累状况等具体信息，为手术治疗提供了有效指导，且与术中所见基本一致，是一种无创、快捷、实时有效的影像诊断方式。免疫组化中 S100 阳性为诊断神经鞘瘤的支持性证据。

作者：张文竞

单位：华中科技大学同济医学院附属协和医院超声影像科

第八节　心内并肾上腺多发占位超声诊断及随访

※ 病例摘要

基本信息　患者男性，61 岁。

主诉　间断胸闷 3 个月，加重 10 天。

现病史　患者 3 个月来无明显诱因间断发作胸闷，主要位于剑突下，持续约数分钟后可缓解，发作时不伴出汗、呼吸困难、恶心呕吐、黑矇晕厥等明显不适。近 10 天，患者感胸闷加重，于当地医院检查，提示"三度房室传导阻滞、心室停搏"，为求进一步诊治，遂来我院，急诊以"心律失常"收入院。

既往史　否认外伤、手术及药物过敏史。否认高血压病、糖尿病、高脂血症、传染病等病史。

家族史　否认高血压病、冠心病家族史。

体格检查　体温 36.6℃，脉搏 59 次 / 分，呼吸 20 次 / 分，血压 106/64 mmHg。神志清楚，查体合作，面容正常。全身浅表淋巴结未及肿大。双肺呼吸音稍粗，未闻及明显干、湿性啰音。心率 59 次 / 分，心律不齐，心音正常，各瓣膜区未闻及杂音。腹软，无压痛、反跳痛，肝、脾肋下未触及，腹部无明显包块。双下肢无水肿。生理反射存在，病理反射未引出。

※ 初步诊断

心律失常。

※ 超声心动图

2016 年 4 月 23 日

◆ 二维超声：心尖四腔心切面及右室流入道切面显示右心室、右心房、三尖瓣、房间隔可见多个大小不等的低回声团附着，边界清晰，内部回声尚均匀，各团块均未见明显活动度（图 5-8-1A，图 5-8-1B）。剑下切面显示上、下腔内未见明显异常团块回声。

◆ CDFI：上述右心室、右心房、三尖瓣、房间隔所见多个团块内均未见明显血流信号显示；二尖瓣口见少至中量反流信号，三尖瓣口见少量反流信号（图 5-8-1C）。

※ 腹部超声

2016 年 4 月 23 日

◆ 二维超声：双侧肾上腺区分别见低回声团，边界清楚，内部回声均匀。CDFI 显示双侧肾上腺区所见团块内未见明显血流信号显示（图 5-8-1D，图 5-8-1E）。

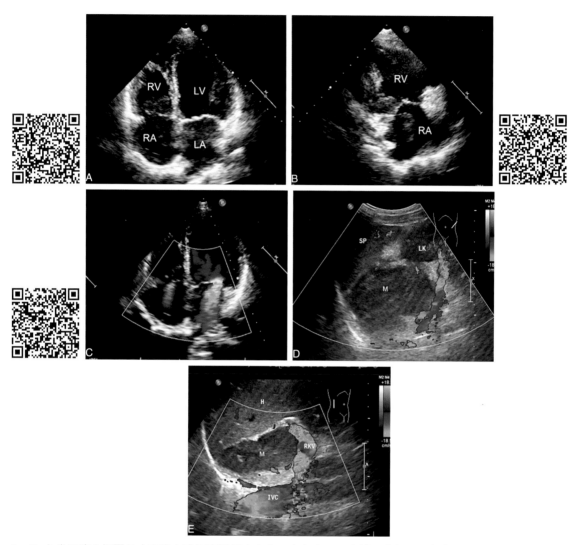

A、B. 心尖四腔心切面及右室流入道切面显示右心室、右心房、三尖瓣、房间隔见多个低回声团附着；C. 心尖四腔心切面显示二尖瓣口收缩期见少至中量反流信号，三尖瓣口收缩期见少量反流信号；D. 左侧腹斜切面显示左侧肾上腺区见一大小约 8.4 cm×5.1 cm 的低回声团，边界清晰，内部回声不均匀；E. 右侧腹纵切面显示右侧肾上腺区见一大小约 7.8 cm×3.6 cm 的低回声团，边界清晰，内部回声不均匀（RV：右心室；RA：右心房；LV：左心室；LA：左心房；SP：脾；LK：左肾；H：肝；RKV：右肾静脉；IVC：下腔静脉；M：肾上腺区低回声团）

图 5-8-1 超声心动图及腹部超声图

※ 超声提示

◆ 心内多发实性占位，二尖瓣轻至中度关闭不全，三尖瓣轻度关闭不全。

◆ 双侧肾上腺实性占位。

※ 其他辅助检查

◆ 血常规（2016 年 4 月 23 日）：红细胞 3.76 T/L（↓），血红蛋白 108 g/L（↓）；D- 二聚体 1.18 ml/L，FEU（↑），FIB 4.48 g/L（↑）；B 型脑尿钠肽 147.9 pg/ml（↑）；尿酸 449μmol/L（↑）。

◆ 心电图检查（2016 年 4 月 23 日）：窦性心律，三度房室传导阻滞（图 5-8-2）。

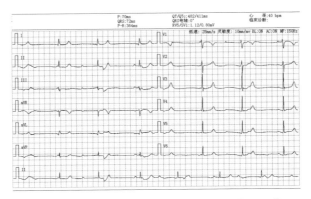

图 5-8-2　心电图：窦性心律，三度房室传导阻滞

◆ 全身 PET-CT（2016 年 4 月 26 日）：右心房增大，右心房及右心室内见多个放射性分布局限异常浓聚影，SUVmax 12.7-22.4（图 5-8-3 A）；左侧肾上腺区见非均质团块影，最大截面 5.5 cm×9.2 cm，与左肾分界欠清晰，其放射性分布异常浓聚，SUVmax 16.5-24.6；右侧肾上腺区见 5.7 cm×3.1 cm 团块影，其放射性分布异常浓聚，SUVmax 12.3-15.1（图 5-8-3B）。骨骼及肢体软组织放射性分布未见明显异常浓聚。以上考虑多为恶性肿瘤病变，淋巴瘤可能。

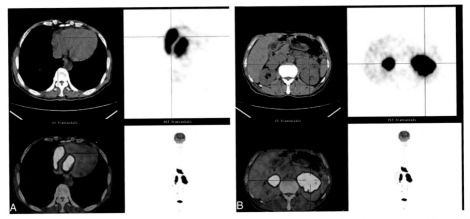

A. 右心内见多个团块，放射性分布见异常浓聚影；B. 双侧肾上腺区团块，放射性分布见异常浓聚影

图 5-8-3　全身 PET-CT

◆ 双侧肾上腺CT平扫及CT增强（2016年4月28日）：双侧肾上腺区见类椭圆形肿块影，右侧病灶边界尚清，左侧病灶边界局部欠清，肿块密度欠均，CT增强扫描渐进性不均匀强化，左侧病灶与左肾分界不清。以上虑双侧肾上腺恶性肿瘤性病变（图5-8-4）。

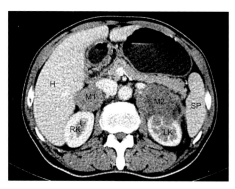

双侧肾上腺区见类椭圆形肿块影，增强扫描渐进性不均匀强化，左侧病灶与左肾分界不清（H：肝；SP：脾；RK：右肾；LK：左肾；M1：右侧肾上腺区肿块；M2：左侧肾上腺区肿块）

图 5-8-4 双侧肾上腺区 CT 平扫及 CT 增强

※ 治疗及病理

患者于2016年5月5日在CT引导下行左侧肾上腺穿刺活检术，穿刺出灰白细线样组织2 cm×0.1 cm一条，术后病理（肾上腺穿刺组织）：弥漫性大B细胞淋巴瘤，免疫组化染色显示瘤细胞CD20（＋），CD3（－），CD10（－），Bcl-6（＋），MUM1（＋），Bcl-2（＋），c-myc（＋，80%），Ki67（LI：＞70%），CD21（－），CD30（－），CD5（－），CyclinD1（－），原位杂交检测 EBV：EBER（－）（图5-8-5）。

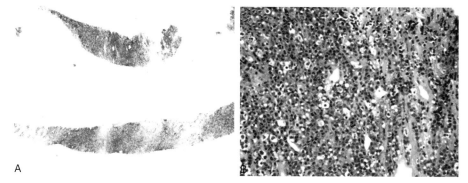

肿瘤性大细胞弥漫性增生，瘤细胞质样分化，胞质丰富，核圆形；（HE 染色：A.×40；B.×100）

图 5-8-5 CT 引导下左侧肾上腺穿刺活检组织病理

于 2016 年 5 月 18 日开始患者接受美罗华 + 环磷酰胺 + 阿霉素 + 长春新碱 + 泼尼松（R-CHOP）方案化疗，随后于 2016 年 6 月 14 日，7 月 8 日，继续进行该方案第 2 周期、第 3 周期化疗；7 月 30 日改为环磷酰胺 + 阿霉素 + 长春新碱 + 泼尼松（CHOP）方案行第 4 周期化疗；8 月 25 日行吉西他滨 + 顺铂 + 泼尼松（GDP）方案第 5 周期化疗。

于 2016 年 6 月 6 日，7 月 4 日，7 月 28 日，8 月 18 日进行化疗前随访，主要检查超声心动图、腹部超声、心电图、血常规等。超声、全身 PET-CT 检测右心、房间隔（部分区域肿块）及双侧肾上腺区肿块大小随化疗方案的进行逐渐减小（表 5-8-1，图 5-8-6A，图 5-8-6B，图 5-8-7）。2016 年 7 月起复查心电图提示窦性心律，心动过速（图 5-8-8）。

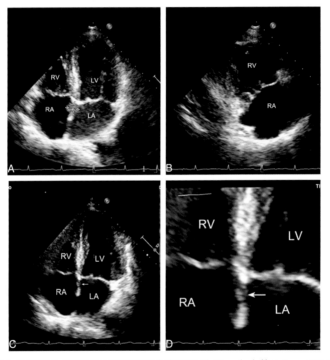

A. 完成第 1 周期化疗后心尖四腔心切面显示房间隔近十字交叉处见一大小约 1.1 cm×0.9 cm 的低回声团；B. 完成第 1 周期化疗后右室流入道切面显示三尖瓣后瓣根部见一大小约 1.0 cm×0.9 cm 的低回声团；C. 完成第 3 周期化疗后心尖四腔心切面显示房间隔近十字交叉处见一大小约 0.7 cm×0.6 cm 的低回声团；D. 完成第 3 周期化疗后心尖四腔心切面十字交叉处局部放大显示房间隔低回声占位（RV：右心室；RA：右心房；LV：左心室；LA：左心房；←：房间隔占位）

图 5-8-6　治疗后超声心动图

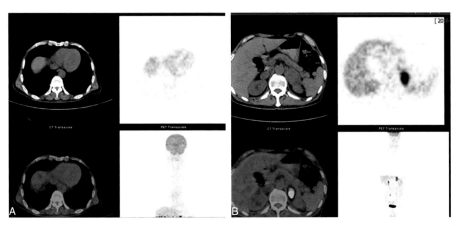

A. 治疗后心脏相应区域代谢未见明显局限性增高；B. 左侧肾上腺区团块代谢异常增高，较治疗前检查病灶范围明显缩小；右侧肾上腺区结块，代谢不高

图 5-8-7 治疗后全身 PET-CT

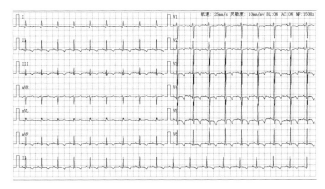

图 5-8-8 治疗后心电图，窦性心动过速，无房室传导阻滞

表 5-8-1 第 1~4 周期化疗前及化疗结束后超声检查腔心、双侧肾上腺区占位病变的大小变化

化疗时间	右心及房间隔占位	左侧肾上腺区占位	右侧肾上腺区占位
2016年4月25日（第1周期化疗前）	房间隔处占位：3.3 cm×2.5 cm 三尖瓣后瓣占位：2.8 cm×2.0 cm	8.4 cm×5.1 cm	7.8 cm×3.6 cm
2016年6月6日（第1周期化疗后）	房间隔处占位：1.1 cm×0.9 cm 三尖瓣后瓣占位：1.0 cm×0.9 cm	7.8 cm×5.2 cm	6.5 cm×2.9 cm
2016年7月4日（第2周期化疗后）	房间隔处占位：0.7 cm×0.8 cm	7.6 cm×4.8 cm	5.7 cm×2.9 cm
2016年7月28日（第3周期化疗后）	房间隔处占位：0.7 cm×0.6 cm	6.1 cm×5.4 cm	5.6 cm×2.6 cm
2016年8月18日（第4周期化疗后）	房间隔处占位：0.7 cm×0.6 cm	6.1 cm×4.0 cm	5.6 cm×2.4 cm

※ 临床诊断

◆ 弥漫性大 B 细胞淋巴瘤 IVA 期，IPI 4 分。

◆ 侵及右心房、右心室、房间隔及双侧肾上腺。

◆ 心律失常，三度房室传导阻滞。

※ 分析讨论

淋巴瘤较少累及心脏，心脏继发受累相比原发性心脏淋巴瘤更为常见，后者常见于免疫抑制治疗或获得性免疫缺陷症患者。尸检数据表明，恶性淋巴瘤患者继发心脏受累的发病率约10%，占全部继发性心脏恶性肿瘤的 15.5%。

继发性心脏淋巴瘤传播可通过纵隔肿瘤直接延伸、逆行经心脏淋巴管和血源性扩散，心包最常受累，其次为心肌及心内膜。根据淋巴瘤心脏受累的部位、大小、生长速度及侵袭程度不同可能会有不同的临床表现或无症状，并且临床表现大多不具有特异性，如呼吸困难、充血性心力衰竭、心包积液，也可出现心律失常和非特异性心电图异常，如心房扑动，心房颤动，不同程度的房室传导阻滞，束支传导阻滞和低电压。

心包积液、心脏压塞或新发生房室传导阻滞可以是心脏淋巴瘤患者的首发症状，部分患者仅是体检意外发现心脏占位，因此多模态心脏成像检查对心脏淋巴瘤的诊断至关重要。超声心动图是首选检查方法，经胸超声心动图可以显示肿块的形态和位置，同时还能检测心包积液，评价心室功能。原发心脏淋巴瘤通常涉及右心，但继发性心脏淋巴瘤多呈弥漫性，表现为腔心内或于心肌分界不清的低回声团块，可伴有心包积液。

CT 具有很高的空间和时间分辨率，可对心脏淋巴瘤和心外病变提供解剖学评估；MRI 具有优越的组织学特征，对于淋巴瘤心肌浸润的检测具有更高的灵敏度，心脏淋巴瘤通常在 T_1 加权图像上显示低信号，在 T_2 加权图像（STIR）上显示高信号；PET / CT 的组合在同一位置提供解剖学和功能成像，可用于区分淋巴瘤与其他类型的心脏肿瘤。

怀疑淋巴瘤心脏受累病理学检查：如有心包积液或胸腔积液可进行积液的细胞学检查，原发性心脏淋巴瘤可经食管超声心动图引导下活检或经静脉血管造影引导活检，继发性心脏淋巴瘤可对受累淋巴结或其他结外器官，如进行穿刺活检，可避免心内膜心肌活检。此外直接开胸活检更具侵入性，但准确性最高。在病理学中，大多数心脏淋巴瘤是大 B 细胞淋巴瘤。

心脏受累淋巴瘤的预后不佳，治疗策略包括化疗、放疗、手术和自体干细胞移植相结合。化疗是治疗心脏淋巴瘤的主要方法，可以提高总体存活率，尽管弥漫性大 B 细胞淋巴瘤通常对 R-CHOP 化疗敏感，但也可能发生致命性并发症，包括心室颤动、肺栓塞和心脏破裂，因此化疗后心脏成像在随访中非常重要。虽然没有证据表明手术可以改善心脏淋巴瘤预后，但心内肿瘤增大、发生危及生命的梗阻症状或血流动力学不稳定时可紧急行肿瘤切除。

※ **小贴士**

本例患者因首发胸闷，心电图提示"三度传导阻滞"就诊，进一步超声心动图检查中发现腔心内低回声占位，继而扩大超声检查范围，发现双侧肾上腺区占位。通过肾上腺 CT 平扫+CT 增强及全身 PET-CT 进一步明确心脏及肾上腺占位为恶性病变。

通过对肾上腺区占位活检明确弥漫性大 B 细胞淋巴瘤侵犯双侧肾上腺、心脏的临床诊断，而后进行了 5 周期化疗，化疗效果经超声同期随访观察。超声心动图提示腔心内肿瘤体积逐步明显缩小，4 个周期化疗结束后仅见房间隔一处直径＜ 7 mm 的肿块，房室传导阻滞消失，PET-CT 复查腔心内未见代谢局限性增高，心脏结构功能基本恢复正常。

超声心动图检查在本例患者的诊断和治疗随访监测中都起到了重要作用。

作者：刘曼薇
单位：华中科技大学同济医学院附属协和医院超声影像科

第九节 肝细胞癌肝移植术后复发并转移至右心室

※ 病例摘要

基本信息 患者男性，50 岁。

主诉 原发性肝细胞癌肝移植术后 2 年余，发现肝肿瘤复发 2 周。

现病史 患者因"原发性肝癌"于 2012 年 10 月 31 日行"肝移植术"。术后病理提示"结节型中分化肝细胞癌并肝硬化"，手术顺利，术后应用他克莫司、米芙免疫抑制剂治疗。2012 年 11 月起行吉西他滨 + 希罗达化疗，因耐受较差，故只执行四周期，之后定期复查。2015 年 5 月于外院复查行肺部 CT 提示肝移植术后改变，肝门区、膈下下腔静脉旁混杂密度团，伴肝门区血管受累，考虑为肿瘤性病变，复发可能。为求进一步诊治，遂来我院，门诊以"肝癌肝移植术后复发"收入院。

既往史 乙肝 10 余年，行抗病毒治疗；多年前患有"肺结核"及"脑膜炎"，均已治愈；2010 年 10 月 31 日行"肝移植手术"；否认高血压病、糖尿病、过敏史等。

家族史 父亲健在，母亲已故，否认家族中有遗传性及传染性疾病。

体格检查 血压 122/78 mmHg。神志清楚，全身浅表淋巴结未见肿大，颈静脉无怒张，头面部未见异常，胸廓未见异常。双肺呼吸音清，未闻及干、湿性啰音及胸膜摩擦音。心尖搏动未触及异常，未触及心包摩擦感及震颤感。叩诊心界不大，心率 89 次/分，心律齐，心音正常，各瓣膜区未闻及杂音，未见周围血管征。腹部外形正常，全腹柔软，肝、脾肋下未触及，腹部未触及包块。移动性浊音阴性。

※ 初步诊断

肝癌肝移植术后复发。

※ 超声心动图

◆ 左心室长轴、胸骨旁右室流入道切面、心尖四腔心切面、右室流出道切面均可见一不规则稍高回声团，与右心室壁及室间隔分界不清，团块上缘可见带状回声漂浮（图 5-9-1）。少量心包积液。

◆ 超声造影：经肘静脉团注 2 ml Sono Vue 造影剂，造影剂依次进入右心房、右心室、左心房、左心室，随后右心室肿瘤内见造影剂进入，肿瘤内呈不均匀高增强（图 5-9-2）。

※ 其他辅助检查

◆ CT：肝移植术后改变，肝门区、膈下下腔静脉旁混杂密度团，伴肝门区血管受累，考虑为肿瘤性病变。

◆ 心电图：不完全性右属支传导阻滞。

◆ PET-CT：肝门区、下腔静脉旁见软组织影，放射性摄取不均匀增高，考虑为肝癌术后复发；右心室腔增大，密度及代谢与肝肿块一致，考虑为右心室腔内转移性肿瘤（图 5-9-3）；心包少量积液。

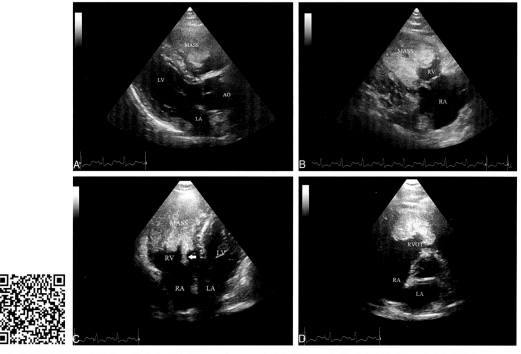

A. 左心长轴切面；B. 胸骨旁右室流入道切面；C. 心尖四腔心切面；D. 右室流出道切面；这些切面均可见一不规则稍高回声团填充大部分右心室，部分进入右室流出道内，团块上缘可见带状回声漂浮（箭头）(MASS：肿块；LV：左心室；LA：左心房；AO：主动脉）

图 5-9-1　超声心动图于不同切面显示右心室肿块

超声造影示肿瘤内呈不均匀高增强（箭头）

图 5-9-2　右心室肿块超声造影

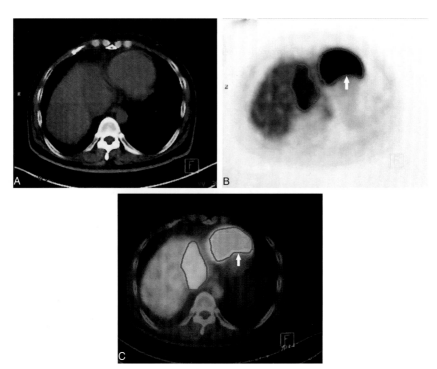

A. CT 显示肝低密度影（箭头）；B. PET 显示右心室区（箭头所指红圈）18F-FDG 摄取增高，与肝区肿块（红圈）摄取基本一致；C. PET 与 CT 融合图像显示右心室区 FDG 代谢增高（箭头所指红圈），与肝区肿块代谢基本一致（红圈）

图 5-9-3　PET-CT 肝及心脏断面图

※ 治疗过程

患者拒绝手术治疗，行抗凝治疗并监测凝血功能，同时口服吉奥全身化疗，并对肝门区及肺门区放疗。2015 年 10 月，患者活动后突发意识丧失，抢救无效后死亡。

※ 临床诊断

肝癌术后复发，右心室巨大瘤栓。

※ 分析讨论

肿瘤转移至心脏的发病率较低，由 Heketoen 在 1983 年首次报道。心脏转移瘤可发生在心脏的任何部位，最常见于心包，常为附近肿瘤直接扩散受累。身体各部位的肿瘤均可转移至心脏，最常见的是肺部肿瘤，其次为血液系统肿瘤和乳腺癌。肝细胞癌最常转移至肺、腹部淋巴结、骨等，转移至心脏极少见，一般是经肝静脉和下腔静脉系统进右心房，转移至右心室罕见，其发生机制可能为肝癌细胞经过血液传播至右心室。

尸检报道，肝细胞癌右心房转移率＜ 6%，右心室更少见。肝细胞癌心脏转移瘤多位于心包，表现为多发结节状，伴有血性心包积液。心脏转移瘤临床无特殊表现，主要与肿瘤大小、生长位置、生长速度、活动度、瘤内有无出血、变性及肿瘤有无碎片脱落等有关。

◆ 主要表现

➤ 全身症状：发热、贫血、关节痛、消瘦、血沉快等。

➤ 血流受阻：肿瘤阻塞房室瓣口或流出道引起的相应症状；如心慌、气短、端坐呼吸、咯血、晕厥、心脏杂音、下肢水肿、急性心力衰竭等。

➤ 心包积液：肿瘤侵犯心包可产生心包积液，积液多为血性，生长迅速。

➤ 血管栓塞：肿瘤组织脱落后随血流进入动脉、静脉，临床症状主要与栓塞部位有关，比如肺栓塞等。

➤ 心电图：部分导联可出现 S-T 段上抬，或房室传导阻滞等。

◆ 超声表现

心脏转移瘤的超声主要表现为心腔、心壁或心包内见异常团块，常为多发，也可单发。其形态多不规则，可有一定的活动度，但多数转移瘤基底较宽，故活动度较小。虽然大多数转移瘤常为多发，但由于肿瘤生长迅速，可相互贴近或融合而难以清楚显示肿瘤数目。超声检查时需评估肿瘤位置、大小、数量、解剖关系、形态轮廓、内部回声，是否引起血流动力学等。心包是最常见的转移部位，常表现为不同程度心包积液，心包局部增厚或心包一个或多个结节，基底较宽。由于心包积液多为血性，故可见条索状纤维素性物质或点状有形成分。心腔内转移瘤可位于任何一个心腔内，右侧心腔较左侧心腔多见。肿瘤可由上、下腔静脉或肺静脉直接延续至心房，也可侵犯心包后直接凸向心房，或直接附着于心室壁突向心腔内，如肿瘤阻塞房室瓣或流出道，可使血流受阻。心肌内转移瘤一般表现为心肌内出现异常回声，局部心肌增厚或心肌内出现团块回声向心腔内或心外膨出，边界不清，心内膜与心外膜面可能会出现连续中断，肿瘤累及处心肌功能丧失，无收缩活动，邻近区域心肌活动也减弱。

肿瘤血供是判断肿瘤性质的重要因素之一，但常规超声心动图难以显示心脏内肿瘤血供，左心声学造影可以弥补其不足，清楚地观察肿瘤内的血供情况，为血栓及良、恶性肿瘤的判断提供重要信息。

◆ 其他影像学表现

CT 和 MRI 是诊断心脏肿瘤的主要影像学方法，在心脏肿瘤诊断中有不可取代的优势。心脏恶性肿瘤 CT 断层成像主要表现为心包、心脏或心肌内边界不清的低密度影或混合密度影，能够清楚的显示肿瘤形态、大小、位置及其与周围结构的解剖关系。MRI 则表现为低信号或混杂信号，增强多有不同程度的强化，常伴有血性心包积液。MRI 除了可显示肿瘤的大小、形态、位置及其与周围组织的关系之外，由于其良好的组织特异性，对组织出血、积液、纤维化等具有良好的分辨力。

^{18}F-FDG PET/CT 显像被广泛应用于各种肿瘤的早期诊断与鉴别诊断、术前分期、预后评

估、疗效评价及检出残余或复发灶等，但由于心脏肿瘤较少，PET/CT 在有关心脏肿瘤方面的应用报道较少。但由于绝大部分肿瘤细胞具有高代谢的特点，心脏恶性肿瘤也多表现为高代谢。但由于心肌本身，尤其是左心室壁心肌对 18F-FDG 有生理性摄取，故位于左心室肌壁内的小病灶可能受心肌本身摄取的遮盖而不易发现。

◆ 诊断与鉴别诊断

    ➢ 良性肿瘤及原发性恶性肿瘤鉴别：心脏黏液瘤是最常见的良性肿瘤，多位于左心房，超声表现为心脏内稍高回声团，呈分叶状、球形或椭圆形。多数黏液瘤有蒂与房间隔相连，瘤体随心脏舒缩活动度较大。恶性肿瘤多位于右心，基底较宽，常累及心肌致局部心肌活动障碍，常伴有心包积液。故超声可通过形态、周围组织关系对心脏肿瘤做出初步判断，常规超声很难显示心脏肿瘤的血供，左心声学造影通过肿瘤内的血流灌注可对肿瘤内血管分布做出判断。良性肿瘤内血流灌注相对较少，恶性肿瘤一般生长迅速，血管分布较多，血流灌注较丰富。心脏原发恶性肿瘤与转移瘤难以鉴别，但由于心脏转移瘤多发生于肿瘤晚期，故有原发恶性肿瘤病史。因此，在临床工作中，可以根据病史对二者进行初步鉴别。

    ➢ 血栓：晚期肿瘤患者易发血栓，一般超声特征可对二者进行鉴别，对于难以鉴别者，行超声造影可对肿瘤与血栓进行很好的鉴别。

    ➢ 赘生物：小的肿瘤须与赘生物相鉴别，赘生物一般活动度大，附着于瓣膜或腱索等高速血流冲击的位置，多有发热，结合血象检查可鉴别。

※ 小贴士

超声是检测心脏肿瘤的一个有用工具，可以根据常规经胸超声心动图特征做出初步判断，超声造影根据肿瘤内的血管灌注特征可以对血栓及良、恶性肿瘤做出判断。虽然心脏原发性恶性肿瘤相对转移瘤少见，但超声很难对二者做出判断。但由于肿瘤心脏转移一般出现在晚期患者，故结合病史，做出诊断并不难，但须与血栓鉴别。心脏转移瘤缺乏临床特异表现而易被忽视，一旦出现，提示预后差，目前尚无标准的治疗方法，但有报道，外科干预和经冠状动脉化学栓塞可以在一定程度上缓解病情进展，是一种有价值的姑息疗法。

作者：覃小娟
单位：华中科技大学同济医学院附属协和医院超声影像科

第十节　晚期肺癌浸润右下肺静脉及左心房

※ 病例摘要

基本信息　患者男性，59 岁。

主诉　确诊右肺癌 1 月余，1 周期化疗后半月。

现病史　1 个月前因"发现右肺占位半年余"于我院呼吸科就诊，行胸部 CT 提示①右下肺占位较前明显增大，14.7 cm×11.1 cm；②右肺可见多发新发斑片状影，双肺多发结节状高密度影，提示为转移性病变；③纵隔及右侧肺门可见多发肿大淋巴结成团，较前明显增大；④右侧胸腔积液，右侧胸膜增厚粘连；⑤心包积液。进一步行支气管镜，病检:（右下支气管）非小细胞肺癌，结合免疫组化，倾向：鳞状细胞癌。遂行化疗。患者为求进一步诊治，来我院就诊，门诊以"肺癌"收入院。起病以来，精神稍差，体力降低，体重无明显变化，大小便正常，夜间睡眠可。

既往史　有慢性乙型肝炎病史，否认高血压病、糖尿病、高脂血症等病史。

家族史　否认冠心病、高血压病、先天性心脏病家族史。

体格检查　PS 评分 1 分，NRS 评分 0 分，身高 175 cm，体重 61 kg，体温 36.8℃，脉搏 80 次/分，呼吸 20 次/分，血压 130/70 mmHg，神志清楚，浅表淋巴结未触及肿大，双肺呼吸音粗，未闻及干、湿性啰音，心率 80 次/分，心律齐，心音正常，未闻及杂音，腹平软，无压痛及反跳痛，肝、脾肋下未触及，双肾区无叩击痛，肠鸣音无异常，双上肢中度水肿，生理反射存在，病理反射未引出。

※ 初步诊断

右肺鳞癌Ⅳ期（双肺、右肺门及纵隔淋巴结）。

※ 超声心动图

◆ 2017 年 2 月超声心动图：心脏形态结构及瓣膜活动未见明显异常。

◆ 2017 年 10 月超声心动图

> 左心长轴切面及大动脉短轴切面：左心饱满（左心房前后径 35 mm，左心室前后径 54 mm），左心房顶部右侧可见范围约 33 mm×23 mm×17 mm 等回声团向心外延伸（图 5-10-1）。

> 心尖四腔心、三腔心及五腔心：左心房顶部等回声团通过右下肺静脉与胸腔内范围为 17.7 cm×12.1 cm 的等回声团相连（图 5-10-2）。CDFI：右下肺静脉近心端未见血流信号充盈。

※ 超声提示

右下肺静脉及左心房内实性占位性病变，结合病史考虑肺癌浸润右下肺静脉及左心房。

※ 其他辅助检查

◆ 心电图：窦性心律，ST-T 改变。

◆ 胸部 X 线片：右侧胸腔大量积液；左侧胸腔少量积液；左肺转移性病变可能。

◆ 2017 年 10 月胸部 CT：①右下肺占位较前（2017 年 2 月）增大（图 5-10-3）；②右肺可见多发斑片状影较前增多、增大，双肺多发结节状高密度影较前无明显变化；③纵隔及右侧肺门多发肿大淋巴结较前无明显变化；④右侧胸腔积液较前明显增多，右肺膨胀不全较前明显，纵隔向左侧移位；右侧胸膜增厚粘连；⑤左侧胸腔积液为新发病灶，部分包裹；心包积液较前稍显减少。余同前片大致相仿。

◆ 支气管镜病检：（右下支气管）非小细胞肺癌；结合免疫组化: CK5/6 部分细胞（＋），P63（部分细胞）（＋），CK7（部分细胞）（＋），TTF-1（少许细胞）（＋），NapsinA（－），Ki67（高增殖）。

◆ 倾向：鳞状细胞癌。

※ 治疗及病理

◆ 2018 年 1 月行右全肺切除加左心房部分切除，术中见右主支气管远端有一 19 cm×14 cm 大小的癌肿，经右下肺静脉直接侵及左心房，范围 4 cm×3 cm×2 cm，心内膜尚光滑，右下肺静脉受癌肿压迫部分闭锁，胸腔内纵隔淋巴结肿大。患者术后好转出院，定期随访半年后失访。

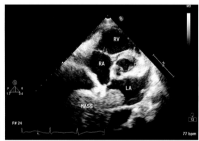
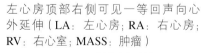
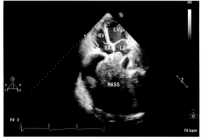

左心房顶部右侧可见一等回声向心外延伸（LA：左心房；RA：右心房；RV：右心室；MASS：肿瘤）

图 5-10-1　胸骨旁短轴切面

左心房顶部等回声团通过右下肺静脉与胸腔范围 17.7 cm×12.1 cm 等回声团相连（LA：左心房；LV：左心室；RA：右心房；RV：右心室；MASS：肿瘤）

图 5-10-2　心尖四腔心切面

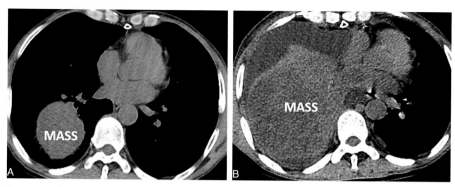

A. 2017 年 2 月，右下肺占位；B. 2017 年 10 月，右下肺占位较前增大，与心脏分界不清（MASS：肿瘤）

图 5-10-3　胸部 CT 图

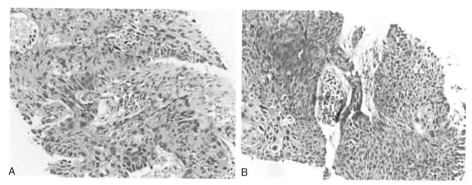

A. 病理检查（HE 染色，×100）核深染伴有锯齿状边界；B. 病理检查（HE 染色，×100）鳞状细胞癌核深染、癌巢内有角化现象

图 5-10-4　病理图像

◆ 病理检查：（右肺及左心房壁）鳞状细胞癌（图 5-10-4）。

※ **临床诊断**

右肺鳞癌 T4N2M1a IVA 期，浸润右下肺静脉及左心房。

※ **分析讨论**

◆ 心脏肿瘤分类

心脏不是肿瘤的好发部位，因此在临床上并不常见。常见的心脏肿瘤主要分为原发性及继发性两种。

原发性心脏肿瘤指起源于心脏的肿瘤，其发病率极低，已有随机尸检结果表明，原发性心脏肿瘤的发生率为 0.17%~0.19%，其中 75% 是良性肿瘤，成年人心脏良性肿瘤的 50%~70% 为黏液瘤，原发性恶性肿瘤多为肉瘤。

继发性心脏肿瘤多为其他器官恶性肿瘤转移所致，相对多见，发病率为原发性心脏肿瘤的 20~40 倍。继发性心脏肿瘤主要发生在右心房及右心室，转移至左心房及左心室的较为少见，其来源主要有肺癌、乳腺癌、纵隔肿瘤等。支气管肺癌是心脏转移性肿瘤的最常见来源，多见于晚期肺癌患者。

◆ 肺癌浸润左心房的病理生理表现

肺癌浸润转移至左心房的途径大致分为两种，一种为癌细胞直接浸润肺门部疏松结缔组织、脂肪组织，或在胸膜折返部浸润心包，再突破左心房心肌，突入心房腔内生长；另一种为通过血管蔓延至左心房，由于肺静脉管壁与心壁和大动脉管壁相比更为薄弱，相对之下更容易被肿瘤突破。因此，通过肺静脉浸润成为肺癌侵犯左心房的另一重要途径。

有学者根据肺癌向左心房浸润的肉眼形态学变化，将肿瘤向肺静脉的浸润分为 3 型：Ⅰ 型为只有肺静脉根部浸润；Ⅱ 型为肿瘤在左心房腔内呈息肉样突出生长；Ⅲ 型为左心房壁浸润。

◆ 肺癌源性心脏肿瘤的临床表现

肺癌源性心脏肿瘤患者原发病临床症状更为明显，而心脏浸润转移的表现往往缺乏特异性，容易造成漏诊、误诊。但因为生长于心脏，继发性心脏肿瘤患者常出现严重至猝死的并发症：瘤体堵塞腔心或二尖瓣口造成血流不通畅，引起充血性心功能不全或心力衰竭；瘤体或血栓栓子脱落，造成栓塞体征（体循环栓塞或肺栓塞）；随着侵犯部位、深度不同，可出现心动过速、房扑、房颤、Ⅲ度房室传导阻滞、心搏骤停等心律失常。因此，对于晚期肺癌患者，一旦出现不易解释的呼吸、循环症状、体征及心律失常，应考虑是否发生了肺癌源性心脏肿瘤并发症。

◆ 肺癌源性心脏肿瘤的影像学诊断

肺癌是否侵犯心血管以及侵犯的部位、范围、程度等均影响着肺癌的分期、治疗方案及预后。在肺癌的影像学检查手段中，超声心动图无放射性，价格低廉，可直观显现心脏肿瘤的部位、数目、形态、大小、活动度及与心壁关系，更重要的是能够反映心脏心腔大小及功能改变，是肺癌源性心脏肿瘤的首选诊断方法。经食管超声心动图检查除可以提供经胸超声心动图检查可提供的肿瘤位置、大小、活动度、基底宽度等外科切除术所需的信息外，其分辨肿瘤的大小可以小到 1~3 mm，对肺癌源性心脏肿瘤的诊断和评价最有帮助。

与超声心动图相比，CT 和 MRI 可以显示肿瘤对心肌及邻近结构的浸润程度，在诊断原发病灶及是否伴有其他器官转移灶上更具有优势，因而在诊断肺癌源性心脏肿瘤上也具有各自的价值。

◆ 肺癌源性心脏肿瘤的鉴别诊断

肺癌源性心脏肿瘤需要与血栓及黏液瘤相鉴别。左心房血栓常继发于风湿性心脏病、房颤，好发部位为左心房后侧壁及左心耳，形态可不规则或发生变化，不随心脏收缩而活动，超声心动图检查可见二尖瓣狭窄、左心房增大。

黏液瘤往往借助一细小的蒂附着于房间隔左心房面的卵圆窝附近，在超声心动图上表现为致密均匀的团块样回声，形态可变，活动度较大，收缩期位于左心房，舒张期移向二尖瓣口，瘤体不影响二尖瓣排空时，左心房一般不会扩大。

◆ 肺癌源性心脏肿瘤的治疗

以手术治疗为主、放化疗为辅是肺癌侵犯心脏病患者的首选治疗方案。可视胸腔镜手术治疗是近年发展起来的新手术途径。但不管采用何种手术途径、手术方式，术前均应该完善相关检查，充分了解肿瘤与相邻组织尤其是大血管、心脏的关系，术中应积极预防右下肺静脉及左心房癌栓脱落造成栓塞，并行经食管超声心动图监测，术后则应结合放化疗，预防肿瘤向大脑内扩散。

※ **小贴士**

肺癌浸润肺静脉及左心房具有特异性超声表现，不难诊断。超声检查时，需重点评估心脏肿瘤的部位、数目、形态、大小、活动度及与心壁关系，同时还应注意评估心脏心腔大小及功能改变。

作者： 谢满英，吕　清

单位： 湖北医药学院附属襄阳市第一人民医院，华中科技大学同济医学院附属协和医院超声影像科

第十一节　左锁骨下静脉恶性神经外胚叶瘤转移至心脏

※ 病例摘要

基本信息　患者女性，45岁。

主诉　发现左颈部包块伴左颜面部肿胀2个多月。

现病史　患者2个月前无明显诱因出现左颈部包块、伴左颜面部肿胀，未予重视，逐渐加重，于外院就诊考虑"颈内静脉血栓"，对症输液治疗后好转，颜面肿胀缓解后出院，5天前上述症状再发加重，自觉明显增大，为进一步治疗，收入我院血管外科就诊。

既往史　健康状况一般，无特殊病史，无手术、外伤、输血史，药物过敏史不详。

个人史　无吸烟、饮酒、毒品接触史。

家族史　否认冠心病、高血压病、先天性心脏病家族史。

体格检查　生命体征平稳，一般情况可，体温36.5℃，脉搏88次/分，呼吸19次/分，血压130/88 mmHg。神志清楚，精神可。双肺呼吸音清，未闻及干、湿性啰音及哮鸣音。心音清，心律齐，心率88次/分，未闻及心脏杂音。腹平软，无压痛、反跳痛及肌紧张。左锁骨上方可扪及约5 cm×5 cm包块，质软，边界不清，无搏动，未闻及血流杂音，左颜面肿胀。

※ 初步诊断

左颈部包块。

※ 超声心动图

◆ 胸骨上窝切面：上腔静脉系统管腔扩张，左侧颈内静脉内径约1.6 cm，左侧头臂静脉内径约1.9 cm，上腔静脉远心段内径约2.9 cm，右心房开口处内径约1.9 cm，左颈内静脉、左无名静脉、上腔静脉内可见低回声团块充填。CDFI：左侧颈内静脉、左侧头臂静脉及上腔静脉内可见少量血流信号贴近团块边缘通过，团块内可见"星点状"血流信号（图5-11-1）。

◆ 右室流入道长轴切面：右心房内低回声团经三尖瓣口入右心室，收缩期团块边缘进入肺动脉瓣口，舒张期退回右心室内，团块内部呈不均匀低回声，内可见片状无回声区，心内团块呈"分叶状"，并可见"指状"突起，舒张期右心房内团块约5.8 cm×3.8 cm，右心室内团块大小约4.1 cm×1.2 cm。CDFI：上述团块内可见"星点状"血流信号（图5-11-2）。

◆ 右室流入道切面及心尖四腔心切面：右心增大，三尖瓣尚纤细，开放时团块经瓣口向右心室内摆动，遮挡瓣口，收缩期部分团块退回右心房，瓣叶闭合不良。CDFI：三尖瓣口舒张期射流包绕团块，血流加速，收缩期右心房侧见中至大量反流信号，峰速 2.7 m/s，压差 29 mmHg（图 5-11-3，图 5-11-4）。

※ **超声提示**

左颈内静脉 - 左头臂静脉 - 上腔静脉 - 右心房 - 右心室内实质性占位性病变（平滑肌瘤？）；三尖瓣机械性梗阻并中至重度关闭不全。

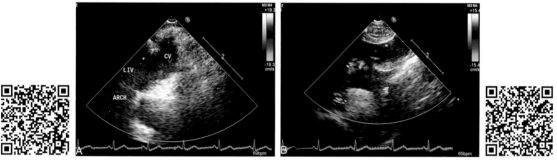

A. 胸骨上窝切面显示上腔静脉系统管腔扩张，左颈内静脉、左头臂静脉、上腔静脉内可见低回声团块充填；B. CDFI 显示左颈内静脉、左头臂静脉及上腔静脉内可见少量血流信号通过，团块内可见星点状血流信号（ARCH：主动脉弓；CV：颈内静脉；LIV：左头臂静脉）

图 5-11-1　超声心动图

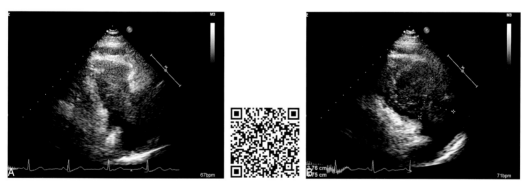

A、B. 右室流入道切面显示团块经上腔静脉开口进入右心房，并经三尖瓣口入右心室，呈不均匀低回声，内可见片状无回声区，心内团块呈"分叶状"，并可见"指状"突起

图 5-11-2　超声心动图

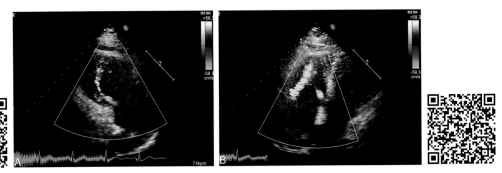

右室流入道切面（A）及心尖四腔心切面（B）CDFI 显示三尖瓣开放时团块经瓣口向右心室内摆动，遮挡瓣口，三尖瓣口舒张期射流包绕团块，血流加速

图 5-11-3　超声心动图

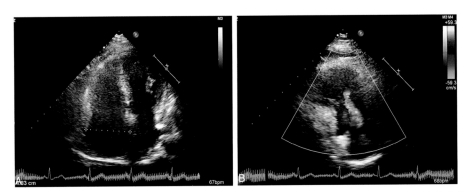

A. 心尖四腔心切面及右室流入道长轴切面显示右心增大，三尖瓣闭合不良；B. CDFI 可见三尖瓣收缩期右心房侧中至大量反流信号

图 5-11-4　超声心动图

※ 其他辅助检查

◆ 实验室检查

  ➢ 血常规：单核细胞（%）：8.50%（↑）。

  ➢ 甲功五项：Anti-TPO 487.99 IU/ml（↑），Anti-TG 52.61 IU/ml（↑）。

  ➢ 凝血四项：PT 17.6 秒（↑），INR 1.84（↑），FIB 2.72 g/L，APTT 45.5 秒（↑），TT 15.5 秒。

  ➢ 尿液分析 + 沉渣定量：尿白细胞 2+（↑），尿潜血 ±（↑），尿白细胞定量 641.8/μl（↑），尿上皮细胞定量 302.5/μl（↑）。

  ➢ 肿瘤标志物：均为阴性。

◆ MRI：上腔静脉扩张，最宽处直径约 29.3 mm，左头臂静脉亦增宽，最宽处直径约 22.9 mm，扫描所及左颈内静脉明显狭窄，局部可见充盈缺损。左颈部斜角肌前外侧脂肪间隙内见数条纤曲流空血管影，走行杂乱成团状，直径约 10.8 mm；增强扫描上述流空血管明显强化。左锁骨下静脉、左头臂静脉、上腔静脉、右心房内见混杂信号团块，右心房内团块大小约 4.7 cm×2.6 cm，几乎占据整个右心房，并经三尖瓣突入右心室腔内（图 5-11-5）。

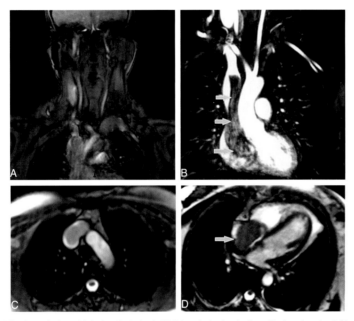

左颈部斜角肌前外侧脂肪间隙内见数条纤曲流空血管影，走行杂乱成团状（A）；上腔静脉扩张，左头臂静脉增宽，左头臂静脉（C）、上腔静脉、右心内见混杂信号团块（B、D，箭头）

图 5-11-5　心脏磁共振成像

◆ PET-CT：双侧颈部、双侧腋窝区、纵隔内可见淋巴结，放射性分布，未见异常浓聚影；双侧颌面部及颈部组织结构放射性分布，未见明显异常浓聚；探测范围内骨骼及肢体软组织放射性分布，未见明显异常浓聚。

◆ 检查提示：左头臂静脉及锁骨上静脉近心端、上腔静脉区域未见代谢异常增高；双叶甲状腺多个稍低密度影，代谢异常增高，部分伴钙化灶，建议穿刺细胞学检查以排除恶性肿瘤病变（图 5-11-6）。

※ 治疗与病理

◆ 患者行体外循环下上腔静脉肿瘤切除术。术中左锁骨下静脉 - 左颈总静脉 - 上腔静脉 - 右心房 - 右心室内见肿瘤，近心段呈游离状，上段呈"鱼肉状"，形态不规则，无完整包膜，侵及部分静脉内膜，呈圆柱形，直径约 1.5 cm（图 5-11-7）。

◆ 病理结果：（左颈内静脉、左锁骨下静脉内肿瘤、上腔静脉及右心房内肿瘤）恶性梭形细胞肿瘤。肿瘤显示小圆形细胞，胞质少，细胞核呈蓝色深染（图5-11-8）。免疫组化IHC：CD99（＋），Synaptophysin（＋），CD56（＋），FLI-1（＋），CD57（核旁＋），D2-40（部分＋），Ki67（高增殖），CgA（－），SMA（－），CD34（－），CD117（－），SMMHC（－），Des（－），S100（－），PCK（－），CK8/18（－），EMA（－），CD31（－），Calretinin（－），CD10（－）。其中免疫组化 CD99（＋），Synaptophysin（＋），CD56（＋），FLI-1（＋），CD57（核旁＋）结果支持其为原始神经外胚叶肿瘤。

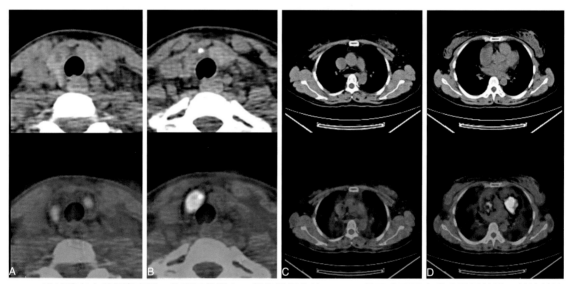

A、B.甲状腺多个稍低密度影，代谢异常增高，部分伴钙化灶；C、D.纵隔内可见多发小淋巴结影，其放射性分布，未见异常浓聚

图 5-11-6　PET-CT 图

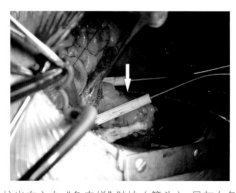

切开右心耳，拉出右心内"鱼肉样"肿块（箭头），呈灰白色不规则圆柱状

图 5-11-7　术中所见

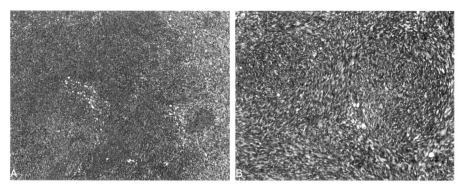

肿瘤显示小圆形细胞，胞质少，细胞核呈蓝色深染（HE 染色：A.×40；B.×100）

图 5-11-8　病理镜下图

◆ 术后行放疗及化疗。此外周原始神经外胚叶瘤无明确的器官或其他组织来源，临床认为该肿瘤起源于左锁骨下静脉，经上腔静脉系统转移侵入右心。

※ 临床诊断

左颈内静脉 - 左锁骨下静脉 - 上腔静脉 - 右心房恶性原始神经外胚叶肿瘤。

※ 分析讨论

原始神经外胚叶肿瘤（primitive neuroectodermal tumor，PNET）是一种表现为向神经系统分化的恶化小圆细胞肿瘤，生物学行为高度恶性，易复发、转移，预后差。外周 PNET（pPNET）组织学发生目前认为有 3 种可能：神经嵴、原始基质细胞、骨髓内或普通存在于软组织内未定型的间质细胞。

pPNET 可发生于各年龄阶段，大多于 35 岁以前。可发生于软组织、骨、腹膜后、盆腔、胸壁、肺等，亦有发生于卵巢、子宫、睾丸、阴茎、肾上腺、肾、胰腺、眼眶等。发生于心脏的 pPNET（原发性、继发性）极为罕见，关于原发性心脏 pPNET，国外文献自 1996 年以来仅见 6 例报道，国内仅见个例报道。

肿块大体观一般呈分叶结节状，体积较大，血供丰富，质脆、无包膜，呈浸润性生长，剖面呈灰红色或灰白色、鱼肉样、质地中等，可伴有出血坏死区。镜下观细胞小，密集成巢，呈卵圆形或梭形，核仁不明显，多数可见核分裂现象，部分细胞形态向神经元或神经胶质细胞过渡。临床主要表现为生长迅速伴有疼痛的肿块，以及肿块所引起的压迫症状，部分病例可伴发热。pPNET 侵袭性强，高度恶性，可迅速转移导致患者死亡，以血行转移为主，最常见部位依次为骨、肺、肝，而淋巴结转移不常见。

pPNET 表现为沿神经行程分布的不规则软组织肿块，呈浸润性生长，侵袭性强，沿肌间隙生长，包绕血管和神经，并引起相应临床症状。超声心动图可便捷、实时地评估心脏

pPNET 生长位置、形态、大小、活动度、侵袭范围、血流动力学改变情况等。二维超声表现为实质性不均低回声，形态不规则，有纤维浸润性表现。CDFI 可见病灶内少量血流信号，同时可通过 CDFI 及频谱多普勒评估肿块造成的梗阻或瓣膜关闭不全程度。本病例中 PNET 起源于左锁骨下静脉，经左头臂干静脉、上腔静脉进入右心房，最终超过三尖瓣进入右心室。肿块在静脉管腔内呈"指状"突起的匍行低回声，心腔内团块呈不均低回声，随心动周期有一定活动度，占位效应明显，造成机械性梗阻，致上腔静脉回流受阻、三尖瓣瓣口狭窄并关闭不全。

CT 及 MRI 在评估 PNET 性状特征上同样起着重要作用。CT 表现下呈等密度或低密度，病灶较大时内部密度不均匀，可因出血、坏死出现囊变区或高密度区，增强后呈不同程度强化，少量病灶内可伴有"沙粒样"或细小"针尖样"钙化。MRI 的 T_1WI 信号下病灶为等信号或略低信号，其中发生于下肢软组织的病灶低于周围正常肌肉信号，T_2WI 信号呈不均匀增高，Gd-DTPA 增强后均为明显不均匀强化。当 PNET 存在心外转移性病变时，单纯超声心动图不能完全扫查病变范围，而 CT 及 MRI 可进行全身扫查并建立三维重建模式，进一步立体显示肿瘤侵袭范围。部分 PNET 患者 ^{18}F-FDG PET-CT 显像可出现代谢异常增高，提示恶性病变，但部分患者肿瘤处可无明显代谢异常增高表现，如本例患者 PET-CT 显示肿瘤区未见明显代谢异常增高，所以 PET-CT 对于 PNET 诊断无特征性。

累及心脏的 pPNET 临床表现主要取决于病灶侵袭范围、大小、活动度、生长速度、有无出血坏死及碎片脱落，主要症状：血流阻塞现象，包括心腔流入 / 流出道梗阻、瓣膜狭窄或关闭不全、大血管血流阻塞等；栓塞症状，包括血栓 / 瘤栓栓塞、充血性心力衰竭、心肌缺血、心律失常、栓塞、心包压塞，或侵犯邻近纵隔结构；症状还可包括患者消瘦、乏力、劳力性呼吸困难、端坐呼吸等。

由于该肿瘤有局部高复发率，且有浸润性和侵入性的特质，预后不良，5 年生存率约 45%，病死率 70%~77%。常规行外科手术切除治疗，且应在术前及术后行放疗或化疗同时行手术治疗。目的在于减少转移，使原发瘤缩小，以实施广泛切除，达到局部根治目的。结合了放疗和化疗的手术治疗将 2 年生存率从 23%~44% 提高至 59%~67%，并将远处转移率由 46%~65% 降低至 12.5%~32%。当心内肿块因侵犯较深不可局部切除干净，且没有合并心外转移性病灶时可考虑采取心脏移植手术。

※ 鉴别诊断

◆ 心内平滑肌瘤病（intracardiac leiomyomatosis，ICL）：源于子宫肌瘤或子宫肌壁静脉或平滑肌瘤超出子宫范围，在血管腔内结节样蔓延生长形成静脉内平滑肌瘤病（intravenous leiomyomatosis，IVL），IVL 延伸至下腔静脉进入心腔内则称为 ICL。IVL 及 ICL 具有雌激素依赖性，均发生于女性，超声表现为下腔静脉向右心腔内匍行延续的肿物回声。

◆ 来源于脏器的转移瘤：一般有原发疾病的临床表现，可于原发脏器发现原发灶，请注意其他部位影像学资料及实验室检查以鉴别诊断。

◆ 腔静脉至心腔内血栓栓子：血栓原发部位有血栓形成高危因素，超声表现为心外血栓栓子随血流经腔静脉进入右心腔，且活动度较大的不规则团块，常伴有肺栓塞表现，超声造影下动态观察血栓无增强。

※ 小贴士

回顾文献和本例报道，心血管系统的 PNET 极为罕见，而侵入静脉及心腔内的 pPNET 更为罕见。该病例为起源于左锁骨下静脉的 PNET，沿左头臂静脉、上腔静脉进入右心房，最后突入右心室。超声检查无特异性，术前超声考虑可能为血管内平滑肌瘤转移心脏，但平滑肌瘤通常来源于子宫肌瘤，由下腔静脉转移至心脏，应注意鉴别。当右心系统出现占位性病变时应加大扫查范围，增加腔静脉及属支扫查，以明确肿块来源。超声检查虽不能提示病理的倾向性，但明确了肿瘤起止范围、大小、活动度、对周围组织的侵犯状况等，提供了血流动力学改变、心脏受累状况等具体信息，为手术治疗提供了有效指导，且与术中所见基本一致，是一种无创、快捷、实时有效的影像学诊断方式。CT 和 MRI 可立体显示病灶范围、侵犯情况等，对评估性质、下一步诊治指导有重要价值。免疫组化中 CD99 及 FLI-1 阳性为诊断 PNET 的有力证据。

作者：张文竞
单位：华中科技大学同济医学院附属协和医院超声影像科

第十二节　巨大肾错构瘤致肺动脉栓塞

※ 病例摘要

基本信息　患者女性，53 岁。

主诉　活动后胸闷气短 10 余天。

现病史　患者自诉 10 余天前出现活动后胸闷气短，无胸痛、无下肢水肿、无头痛头晕，未予特殊治疗。现患者自感症状加重，为求进一步治疗来我院就诊，心脏彩超提示"下腔静脉至右心房及膜部室间隔占位性病变，三尖瓣中度关闭不全，肺高压"，以"心脏肿物"收入我院。患者自发病以来，精神、睡眠、饮食可，大小便正常，体重无明显变化。

既往史　否认高血压病、糖尿病、高脂血症、传染病等病史。

个人史　否认外伤、手术及药物过敏史。

家族史　否认冠心病、高血压病、先天性心脏病家族史。

体格检查　体温 36.5℃，脉搏 108 次 / 分，呼吸 20 次 / 分，血压 133/89 mmHg。神志清楚，查体合作，双肺未闻及干、湿性啰音及哮鸣音，心音可，心律齐，未闻及明显心脏杂音及心包摩擦音，腹部外形正常，腹平软，无压痛及反跳痛，双下肢无水肿。

※ 初步诊断

心脏肿物。

※ 超声心动图及腹部超声

首次经胸超声心动图剑下切面、胸骨旁四腔心切面及大动脉短轴切面（图 5-12-1）：下腔静脉及右心房入口见高回声充填，延伸至右心房内高回声团块范围约 3.1 cm × 1.3 cm，呈"纺锤形"，膜部室间隔右心室面见范围约 1.0 cm × 0.6 cm 高回声团块，呈"球形"，大动脉短轴切面显示右肺动脉见范围 2.6 cm × 1.2 cm 高回声团，上述高回声团块均边界清晰。CDFI：上述高回声团内均未见血流信号。

腹部扫查（图 5-12-2）：右肾周可见一高回声团块，将肾门部包绕，内侧超右锁骨中线达下腔静脉旁，外侧起自右侧腹，下缘位于脐下 2 cm，大小约 15.3 cm × 6.9 cm × 11.4 cm，边界尚清，内部回声不均匀，可见不规则的低回声区。下腔静脉近心端可见范围约 2.2 cm × 0.9 cm 的实性稍强回声团块，占据大部分下腔静脉。

10 天后再次经胸超声心动图复查剑下切面、胸骨旁四腔心切面及大动脉短轴切面原右心房、右心室高回声团未显示，位于下腔静脉高回声团位置下移，未侵入右心房入口（图 5-12-3）。

※ 超声提示

右肾周围及下腔静脉实性占位性病变，右肺动脉实性占位性病变。

※ 其他辅助检查

◆ 磁共振（图 5-12-4A，图 5-12-4B）显示右肾前缘巨大含脂肪成分肿块，肾实质部分破坏，病灶边界清晰，约 11.3 cm×6.2 cm×14.0 cm（左右径 × 前后径 × 上下径），周围结构明显推移，病灶血供丰富，肿块上方见纡曲静脉回流至下腔静脉，病灶侵犯右肾静脉属支，沿右肾静脉主干生长至下腔静脉近第二肝门水平，腔内肿瘤上下范围约 9.1 cm，所及右肺动脉主干见 3.1 cm×1.7 cm×2.5 cm 大小脂肪信号团块，提示右肾血管平滑肌脂肪瘤延伸至右肾静脉、下腔静脉近第二肝门水平并右肺动脉主干肿瘤栓塞。

◆ 肺部 CT（图 5-12-4C）显示右肺动脉干内可见类脂肪密度团片影，大小约 3.1 cm×2.0 cm。

※ 治疗与病理

◆ 患者先行下腔静脉造影可见下腔静脉肝段明显变窄，最窄处 14 mm，腔内见三处圆形充盈缺损，直径均约 8 mm。待生命体征平稳，顺利转外科手术，行肾肿瘤根治性切除术，术中见右肾上极腹侧肿物，大小约 14 cm×11 cm×5 cm，与周围粘连较重，右肾静脉内肿物填充呈充盈状态，延续至下腔静脉，触之质地较硬。遂行肺动脉内及腔静脉肿瘤切除术，右肺动脉见直径约 4 mm 条索状肿瘤，起源于右肺动脉壁。下腔静脉内占位外观呈脂肪组织样，部分与下腔静脉壁粘连紧密。

◆ 病理诊断提示右侧肾及下腔静脉肿瘤为血管平滑肌脂肪瘤，肺动脉肿瘤镜下为小块梗死的肿瘤组织伴部分区域明显纤维化及玻璃样变（图 5-12-5）。

◆ 术后患者恢复良好，术后 10 天超声检查显示肺动脉、下腔静脉肿瘤切除术后未见异常肿块。

※ 临床诊断

右肾巨大错构瘤侵入右肾静脉、下腔静脉并导致右肺动脉栓塞。

※ 分析讨论

肾血管平滑肌脂肪瘤（renal angiomyolipoma，RAML），又称肾错构瘤，是最常见的肾良性肿瘤，好发于女性。肿瘤小时可无明显症状，常于体检时偶然发现，肿瘤大时可能出现腰痛、血尿、腹部包块，较大的肿瘤可自发破裂，瘤体巨大或多发可继发肾功能衰竭等并发症。RAML 起源于肾间质细胞，肿瘤由成熟的脂肪组织、平滑肌及血管组成。RAML 虽然是良性肿瘤，生长缓慢、比较稳定。但也有部分 RAML 表现为侵袭性，已有少部分病例报道巨大肿

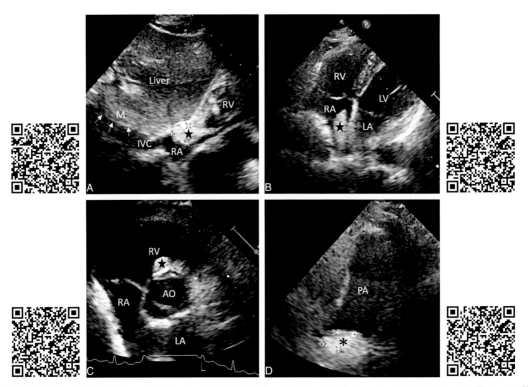

A. 剑下切面显示下腔静脉至右心房入口处见高回声充填（短箭头及五角星）；B. 胸骨旁四腔心切面显示延伸入右心房内高回声团块范围约 3.1 cm×1.3 cm，呈"纺锤形"（五角星）；C. 大动脉短轴切面显示膜部室间隔右心室面见范围 1.0 cm×0.6 cm 高回声团块，呈"球形"（五角星）；D. 大动脉短轴肺动脉切面显示右肺动脉见范围 2.6 cm×1.2 cm 高回声团块（★）（AO：主动脉；LA：左心房；LV：左心室；RA：右心房；RV：右心室；IVC：下腔静脉；PA：肺动脉；M：肿瘤）

图 5-12-1　超声心动图

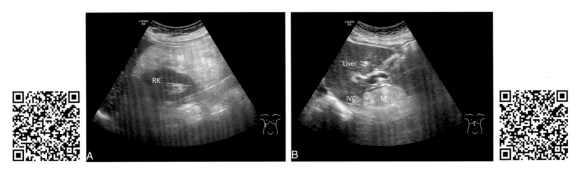

A. 肾周可见一高回声团块，将肾门部包绕，内侧超右锁骨中线达下腔静脉旁，外侧起自右侧腹，下缘位于脐下 2 cm，大小约 15.3 cm×6.9 cm×11.4 cm，边界尚清，内部回声不均匀，可见不规则的低回声区；B. 下腔静脉近心端可见范围约 2.2 cm×0.9 cm 的实性稍强回声团块，占据大部分下腔静脉（IVC：下腔静脉；RK：右肾；M：肿瘤；Liver：肝）

图 5-12-2　右肾及下腔静脉超声图

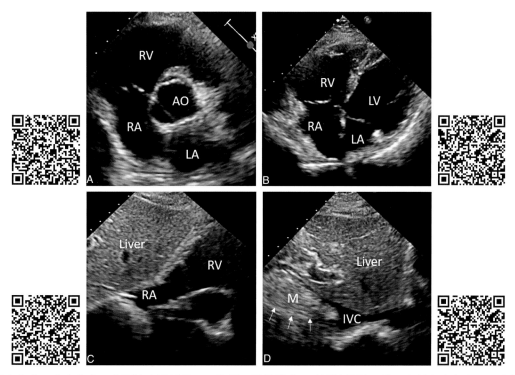

A~C. 原右心房、右心室高回声团块未见显示；D. 位于下腔静脉高回声团块位置下移，未侵入右心房入口（短箭头），与图 5-12-1 相对比（AO：主动脉；LA：左心房；LV：左心室；RA：右心房；RV：右心室；IVC：下腔静脉；Liver：肝；M：肿瘤）

图 5-12-3 超声心动图复查

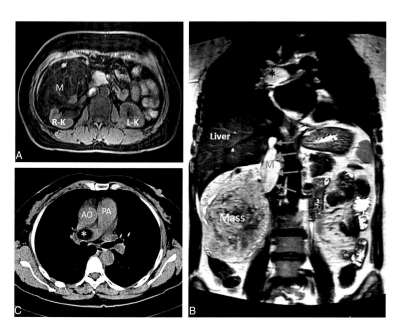

A. MRI 显示右肾前缘巨大含脂肪成分肿块，肾实质部分破坏，病灶边界清晰，约 11.3 cm×6.2 cm×14.0 cm 周围结构明显推移；B. MRI 显示肿块上方见纤曲静脉回流至下腔静脉，病灶侵犯右肾静脉属支，沿右肾静脉主干生长至下腔静脉近第二肝门水平，腔内肿瘤上下范围约 9.1 cm，所及右肺动脉主干见大小为 3.1 cm×1.7 cm×2.5 cm 脂肪信号团块（短箭头及 ★）；C. 肺部 CT 显示右肺动脉干内可见类脂肪密度团片影，大小约为 3.1 cm×2.0 cm（★）（R-K：右肾；L-K：左肾；M：肿瘤；Liver：肝；AO：主动脉；PA：肺动脉）

图 5-12-4 MRI 及 CT 图

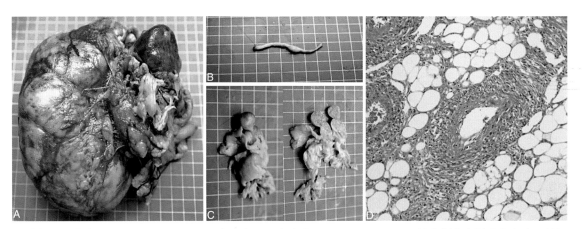

A. 右肾组织大小为 10 cm×5 cm×3 cm，肾中部可见大小为 16 cm×9 cm×8 cm 结节样物向被膜外突出，并经肾静脉向外膨出，切面灰黄间红，质软，包膜完整；B. 右肺动脉管状物大小为 6 cm×0.4 cm×0.5 cm，切面灰黄；C. 下腔静脉脂肪样组织大小为 4 cm×3 cm×1.5 cm，切面灰黄；D. 镜下显示肾错构瘤主要成分包括脂肪组织、平滑肌细胞及血管成分（HE 染色，×100）

图 5-12-5　病理照片

瘤侵犯下腔静脉，甚至有部分病例显示肿瘤侵犯至右心房及肺动脉。有报道，这种具有侵袭性的 RAML 主要与肿瘤体积明显增大，血管周围上皮细胞及细胞核的多形性、异型性有关。肾错构瘤病理类型分为传统错构瘤及上皮样错构瘤。上皮样错构瘤具有典型特征，主要是血管周围上皮细胞决定其侵袭性，免疫组化特征（HMB-45 及 SMA 阳性）决定其特异性。上皮样错构瘤较传统类型错构瘤表现为更强侵袭性，可累及肾静脉、下腔静脉及右心房，甚至可导致肺栓塞。

该病例 RAML 侵犯下腔静脉并延伸至右心房、右心室，甚至导致肺动脉脂肪栓塞。该患者第二次复查超声心动图提示右心腔内实性占位未见显示，与患者随后所做心脏 MRI 结论相一致，我们考虑心腔内肿瘤未能显示是由于肿瘤的可移动性所致，下腔静脉肿瘤发生轻微移动，并牵拉右心房的瘤体，使得瘤体由右心房退缩至下腔静脉。这种可移动性与肿瘤构成成分有关，由于肿瘤大部分由脂肪细胞构成，瘤体比较柔软，容易受到牵拉，具有可移动性。所以，对于这种具有侵犯性的 RAML，侵犯下腔静脉及右心腔时，均需要及时外科手术切除肿瘤，以免急性致命性肺动脉栓塞发生。

对于通过下腔静脉进入心脏的肿瘤，我们在诊断时需考虑以下鉴别诊断。①血管内平滑肌瘤是具有侵袭性生长特性的良性肿瘤。多发生于绝经前期及经产妇女，通过子宫静脉和下腔静脉向右心侵犯，患者在肿瘤发展至心脏之前往往无症状和体征，大多数患者表现为肿瘤样腹痛或月经过多，其最危险并发症是右室流出道突发梗阻。临床上发现心力衰竭或静脉血栓症状的女性患者，可考虑为血管平滑肌瘤病。②肾恶性肿瘤属于通过腔静脉进入心脏的常见肿瘤类型，5%~10% 肾恶性肿瘤可侵入到下腔静脉，其中有 7%~43% 肿瘤可以延伸至右心，位于心腔内的恶性肿瘤，主要表现为肿瘤附着处与正常心肌结构界面不清，基底部宽，附着面广，活动度差。肿瘤大小不一，不规则，边界不光整，多数恶性肿瘤患者伴有心包积液。

目前，诊断 RAML 的主要影像学包括超声、CT 及 MRI 等。

超声心动图是心脏肿瘤可靠的非侵袭性诊断方法，具有简便、无创、价廉、无放射性、普及方便等优势，可以提供肿瘤大小、形态、回声、部位、附着点、活动度、与周围组织的关系及由此引起的心脏继发性改变，包括血流动力学改变等。当经胸超声心动图存在疑问及声窗较差时，需要考虑经食管超声心动图检查。后者在显示较小肿瘤及细微的心腔结构上具有优势。尤其是经食管超声心动图在肿瘤切除术中有着重要作用，可以为外科医师实时提供肿瘤在心腔内变化及心脏功能等信息。

CT 对于肿瘤大小、形态、来源及肿瘤性质可提供进一步的信息，同时对心腔外结构变化也可提供部分信息，肾错构瘤在 CT 上主要表现为以脂肪成分为主的肿瘤，同时肾错构瘤很少出现钙化，而恶性肿瘤主要表现为少脂肪性及多伴钙化。

MRI 有多维成像的特点，具有很高的空间分辨率及很好的软组织对比能力，显示肿瘤大小、脂肪成分及其与周围组织的关系较可靠，对脂肪的检出较敏感。

※ 小贴士

RAML 虽然是最常见的肾良性肿瘤，但部分肿瘤具有侵袭性，可经肾静脉、下腔静脉进入到右心，甚至可导致肺动脉栓塞，对于此类患者我们应该引起足够重视，尽快手术治疗。对于超声心动图首次发现心脏占位患者，要仔细询问病史，注意观察肺动脉有无占位，尤其应扩大扫查范围，切不可忽略 RAML 可能性，结合其他影像学检查，做出准确判断。

作者：王　丹，刘曼薇，李玉曼
单位：华中科技大学同济医学院附属协和医院超声影像科

第十三节　右心房活动性血栓并发急性肺栓塞

※ 病例摘要

基本信息　患者男性，71 岁。

主诉　骨折后 2 个月，活动后晕厥伴头晕 7 天，再发 1 天。

现病史　2012 年 10 月 1 日外伤后右腿骨折，给予小夹板治疗，并卧床休息 1 个多月。12 月 1 日早餐后，突发晕厥，伴心悸、胸闷、头晕。无黑矇、咯血、气促与呼吸困难，无抽搐。当时自测血压为 80/60 mmHg，上述不适症状持续 10 余分钟，休息后缓解。12 月 4 日晚餐后，患者再次出现上述症状，亦持续 10 余分钟，休息后缓解，当时血压仍为 80/60 mmHg 左右。1 天前上述症状再次出现，就诊于当地医院，经处理（具体措施不详）后稍缓解，未行进一步诊疗。12 月 8 日急诊以"晕厥查因"收治我院。

既往史　2012 年 10 月 1 日"右腿骨折"，否认高血压病、糖尿病、高脂血症、传染病等病史。

个人史　吸烟 40 余年，每天 4~7 支，否认酗酒史。

家族史　否认冠心病、高血压病、先天性心脏病家族史。

体格检查　体温 36.4 ℃，脉搏 108 次 / 分，呼吸 20 次 / 分，血压 137/96 mmHg。双肺呼吸音清，未闻及明显干、湿性啰音。心界不大，心率 108 次 / 分，心律齐，三尖瓣听诊区可闻及右心奔马律及分裂音。右下肢可见轻度水肿。

※ 初步诊断

晕厥原因待查：肺栓塞可能性大：肺血栓？菌栓？

※ 下肢深静脉超声

2012 年 12 月 8 日

◆ 二维超声：左下肢腘静脉、胫后静脉、腓静脉部分节段及小腿部分肌间静脉丛管腔稍扩张，内见实性回声充填，探头挤压管腔不消失。

◆ CDFI：左下肢腘静脉、胫后静脉、腓静脉部分节段及小腿部分肌间静脉丛管腔内未见明显血流信号。

※ 超声提示

左下肢深静脉血栓形成。

※ 超声心动图

◆ 二维超声及 CDFI：三尖瓣异常团块，长约 2.9 cm，附着于三尖瓣前叶瓣体右心房侧，呈"水草样"长条状，于舒张期摆动至右心室侧（图 5-13-1A，图 5-13-1B），右心增大、肺动脉增宽并轻至中度肺高压（图 5-13-2A，图 5-13-2B）；左心室收缩功能临界（55%）、舒张功能减低；少量心包积液。

※ 超声提示

右心房异常团块，考虑右心房血栓形成并肺栓塞可能性大，左心室收缩功能临界、舒张功能减低。

※ 其他辅助检查

◆ （2012 年 12 月 8 日）实验室检查：D- 二聚体＞ 20 mg/L；凝血功能：PT 13.8 秒，INR 1.08，APTT 37.5 秒，FIB 2.38 g/L，TT 16.9 秒；血常规、血气分析、生化检查均未见明显异常。（2012 年 12 月 9 日）血培养检查：未见细菌生长。（2012 年 12 月 9 日）血气分析：pH 7.393，PCO_2 29 mmHg，PO_2 89 mmHg，基本排除菌栓。

◆ 肺部 CTA：左、右肺动脉主干、双侧肺动脉上、中、下叶各分支内见多发充盈缺损（图 5-13-3）。提示：大面积肺栓塞。

※ 治疗过程

入院后暂使用低分子肝素抗凝，嘱患者严格卧床休息，吸氧后给予"爱通立"50 mg 溶栓治疗。①监测溶栓后即刻凝血功能指标：PT 17.5 秒，INR 1.46，APTT 77.4 秒，FIB 0.75 g/L，TT 28秒；②溶栓后 2 小时凝血功能指标：PT 17.7 秒，INR 1.48，APTT 54.7 秒，FIB 0.83 g/L，TT 29.4秒；③溶栓后 4 小时凝血功能指标：PT 17.7 秒，INR 1.48，APTT 50.4 秒，FIB 0.81 g/L，TT 30.8秒；④ 12 月 13 日继续监测凝血功能指标：PT 16.2 秒，INR 1.34，APTT 45.8 秒，FIB 4.6 g/L，TT 16.6 秒；⑤ 12 月 15 日凝血功能指标：PT 19 秒，INR 1.63，APTT 50 秒，FIB 4.43 g/L，TT 17.6 秒；⑥加用可定及华法林继续抗凝治疗；培哚普利及合贝爽口服降肺动脉压，改善心脏重构，抗痉挛；曼新妥营养心肌；继续监测凝血项；⑦ 12 月 11 日复查下肢深静脉超声：左侧腘静脉及部分属支血栓形成（肌间静脉丛血栓消失）；⑧同日复查超声心动图：三尖瓣及所能显示的肺动脉管腔内未见明显团块附着（图 5-13-1C），三尖瓣少量反流，肺动脉收缩压降至正常（图 5-13-2C，图 5-13-2D）；左心室收缩功能测值正常（69%）。

◆ 患者气短较治疗前明显改善，无口腔及牙龈出血，查体血压、心率均较入院时降低（血压 124/80 mmHg，心率 90 次 / 分），心脏杂音减少。综上所述，考虑患者溶栓治疗较为成功。

※ 临床诊断

①下肢深静脉血栓形成，右心活动性血栓形成并大面积肺动脉栓塞；②急性肺源性心脏病；③三尖瓣轻至中度关闭不全；④右下肢骨折术后。

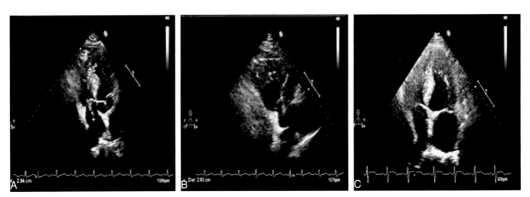

A. 不规则心尖五腔心切面显示三尖瓣异常团块附着于三尖瓣前叶瓣体右心房侧，呈"水草样"长条状，长约2.9 cm；B. 右室流入道切面显示上述异常团块于舒张期移动至右心室侧；C. 溶栓3天后复查三尖瓣异常团块消失

图 5-13-1 超声心动图

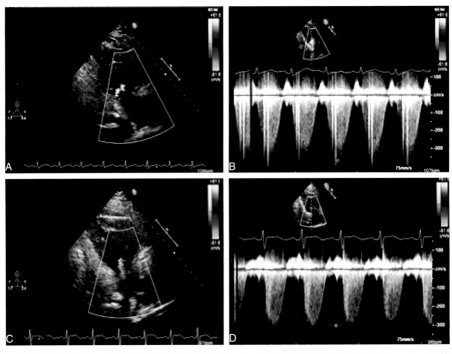

A. 溶栓前右室流入道切面显示三尖瓣轻至中度关闭不全；B. 溶栓前三尖瓣反流峰速 3.7 m/s，压差 54 mmHg，提示轻至中度肺高压；C. 溶栓后右室流入道切面显示三尖瓣少量反流；D. 溶栓后三尖瓣反流峰速 3.0 m/s，压差 36 mmHg，提示：肺动脉收缩压降至正常

图 5-13-2 超声心动图

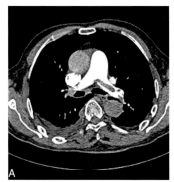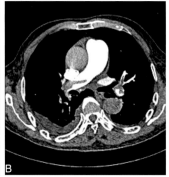

左（A）、右（B）肺动脉主干、双侧肺动脉上、中、下叶各分支内见多发充盈缺损，考虑为栓塞

图 5-13-3　肺部 CTA 图

※ 分析讨论

◆ 肺栓塞的流行病学

肺栓塞是内源性或外源性栓子堵塞肺动脉或其分支引起肺循环障碍的临床病理生理综合征。肺栓塞的发病率在心血管疾病中仅次于冠心病和高血压病。在美国的病死率占整个死亡原因的第三位，仅次于肿瘤和心肌梗死。不经治疗的肺栓塞病死率为 20%~30%，诊断明确并经过治疗后病死率降至 2%~8%。肺栓塞的栓子以周围静脉或右腔心栓子脱落，顺血流阻塞肺动脉最为常见，75%~90% 的肺栓塞栓子来源于下肢深静脉血栓。促进静脉血栓形成的因素包括手术、缺少活动、创伤、肥胖、高龄、妊娠、产后、脑卒中、脊髓损伤、中心静脉导管留置等。

◆ 肺栓塞患者临床诊断中病史的重要性

患者于 2012 年 10 月 1 日骨折卧床后，连续 3 次（分别是 12 月 1 日、12 月 4 日、12 月 7 日）突发反复晕厥、胸闷不适伴发作性低血压，但均未引起患者与家属的重视，拖至 12 月 8 日才来我院就诊，就诊时患者病情凶险，下肢深静脉多处栓塞，右心房血栓形成并肺动脉大面积栓塞。该病病死率高，溶栓难度大，试想于 12 月 1 日即第 1 次小血栓脱落患者出现症状时即刻积极就医，接受紧急溶栓治疗，或许结局不至于形成肺动脉的大面积栓塞。因此，既往史及病程发展是本病例准确诊断的指明灯，充分认识其重要性，对患者或家属乃至诊断医师都是至关重要的。

◆ 肺栓塞的诊断思路

患者入院时血液化验提示 D- 二聚体明显增高，同日下肢深静脉超声提示深静脉血栓形成，超声心动图提示三尖瓣异常团块、右心增大、三尖瓣中至重度关闭不全、肺动脉增宽并轻至中度肺高压，左心室收缩功能临界（55%）；入院后第 2 天肺部 CTA 提示大块肺栓塞，行溶栓治疗 3 天后复查下肢深静脉超声提示肌间静脉丛血栓消失，同时超声心动图提示三尖瓣未见异常团块附着，右心大小及肺动脉压力降至正常，左心室收缩功能恢复正常（69%）。因此，综合以上辅助检查结果及患者临床表现，三尖瓣异常团块高度怀疑来源于下肢深静脉血栓，而后部分大块栓塞肺动脉导致肺栓塞。因此，"右心房血栓并急性大面积肺栓塞"的诊断得以确定。

◆ 右心活动性血栓鉴别诊断

➤ 右心肿瘤性病变（如黏液瘤）：患者于超声所见的三尖瓣异常团块附着于三尖瓣前叶瓣体上，随血流摆动于右心房、右心室间，易与右心房肿瘤混淆。右心活动性血栓较为罕见，出现时间短暂，随时可以脱落并栓塞肺血管，常出现在特殊病史条件下，如房颤或下肢深静脉血栓形成，CT 检查如能提示肺栓塞则具有重大参考价值。如本例中结合下肢深静脉超声结果及其他临床资料亦可排除右心肿瘤。此外，右心活动性血栓有着典型的超声图像特征，团块一般呈"水草样"或"长条状"，或附着于三尖瓣，或附着于欧氏瓣，或附着于右心房壁，团块活动度大，呈"连枷样"运动；而右心肿瘤性病变，以右心房黏液瘤为例，多呈类圆形或长椭圆形，常附着于房间隔卵圆窝处，肿物表面较光滑、蒂小、体大、活动幅度大。若二者难以鉴别，则可行诊断性溶栓治疗，基于"新鲜血栓在抗栓治疗 1 周内会缩小或消失"的情况，肿物在超声监测下测值逐渐减小或消失者，即为血栓可能性大，反之，大小基本不变者即为肿瘤可能性大。

➤ 感染性心内膜炎导致的赘生物团块：患者既往有骨折病史，就医时骨折处有未愈合创面，当地使用抗生素好转，期间无发热症状，多次血常规、血培养检查阴性，尽管应用抗生素能影响血培养结果，但如存在感染性心内膜炎，血常规仍应有白细胞总数和中性粒细胞分类增高等异常提示，且应用强效广谱抗生素多可有效控制感染。此外，行有效溶栓治疗后，下肢深静脉部分血栓及三尖瓣异常团块均消失，"三尖瓣异常团块"可定性为血栓，而非菌栓，综上所述，基本可排除感染性心内膜炎。

◆ 超声在临床诊断及溶栓治疗中的重要价值

经胸超声心动图可于 4% 急性肺栓塞患者的右心房内检出活动性血栓，而后者的碎片脱落进而导致再次肺栓塞的发生，导致右心室局部心肌收缩功能进一步降低，将会引起严重的心肺衰竭，其死亡风险明显增高。因此，超声心动图正确诊断及实时监测显得尤为重要。

当临床高度怀疑肺栓塞，尤其是出现右心房游走性血栓时，超声可作为首选的检查方法。超声心动图结合下肢深静脉超声检查可准确诊断此类疾病，下肢深静脉超声检查可反映栓塞血管的部位、数量及累及范围，血栓的大小及活动度等，超声心动图检查可反映右心大小、三尖瓣反流程度，右心腔内、三尖瓣上或欧氏瓣上有无异常团块附着，亦可观察肺动脉内径、肺动脉主干及其分支起始段内有无异常团块附着，也可通过三尖瓣和肺动脉瓣的反流频谱估测肺动脉收缩压和舒张压的情况，借此评估有无肺高压及其程度。此外，超声心动图连续监测右心房游走性血栓及肺动脉压力的变化情况，对于评估溶栓治疗效果起着至关重要的作用。

※ **小贴士**

本病例提示需高度警惕卧床病史后肺栓塞的发生，密切监测下肢静脉情况，连续追踪肺动脉压力及右心形态也是监测该病的重要环节。

作者：谢明星，周　桦
单位：华中科技大学同济医学院附属协和医院超声影像科

第十四节 肺动脉内"管道"：肺血栓栓塞症

※ 病例摘要

基本信息 患者女性，62 岁。

主诉 确诊急性淋巴细胞白血病 1 个多月。

现病史 患者 1 个月前无明显诱因出现皮肤散在淤斑，伴乏力、咳嗽就诊。血常规（白细胞 9.57×10^9/L，PLT 33×10^9/L，Hb 138 g/L，NE 3.07×10^9/L，嗜酸性粒细胞 0.36×10^9/L）、骨髓细胞形态学、骨髓免疫分型细胞学等检查确诊为急性 B 淋巴细胞白血病（费城染色体阴性）。遂给予化疗，化疗方案：环磷酰胺＋柔红霉素＋地塞米松＋长春地辛＋门冬酰胺酶。化疗期间出现凝血功能障碍及骨髓抑制，给予抗感染及成分输血等对症支持治疗，病情好转出院。为求进一步治疗再次入院。

既往史 曾做结扎手术；否认高血压病、糖尿病、肝炎、结核等病史；对蛋清过敏。

个人史 无吸烟、饮酒史。

家族史 父亲去世，曾患高血压病；母亲因肺癌去世。

体格检查 体温 36.8℃，脉搏 84 次／分，呼吸 20 次／分，血压 126/78 mmHg。神志清楚，贫血貌，全身皮肤黏膜未见明显出血点，全身浅表淋巴结未触及肿大，胸骨压痛（－），双肺呼吸音清，左下肺可闻及散在湿啰音，心率 84 次／分，未闻及杂音，腹软，无压痛，肝、脾肋下未及，双下肢无水肿。

※ 初步诊断

急性 B 淋巴细胞白血病。

※ 影像学检查及治疗过程

◆ 入院后予以支持治疗，入院第 4 天患者出现明显的左下肢浮肿，遂行左下肢静脉超声。复查弥散性血管内凝血全套提示凝血时间延长，APTT 48.0 秒，PT 16.8 秒。

◆ 入院第 4 天左下肢静脉超声：左侧股浅静脉、腘静脉、腓静脉及部分小腿肌间静脉可见非均质回声充填，加压时静脉管腔未能完全压瘪。CDFI：上述股浅静脉、腘静脉、腓静脉及部分小腿肌间静脉非均质回声充填处血流信号充盈缺损（图 5-14-1）。入院第 4 天超声检查提示左下肢静脉血栓形成。

◆ 入院第 8 天，患者出现胸痛和呼吸困难，遂行超声心动图检查：右心增大及右心室壁运动减弱，三尖瓣环收缩期位移 1.4 cm。三尖瓣中至重度关闭不全，反流峰速 4.3 m/s，

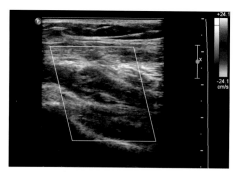

左下肢静脉内可见非均质回声充填，加压时静脉管腔未能完全压瘪，CDFI 显示该处血流信号充盈缺损

图 5-14-1 左下肢静脉超声图

压差 72 mmHg。肺动脉主干及分支扩张，肺动脉主干、左肺动脉、右肺动脉内径分别为 3.6 cm、1.8 cm 和 2.4 cm；主肺动脉近分叉处见一长约 5.3 cm，宽约 0.7 cm 的非均质管状回声，外周（管壁）回声增厚，中间（管腔）呈低 - 弱回声，该管状异常回声骑跨于肺动脉分叉之上，并分别延伸至左、右肺动脉起始段。CDFI：主肺动脉近分叉处非均质管状回声处血流信号充盈缺损（图 5-14-2～图 5-14-4）。超声提示主肺动脉腔内所见管状异常回声，结合临床考虑肺动脉血栓可能性大；右心增大，右心室收缩功能减弱；三尖瓣中至重度关闭不全；肺动脉增宽并重度肺高压。

当天复查双下肢静脉、下腔静脉及双侧髂静脉超声：左侧股浅、腘、腓、胫后、肌间静脉及右侧股浅下段、腘、胫后及腓静脉上段其中一支管腔内见低回声充填，探头加压不可压瘪。CDFI：上述静脉内低回声充填处血流信号充盈缺损。下腔静脉、双侧髂静脉管腔内未探及血栓回声。超声提示双下肢深静脉血栓形成，下腔静脉及双侧髂静脉内未见血栓形成。

当天急诊成功置入下腔静脉滤器：超声监测定位下，成功穿刺右侧股静脉并插入导管，导管呈强回声，导管尖端距肾静脉开口以下 0.5 cm 处，送入滤器并释放，可见滤器展开呈强回声（图 5-14-5）。

当天急诊肺动脉 CTA：肺动脉主干及双侧肺动脉分支内可见充盈缺损。右下叶外后基底段及背段肺动脉分支可见充盈缺损。左上叶前段及尖后段、左下叶前内基底段肺动脉分支可见充盈缺损。提示肺栓塞（图 5-14-6）。

◆ 住院第 22 天（滤器置入 2 周），复查双下肢深静脉探查显示双下肢深静脉及肌间静脉血栓形成。

➤ 复查超声心动图：右心增大及右心室壁运动正常，三尖瓣环收缩期位移约 1.9 cm。三尖瓣轻度关闭不全，反流峰速 2.7 m/s，压差 30 mmHg。肺动脉主干及分支扩张，肺动脉主干、左肺动脉及右肺动脉内径分别为 4.0 cm、2.2 cm 和 2.2 cm。主肺动脉分叉处见一长约 0.9 cm，宽约 0.4 cm 的纤细带状稍强回声附着，具有一定活动性，该结构较 2 周前所见管状异常回声，体积明显缩小。CDFI：肺动脉主干及分支近端血流信号充盈较前明显好转（图 5-14-7）。超声复查提示主肺动脉分叉处所见纤细带状结构（具有一定活动性），结合临床考虑细小血栓可能性大。

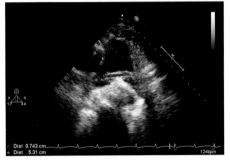

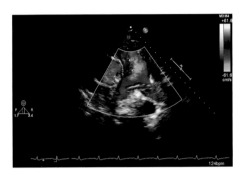

大动脉短轴切面显示主肺动脉近分叉处见一非均质管状回声骑跨于肺动脉分叉之上，外周（管壁）回声增厚，中间（管腔）呈低 - 弱回声

图 5-14-2　超声心动图

大动脉短轴切面 CDFI 显示主肺动脉分叉非均质管状回声处血流信号充盈缺损

图 5-14-3　超声心动图

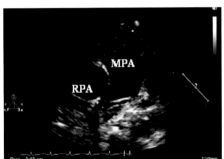

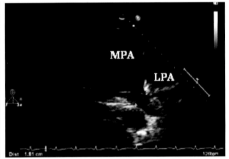

大动脉短轴切面显示非均质管状回声延伸至左、右肺动脉起始段腔内（MPA：主肺动脉；LPA：左肺动脉；RPA：右肺动脉）

图 5-14-4　超声心动图

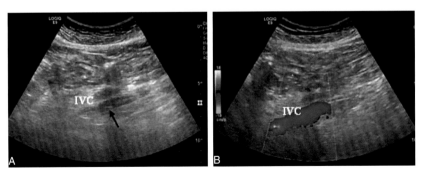

A. 下腔静脉长轴切面显示滤器尖端（箭头）；B. 置入滤器后下腔静脉长轴切面显示血流信号充盈良好（IVC：下腔静脉）

图 5-14-5　下腔静脉超声复查

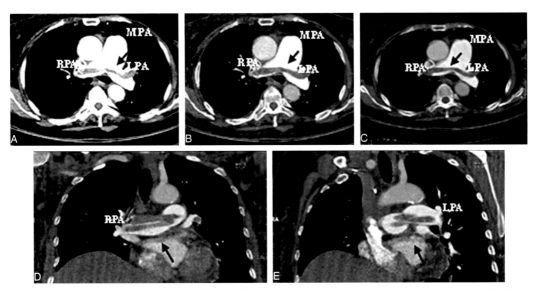

肺动脉主干及双侧分支可见充盈缺损（肺血栓，箭头）（MPA：主肺动脉；LPA：左肺动脉；RPA：右肺动脉）

图 5-14-6　肺动脉 CTA 图

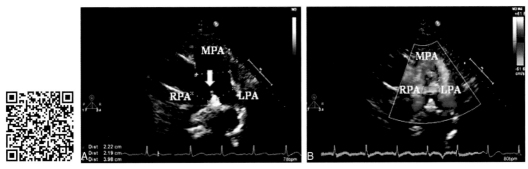

A. 主肺动脉分叉处见一长约 0.9 cm，宽约 0.4 cm 的纤细带状稍强回声附着，具有一定活动性，该结构较 2 周前所见管状异常回声，体积明显缩小（箭头）；B. 主肺动脉及左、右分支近端血流信号充盈较前明显好转（MPA：主肺动脉，LPA：左肺动脉，RPA：右肺动脉）

图 5-14-7　超声心动图复查

> 肺动脉 CTA 复查：对比老片，老片上显示双侧多发肺血栓，现已明显吸收好转，仅双肺下叶后基底段动脉分支内少许充盈缺损，考虑少许肺血栓残留，建议复查。

※ 临床诊断

急性淋巴细胞白血病下肢深静脉血栓形成肺栓塞。

※ 分析讨论

肺栓塞是一组以各种栓子阻塞肺动脉系统为其发病原因的疾病或临床综合征的总称，包括肺血栓栓塞症、脂肪栓塞综合征、羊水栓塞、空气栓塞等。肺血栓栓塞症为来自静脉系统或右心的血栓阻塞肺动脉或其分支所致的疾病，为肺栓塞中最常见的类型。肺血栓栓塞症在临床上可分为急性肺血栓栓塞症和慢性肺血栓栓塞性肺高压。其中急性肺血栓栓塞症病死率高，如诊治及时，患者病死率可降至7%，而如何早期诊断急性肺血栓栓塞症是临床上特别关注的问题。

静脉血液淤滞、血管内皮损伤和血液高凝状态，是导致静脉血栓的3个主要原发危险因素，如高龄状态、肿瘤、抗磷脂综合征、创伤、各种原因的长期卧床等均为肺血栓栓塞症的重要诱因。急性肺血栓栓塞症的临床症状差异大，极易误诊、漏诊。轻者基本无症状，重者休克，猝死。最常见的症状为呼吸困难和气促，常于活动后出现或加重。大多数患者可出现胸痛。1/3的患者可见咯血，提示肺梗死。患者常出现急性肺高压、右心功能不全及左心心搏量急剧减少。急性肺血栓栓塞症多见双侧肺动脉受累，发生于肺动脉主干者较少（不到10%）。由于绝大多数急性肺血栓栓塞症的血栓来源于深静脉血栓，因此在怀疑急性肺血栓栓塞症时，必须同时探查是否存在深静脉血栓，尤其是双下肢不对称性肿胀者尤应引起重视。

经胸超声心动图是筛选肺栓塞的简便方法。急性肺血栓栓塞症的直接征象是二维超声检出肺动脉主干及左、右肺动脉、右心房、右心室的血栓。尤其能实时动态显示血栓发生的部位、大小、形态及回声强弱、走向及活动度。血栓的回声依形成时间而异，新鲜血栓多呈弱回声，并可有一定活动度，陈旧性血栓多为强回声的附壁团块。CDFI可显示血栓部位的血流信号充盈缺损。间接征象包括急性肺高压、右心室和（或）右心扩大和增多的三尖瓣反流。因右心室压力负荷过重，室间隔向左移位或呈平直状，左心室内径缩小，右心室壁运动减弱，下腔静脉扩张并呼吸塌陷率减低，可通过三尖瓣环收缩期位移及右心室面积变化率来评估右心室收缩功能变化。CDFI显像可探及明亮、增多的三尖瓣反流，CW测量三尖瓣反流速度可用于评估肺动脉收缩压。

本例患者超声心动图发现主肺动脉近分叉处见一非均质管状异常回声，外周呈平行的线状强回声，中间呈低-弱回声，该结构骑跨于肺动脉分叉之上，分别延伸至左、右肺动脉起始段，像"跷跷板样"，具有一定的活动性。由于管状结构非常清晰，酷似管道，因而首先要排除医疗操作插管等异物。仔细查阅病史并与临床医师沟通，确定患者并无相应病史。结合4天前检出左下肢静脉血栓且凝血时间延长，且患者出现急性右心力衰竭和肺高压征象，才考虑该异常管道可能为血栓。但这种形态的血栓实属罕见，因而我们建议急诊CTA检查验证，并同时复查了双下肢静脉、下腔静脉和髂静脉超声。CTA证实了急性肺血栓栓塞症，超声检出双下肢静脉血栓形成。结合病史，考虑肺动脉腔内所见异常管道应为从下肢静脉内脱落的一段较新鲜的血栓。

为及时堵住血栓源头，防止病情恶化，在超声监测下成功置入下腔静脉滤器，后继续行抗凝、降纤、扩管、活血、营养等对症支持治疗。2周后，超声心动图显示原来的肺动脉内异常管道已消失，仅残存一纤细带状强回声，同时右心功能和肺动脉压力明显得以纠正。CTA

复查也验证了急性肺血栓栓塞症较前明显吸收好转，这些都提示我们之前的推断和治疗方案正确，患者溶栓治疗有效。

据文献报道，临床诊断急性肺血栓栓塞症，推荐联合使用心脏超声、肺超声、外周静脉超声检查，以肺动脉CTA结果为金标准，发现多部位联合超声检查的灵敏度和特异度分别为90%、86.2%，远远高于单脏器超声检查的敏感度和特异度。多部位联合超声几乎可以用来诊断所有疑诊为急性肺血栓栓塞症的患者，同时结合凝血功能检查，能有效并迅速地诊断急性肺血栓栓塞症，及时治疗。同时，多部位联合超声能够方便、简单地观察随访急性肺血栓栓塞症病变的性质、范围和变化，灵活制定个性化诊疗方案，改善患者预后。

※ 鉴别诊断

◆ 肺动脉夹层动脉瘤：一种发病率极低但极为凶险的大血管疾病，多见于先天性心脏病合并显著肺高压、原发性肺高压，少数为慢性阻塞性肺病、风湿性二尖瓣狭窄、医源性损伤等。肺动脉夹层多发生于肺动脉重度扩张，破口多位于肺动脉主干和左、右分支的近端，往往会破裂入周围组织，最常见破入心包腔，造成急性心包压塞、大出血，病死率极高。肺动脉夹层临床症状不典型，常见有胸骨后疼痛、劳力性呼吸困难，也可无症状。超声心动图可显示重度扩张的肺动脉、剥离的内膜光带、破口部位、真假两腔及合并的心内畸形。

◆ 急性心肌梗死：临床表现与肺栓塞类似，为胸痛、呼吸困难等，超声心动图表现为室壁变薄，节段性室壁运动减低或消失，甚至局部形成室壁瘤。肺栓塞时，不表现为节段性室壁运动异常，而出现右心扩大，肺高压等征象。

◆ 主动脉夹层：临床主要表现为剧烈胸痛与肺栓塞相似，超声多表现为主动脉瘤样扩张，并可见剥脱内膜，二者易于鉴别。

◆ 其他原因引起的肺高压：肺心病、肺纤维化、原发性肺高压、房间隔缺损、肺静脉畸形引流等，为慢性过程且有相应原发疾病的超声心动图表现。

※ 小贴士

本例患者在肺动脉腔内探及管状回声骑跨于肺动脉分叉处，由于酷似管道，因而首先需要排除异物及管道样异物。但患者罹患血液病，凝血功能紊乱，在下肢血栓检出后几天内出现急性右心力衰竭和急性肺高压症状，超声心动图检查提示右心增大，右心室收缩功能减弱，三尖瓣中至重度关闭不全，肺动脉增宽并重度肺高压，因此也要高度怀疑此肺动脉腔内的管道为非常规形态的血栓。结合凝血指标、多部位联合超声检查及肺动脉CTA反复验证，最终诊断为罕见的管状血栓，考虑为患者下肢静脉血栓脱落所致。肺动脉血栓回声较低，提示为新鲜血栓，且活动度大，同时患者呈高凝状态，亦存在下肢静脉血栓，因而急诊积极干预处理，在超声引导下行下腔静脉滤器置入，堵住肺动脉血栓的源头，同时积极纠正凝血紊乱。2周后，肺动脉血栓基本消失，超声心动图复查提示右心功能和肺动脉压力明显得以纠正。

本病例中，肺动脉腔内罕见血栓的识别，多部位联合超声探查，为临床一线便捷、迅速地诊断和随访急性肺血栓栓塞症提供了依据，同时超声介入指导下腔静脉滤器置入术，也有效地预防了急性肺血栓栓塞症的发生与恶化。同时也提示我们对于急性肺血栓栓塞症的高危人群，应密切观察其凝血和纤溶状态，超声监测其血栓形成情况，并及时采取措施，降低病死率，改善临床预后。

作者：管 苇，袁 莉
单位：华中科技大学同济医学院附属协和医院超声影像科

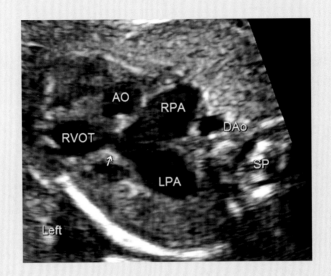

【第六章】

胎儿心脏病

第一节　胸腹联合双胎融合心

※ 病例摘要

基本信息　孕妇，33 岁，G4P0A3，人工受孕，临床孕周 23 周。

主诉　外院中孕期系统筛查提示"胸腹联合双胎、心脏畸形"。

现病史　唐氏筛查提示为低风险，孕妇血压、血糖测值均正常。孕 22^{+5} 周行产科超声检查：胸腹联合双胎；心脏畸形。

既往史　既往体健，否认高血压病、糖尿病、传染病等病史。

家族史　否认先天性心脏病及其他遗传性疾病家族史。双方家族无双胎及胎儿畸形史。

其他危险因素　孕妇无吸烟、嗜酒史，无孕期放射线接触史。

※ 初步诊断

胸腹联合双胎；心脏畸形。

※ 胎儿超声心动图

◆ 腹部多切面探查：宫内见双胎，呈面对面状。可探及两个胎头、脊柱及胃泡，于胎儿胸腹水平见低回声相连。嘱孕妇活动后，可见胎动，但胎儿胸腹水平联合部及面对面姿势无改变。定义孕妇左侧胎儿为胎儿 A，右侧胎儿为胎儿 B（图 6-1-1）。

◆ 多切面扫查：仅见单个心脏，位于双胎联合部，搏动良好，胎心率 138 次 / 分，其大部分位于胎儿 A 胸腔，心尖指向胎儿 A 右侧（图 6-1-2）。

◆ 心房水平多切面探查：可探及左、右侧两个心房（相对于胎儿 A），见卵圆瓣漂动于左侧心房，CDFI 显示由右至左的红色血流信号（图 6-1-3）；

◆ 心室水平多切面探查：可见 3 组房室瓣，分别位于胎儿 A 的左侧、右侧及前方。其心室横径分别约 0.4 cm、0.9 cm、0.8 cm。于左、右侧心室室间隔近瓣环水平隐约见一 0.4 cm 的连续中断，CDFI 显示各瓣口血流通畅，未见明显反流信号，室间隔连续中断处可见右向左分流信号（图 6-1-4，图 6-1-5）。

◆ 大动脉水平多切面探查：共探及两支大动脉，分别延续为两胎儿的降主动脉。一支（内径 0.6 cm）自前方心室发出，延续为胎儿 B 的降主动脉；另一支（内径 0.5 cm）自右侧心室发出，延续为胎儿 A 的降主动脉。肺动脉显示不清。CDFI 显示两支主动脉收缩期血流未见明显加速，前方心室、右侧心室发出主动脉瓣口血流峰速分别约 0.7 m/s、0.6 m/s，舒张期瓣口未见明显反流信号（图 6-1-6，图 6-1-7）。

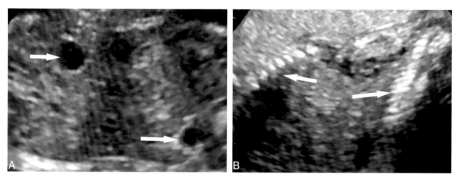

A. 腹部横切面显示胃泡，2 个胃泡（箭头）；B. 腹部纵切面显示脊柱，2 个脊柱（箭头）

图 6-1-1　胎儿腹部切面

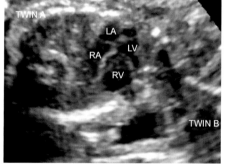

双胎联合部见 1 个心脏，大部分位于胎儿 A 胸腔，心尖指向胎儿 A 右侧（LA：左侧心房；LV：左侧心室；RA：右侧心房；RV：右侧心室）

图 6-1-2　融合心四腔心切面

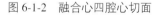

2 个心房及卵圆瓣（箭头）（LA：左侧心房；RA：右侧心房；FOF：卵圆瓣）

图 6-1-3　融合心心房切面

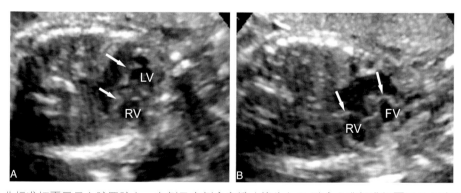

A. 融合心非标准切面显示心脏四腔心，左侧及右侧房室瓣（箭头）；B. 融合心非标准切面显示心脏四腔心，前方及右侧房室瓣（箭头）（LV：左侧心室；RV：右侧心室；FV：前方心室）

图 6-1-4　融合心非标准切面 - 房室瓣

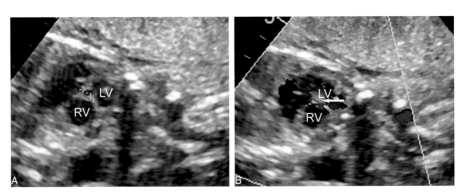

A. 融合心非标准切面显示心脏四腔心，绿色标尺显示左、右侧心室室间隔连续中断；B. 融合心非标准切面显示心脏四腔心彩色血流，连续中断处右向左分流信号（箭头）（LV：左侧心室；RV：右侧心室）

图 6-1-5　融合心非标准切面 - 室间隔

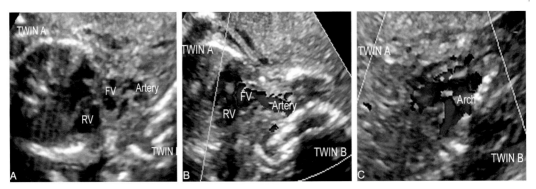

A. 融合心非标准切面显示一支大动脉自前方心室发出；B. 融合心非标准切面显示大动脉彩色血流；C. 融合心主动脉弓切面，该动脉延续为胎儿 B 的胸主动脉（FV：前方心室；RV：右侧心室；Artery：动脉；Arch：主动脉弓）

图 6-1-6　融合心非标准切面 - 胎儿 B 大血管

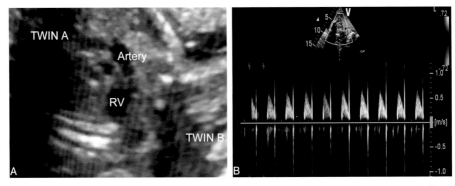

A. 融合心非标准切面显示一支大动脉自右侧心室发出；B. 动脉频谱多普勒显示该动脉呈收缩期前向血流频谱（RV：右侧心室；Artery：动脉）

图 6-1-7　融合心非标准切面 - 胎儿 A 大血管

※ 超声提示

胸腹联合双胎畸形；融合心：①2个心房、3组房室瓣及3个心室；②左、右侧心室室间隔缺损可能；③2支主动脉分别与2个胎儿胸主动脉相连，肺动脉显示不清。

※ 妊娠结局

在告知胸腹联合双胎融合心脏的预后情况后，家属决定终止妊娠。胎儿于24周引产，一共重约1.1 kg。

※ 大体解剖

经家属同意，对胎儿进行尸检。共发现一个心脏位于胸腹联合部，可见4个心耳、2个心房、3组房室瓣及3个心室。其中左、右侧心室见室间隔缺损，2个胎儿各有2套大血管，胎儿A的2支大血管均起自于右侧心室，内径均约0.5 cm，胎儿B的2支大血管均起自于前方心室，主动脉内径约0.7 cm，肺动脉纤细，内径约0.2 cm（图6-1-8）。

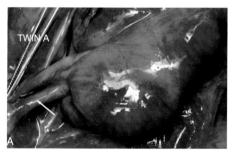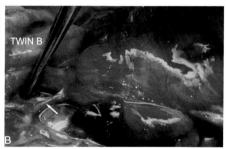

A.胎儿A大体标本见主、肺动脉，发育均尚可，箭头显示肺动脉；B.胎儿B大体标本见主、肺动脉，主动脉发育可，肺动脉纤细，箭头显示肺动脉

图6-1-8 大体标本

※ 临床诊断

◆ 胸腹联合双胎畸形。

◆ 融合心：2个心房、3组房室瓣及3个心室；左、右侧心室室间隔缺损；胎儿A主、肺动脉均起自于右侧心室，发育均尚可；胎儿B主、肺动脉均起自于前方心室，主动脉发育可，肺动脉发育不良。

※ 分析讨论

联体双胎为单卵双胎的胚胎早期在发育过程中分裂不完全或过晚所致。其发病原因至今尚未阐明。最早关于联体双胎的报道可追溯到1100年，胎儿为从髋部至肩膀的侧向联合。几百年间，各种不同部位融合的联体双胎相继被报道。2011年一个世界范围内的研究表明，联体双胎占出生婴儿的 1.47/100000。根据联体部位可分为头颅联体、胸腹联体、坐骨联体、臀部联体及侧向联体等类型，其中以胸腹联体最常见。据报道，心脏不同程度的融合最常发生在胸腹联体，其次为头胸腹联体和侧向联体，而在坐骨联体、头颅联体及臀部联体中还未见报道。心脏融合程度是判断长期预后及选择手术治疗方式的决定性因素。

1967 年，Leachman 等人根据心脏融合程度将联体双胎分为 3 组，A 组：心脏分离，共心包；B 组：心房融合，心室分离；C 组：心房及心室均融合。而后，Andrews 等人提出在胸腹联体双胎及侧向联体双胎中存在心脏及心包均分离的情况，故应加入此分类。2000 年，McMahon 等人报道了 1 例仅心室融合，而心房分离的类型，对融合心的分类有新的补充。在心脏房、室分离伴或不伴心包分离患儿中，联体双胎生存率及术后生存率可高达 70%；而心脏高度融合类型患儿，几乎均于出生后数小时或数天内死亡，且无法行分离手术。在本病例中，胎儿心房、心室水平融合，发现 4 个心耳、2 个心房及 3 个心室。此例患儿属于 C 组，提示着预后不良。据报道，虽然均为心房、心室水平融合，但也存在很大差异，Tongsong 等人报道 1 例融合心脏，于心房、心室水平融合，由 3 个心房及 2 个心室组成，每个胎儿有右侧心房及一个心室，左侧心房共用。

胎儿超声心动图能准确、简便地评价胎儿心血管系统，是筛查胎儿心脏畸形的首要方法，对联体双胎心脏畸形的术前评估和术后评价均具有重要意义。联体双胎融合心脏的超声特征性表现为双胎胸部组织的融合及心脏的个数。主要观察内容：①先确定胎儿个数及相对位置，判断胎儿联合及分离的部位，联体双胎一般姿势较固定，利用胎动及孕妇位置改变后胎儿的相对变化可提供更多信息。②依次寻找胎儿心脏个数及位置，国内外对于联体双胎多为个案报道，且在合并融合心脏的病例中，从心脏个数、位置到融合程度均差异较大，可利用节段法分析心脏的融合程度，判断有无融合及融合累及心包、心房、心室或大动脉水平。③重点评估心房个数、各个胎儿腔静脉回流情况、房室瓣及心室数量、室间隔、房室腔大小及功能、大动脉的数量、起源及发育情况，为产前判断能否手术及预后情况提供准确信息。

在孕期中，胎儿超声心动图作为最简便的检查手段，能实时观察心脏的血流动力学变化。虽然胎儿的方位对图像的质量有部分影响，但胎儿肺部未扩张，不会造成气体干扰，且不受胸廓畸形的影响，较出生后经胸超声心动图有优势。在本病例中，与大体结果对照，胎儿超声心动图对心内畸形的诊断正确，但仅看到了两支主动脉，两支肺动脉均未探及到，一支发育尚可，一支发育不良。证实胎儿超声心动图对心内畸形的诊断有独特优势，而对于大血管连接的诊断存在局限性，需要结合其他影像学检查综合评估。

※ 小贴士

胎儿超声心动图是评估联体双胎心脏疾病的首选方法，其对心内畸形诊断准确率高。由于心脏畸形程度对其预后存在较大影响。超声检查时，除常规评估心脏有无融合，心内是否存在畸形外，还要重点评估心脏融合程度，其对妊娠结局的选择和预后的判断有重要指导意义，而对于大血管病变，胎儿超声心动图检查存在一定局限性，可联合其他影像学检查综合评价。

作者：吕　清，武　彧

单位：华中科技大学同济医学院附属协和医院超声影像科

第二节 产前诊断及产后随访先天性 左心室纤维性憩室

※ 病例摘要

基本信息 孕妇，33 岁，G2P1，临床孕周 24 周。

主诉 外院检查发现"胎儿心脏四腔心切面异常"。

现病史 早孕期超声检查 NT：1.2 mm。唐氏筛查提示 21，18，13- 三体均为低风险。孕妇血压、血糖测值均正常。孕 24 周外院产科超声检查，提示胎儿"心脏四腔心切面异常"。

既往史 既往体健，否认高血压病、糖尿病、高脂血症、传染病等病史。

家族史 否认先天性心脏病及其他遗传性疾病家族史。

其他危险因素 无孕期用药史及放射线、毒物接触史。无吸烟、嗜酒史。

※ 初步诊断

胎儿心脏异常。

※ 胎儿超声心动图

内脏、心房正位，心室右袢，房室连接一致，心室 - 大动脉连接一致。四腔心切面二维超声显示左室流出道区域见一搏动性囊状结构，大小为 10 mm×8 mm，位于主动脉瓣下区域，通过一窄颈（2 mm）与左室流出道相通，其内未见血栓（图 6-2-1A）。该囊状结构壁薄，呈现矛盾运动。CDFI 显示囊状结构通过窄颈与左室流出道相通，双向血流进出此囊状结构（图 6-2-1B，图 6-2-1C）。脉冲波多普勒显示双向血流进出此囊状结构的双向频谱（图 6-2-1D）。胎儿左心室功能正常。无心包积液、心律失常，无其他心内及心外畸形。

※ 超声提示

胎儿先天性心脏病：左心室二尖瓣 - 主动脉瓣纤维连接部位憩室。

※ 治疗经过

产前应用超声心动图对胎儿进行密切随访，随着孕周增大未见左心室憩室进展。生前 14 天（孕 38 周）行最后 1 次胎儿超声心动图检查。超声心动图显示左心室憩室大小为 15 mm×13 mm。孕妇于孕 40 周行剖腹产，产下一健康女婴，体重 3.51 kg。生后第 7 天行超声心动图检查证实了产前诊断，左心室收缩功能正常。患儿于 5 个月及 9 个月分别进行超声心动图随访显示左心室纤维性憩室位于主动脉瓣下左室流出道，大小23 mm×21 mm。CDFI显示收缩期血流由左室流出道进入憩室，舒张期血流从憩室流入至左室流出道（图6-2-2）。实时三维超声心动图显示左心室纤维性憩室位置及其与邻近结构的空间关系，此患儿没有任何症状及并发症。患儿1岁时行手术治疗，采用Darcon补片封闭左心室纤维性憩室颈部，术后超声心动图未见残余分流，患儿一般情况良好。

※ 临床诊断

胎儿先天性左心室纤维性憩室。

※ 分析讨论

心室憩室定义为心室壁局部膨出，以一相对狭窄口与心室相连。其病因不明，有人认为是先天性，在胚胎发育过程中心肌薄弱导致心室壁局部膨出。心室憩室是一种少见心脏畸形，因为多数患者无症状，故其发病率很难评估。心室憩室可见于心脏任何部位，以左心室多见，偶见于右心室与双心室，最常位于心尖部。心室憩室包括肌性及纤维性憩室。肌性憩室，憩室壁为心肌组织，常位于心尖，呈囊袋状或半球状，可延伸至上腹部甚至突出至脐部，常合并心内

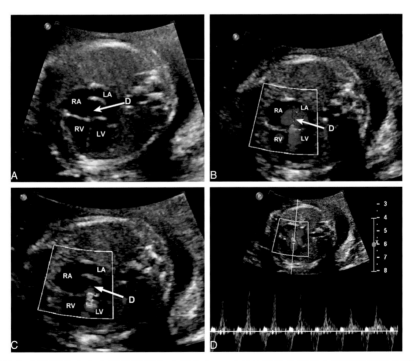

A. 二维超声显示主动脉瓣下左心室纤维性憩室（箭头）；B. CDFI显示血流从左室流出道进入憩室（箭头）；C. CDFI显示血流从憩室进入左室流出道（箭头）；D. 脉冲波多普勒显示双向血流（D：憩室；LA：左心房；LV：左心室；RA：右心房；RV：右心室）

图6-2-1 首次胎儿超声心动图显示左心室纤维性憩室

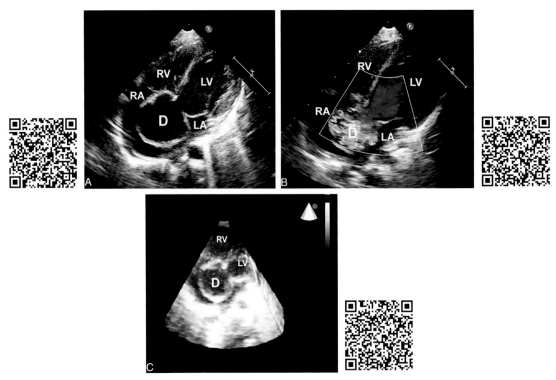

A. 二维超声显示主动脉瓣下左心室纤维性憩室；B. CDFI 显示血流从左室流出道进入憩室；C. 实时三维超声显示左心室纤维性憩室位置及其与邻近结构的空间关系（D：憩室；LA：左心房；LV：左心室；RA：右心房；RV：右心室）

图 6-2-2　出生后 9 个月超声心动图显示左心室纤维性憩室

外复杂畸形。纤维性憩室壁为纤维结构，位于主动脉瓣或二尖瓣瓣下区域，较肌性憩室少见，并可导致瓣膜反流或狭窄；纤维性憩室多为孤立性，不伴有其他畸形，患者常常无明显症状。

　　生前诊断心室憩室很少见。据我们所知，文献报道只有 3 例胎儿诊断为二尖瓣下纤维性左心室憩室。1 例伴有大室间隔缺损及 18 三体，26 孕周死于子宫内，由尸体解剖证实。另 1 例由于憩室破裂在生后 2 天死亡。第 3 例伴有大量心包积液，26 孕周死于子宫内。胎儿超声心动图未发现憩室，破裂的左心室憩室在尸体解剖时发现。此病例憩室位于主动脉瓣下，而且结局良好。因而是唯一一例生前诊断及生后随访的左心室纤维性憩室病例。

　　胎儿二维超声心动图显示心室憩室呈一囊性结构。肌性憩室与心室心尖、侧壁等心肌组织相连，与心室连接处相对狭小。肌性憩室具有收缩功能，与心室同步运动。纤维性憩室则与动脉瓣、房室瓣瓣环处相连，与心室连接处相对狭小。纤维性憩室不表现与心脏同步收缩，而表现为心室收缩时憩室腔扩大，心室舒张时则缩小。CDFI 显示憩室与心室交通处的血流信号。纤维性憩室患者心腔内血流信号于收缩期进入囊腔，舒张期则相反。频谱多普勒显示交通血流信号呈双向。

※ 心室憩室鉴别诊断

◆ 室壁瘤：心室憩室与心腔通过窄颈相通，而室壁瘤与心腔通过宽颈相通。心室憩室壁由三层结构的正常心室壁构成，与心室同步收缩；而瘤壁通常为纤维性，运动减低或无运动。心室憩室为先天性，通常与中线胸腹部缺损及心脏畸形有关，而室壁瘤在出生后多为继发性，在胎儿期亦可发现先天性室壁瘤。少见的纤维憩室无上述特征。纤维憩室通过窄颈与心腔相通，壁为纤维性，表现为无运动或矛盾运动，且其与心内畸形及中线胸腹部缺损无关。

◆ 心室疝：由于心包先天性缺失或手术切除后，室壁从缺口处膨出而形成，超声心动图上可见明显的心室壁缩窄环，缩窄环处心肌运动受限，而膨出心肌运动与正常室壁同步。肌性憩室则无缩窄环征象，而纤维憩室无心肌运动。

胎儿超声心动图对于诊断心室憩室具有十分重要的临床价值。二维超声观察憩室大小、位置及形态，CDFI显示憩室处血流。左心室纤维性憩室由于靠近瓣环，容易导致瓣膜反流或狭窄，因此，对于纤维性憩室胎儿我们还应重点观察瓣膜功能。实时三维超声更准确判断其空间位置和毗邻结构关系，客观评估憩室对心室整体功能的影响。由于胎儿结局依赖于左心室憩室大小及进展，是否存在心力衰竭，因此，应用胎儿超声心动图密切随访憩室大小变化及心功能情况具有重要意义。超声心动图诊断心室憩室亦存在一定局限，如二维超声难以显示较小憩室。

※ 小贴士

胎儿超声心动图是诊断胎儿心室憩室最佳手段。出生后，超声心动图可证实产前诊断及排除其他心脏畸形。由于憩室大小、憩室本身进展及可能导致的心功能减低均可影响胎儿结局，故胎儿期及出生后密切随访十分必要。本病例提示通过超声心动图密切产前及产后随访，其在观察憩室进展及评估心室功能方面发挥重要作用。

作者：李玉曼
单位：华中科技大学同济医学院附属协和医院超声影像科

第三节 胎儿三尖瓣下移畸形及三尖瓣发育不良

┃病例 1

※ 病例摘要

基本信息 孕妇，29 岁，G3P0A2，临床孕周 33^{+1} 周。

主诉 外院检查发现"胎儿心脏结构异常"。

现病史 早孕期超声检查 NT：1.6 mm，唐氏筛查提示均为低风险。孕妇血压、血糖测值均正常。孕 24 周行超声系统筛查时未提示心脏结构异常。孕 32 周行超声系统筛查时提示心脏结构异常，瓣膜活动及跨瓣血流异常，遂就诊于我院。

既往史 第 1 胎和第 2 胎因个人原因行人工流产。现孕第 3 胎，自然怀孕。否认其他基础疾病及传染病史。

家族史 否认先天性心脏病及其他遗传性疾病家族史。

其他危险因素 孕早期有短暂感冒病史，未服用药物。否认特殊环境接触史。丈夫有少量吸烟饮酒史。

※ 初步诊断

胎儿先天性心脏病：瓣膜疾病。

※ 胎儿超声心动图

内脏、心房正位，心室右袢，房室连接一致，心室 - 大动脉连接一致。四腔心切面二维超声显示心脏形态饱满，右心房明显增大，三尖瓣隔叶附着点明显下移（图 6-3-1）。三尖瓣收缩期闭合时可见明显缝隙，闭合不良；CDFI 显示三尖瓣口收缩期右心房侧可见大量反流信号（图 6-3-2）。右室流出道二维超声提示肺动脉瓣回声增强，启闭活动不明显，肺动脉内径正常，CDFI 显示血流自动脉导管反向灌注至肺动脉（图 6-3-3）。三血管气管切面二维超声显示主动脉弓及导管弓均位于气管左侧，多普勒超声显示肺动脉及导管血流反向，可见血流自动脉导管反向灌注至肺动脉（图 6-3-4）。

※ 超声提示

三尖瓣隔瓣下移畸形并极重度反流；肺动脉瓣功能性闭锁。

※ 妊娠结局

孕妇于孕 37⁺⁶ 周行剖宫产娩出一男婴，体重 3.15 kg，第 1 分钟、第 5 分钟 Apgar 评分分别为 6 分、7 分。

※ 出生后超声心动图

出生后 4 个月，患儿行超声心动图检查，超声所见：左心结构未见异常（图 6-3-5）；三尖瓣隔瓣附着点明显低于二尖瓣前叶（图 6-3-6）；三尖瓣口收缩期右心房侧见大量反流信号（图 6-3-7）；右室流出道及肺动脉通畅（图 6-3-8）。

※ 临床诊断

胎儿先天性心脏病：三尖瓣下移畸形并重度关闭不全。

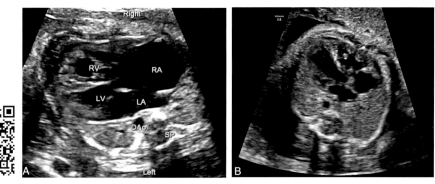

A. 四腔心切面显示心脏形态饱满，右心房显著增大；B. 四腔心切面显示三尖瓣隔叶与二尖瓣前叶附着点间距离增大，约 0.66 cm（LA：左心房；RA：右心房；LV：左心室；RV：右心室；DAo：降主动脉；SP：脊柱）

图 6-3-1　胎儿四腔心切面显示三尖瓣隔叶附着点明显下移，右心房明显增大

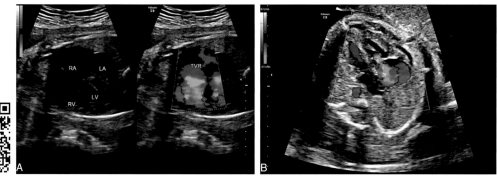

A. 四腔心切面二维超声显示三尖瓣收缩期闭合时可见明显缝隙，闭合不良；B. 四腔心切面 CDFI 显示三尖瓣口收缩期右心房侧可见大量反流信号（LA：左心房；RA：右心房；LV：左心室；RV：右心室；TVR：三尖瓣反流）

图 6-3-2　胎儿四腔心切面显示三尖瓣口大量反流

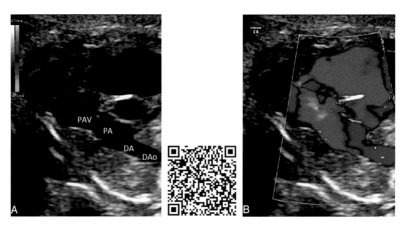

A. 二维超声显示肺动脉瓣回声增强，肺动脉内径正常；B. CDFI 显示血流自动脉导管反向灌注至肺动脉（PAV：肺动脉瓣；PA：肺动脉；DA：动脉导管；DAo：降主动脉）

图 6-3-3　胎儿右室流出道切面显示导管血流反向

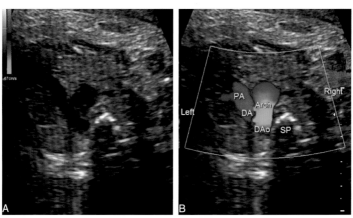

A. 三血管气管切面二维超声显示主动脉弓及导管弓均位于气管左侧；B. 三血管气管切面 CDFI 显示肺动脉及导管血流反向，可见血流自动脉导管反向灌注至肺动脉（PA：肺动脉；DA：动脉导管；Arch：主动脉弓；DAo：降主动脉；SP：脊柱）

图 6-3-4　胎儿三血管气管切面显示肺动脉及导管血流反向

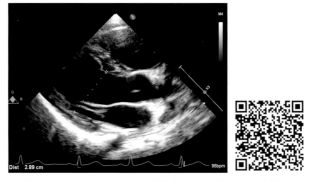

图 6-3-5　左心长轴切面显示左心形态结构未见异常

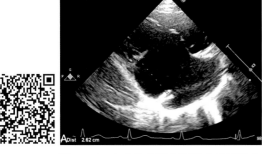
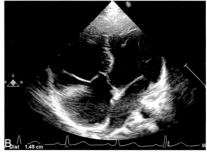

图 6-3-6　右室流入道切面及心尖四腔心切面显示三尖瓣隔叶及后叶附着位置下移

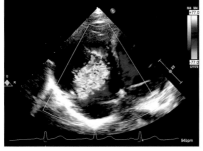

图 6-3-7　右室流入道切面显示三尖瓣　　图 6-3-8　大动脉短轴切面显示右室流
口收缩期右房侧大量反流信号　　　　　　　　　出道及肺动脉通畅

▌病例 2

※ 病例摘要

基本信息　孕妇，28 岁，G1P0，临床孕周 31^{+3} 周。

主诉　外院检查行超声系统筛查时提示心脏左右心室比例失调。

现病史　早孕期超声检查 NT：1.8 mm，外周血无创 DNA 检测提示为低风险，孕妇血压、血糖测值均正常。孕 26$^+$ 周产科超声检查提示胎儿左、右心室比例失调。

既往史　现孕第 1 胎，自然怀孕。否认其他基础疾病及传染病史。

家族史　否认先天性心脏病及其他遗传性疾病家族史。

其他危险因素　孕早期曾有感冒病史，未服用药物；孕早期居住于新装修住宅中，有明确接触史。丈夫有吸烟饮酒史。

※ 初步诊断

胎儿先天性心脏病：心室比例失调，瓣膜疾病。

※ 胎儿超声心动图

内脏、心房正位，心室右袢，房室连接一致，心室 - 大动脉连接一致。四腔心切面二维超声提示左、右心比例明显失调，右心室容积明显偏小，三尖瓣环明显狭窄，瓣叶活动受限；二尖瓣及三尖瓣口 CDFI 显示二尖瓣口频谱呈正常 E、A 峰波形，三尖瓣口见细束跨瓣血流，血流频谱高尖，血流明显加速（图 6-3-9，图 6-3-11）；流出道及三血管切面提示肺动脉瓣活动僵硬，肺动脉主干狭窄，动脉导管血流反向灌注肺动脉（图 6-3-10）。

※ 超声提示

胎儿先天性心脏病：①三尖瓣重度狭窄，考虑三尖瓣发育不良；②右心室发育不良；③肺动脉瓣重度狭窄或闭锁。

※ 妊娠结局

考虑到胎儿预后不佳，孕妇及家属决定终止妊娠。

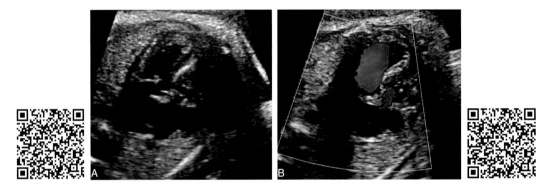

A. 右心室容积明显偏小，三尖瓣环明显狭窄，瓣叶活动受限；B. CDFI 显示三尖瓣口见细束跨瓣血流

图 6-3-9　胎儿四腔心切面显示三尖瓣环狭窄

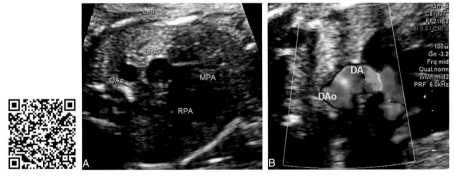

A. 二维超声显示肺动脉瓣活动僵硬，肺动脉主干狭窄；B. CDFI 显示动脉导管血流反向灌注肺动脉（MPA：肺动脉主干；LPA：左肺动脉；RPA：右肺动脉；DAo：降主动脉；DA：动脉导管）

图 6-3-10　胎儿三血管切面显示肺动脉狭窄，导管血流反灌

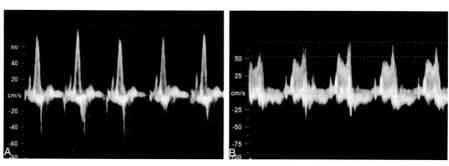

三尖瓣口（A）及二尖瓣口（B）血流频谱。二尖瓣口频谱显示呈正常 E、A 峰，三尖瓣口血流频谱呈单峰，血流加速（TV：三尖瓣；MV：二尖瓣）

图 6-3-11　三尖瓣口及二尖瓣血流频谱

※ 分析讨论

三尖瓣下移畸形是一种罕见的先天性心脏病，其发病率约占先天性心脏病的 1%，占活产胎儿的 1/14000~1/20000；产前检出率约为 1/7000。1866 年首先由 Ebstein 报道，故又称 Ebstein 畸形（Ebstein's anomaly）。三尖瓣下移畸形的主要病理改变为三尖瓣及瓣下结构的异常，三尖瓣隔叶及后叶附着点向心尖部移位，同时伴有右心室发育畸形。三尖瓣隔叶和后叶不附着在三尖瓣环上，呈螺旋形下移至右心室壁的心内膜上；下移的瓣膜将右心室分为瓣膜上方的房化右室和瓣膜下方的功能右室，房化右室明显扩大，可呈瘤样改变，功能右室变小（图 6-3-12）。

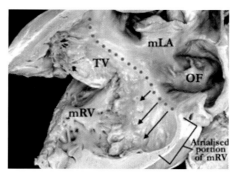

（TV：三尖瓣；mLA：形态学左心房；mRV：形态学右心室；OF：卵圆孔；Atrialised portion of mRV：房化右心室）

图 6-3-12　三尖瓣下移解剖标本

（图片引自 Anderson K R，Zuberbuhler J R，Anderson R H，et al. Morphologic spectrum of Ebstein's anomaly of the heart: a review. Mayo ClinProc，1979(54):174-180.）

三尖瓣下移畸形可合并多种心脏畸形。80%~94% 合并心房间交通（房间隔缺损和卵圆孔未闭）；62% 合并肺动脉瓣狭窄和闭锁，肺动脉发育不良；69% 合并心律失常（多为快速型）；15%~50% 可合并大动脉转位或右室双出口。还可合并其他畸形：右室流出道梗阻、主动脉瓣畸形（闭锁或二瓣化畸形、主动脉瓣下狭窄等）、主动脉弓缩窄、室间隔缺损等。Ebstein 畸形围生期预后差，病死率高达85%，产前诊断有重要意义。

三尖瓣下移畸形的病因尚不十分明确。病例对照研究提示该病可能与基因、生育因素及环境因素有关（如双胞胎、先天性心脏病家族史、母体服用过苯二氮卓类药物）。大部分病例为散发性，偶见家族性Ebstein畸形（*MYH7*基因突变）。母体使用锂盐治疗，偶可致Ebstein畸形。

三尖瓣下移畸形依据三尖瓣下移程度及右心室形态变化（Carpentier分型），可分为四种类型，A型：三尖瓣隔叶和后叶轻度下移，三尖瓣前叶活动尚好，即房化右心室较小，功能右心室尚可；B型：三尖瓣隔叶和后叶明显下移，右心室的房化部分较大，功能右心室较小；C型：三尖瓣隔叶和后叶明显下移，且前叶运动明显受限，可引起右室流出道的狭窄；D型：三尖瓣极度下移或三个瓣叶交界粘连闭锁，整个右心室几乎完全右心房化（图6-3-13）。

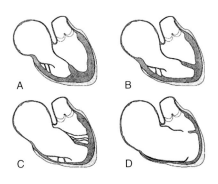

图6-3-13 三尖瓣下移畸形Carpentier分型
（图片引自Carpentier A，Chauvaud S，Mace L，et al. A new econstructive operation for Ebstein's anomaly of the tricuspid valve. J Thorac Cardiovasc Surg，1988(96):92-101.）

三尖瓣发育不良（tricuspid valve dysplasia，TVD）是与三尖瓣有关的多样化畸形，包括从轻度瓣叶增厚、严重三尖瓣发育不良合并异常腱索等不同程度的病变；可单发，也可合并其他心脏畸形，如右室流出道梗阻等。通常三尖瓣瓣叶附着于三尖瓣环正常解剖位置，根据病变程度可造成不同程度的三尖瓣反流；反流严重时可造成右心房扩大。严重的三尖瓣反流可引发功能性肺动脉瓣闭锁、右心功能衰竭、胎儿水肿等。

三尖瓣下移畸形与三尖瓣发育不良血流动力学的异常是相似的，但二者的病变原因不同。三尖瓣下移畸形是由于隔瓣和前瓣发育不完全，瓣叶前移；因瓣叶插入点异常，前叶可能会造成右室流出道梗阻；三尖瓣发育不良主要病变为瓣膜发育不良，但分隔发育正常（插入点正常），瓣膜可出现狭窄或功能不全，预后较差，45%出现宫内死亡，35%~40%在新生儿期死亡（表6-3-1）。

表 6-3-1 三尖瓣发育不良与三尖瓣下移畸形主要鉴别点

项目	三尖瓣发育不良	三尖瓣下移畸形
瓣叶附着点	正常	下移
反流束起点	三尖瓣环	位于右心室中部或更低
瓣膜发育不良	存在	存在
腱索发育异常	存在	存在
心肌异常	合并其他畸形时可存在	存在
功能右心室的组成	正常	减小
右心室解剖	可正常	多不正常
伴发的心脏畸形	主要为肺动脉瓣畸形，尤其是肺动脉瓣闭锁	肺动脉狭窄或闭锁

研究表明，肺动脉瓣口的血流情况与三尖瓣发育异常（EA/TVD）预后密切相关，是产前诊断简单有效的重要指标。肺动脉瓣口血流方向与胎儿或新生儿的死亡密切相关：导管内血流反向灌注与预后不良密切相关，导管内正向血流提示预后较好。

三尖瓣发育异常超声诊断要点

◆ 二维超声

➤ 瓣叶结构：

房室连接部位无瓣叶结构——房室瓣闭锁；

瓣叶短小、发育不良——房室瓣发育不良或 Ebstein 畸形。

➤ 瓣叶附着点：

瓣叶室间隔面附着点下移——Ebstein 畸形。

➤ 瓣叶活动情况：

瓣叶开放受限——房室瓣狭窄或发育不良及其他病变；

瓣叶闭合不良——房室瓣发育不良、Ebstein 畸形或其他病变的继发性改变。

◆ CDFI

➤ 房室瓣口射流：

房室瓣口无血流通过——房室瓣闭锁或重度狭窄；

房室瓣射流加速——房室瓣狭窄或其他病变。

➤ 房室瓣口反流：

需评估反流时间、反流速度、反流量等，并结合二维超声综合分析。

➢ 反流束起点位置：

反流束起点位于右心室中部——Ebstein 畸形；

反流束起点位于房室瓣口——房室瓣发育不良或其他疾病导致的瓣膜反流。

※ 小贴士

胎儿出现三尖瓣发育畸形时，应注意观察三尖瓣附着点的位置及瓣叶发育情况，以鉴别 Ebstein 畸形与三尖瓣发育不良。三尖瓣畸形时多伴房室瓣反流，常可伴房室大小不对称，诊断时应着重观察反流的严重程度、持续时间、空间分布等，尤其应注意观察反流束起点的位置，同时对房室大小、对称性进行评估测量。

肺动脉瓣发育及动脉导管内血流方向与胎儿预后密切相关，诊断时应注意观察肺动脉瓣的瓣叶发育及活动情况，肺动脉及导管内血流分布情况，排除肺动脉瓣狭窄或闭锁。同时还应关注胎儿心功能变化，观察心胸比值、静脉导管、下腔静脉、脐静脉血流频谱变化。

在未发现明确的先天性心脏结构畸形情况下，检出三尖瓣反流时应考虑动脉导管提前收缩、卵圆孔早闭、心肌病、心律失常及心外因素的可能。

作者：洪　柳，谢明星
单位：华中科技大学同济医学院附属协和医院超声影像科

第四节　胎儿完全型大动脉转位

※ 病例摘要

基本信息　孕妇，29 岁，G2P0A1，临床孕周 36^{+2} 周。

主诉　外院检查发现"胎儿心脏异常"。

现病史　孕妇未做早孕期超声检查、唐氏筛查或无创 DNA 检查，外院行中孕期胎儿系统筛查及晚孕期胎儿超声检查，发现"胎儿心脏异常"，为求进一步诊治于我院就诊，临床孕 36^{+2} 周行产科超声检查，提示胎儿复杂先天性心脏病：完全型大动脉转位；室间隔缺损（肺动脉瓣下型）。

既往史　既往体健，否认高血压病、糖尿病、高脂血症、传染病等病史。

家族史　否认先天性心脏病及其他遗传性疾病家族史。

其他危险因素　孕早期感冒史。无孕期用药史及放射线、毒物接触史。无吸烟、嗜酒史。

※ 初步诊断

胎儿心脏异常。

※ 胎儿超声心动图

内脏、心房正位，心室右袢，二尖瓣、三尖瓣形态活动尚可，十字交叉可显示。流出道切面显示室间隔上段见 0.52 cm 的连续中断，位于肺动脉瓣下（图 6-4-1）。多普勒超声显示上述室间隔中断处可见双向过隔分流信号，右向左分流流速 54.8 cm/s。流出道切面及三血管气管切面二维超声显示主动脉与肺动脉起始段呈平行走行，主动脉起自右心室，肺动脉起自左心室（图 6-4-2）。

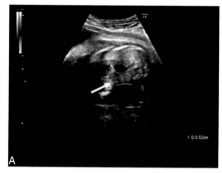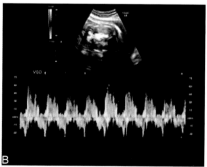

A. 室间隔上段可见 0.52 cm 的连续中断（箭头）；B. CDFI 显示中断处可见双向分流信号，右向左分流速度为 54.8 cm/s

图 6-4-1　流出道切面显示胎儿室间隔缺损

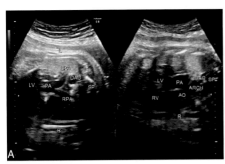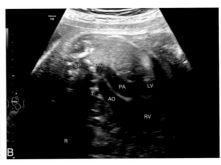

流出道切面（A）及三血管气管切面（B）显示胎儿完全型大动脉转位。主动脉与右心室相连，肺动脉与左心室相连，两者起始段呈平行走行（LV：左心室；RV：右心室；AO：主动脉；PA：肺动脉；LPA：左肺动脉；RPA：右肺动脉；ARCH：主动脉弓；DAO：降主动脉）

图 6-4-2　流出道切面及三血管气管切面

※ 超声提示

胎儿复杂先天性心脏病：完全型大动脉转位；室间隔缺损（肺动脉瓣下型）。

※ 妊娠结局

在告知孕妇及家属胎儿的预后情况后，家属决定终止妊娠。胎儿于 37 周引产，重约 2.935 kg。

※ 解剖及铸型所见

大体解剖见主动脉与肺动脉起始段呈平行走行，主动脉起自右心室，肺动脉起自左心室（图 6-4-3）。铸型见心脏位置正常，心尖朝向左，心轴不偏。左侧心耳呈指状，右侧心耳圆钝，呈三角形。左、右心室形态大小正常，左、右心室间见异常连接（室间隔缺损）。主动脉起自右心室，肺动脉起自左心室，起始部呈平行走行，主动脉位于右前，肺动脉位于左后。上腔静脉汇入右心房。肝呈右侧优势型，胃泡位于左侧（图 6-4-4）。

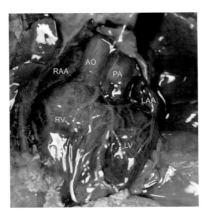

主动脉与肺动脉起始段呈平行走行，主动脉起自右心室，肺动脉起自左心室（LV：左心室；RV：右心室；LAA：左心耳；RAA：右心耳；PA：肺动脉；AO：主动脉）

图 6-4-3　引产后胎儿心脏大体解剖

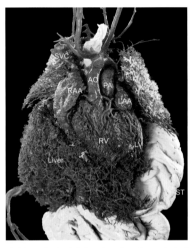

心脏位置正常，心尖朝左；左心耳呈指状，右心耳呈三角形；左、右心室形态大小正常。主动脉起自右心室，位于右前；肺动脉起自左心室，位于左后，起始段呈平行关系。上腔静脉汇入右心房。肝呈右侧优势型，胃泡位于左侧（SVC：上腔静脉；RAA：右心耳；RA：右心房；RV：右心室；AO：主动脉；PA：肺动脉；LAA：左心耳；LV：左心室；Liver：肝；ST：胃）

图 6-4-4　胎儿铸型（正面观）

※ 临床诊断

胎儿复杂先天性心脏病：完全型大动脉转位；室间隔缺损。

※ 分析讨论

大动脉转位为常见的发绀型先天性心脏病，占先天性心脏病的 5%~8%。目前认为其发生是由于胚胎发育早期圆锥部吸收异常导致其旋转异常，使动脉球呈直线形发展，造成主动脉与肺动脉相对位置异常及其与心室连接关系异常。主动脉与右心室相连、肺动脉与左心室相连，使得静脉血回流到右心房及右心室后再次由主动脉回流到全身，氧合血由肺静脉回到左心房及左心室后再次经肺动脉进入肺，从而让体循环与肺循环失去了交互。而若伴有室间隔缺损，左、右心存在交换血流使发绀减轻，但由于肺血流量增加而出现心力衰竭症状。糖尿病母体所生后代常患完全型大动脉转位，妊娠初期使用过激素及抗惊厥药物的孕妇发病率较高，若不治疗，约 90% 的患儿在 1 岁内死亡。根据大动脉转位的不同解剖特征，可分为 3 种类型：完全型、不完全型及矫正型。李胜利等根据有无室间隔缺损及肺动脉狭窄，将完全型大动脉转位分为 3 种类型：①单纯完全型大动脉转位不合并室间隔缺损，可伴或不伴肺动脉狭窄；②完全型大动脉转位合并室间隔缺损，无肺动脉狭窄；③完全型大动脉转位合并室间隔缺损及肺动脉闭锁。根据房室及大动脉空间位置，完全型大动脉转位常见类型有 2 种：SDD 与 ILL。SDD 即心房正位、心室右祥、主动脉位于肺动脉右前方；ILL 即心房反位、心室左祥、主动脉位于肺动脉左前方。

完全型大动脉转位的典型超声征象：①流出道切面上主动脉、肺动脉无交叉，主动脉起自右心室，肺动脉起自左心室；②流出道切面可见主动脉瓣下圆锥结构，肺动脉瓣下呈纤维连接；③完全型大动脉转位的动脉导管为主动脉弓下方连接降主动脉与位于后方的肺动脉，在三血管气管切面可探及 2 条血管。

本病例采用节段分析法进行产前超声诊断如下。①确定心房位置及其与腔静脉的连接。剑突下四腔心切面，下腔静脉汇入右侧解剖学右心房，解剖学左心房位于左侧，为心房正位。②确定心室袢的位置及房室连接关系。心尖四腔心切面，三尖瓣位于右侧，与解剖学右心室（内可见调节束）相连；二尖瓣位于左侧，与解剖学左心室相连，且解剖学左心室内膜光滑，解剖学右心室内膜粗糙，即心室右袢，房室连接关系一致。③确定心室与大动脉连接关系及大动脉空间位置关系。在胸骨旁左心长轴切面的基础上，探头逐渐移向心尖显示主动脉与肺动脉平行走行，主动脉位于右前，与解剖学右心室相连，肺动脉位于左后，与解剖学左心室相连，即心室与大动脉连接不一致，主动脉瓣下圆锥。并且可见室间隔上部 0.52 cm 的连续性中断，CDFI 显示心室水平双向分流。因此，诊断为完全型大动脉转位 SDD 型，室间隔缺损。

完全型大动脉转位的鉴别诊断如下。①右室双出口：二者均有主动脉与肺动脉起始部平行走行；右室双出口主动脉与肺动脉均起自右心室，主动脉瓣与肺动脉瓣下均有圆锥；而完全型大动脉转位主动脉起自右心室，肺动脉起自左心室，且主动脉瓣下有圆锥，肺动脉瓣下无圆锥，与二尖瓣纤维连接。②矫正型大动脉转位：二者均有心室与大动脉连接不一致；矫正型大动脉转位除此之外，还存在房室连接不一致，左心房与解剖学右心室连接，右心房与解剖学左心室连接。矫正型大动脉转位较为罕见，若未合并其他心内畸形时易被忽视。

有关胎儿完全型大动脉转位的临床处理包括出生后一经确诊即应用前列腺素 E1，扩张动脉导管及肺小动脉，降低肺动脉压力并保持动脉导管开放。发绀严重者应行球囊房间隔造孔术，以减轻缺氧症状。同时应在 2 周内行大动脉调转术，如合并动脉导管未闭或室间隔缺损，可在生后 6 个月左右矫治。

※ 小贴士

本病例扫查四腔心切面，观察左、右心房室大小与连接关系正常，可见室间隔回声连续性中断，CDFI 可见分流血流信号；流出道切面显示心室与大动脉连接不一致，主动脉位于肺动脉右前方与右心室相连，肺动脉位于主动脉左后方与左心室相连，起始部呈平行走行，主动脉瓣下有圆锥，肺动脉瓣与二尖瓣纤维连接。对于胎儿完全型大动脉转位，超声心动图应仔细探查房室与大动脉的连接关系及空间位置，同时注意有无合并室间隔缺损及肺动脉狭窄或闭锁等畸形。

作者：王　瑜

单位：湖北医药学院附属襄阳市第一人民医院超声影像科

第五节　胎儿右室双出口合并动脉导管缺如

※ 病例摘要

基本信息　孕妇，29 岁，G4P1A2，临床孕周 24^{+5} 周。

主诉　停经 25$^+$ 周，超声提示胎儿畸形 4 天。

现病史　早孕期超声检查 NT：1.3 mm。唐氏筛查提示 21，18，13- 三体均为低风险。孕妇血压、血糖测值均正常。中孕期（24 周）胎儿系统筛查提示胎儿复杂先天性心脏病：①室间隔缺损；②右室双出口；③肺动脉狭窄；④动脉导管显示不清（缺如可能）。

既往史　既往体健，否认高血压病、糖尿病、高脂血症、传染病等病史。

家族史　否认冠心病、高血压病、先天性心脏病家族史。

其他危险因素　无孕期用药史及放射线、毒物接触史。无吸烟、嗜酒史。无早孕期感冒史及新房装修史等。

※ 初步诊断

胎儿复杂先天性心脏病。

※ 胎儿超声心动图

内脏、心房正位，心室右襻，房室连接一致，心室 - 大动脉连接不一致，主动脉起自右心室右侧壁，肺动脉起自右心室偏左侧，主动脉及肺动脉呈平行走行。流出道切面显示左心相对偏小，右心饱满，室间隔缺损，CDFI 可见缺损处过隔分流。三血管切面二维超声显示肺动脉狭窄，左、右肺动脉内径分别约 0.28 cm、0.26 cm，动脉导管未显示（图 6-5-1，图 6-5-2）。

※ 超声提示

胎儿复杂先天性心脏病：①室间隔缺损；②右室双出口；③肺动脉狭窄；④动脉导管显示不清（缺如可能）。

※ 妊娠结局

在告知孕妇及家属胎儿的预后情况后，家属决定终止妊娠。胎儿于 25 周引产，重约 0.76 kg。

※ 胎心铸型所见

①右室双出口（主动脉和肺动脉共同起源于右心室）；②右心室增大；③动脉导管缺如，降主动脉和肺动脉之间未见相连的动脉导管（图 6-5-3）。

※ 临床诊断

胎儿复杂先天性心脏病：①右室双出口（右心室偏大）；②肺动脉狭窄；③动脉导管缺如；④室间隔缺损。

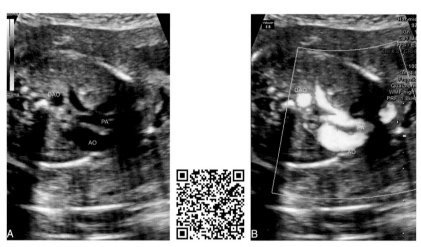

三血管切面显示肺动脉狭窄，动脉导管未显示（PA：肺动脉；DAO：降主动脉）

图 6-5-1　三血管切面

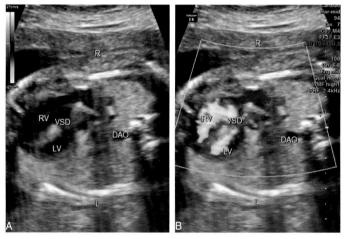

流出道切面显示室间隔缺损，CDFI 可见缺损处过隔分流（DAO：降主动脉；VSD：室间隔缺损；LV：左心室；RV：右心室）

图 6-5-2　流出道切面

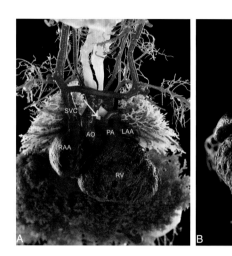

A.正面观：铸型中主动脉和肺动脉共同起源于右心室，提示为右室双出口，肺动脉狭窄，主动脉和肺动脉之间未见相连的动脉导管（黄箭头），提示动脉导管缺如；B.左侧面观：右心室增大，肺动脉狭窄（SVC：上腔静脉；AO：主动脉；PA：肺动脉；LAA：左心耳；RAA：右心耳；LV：左心室；RV：右心室）

图 6-5-3 胎儿铸型标本

※ 分析讨论

右室双出口为比较少见的先天性心脏病，约占先天性心脏病的 5%。其主要的病理解剖特征为两条大动脉均起源于形态学右心室或一条大动脉完全起源于形态学右心室，而另一条大动脉大部分起源于形态学右心室。在胚胎发育过程中，若圆锥动脉干向中线移动不充分，主动脉瓣下圆锥吸收不充分，肺动脉瓣下圆锥发育不充分，则两条大动脉就可能保持在原始状态共同与右心室相连形成右室双出口。据文献报道，几乎所有右室双出口患者均有室间隔缺损，本病例也有。

右室双出口的主要超声声像图如下。①四腔心切面：大多无明显异常，或有时可见室间隔缺损；②心室流出道切面：主动脉和肺动脉交叉消失，平行发自右心室，主动脉和肺动脉可以呈正常关系，也可以呈异常关系；③ CDFI 有助于确定室间隔缺损的位置及主动脉和肺动脉的位置关系。需要注意的是，由于在胎儿期血流动力学改变不明显，因此判断大动脉有无梗阻的主要依据是其内径的粗细而不能根据 CDFI 有无五彩镶嵌血流信号。

右室双出口的鉴别诊断如下。①心室左襻右室双出口：右室双出口心室多数为右襻，少数为心室左襻，心室左襻时右心室位于室间隔的左侧，主动脉和肺动脉呈平行关系，均起源于室间隔左侧心室，与常见的心室为右襻右室双出口时主动脉和肺动脉均起源于室间隔右侧心室不同；②法洛四联症：典型的法洛四联症为主动脉瓣下室间隔缺损，主动脉增宽骑跨于室间隔上，骑跨率＜75%，主动脉瓣与二尖瓣为纤维延续，主动脉与肺动脉呈交叉环绕关系，右心室漏斗部及肺动脉狭窄；③完全型大动脉转位：主动脉起自右心室，肺动脉起自左心室，主动脉瓣下为圆锥连接，肺动脉瓣与二尖瓣纤维延续，两条大动脉平行走行，室间隔完整或伴室间隔缺损。右室双出口预后极差，多数于出生后早期即死亡，需要行外科手术矫治，其手术方式和时机的选择比较复杂，主要依据室间隔缺损与大动脉关系、大动脉的位置关系、是否合并肺动脉狭窄等因素来指导手术方式。若存在明显的心室发育不良（特别是左心室）、室间隔缺损远离主动脉及肺动脉、合并严重的肺血管病变等是右室双出口完全解剖性手术矫治的禁忌证，产前检出此类病例可建议终止妊娠；经典型右室双出口（主动脉瓣下型室间隔缺损）手术预后相对较好，随着心脏外科手术水平的进步，新生儿右室双出口手术存活率近年来有所提高。鉴于胎儿右室双出口病理分型复杂，预后不一，孕妇应对胎儿病情进行充分的咨询和个体化评估后再进行优生选择。

※ 小贴士

本病例孕妇首次中孕期检查即发现了右室双出口，可见超声心动图发现右室双出口并不困难。超声检查能清楚显示房室连接，心室 - 大动脉连接关系及两支大动脉的相对位置及走行变化，同时可观察有无其他心内外畸形存在。但右室双出口的鉴别诊断不容忽视，需要与法洛四联症及大动脉转位进行鉴别。检查时应注意在右室流出道切面的基础上进行动态扫查。

作者：王　瑜
单位：湖北医药学院附属襄阳市第一人民医院超声影像科

第六节　胎儿主动脉缩窄及主动脉弓离断

▌病例 1

※ 病例摘要

基本信息　孕妇，28 岁，G1P0，超声孕周 27^{+2} 周

主诉　外院中孕期系统筛查提示"左心发育不良，室间隔缺损，主动脉弓离断可能"。

现病史　早孕期超声检查 NT：0.9 mm，唐氏筛查提示 21，18，13- 三体均为低风险，孕妇血压、血糖测值均正常。中孕期（24 周）胎儿系统筛查提示"左心发育不良，室间隔缺损，主动脉弓离断可能"。

既往史　既往体健，否认高血压、糖尿病等基础疾病及传染病史。

家族史　否认先天性心脏病及其他遗传性疾病家族史。

其他危险因素　孕早期有感冒病史，未服用药物。有孕早期入住新装修房屋病史。否认其他特殊环境接触史。丈夫有少量吸烟饮酒史。

※ 初步诊断

胎儿先天性心脏病。

※ 胎儿超声心动图

内脏正位，胃泡位于左侧腹，腹主动脉位于脊柱左前方，下腔静脉位于脊柱右前方（图 6-6-1）。四腔心切面二维超声提示心房腔内未见房间隔结构，呈单一心房腔，心房两侧壁分别可见一支肺静脉汇入，心房左侧后壁可见上腔静脉回流，提示心房不定位（图 6-6-2）；心室右袢，左右心室不对称，左室容积明显偏小，二尖瓣瓣叶回声增强，未见瓣叶启闭活动，三尖瓣形态活动尚可（图 6-6-3）；流出道切面示主动脉瓣下见一宽约 0.45 cm 连续中断，主动脉大部分起自右室，骑跨于室间隔残端，骑跨约 70%，肺动脉起自右室（图 6-6-6）；四腔心切面彩色多普勒提示心房腔内呈一混合花色血流，室间隔连续中断处可见过隔分流信号；二尖瓣位未见跨瓣血流，三尖瓣口收缩期右房侧见中量反流信号（图 6-6-4，图 6-6-5）。主动脉弓长轴切面示升主动脉及主动脉弓走行僵硬，内径细窄（图 6-6-7）。

※ 超声提示

胎儿复杂先天性心脏病：①单心房，心房不定位；②左室发育不良，功能性单心室（右室型）；③二尖瓣重度狭窄或闭锁，三尖瓣中度反流；④室间隔缺损；⑤右室双出口；⑥主动脉弓缩窄。

※ 妊娠结局

考虑到产后手术预后较差，孕妇及家属于检查后终止妊娠。

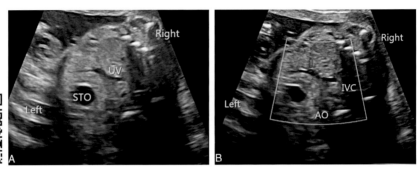

A. 胃泡位于左侧腹腔，肝脏位于右侧腹腔；B. 腹主动脉位于脊柱左前方，下腔静脉位于脊柱右前方（STO：胃泡；UV：脐静脉；AO：腹主动脉；IVC：下腔静脉）

图 6-6-1　腹部横切面显示内脏正位

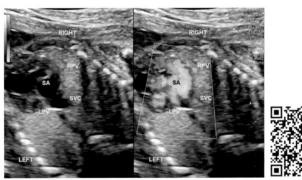

心房呈单一心房腔，未见明显房间隔结构；心房两侧壁分别可见一支肺静脉回流，心房左侧后壁可见上腔静脉回流（心房不定位）（SA：单心房；RPV：右肺静脉；LPV：左肺静脉；SVC：上腔静脉）

图 6-6-2　四腔心切面

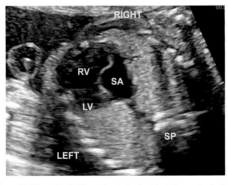

心房腔内未见房间隔结构，呈单一心房腔；左右心室不对称，左室容积明显偏小；二尖瓣瓣叶回声增强，未见瓣叶启闭活动，三尖瓣瓣叶活动正常（SA：单心房；RV：右心室；LV：左心室；SP：脊柱）

图 6-6-3　四腔心切面二维超声图

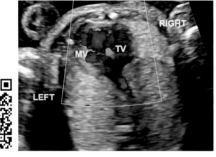

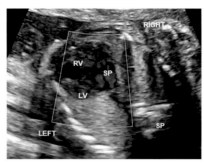

三尖瓣中量反流信号，二尖瓣位未见跨瓣血流（MV：二尖瓣；TV：三尖瓣）

图 6-6-4 四腔心切面 CDFI

心房腔内呈一混合花色血流，室间隔连续中断处可见过隔血流；二尖瓣位未见跨瓣血流（SA：单心房；RV：右心室；LV：左心室；SP：脊柱）

图 6-6-5 四腔心切面 CDFI

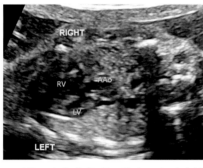

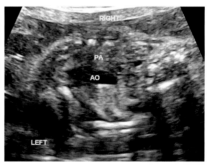

A. 左、右心室不对称，左室容积明显偏小；主动脉瓣下室间隔缺损，主动脉大部分起自右室，骑跨于残端，骑跨率约 70%；B. 肺动脉起自右室（RV：右心室；LV：左心室；AAo：升主动脉）

图 6-6-6 流出道切面

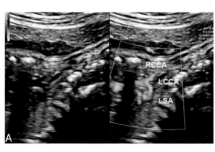

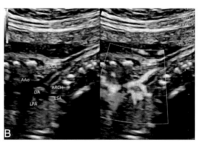

A. 升主动脉及主动脉弓走行僵硬，内径细窄；主动脉弓上分支正常；B. 导管弓粗大，峡部及弓降部未见缩窄（RCCA：右颈总动脉；LCCA：左颈总动脉；LSA：左锁骨下动脉；AAo：升主动脉；DA：动脉导管；LPA：左肺动脉；ARCH：主动脉弓）

图 6-6-7 主动脉弓长轴切面及动脉导管弓长轴切面

┃病例 2

※ 病例摘要

基本信息 孕妇，26 岁，G3P1A1，超声孕周 24^{+5} 周

主诉 外院行中孕期超声系统筛查发现心脏结构异常：可疑室间隔缺损，主动脉内径稍窄。

现病史 早孕期超声检查 NT：1.2 mm。唐氏筛查提示 21，18，13- 三体均为低风险。孕妇血压、血糖测值均正常。中孕期超声系统筛查提示胎儿心脏结构异常：可疑室间隔缺损，主动脉内径稍窄。

既往史 现孕第 3 胎，自然怀孕。第 1 胎因个人原因行人工流产，第 2 胎现 7 岁，体健。既往体健，无高血压、糖尿病、传染病等病史。

家族史 否认先天性心脏病及其他遗传性疾病家族史。

其他危险因素 孕 2 个月有感冒病史，未服用药物。否认特殊环境接触史。丈夫为建筑工人，有油漆等接触史。丈夫无吸烟饮酒史。

※ 初步诊断

胎儿先天性心脏病：室间隔缺损？

※ 胎儿超声心动图

内脏、心房正位（图 6-6-8），心室右袢，房室连接一致，心室 - 大动脉连接一致。四腔心切面示心房正位，心室右袢，房室瓣活动良好（图 6-6-9）。左室流出道切面示室间隔上段、左室流出道近主动脉瓣下可见一宽约 0.37cm 连续中断，该连续中断处可见双向分流信号（图 6-6-10）。右室流出道切面示肺动脉起自右室，肺动脉主干明显增宽（图 6-6-11）；三血管切面示自左向右排列顺序正常，内径比例失调，主动脉弓及导管弓均位于气管左侧（图 6-6-12）；主动脉依次发出无名动脉、左颈总动脉及左锁骨下动脉后，主动脉弓降部与降主动脉之间连续性中断，呈一盲端（图 6-6-13）；导管弓走行正常，管腔未见缩窄（图 6-6-14）。

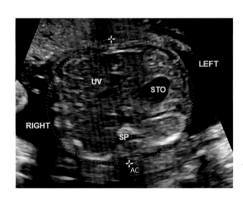

内脏位置正常；胃泡位于左侧腹腔，肝脏位于右侧腹腔（UV：脐静脉；STO：胃泡；SP：脊柱）

图 6-6-8 腹部横切面

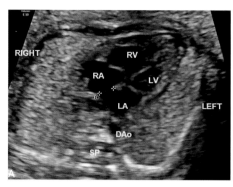
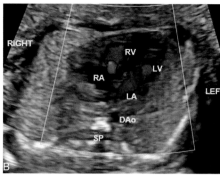

A.心房正位，心室右袢，房室瓣活动良好；房间隔中部可见卵圆瓣摆动于左房侧；B.房室瓣口血流正常（LA：左心房；RA：右心房；LV：左心室；RV：右心室；DAo：降主动脉；SP：脊柱）

图 6-6-9 四腔心切面

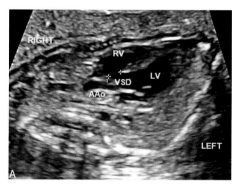
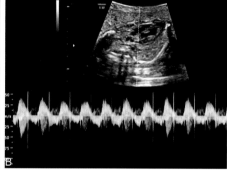

A.室间隔上段、左室流出道近主动脉瓣下可见一宽约 0.37cm 连续中断；B.室间隔连续中断处可见过隔双向分流信号（RV：右心室；LV：左心室；VSD：室间隔缺损；AAo：升主动脉）

图 6-6-10 左室流出道切面显示室间隔缺损

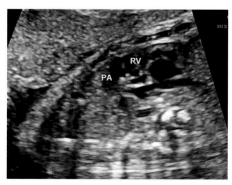

肺动脉起自右室，肺动脉主干明显增宽（RV：右心室；PA：肺动脉）

图 6-6-11 右室流出道切面显示肺动脉增宽

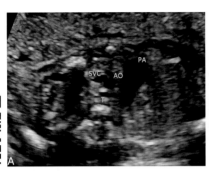
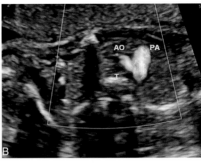

三血管切面二维（A）及CDFI（B）提示自左向右依次为肺动脉、主动脉及上腔静脉，排列顺序正常，内径比例失调。主动脉弓及导管弓均位于气管左侧（PA：肺动脉；AO：主动脉；SVC：上腔静脉；T：气管）

图6-6-12　三血管切面显示三血管内径比例失调

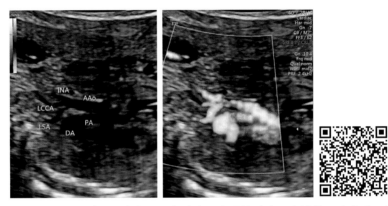

二维及彩色多普勒声像图提示主动脉依次发出无名动脉、左颈总动脉及左锁骨下动脉后，主动脉弓降部与降主动脉之间连续性中断，呈一盲端显示（AAo：升主动脉；INA：无名动脉；LCCA：左颈总动脉；LSA：左锁骨下动脉；PA：肺动脉；DA：动脉导管）

图6-6-13　主动脉弓切面显示主动脉弓连续性异常

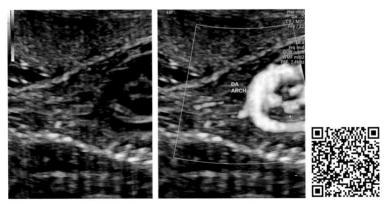

导管弓走行正常，管腔未见缩窄（DA ARCH：动脉导管弓）

图6-6-14　动脉导管弓切面

※ 超声提示

胎儿复杂先天性心脏病：主动脉弓离断（A 型）；室间隔缺损；肺动脉主干增宽。

※ 妊娠结局

孕妇于 36⁺⁴ 周行剖宫产娩出一男婴，体重 2.55 kg，第 1、5 分钟 Apgar 评分分别为 7 分、7 分。

※ 出生后超声心动图

出生后第 6 天，患儿行超声心动图检查：胸骨旁左心长轴切面及心尖四腔心切面示全心增大（图 6-6-15）；心尖四腔心切面示三尖瓣口收缩期右房侧见大量反流信号，反流峰速 4.7 m/s，压差 87 mmHg（图 6-6-16），二尖瓣口收缩期左房侧见大量反流信号；剑下四腔心切面示房间隔中央卵圆窝处可见宽约 0.7cm 连续中断，连续中断处可见右向左分流信号（图 6-6-17）；大动脉短轴切面示肺动脉瓣下室间隔见宽约 0.7 cm 连续中断及双向过隔分流信号（图 6-6-18）；高位肺动脉分叉切面示降主动脉与左肺动脉之间见一宽约 0.7 cm 粗大动脉导管未闭，导管内可见连续性右向左分流信号（图 6-6-19）；胸骨上窝主动脉弓切面示主动脉弓远端发出三分支后，未与降主动脉相延续，主动脉弓远端可见双向血流信号（图 6-6-20）。

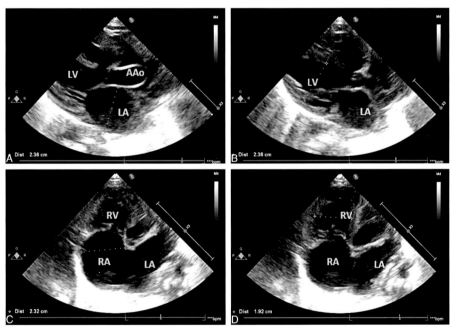

胸骨旁左心长轴切面（A、B），心尖四腔心切面（C、D），提示患儿全心增大（AAo：升主动脉；LA：左心房；LV：左心室；RA：右心房；RV：右心室）

图 6-6-15　出生后第 6 天超声心动图

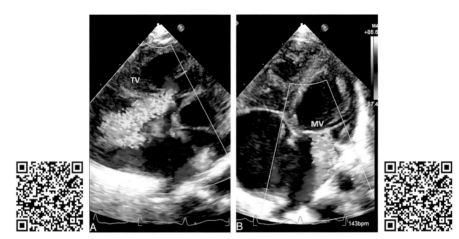

房室瓣口（A.三尖瓣，B.二尖瓣）收缩期心房侧均见大量反流信号（TV：三尖瓣；MV：二尖瓣）

图 6-6-16　出生后心尖四腔心切面

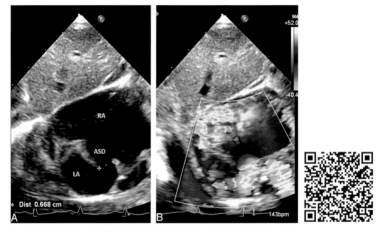

房间隔中央卵圆窝处连续中断（A），连续中断处可见右向左分流信号（B）（ASD：房间隔缺损；RA：右心房；LA：左心房）

图 6-6-17　出生后剑下四腔心切面

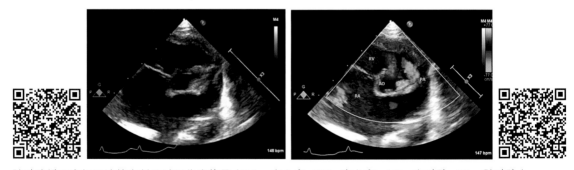

肺动脉瓣下室间隔连续中断及过隔分流信号（RA：左心房；RV：右心室；AO：主动脉；PA：肺动脉）

图 6-6-18　出生后大动脉短轴切面

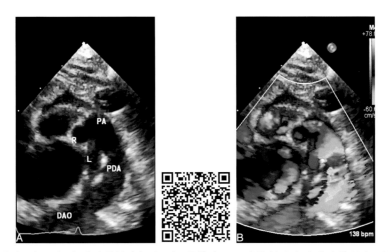

降主动脉与左肺动脉之间见粗大动脉导管未闭（A），导管内可见连续性右向左分流信号（B）（PA：肺动脉；R：右肺动脉；L：左肺动脉；PDA：动脉导管未闭；DAo：降主动脉）

图 6-6-19 出生后高位肺动脉分叉切面

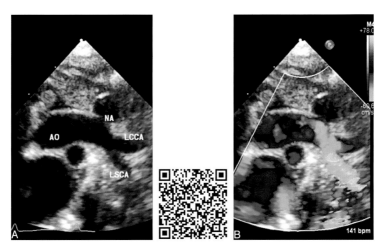

主动脉弓远端发出三分支后，未与降主动脉相延续（A）；主动脉弓远端可见双向血流信号（B）（AO：升主动脉；INA：无名动脉；LCCA：左颈总动脉；LSA：左锁骨下动脉）

图 6-6-20 出生后胸骨上窝主动脉弓切面

※ 临床诊断

复杂先天性心脏病：①主动脉弓离断（A型）；②粗大动脉导管未闭（右向左分流）；③室间隔缺损（干下型，双向分流）；④房间隔缺损（中央型，右向左分流）；⑤肺动脉增宽并肺高压；⑥三尖瓣重度关闭不全；⑦二尖瓣重度关闭不全。

※ 分析讨论

◆ 主动脉弓及分支的胚胎发育

胚胎发育期一共可出现 6 对鳃动脉弓，在正常发育过程中，第 1、2、5 对鳃动脉弓相继消失；第 3 对鳃动脉弓形成颈总动脉和一部分颈内动脉；第 4 对鳃动脉弓左侧形成主动脉弓，右侧形成头臂干和右锁骨下动脉干；第 6 对鳃动脉弓右侧形成肺动脉，左侧形成动脉导管或动脉导管韧带。若上述鳃动脉弓在发育过程中发生异常，可形成各种主动脉弓先天发育异常，包括主动脉弓位置和数目异常、主动脉弓离断、主动脉缩窄等，常伴有心内心外畸形。

◆ 主动脉缩窄及主动脉弓离断的病理概况

主动脉弓包括横弓和峡部两部分。主动脉缩窄指主动脉弓部狭窄，多发生于主动脉峡部。可分两类：①局限性狭窄，多发生于动脉导管或导管韧带处；②管状狭窄，可累及一段主动脉弓，多发生在主动脉弓远端及峡部之间。主动脉缩窄多为渐进性，可随孕期逐渐加重。

主动脉弓离断是指升主动脉与降主动脉之间管腔的连续性中断，降主动脉血流由动脉导管供应，是一种罕见先天性心脏大血管畸形，约占先天性心脏病 1%，多由于胚胎发育时第 4 对主动脉弓异常退化造成。单纯主动脉弓离断少见，室间隔缺损和动脉导管未闭是最常见的心内合并畸形，被称为主动脉弓离断三联症（Steidele 综合征），也可合并共同动脉干、大动脉转位、主肺动脉间隔缺损、右位主动脉弓等畸形。

主动脉弓离断目前多采用 Celoria-Patton 分型法，根据离断的部位不同分为：A 型即中断部位在左锁骨下动脉起始部远端；B 型即中断部位在左颈总动脉与左锁骨下动脉之间（最为常见）；C 型即中断部位在无名动脉与左颈总动脉之间，左颈总动脉与左锁骨下动脉均起自降主动脉。根据右锁骨下动脉起源，分为三型：1 型即右锁骨下动脉起自无名动脉，2 型即右锁骨下动脉起自降主动脉，3 型即右锁骨下动脉起自右肺动脉。

◆ 主动脉弓异常的产前超声诊断要点

胎儿主动脉弓异常在产前超声心动图心底三血管切面特异性表现：主动脉弓、肺动脉主干、上腔静脉位置及数目、三血管内径比例及血流方向的异常。

1. 胎儿期心脏血流动力学改变与主动脉弓离断相关

室间隔缺损是主动脉弓离断最常见的伴发心脏畸形。主动脉弓离断合并心内结构畸形，使得心室血流重新分布。左室血流分流至右室，增加经动脉导管至降主动脉的血流，同时减少至升主动脉及主动脉弓的血流，影响主动脉弓的发育，升主动脉较细，而肺动脉主干明显增宽，主、肺动脉内径比例失调。由于血流重新分布，四腔心显示右心增大，左心缩小，左右心比例失调。

2. 主动脉弓异常时升主动脉及主动脉弓特征性切面及图像特点

主动脉弓离断或主动脉缩窄时，升主动脉延伸至主动脉弓及分支多走行僵硬，主动脉弓离断时多向头侧直行，失去正常形态，是重要的形态学改变特征。通常利用三血管切面、主动脉弓长轴切面，可显示主动脉与降主动脉间连续中断、主动脉弓降部及峡部管径狭窄。

正常三血管切面从左至右、从前到后依次为肺动脉主干和动脉导管弓、主动脉弓、上腔静脉。主动脉弓及动脉导管弓在降主动脉呈"V"形汇合。三血管切面主动脉弓离断特有征象，即主动脉弓与动脉导管弓共同形成的"V"形结构消失，显示升主动脉血流与降主动脉血流不连续，但无法判断主动脉弓离断具体位置。主动脉缩窄三血管切面"V"形结构尚可显示，但主动脉弓与肺动脉主干及导管弓内径比例明显失调，部分可见主动脉弓血流加速。

正常主动脉弓长轴切面呈"拐杖状"，主动脉弓向头侧自右向左依次发出分支，即无名动脉、左颈总动脉、左锁骨下动脉。动脉导管弓长轴切面呈"曲棍球棒状"，弯曲弧度小于主动脉弓，向下发出左、右肺动脉及动脉导管，头侧无分支发出。正常主动脉弓长轴切面可显示主动脉弓峡部与动脉导管及降主动脉的连接，主动脉弓离断时该切面不能显示主动脉弓与降主动脉之间的连接，同时通过长轴切面主动脉弓上分支起源确定分型。主动脉缩窄时长轴切面可显示弓降部之间的连接，但升主动脉及主动脉弓走行僵硬，内径狭窄。

但由于主动脉弓离断常伴有肺动脉明显增宽及升主动脉纤细，或主动脉弓走行僵硬扭曲，均可影响主动脉弓的显示，易与主动脉弓缩窄混淆，可通过变换扫查方向多切面观察主动脉弓延续。

3.粗大导管的持续存在及分流

主动脉弓离断/缩窄时，主要由动脉导管供应降主动脉血流，是一种动脉导管依赖性心脏病。极少数无动脉导管或产后动脉导管闭合后，降主动脉由侧支循环供血，病情危急，预后差。因此，胎儿期主动脉弓离断/缩窄多合并粗大动脉导管，出生后多合并动脉导管未闭。

4.可合并多种类型的大血管畸形及心外畸形

由于存在动脉弓胚胎发育异常，主动脉弓离断或主动脉缩窄可合并多种类型的大血管畸形，同时可合并多种心内结构畸形，包括单心室、右室双出口、房室间隔缺损等。同时可合并多种心外畸形，包括中枢神经系统畸形、胸腺发育畸形。

※ 小贴士

主动脉弓离断/缩窄时，以三血管切面、主动脉弓长轴切面为主要诊断切面，升主动脉及主动脉弓、分支走行僵硬，失去正常形态，主动脉与降主动脉间连续中断、主动脉弓降部及峡部管径狭窄是重要的形态学改变特征。

由于存在动脉弓胚胎发育异常，主动脉弓离断/缩窄多合并室间隔缺损及动脉导管增宽，出生后主要以动脉导管供应降主动脉血流。同时可合并多种类型的心内结构及大血管畸形。

作者：洪　柳，谢明星
单位：华中科技大学同济医学院附属协和医院超声影像科

第七节　胎儿主肺动脉共干

病例 1

※ 病例摘要

基本信息　28 岁孕妇，G1P0，临床孕周 22^{+6} 周。

主诉　外院行胎儿中孕期超声系统筛查时提示心脏结构异常。

现病史 早孕期超声检查 NT：1.9 mm。唐氏筛查提示 21，18，13- 三体均为低风险。孕妇血压、血糖测值均正常。中孕期超声系统筛查时提示心脏四腔及大血管结构异常。

既往史　现孕第 1 胎，自然受孕。既往体健，无高血压、糖尿病、传染病等病史。

家族史　否认先天性心脏病及其他遗传性疾病家族史。

其他危险因素　孕早期有数次感冒病史，未服用药物。否认特殊环境接触史。丈夫有少量饮酒史。

※ 临床初步诊断

胎儿先天性心脏病。

※ 胎儿超声心动图

内脏正位，心轴明显左偏（心轴 89.6°，图 6-7-1），心房正位，心室右袢，房室连接一致。四腔心切面二维超声图像显示室间隔上段见一宽约 0.53 cm 的连续中断（图 6-7-2）。心室流出道切面二维超声图像显示心底仅见单支大动脉发出，骑跨于室间隔残端（图 6-7-3）。心底大血管切面二维及 CDFI 显示心底仅见单支大动脉发出且仅一组动脉瓣（图 6-7-4），可见短小肺动脉干起自共干动脉，而后发出左、右肺动脉分支（图 6-7-4，图 6-7-5）。三血管切面显示共干动脉发出肺动脉短干后，延续为主动脉弓走行于气管右侧（图 6-7-6A）；左锁骨下动脉起自降主动脉，绕气管后方向左肩部走行（图 6-7-6B）。

※ 超声提示

胎儿复杂先天性心脏病：①主肺动脉共干（Ⅰ型）；②大室间隔缺损；③右位主动脉弓并迷走左锁骨下动脉。

※ 妊娠结局

考虑到胎儿预后不良，孕妇及家属决定终止妊娠。

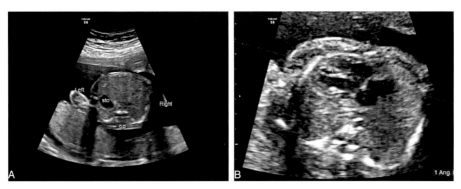

腹部横切面（A）显示胎儿内脏正位，四腔心切面（B）显示心轴明显左偏（89.6°）（STO：胃泡；SP：脊柱）

图 6-7-1　腹部横切面及四腔心切面二维超声图

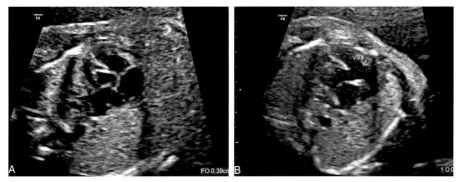

A. 心房正位，心室右祥；B. 室间隔上段见宽约 0.53 cm 连续中断（FO：卵圆孔；VSD：室间隔缺损）

图 6-7-2　四腔心切面二维超声图

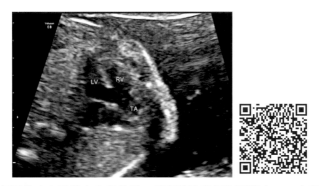

仅见一组动脉瓣活动，仅见单支大动脉自心室发出，并骑跨于室间隔残端（LV：左室；RV：右室；TA：共干大动脉）

图 6-7-3　心室流出道切面二维超声图

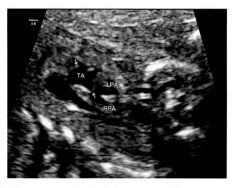

单组动脉瓣活动（向下箭头）；可见短小肺动脉干（向上箭头）起自共干动脉，而后发出左、右肺动脉分支（TA：共干大动脉；LPA：左肺动脉；RPA：右肺动脉）

图 6-7-4　心底大血管切面二维超声图

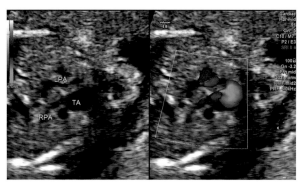

短小肺动脉干起自共干动脉，随后发出左右肺动脉分支（TA：共干大动脉；LPA：左肺动脉；RPA：右肺动脉）

图 6-7-5　心底大血管切面二维超声及 CDFI

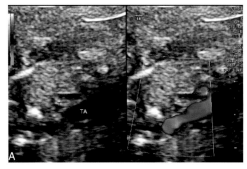

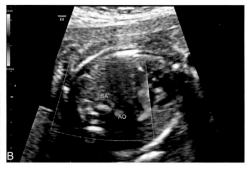

A. 共干动脉发出肺动脉短干后，延续为主动脉弓走行于气管右侧；B. 左锁骨下动脉起自降主动脉，经气管后方向左肩部走行（TA：共干大动脉；T：气管；AO：降主动脉；LSA：左锁骨下动脉）

图 6-7-6　心底大血管切面二维超声及 CDFI

病例 2

※ 病例摘要

基本信息　孕妇，25 岁，G1P0，临床孕周 23^{+5} 周。

主诉　外院行胎儿中孕期超声系统筛查时提示心脏结构异常。

孕期检查　早孕期超声检查 NT 1.8 mm。外周血无创 DNA 提示 21，18，13- 三体均为低风险。孕妇血压、血糖测值均正常。

既往史　现孕第 1 胎，自然受孕。既往体健，无高血压、糖尿病、传染病等病史。

家族史　否认先天性心脏病及其他遗传性疾病家族史。

其他危险因素　孕早期有短暂感冒病史，未服用药物。有新房装修入住史。丈夫有少量饮酒史。

※ 初步诊断

胎儿先天性心脏病。

※ 胎儿超声心动图

腹部横切面二维超声显示内脏不定位，胃泡位于左侧腹，腹主动脉位于脊柱正前方，下腔静脉未显示，腹主动脉左侧见一扩张的静脉回声（半奇静脉）（图 6-7-7A）；四腔心切面二维超声显示心脏主要位于左侧胸腔，心房呈单一心房腔，未见明显房间隔结构及卵圆瓣活动，心室右祥，左、右心室比例失调，胸降主动脉左侧见一静脉回声（半奇静脉）（图 6-7-7B）。单一心房腔左侧后壁可见左、右侧肺静脉汇入（图 6-7-8）单心房与左右心室通过单组房室瓣（共同房室瓣）相连，房间隔及室间隔上段结构（十字交叉结构）消失（图 6-7-9A）；共同房室瓣闭合不良，瓣口收缩期心房侧见中量反流信号（图 6-7-9B）。流出道切面二维图像显示心底仅见单支大动脉发出，骑跨于室间隔残端（图 6-7-10）。三血管切面二维超声显示心底仅见单支大动脉，动脉弓位于气管右侧；左肺动脉左侧见一静脉血管（无名静脉），无名静脉血流自右向左汇入左上腔静脉，右侧上腔静脉缺如；胸降主动脉左侧见半奇静脉伴行，左肺动脉起自大动脉后壁（图 6-7-11A）；右肺动脉起自大动脉后侧壁（图 6-7-11B）。三血管切面 CDFI 显示主动脉弓位于气管右侧，降主动脉位于气管右后方，左锁骨下动脉绕气管后方向左肩部走行；因右上腔静脉缺如，无名静脉汇入左侧上腔静脉，无名静脉与左锁骨下动脉血流同向（图 6-7-12）。主动脉弓长轴切面显示半奇静脉与腹主动脉伴行（图 6-7-13A）；腹部横切面二维图像显示半奇静脉位于腹主动脉左侧，上行汇入左上腔静脉；未见下腔静脉汇入右房（图 6-7-13B）。

※ 超声提示

胎儿复杂先天性心脏病：①完全型心内膜垫缺损，共同房室瓣轻 - 中度反流；②主肺动脉共干（Ⅱ型）；③功能性单心室；④下腔静脉离断，半奇静脉扩张；⑤永存左位上腔静脉（右侧上腔静脉缺如）；⑥右位主动脉弓。综上所述，考虑胎儿左房异构综合征可能。

※ 妊娠结局

考虑到胎儿预后不佳，孕妇及家属决定终止妊娠。

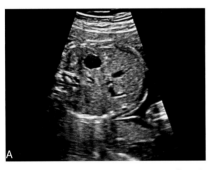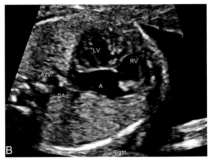

A. 内脏不定位，胃泡位于左侧腹，腹主动脉位于脊柱正前方，下腔静脉未显示，腹主动脉左侧见一扩张的静脉回声（半奇静脉）；B. 心脏主要位于左侧胸腔，心尖指向左侧，心房呈单一心房腔，未见明显房间隔结构及卵圆瓣活动，心室右袢，左、右心室比例失调，胸降主动脉左侧见一静脉回声（半奇静脉）（LV：左室；RV：右室；A：心房腔；DAo：降主动脉；AzV：半奇静脉）

图 6-7-7　腹部横切面及四腔心切面二维超声图

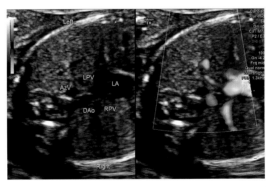

单一心房腔左侧后壁可见左、右侧肺静脉汇入，胸降主动脉左侧可见一静脉（半奇静脉）（LA：左房；DAo：降主动脉；AzV：半奇静脉；LPV：左肺静脉；RPV：右肺静脉）

图 6-7-8　四腔心切面二维及 CDFI

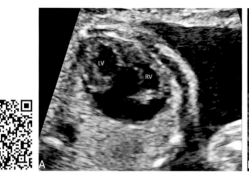
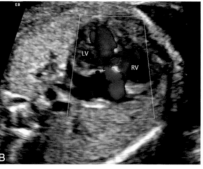

A. 单心房与左右心室通过单组房室瓣（共同房室瓣）相连，房间隔及室间隔上段结构（十字交叉结构）消失；
B. 共同房室瓣闭合不良，瓣口收缩期心房侧见中量反流信号（LV：左心室；RV：右心室）

图 6-7-9　四腔心切面 CDFI

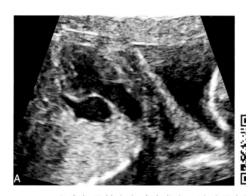

心底仅见单支大动脉发出，骑跨于室间隔

图 6-7-10　流出道切面二维超声图

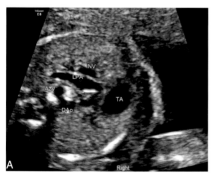

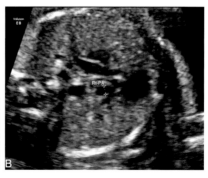

A. 心底仅见单支大动脉，动脉弓位于气管右侧；左肺动脉起自大动脉后壁；左肺动脉左侧见一静脉血管（无名静脉），无名静脉血流自右向左汇入左上腔静脉，右侧上腔静脉缺如；胸降主动脉左侧见半奇静脉伴行；
B. 右肺动脉起自大动脉后侧壁（TA：共干大动脉；LPA：左肺动脉；RPA：右肺动脉；INV：无名静脉；DAo：降主动脉；AzV：半奇静脉；T：气管）

图 6-7-11　三血管切面二维超声图

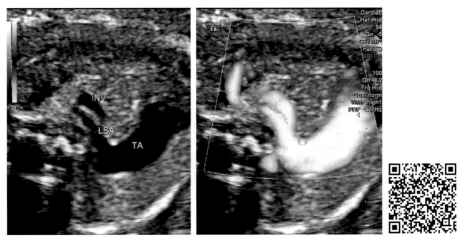

主动脉弓位于气管右侧，降主动脉位于气管右后方，左锁骨下动脉绕气管后方向左肩部走行；因右上腔静脉缺如，无名静脉汇入左侧上腔静脉，无名静脉与左锁骨下动脉血流同向（TA：共干大动脉；LSA：左锁骨下动脉；INV：无名静脉）

图 6-7-12　三血管切面 CDFI

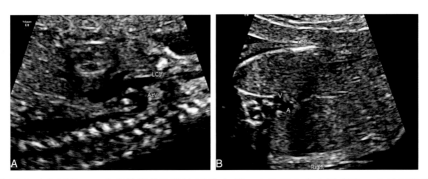

A.半奇静脉与腹主动脉伴行；B.半奇静脉位于腹主动脉左侧，上行汇入左上腔静脉；未见下腔静脉汇入右房（AzV：半奇静脉；LCV：左上腔静脉；A：降主动脉；V：半奇静脉）

图 6-7-13　主动脉弓长轴切面及腹部横切面二维超声图

病例 3

※ 病例摘要

基本信息　孕妇，26 岁，G1P0，临床孕周 22^{+2} 周。

主诉　外院行胎儿中孕期超声系统筛查时提示心脏结构异常"室间隔缺损及永存动脉干"。

孕期检查　早孕期超声检查 NT：1.4 mm。外周血无创 DNA 提示 21，18，13- 三体均为低风险。孕妇血压、血糖测值均正常。中孕期超声系统筛查时提示心脏结构异常"室间隔缺损及永存动脉干"。

既往史　现孕第 1 胎，自然受孕。既往体健，无高血压、糖尿病、传染病等病史。

家族史　否认先天性心脏病及其他遗传性疾病家族史。

其他危险因素　否认孕期疾病及用药史。否认特殊环境接触史。丈夫无吸烟饮酒史。

※ 初步诊断

胎儿先天性心脏病：永存动脉干？

※ 胎儿超声心动图

内脏正位、心尖指向左侧。四腔心切面二维超声显示心房正位、心室右袢，房室续接一致；室间隔上段见宽约 0.57 cm 连续中断（图 6-7-14）。四腔心切面 CDFI 显示左心房后壁可见左、右肺静脉回流；心房后方可见一血管自降主动脉发出向右侧延伸（图 6-7-15）。三血管切面二维超声仅见单支大动脉，动脉弓位于气管左侧（图 6-7-16）。心底大血管切面二维超声显示左肺动脉起自大动脉左侧壁，且导管起自左肺动脉（图 6-7-17），右肺动脉起自降主动脉右侧壁，绕气管后方向右侧肺门走行（图 6-7-18）。

※ 超声提示

胎儿复杂先天性心脏病：①主肺动脉共干（III 型）；②大室间隔缺损。

※ 妊娠结局

考虑到胎儿预后不佳，孕妇及家属决定终止妊娠。

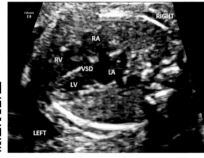

心房正位，，心室右袢，房室续接一致；室间隔上段见宽约 0.57 cm 连续中断（LA：左心房；RA：右心房；LV：左心室；RV：右心室；VSD：室间隔缺损）

图 6-7-14　四腔心切面二维超声图

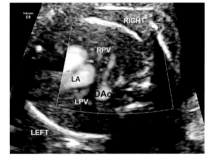

左心房后壁可见左、右肺静脉回流；心房后方可见一血管自降主动脉发出向右侧延伸（LA：左心房；RPV：右肺静脉；LPV：左肺静脉；DAo：降主动脉）

图 6-7-15　四腔心切面 CDFI

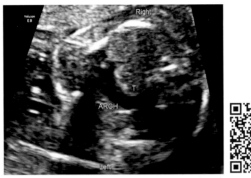

仅单支大动脉起自心室腔，大动脉弓位于气管左侧（ARCH：动脉弓；T：气管）

图 6-7-16　三血管切面二维超声图

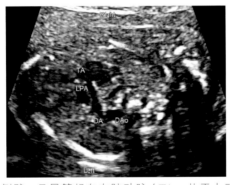

左肺动脉起自大动脉左侧壁，且导管起自左肺动脉（TA：共干大动脉；LPA：左肺动脉；DA：动脉导管；DAo：降主动脉）

图 6-7-17　心底大血管切面二维超声图

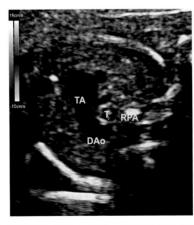
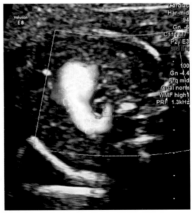

右肺动脉起自降主动脉右侧壁，绕气管后方延伸至右肺（T：气管；TA：共干大动脉；RPA：右肺动脉；DAo：降主动脉）

图 6-7-18　心底大血管切面二维及 CDFI

▎病例 4

※ **病例摘要**

基本信息 孕妇，33 岁，G4P0A3，临床孕周 29^{+4} 周

主诉 外院行中孕期超声系统筛查时提示室间隔缺损、肺动脉闭锁、侧支循环形成、右位主动脉弓。

孕期检查 早孕期超声检查 NT：1.2 mm。唐氏筛查提示 21，18，13- 三体均为低风险。孕妇孕期心电图示窦性心动过速、频发房早；妊娠高血糖，高血压；贫血。

既往史 第 1 胎因个人原因行人工流产，第 2 胎、第 3 胎宫外孕，现孕第 4 胎 IVF。否认其他基础疾病及传染病史。

家族史 否认先天性心脏病及其他遗传性疾病家族史。

其他危险因素 怀孕 3 个月左右感冒、咳嗽，未服药；梅毒抗体（＋）。否认特殊环境接触史。丈夫无吸烟饮酒史。

※ **初步诊断**

胎儿先天性心脏病：室间隔缺损、肺动脉闭锁？

※ **胎儿超声心动图**

内脏正位，心房正位，心室右袢，房室续接一致（图 6-7-19，图 6-7-20A）。心室流出道切面显示室间隔上段见宽约 0.69 cm 连续中断；心底仅见单支大动脉发出，骑跨于室间隔残端（图 6-7-20B）。三血管切面显示仅见单支大动脉，动脉弓位于气管右侧；于动脉弓近降主动脉处发出右肺动脉，血流自动脉弓反向灌注右肺动脉（图 6-7-21）。心底大血管切面及主动脉弓长轴切面彩色多普勒图像显示降主动脉左侧壁发出左肺动脉，进入左肺（图 6-7-22）。

※ **超声提示**

胎儿复杂先天性心脏病：①主肺动脉共干（IV 型）；②大室间隔缺损；③右位主动脉弓。

※ **妊娠结局**

考虑到胎儿预后不佳，孕妇及家属决定终止妊娠。

※ **分析讨论**

◆ 永存动脉干胚胎发育及分型

胎儿永存动脉干（persistent truncus arteriosus，PTA）是由原始心球和动脉干的发育异常所致，是一种罕见的先天性心血管畸形，占先天性心脏病的 0.4%~1%。PTA 是一种预后极差的致死性心脏大血管畸形，半年生存率低于 40%，1 年生存率低于 20%。

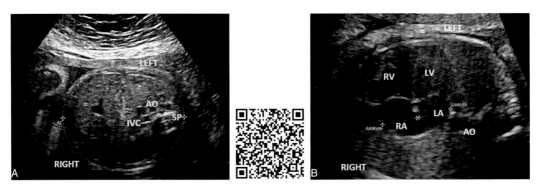

A. 内脏正位，腹部大血管位置正常；B. 四腔心切面显示心尖指向左侧，心房正位，心室右袢，房室续接一致（AO：降主动脉；IVC：下腔静脉；SP：脊柱；LA：左心房；RA：右心房；LV：左心室；RV：右心室）

图 6-7-19　腹部横切面及四腔心切面二维超声图

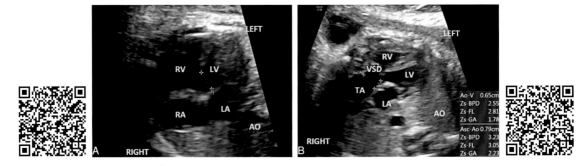

A. 心房正位，心室右袢，房室续接一致，室间隔上段可见一宽约 0.69 cm 连续中断；B. 室间隔上段见连续中断；心底仅见单支大动脉发出，骑跨于室间隔残端（VSD：室间隔缺损；LA：左心房；RA：右心房；LV：左心室；RV：右心室；TA：共干大动脉）

图 6-7-20　四腔心切面及左室流出道切面二维超声图

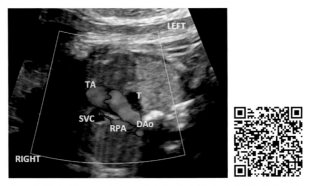

仅见单支大动脉，动脉弓位于气管右侧；于动脉弓近降主动脉处发出右肺动脉，血流自动脉弓反向灌注右肺动脉（TA：共干大动脉；RPA：右肺动脉；SVC：上腔静脉；DAo：降主动脉；T：气管）

图 6-7-21　三血管切面 CDFI

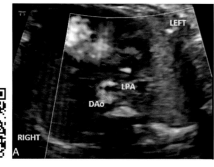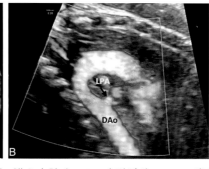

降主动脉左侧壁发出左肺动脉（黑色向下箭头），进入左肺（LPA：左肺动脉；DAo：降主动脉）

图 6-7-22　心底大血管切面及主动脉弓长轴切面 CDFI

胚胎时期，原始心管的伸长与褶曲形成心襻，心襻头部膨大即心球。心球膨大扭曲发育成原始右心室、圆锥与动脉干。圆锥与动脉干内壁的嵴状组织螺旋排列并对向生长，发育和融合形成圆锥动脉间隔。圆锥动脉间隔进一步发育最终形成左右室流出道，并分别连接主动脉和肺动脉。若上述发育过程出现异常则会导致圆锥动脉干畸形发生。

永存动脉干即胚胎发育期由于分隔动脉干螺旋纵隔严重缺损或未发生，动脉干未能被正常分隔成肺动脉和主动脉，肺动脉瓣下漏斗部缺如和肺动脉瓣部分或完全缺损，以单一大动脉出现。其主要特征：心底仅见单支明显增宽的大动脉，骑跨于室间隔，并伴有较大的室间隔缺损，体、肺循环及冠状动脉均起自动脉干，仅有一组半月瓣，动脉导管常缺如。

根据肺动脉从动脉干上起源不同（Collett，1949），可分为以下 4 种类型：Ⅰ 型，左右肺动脉通过一个短小的肺动脉主干起源于动脉干的近端，约占 48%；Ⅱ 型，左右肺动脉分别起自动脉干起始部的后壁，无肺动脉主干，两者开口较靠近，约占 29%；Ⅲ 型，左右肺动脉分别起自动脉干起始部两侧壁，约占 13%；Ⅳ 型，左、右肺动脉缺如，肺循环由起自降主动脉的支气管动脉供应，少数患者合并主动脉弓离断。

根据肺动脉起始部位与主动脉发育情况（Van Praagh，1965）分型。首先根据是否合并室间隔缺损，分为 A 型即伴有室间隔缺损，占绝大多数（96.5%），B 型即不伴有室间隔缺损。再以肺动脉起源不同分为：A_1 型，短小的肺动脉干起自动脉干的后侧壁，再分为左、右肺动脉，约占 50%；A_2 型，左、右肺动脉分别起自动脉干的后壁或两侧壁，占 25% ~ 30%；A_3 型，一侧肺动脉起自动脉干，另一侧肺动脉缺如（多为左肺动脉），缺如一侧肺由侧支循环或动脉导管供血，约占 8%；A_4 型，肺动脉分支起自动脉干；伴主动脉弓发育畸形，如主动脉缩窄或主动脉弓离断，降主动脉由动脉导管供血，约占 12%（图 6-7-23）。

◆ 永存动脉干胎儿超声心动图特点

胎儿超声心动图对 PTA 的诊断和分型具有重要意义。作为诊断胎儿 PTA 的临床首选检查手段，超声心动图可实时显示心腔结构、房室及大动脉连接关系、瓣膜活动、心功能及血流动

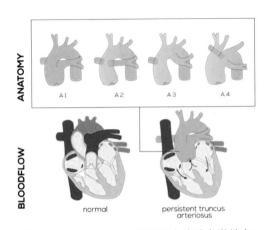

图 6-7-23　Van Praagh 分型及血流动力学特点

（图片引自 Van Praagh R,Van Praagh s. The anatomy of common aorticopulmonary trunk (truncus arteriosus communism) and its embryologic implications．A study of 57 necropsy cases. Am J Cardiol, 1965,16(3): 406-425.）

力学情况，及时做出准确诊断。但作为平面显像，在显示复杂型心脏畸形的空间结构方面存在局限性，对心室容积等心功能估测无法做出精确评估。此外，超声心动图对婴幼儿及成人 PTA 的心外大血管空间结构显示不如 MRI、CT、ACG(心血管造影)。

确诊 PTA 及其分型，须明确肺动脉的起源及其与动脉干的关系，寻找左、右肺动脉分支。应仔细扫查四腔心及流出道切面、三血管切面、大动脉长轴与短轴切面，其中最重要的是三血管气管切面，可明确主动脉、肺动脉的数目及位置关系等。三血管气管切面仅显示一支较粗大的动脉干和上腔静脉，动脉导管多缺如，提示大动脉数目及位置异常；大动脉长轴切面提示肺动脉分支及头臂分支均由动脉干发出。四腔心及心室流出道切面提示室间隔连续中断，流出道切面示左、右心室血流均经室间隔缺损射入动脉干，动脉干骑跨于室间隔残端。

◆ 鉴别诊断

永存动脉干应与主动脉瓣 / 主动脉闭锁、法洛四联症、肺动脉闭锁伴室间隔缺损、主 - 肺动脉窗等畸形进行鉴别。

胎儿主动脉闭锁及肺动脉主干闭锁均易误诊为 PTA。须认真观察三血管气管切面，二维超声结合彩色多普勒综合分析。其主要鉴别点在于流出道切面是否只有一根大动脉及动脉导管有无缺如，无室间隔缺损和大动脉骑跨；大动脉长轴切面是否肺动脉分支及头臂分支均由一根大动脉发出；结合三血管二维及彩色图像无导管或主动脉弓反向血流，即可确诊永存动脉干。

主动脉闭锁即胎儿主动脉瓣或主动脉近端主干闭锁，左室血流不能直接进入主动脉，主动脉由动脉导管供血。因此，三血管气管切面二维超声图像显示主动脉内径细小，不易探查。三血管气管切面 CDFI 可显示主动脉内反向灌注血流，由动脉导管灌注主动脉弓及头臂分支。

此时三血管切面显示粗大动脉干为肺动脉，起源于右室；右室流出道及导管弓长轴可显示肺动脉分支和动脉导管，据此可加以鉴别。肺动脉闭锁常合并右室流出道及漏斗部重度狭窄或闭锁，难以显示右室流出道、肺动脉主干及两支大动脉交叉关系。三血管气管切面显示肺动脉主干细小，CDFI 显示动脉导管内血流反向，由降主动脉反向灌注动脉导管及肺动脉分支。

PTA I 型 /A1 型须与法洛四联症合并肺动脉干重度狭窄鉴别。关键是寻找肺动脉起源。若肺动脉起源于单支大动脉根部，则为 PTA I 型 /A1 型；若肺动脉起源于右室，则为法洛四联症。

PTA 须与缺损较大的主 - 肺动脉窗鉴别。主 - 肺动脉窗可见两组大动脉瓣，肺动脉起源于右室，不一定合并室间隔缺损和主动脉骑跨。若动脉干嵴未发育或与球嵴远端未融合，造成动脉干未分隔，仅有一组半月瓣，则形成 PTA；若动脉干间隔发育不全则将形成主 - 肺动脉窗，仍有二组半月瓣。

PTA 常合并其他心内、心外畸形，如室间隔缺损、右位主动脉弓、主动脉弓离断、左心发育不良、右心发育不良、房间隔缺损、单心室、完全型心内膜垫缺损、心脏外翻等。应建议孕妇行进一步检查排除胎儿染色体畸形。

※ 小贴士

永存动脉干是一种复杂先天性心血管畸形，预后不良，手术死亡率高，多在婴幼儿时期死亡。确诊 PTA 及其分型，关键是明确肺动脉的起源及其与动脉干的关系，寻找肺动脉的左右分支。应仔细扫查四腔心及流出道切面、三血管切面、大动脉长轴与短轴切面，以三血管气管切面为重点，可明确主动脉、肺动脉的数目及位置关系等。须与多种圆锥动脉干畸形相鉴别，同时须了解有无其他心内畸形。

产前及时诊断 PTA，对于早期治疗，适时终止妊娠，降低出生缺陷率和提高优生率具有重要意义。胎儿心脏超声检查在产前可清晰显示胎儿心脏结构及血流动力学异常，可作为产前诊断胎儿心内结构及大血管畸形的首选方法。

作者：洪　柳，谢明星
单位：华中科技大学同济医学院附属协和医院超声影像科

第八节　胎儿肺动脉瓣缺如综合征

※ 病例摘要

基本信息　孕妇，39 岁，G3A1P1，临床孕周 24^{+3} 周。

主诉　外院发现"胎儿肺动脉增宽"。

现病史　无创 DNA 筛查提示 21，18，13- 三体均为低风险。孕妇血压、血糖测值均正常。中孕期（23^{+6} 周）胎儿系统筛查：肺动脉增宽，肺动脉瓣关闭不全；室间隔缺损。

既往史　既往体健，否认高血压病、糖尿病、传染病等病史。自诉孕早期有腹泻病史。

家族史　否认先天性心脏病及其他遗传性疾病家族史。

其他危险因素　无孕期用药史及放射线、毒物接触史。无吸烟、嗜酒史。

※ 初步诊断

胎儿心脏异常：肺动脉增宽，肺动脉瓣关闭不全；室间隔缺损。

※ 胎儿超声心动图

内脏、心房正位，心室右袢，房室连接一致，心室 - 大动脉连接一致。五腔心切面二维超声显示室间隔上段一宽约 0.36 cm 的连续中断，主动脉骑跨于室间隔残端之上，骑跨率约为 30%；CDFI：室间隔上述连续中断处见双向分流信号（图 6-8-1）。三血管切面显示肺动脉瓣环狭窄，瓣环水平未见正常瓣叶结构及瓣叶启闭活动。肺动脉主干短小，肺动脉主干及左、右肺动脉明显扩张（图 6-8-2）。CDFI：肺动脉瓣环水平见高速往返血流，瓣口射流峰速 2.1 m/s，反流峰速 1.9 m/s，肺动脉主干及分支内见往返血流信号（图 6-8-3）。三血管气管切面 CDFI 显示主动脉弓位于气管右侧，降主动脉起始段见一血管回声绕过气管后方向左肩走行，未探及动脉导管（图 6-8-4）。

※ 超声提示

胎儿先天性心脏病：①肺动脉瓣缺如可能，肺动脉瓣狭窄并关闭不全；②肺动脉主干及分支显著扩张；③室间隔缺损；④主动脉骑跨；⑤右位主动脉弓；⑥迷走左锁骨下动脉。

※ 妊娠结局

考虑到胎儿未来可能出现心力衰竭及胎儿水肿，以及出生后新生儿可能出现由于肺动脉扩张压迫气道导致呼吸窘迫等并发症，孕妇及家属选择终止妊娠。

※ 临床诊断

胎儿先天性心脏病：①肺动脉瓣缺如综合征；②室间隔缺损；③主动脉骑跨；④右位主动脉弓；⑤迷走左锁骨下动脉。

※ 分析讨论

胎儿肺动脉瓣缺如综合征（absent pulmonary valve syndrome，APVS）是一种极少见的先天性心脏病，占全部先天性心脏病的0.1%~0.2%，其病理表现为肺动脉瓣环水平无瓣叶组织，或仅有部分不规则嵴状的原始肺动脉瓣组织（图6-8-5）。由于肺动脉瓣环狭小、肺动脉狭窄和肺动脉反流并存，收缩期血流从右心室射向肺动脉，舒张期则几乎以相同的速度从肺动脉内反流入右心室内，使大量血液在右心室和肺动脉之间呈无效循环，因此多数病例出现肺动脉主干和分支的严重扩张。

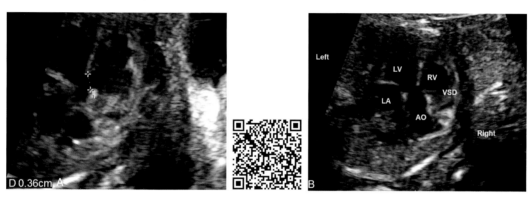

A. 室间隔上段见一宽约0.36 cm的连续中断；B. 主动脉骑跨于室间隔残端之上，骑跨率约30%（箭头）（LA：左心房；LV：左心室；RV：右心室；AO：主动脉；VSD：室间隔缺损）

图6-8-1　五腔心切面显示胎儿室间隔缺损及主动脉骑跨

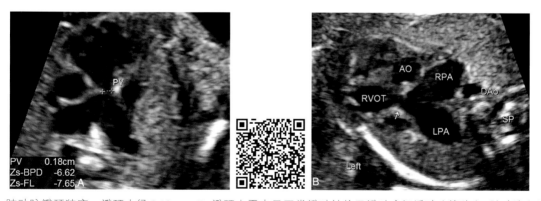

A. 肺动脉瓣环狭窄，瓣环内径0.18 cm；B. 瓣环水平未见正常瓣叶结构及瓣叶启闭活动（箭头），肺动脉主干短小，肺动脉主干及左、右肺动脉明显扩张，呈现典型的"金鱼征"（PV：肺动脉瓣环；AO：主动脉；RVOT：右室流出道；LPA：左肺动脉；RPA：右肺动脉；DAo：降主动脉；SP：脊柱）

图6-8-2　三血管切面显示胎儿肺动脉瓣缺如，肺动脉主干及分支扩张

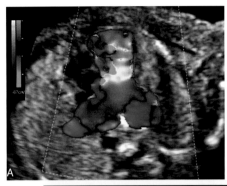

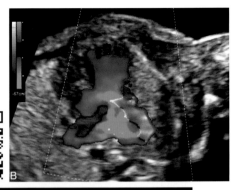

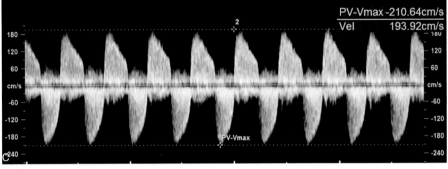

A、B. CDFI 显示肺动脉瓣环水平见高速往返血流信号，肺动脉主干及分支内见往返血流信号；C. 连续多普勒显示肺动脉瓣口射流峰速 2.1 m/s，反流峰速 1.9 m/s

图 6-8-3 三血管切面显示胎儿肺动脉内"穿梭"血流信号

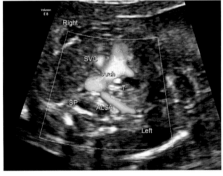
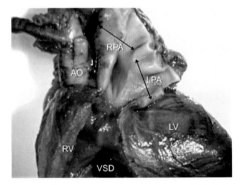

主动脉弓位于气管右侧（右位主动脉弓），降主动脉起始段见一血管回声，绕过气管后方向左肩走行（迷走左锁骨下动脉）（Arch：主动脉弓；ALSA：迷走左锁骨下动脉；SVC：上腔静脉；T：气管；SP：脊柱）

图 6-8-4 三血管气管切面显示胎儿右位主动脉弓及迷走左锁骨下动脉

肺动脉瓣环水平未见明显瓣叶组织（箭头），肺动脉主干及分支均扩张（AO：主动脉；LPA：左肺动脉；RPA：右肺动脉；LV：左心室；RV：右心室；VSD：室间隔缺损）

图 6-8-5 胎儿肺动脉瓣缺如综合征大体解剖图

（图片引自 Abuhamad A，Chaoui R. A practical guide to fetal echocardiography: normal and abnormal hearts（3rd edition）. Lippincott Williams & Wilkins，2016. ）

胎儿 APVS 的典型超声征象包括肺动脉主干及左、右肺动脉分支呈瘤样扩张，肺动脉瓣叶未发育或仅见发育不良的瓣叶残迹，肺动脉瓣环狭小，肺动脉瓣环处见"穿梭"血流信号，即肺动脉瓣环水平的狭窄与反流同时存在。

胎儿 APVS 较常见的一种类型为"法洛四联症合并肺动脉瓣缺如（TOF+APVS）"，此类型肺动脉主干及分支往往扩张，合并流出道型室间隔缺损、主动脉骑跨及动脉导管缺如，在先天性心脏病活产儿中占 0.2%~0.4%。也有学者认为该类型属于法洛四联症的一种特殊亚类，2%~6% 的法洛四联症患者同时合并肺动脉瓣缺如。极少数病例为"非法洛四联症型肺动脉瓣缺如（APVS+IVS）"，表现为肺动脉主干及分支常无明显扩张，动脉导管开放，可不伴室间隔缺损，常合并三尖瓣闭锁或发育不良。

APVS 需要与肺动脉狭窄、肺动脉闭锁、法洛四联症等疾病相鉴别。其鉴别要点主要在于肺动脉瓣环水平有无瓣叶结构。对于肺动脉显著扩张者鉴别较容易；而对于肺动脉扩张不明显者，应注意肺动脉和（或）动脉导管脉内的逆向血流能否通过肺动脉瓣环水平达到右室流出道，如果不能通过瓣环水平则可排除 APVS 可能。

胎儿 APVS 可并发右位主动脉弓、三尖瓣闭锁、冠状动脉变异等心内畸形，亦可合并膈疝、唇腭裂、多指（趾）畸形、神经管缺陷、十二指肠闭锁及肾盂积水等心外畸形。既往报道，APVS 与 13、21- 三体及 6、7 染色体缺失有关，典型的 APVS 可合并 22q11 微缺失等染色体异常。而 APVS 伴动脉导管开放时很少合并染色体及心外畸形。

APVS 胎儿总体预后不良，在相关的临床系列研究中，APVS 胎儿的存活率一般小于20%。APVS 胎儿围产期病死率高，这与扩张的肺动脉分支导致支气管受压，从而并发气管软化有关。此外，不同类型的 APVS 均可合并心力衰竭及胎儿水肿，以往的研究中 7%~15% 的胎儿由于胎儿水肿出现自发宫内死亡。

※ 小贴士

本病例中肺动脉主干及分支明显扩张，呈典型的"金鱼征"，肺动脉瓣环水平可见往返高速血流，此时需要高度怀疑 APVS 可能。此时应仔细观察肺动脉瓣环水平有无肺动脉瓣叶结构或发育不良的肺动脉瓣叶残迹。应当注意，在孕早期可能没有典型的肺动脉扩张征象，随着孕周的增大，肺动脉扩张的征象可能愈加明显。APVS 常伴有其他心内外及染色体畸形，且预后较差，建议孕妇进行相关的遗传咨询。

作者：曹海燕，洪　柳，谢明星

单位：华中科技大学同济医学院附属协和医院超声影像科

第九节　胎儿动脉导管提前收缩

※ 病例摘要

基本信息　孕妇，28 岁，G2P1，临床孕周 37^{+6} 周。

主诉　外院检查发现"胎儿三尖瓣反流"。

现病史　早孕期超声检查 NT：1.2 mm。唐氏筛查提示 21，18，13- 三体均为低风险。孕妇血压、血糖测值均正常。中孕期（22 周）胎儿系统筛查及晚孕期（31 周）胎儿超声检查，均提示未见明显结构异常。孕 36^{+5} 周行产科超声检查提示胎儿"三尖瓣中量反流"。孕 37^{+4} 周复查超声：①三尖瓣中至重度反流；②右心房增大；③肺动脉增宽。胸、腹腔及心包腔未见明显液性暗区，皮肤未见水肿征象等。

既往史　既往体健，无高血压病、糖尿病、传染病等病史。

家族史　否认先天性心脏病及其他遗传性疾病家族史。

其他危险因素　自诉孕晚期有嗜食葡萄史。无孕期用药史及放射线、毒物接触史。无吸烟、嗜酒史。

※ 初步诊断

胎儿心脏异常：中至重度三尖瓣反流。

※ 胎儿超声心动图

内脏、心房正位，心室右袢，房室连接一致，心室 - 大动脉连接一致。四腔心切面二维超声显示心脏形态饱满，右心相对较大；多普勒超声显示收缩期三尖瓣口右心房侧见大量反流信号，反流峰速 4.2 m/s（图 6-9-1）。三血管气管切面显示动脉导管走行纡曲，局部管径明显变窄，最窄处内径约 0.16 cm；多普勒超声显示动脉导管狭窄处血流加速，呈持续性高速低阻血流频谱，血流峰速 3.4 m/s，搏动指数（PI）0.65（图 6-9-2）。静脉导管频谱 A 波反向（图 6-9-3）。余心脏形态结构未见明显异常。

※ 超声提示

①动脉导管局部内径明显细窄，考虑导管提前收缩可能；②三尖瓣大量反流；③右心偏大，右心功能不全。

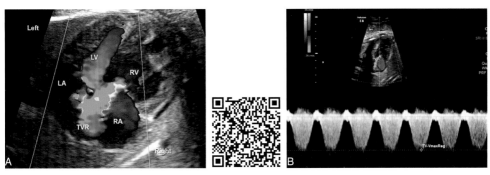

A. 收缩期三尖瓣口右心房侧见大量反流信号（TVR），反流束达右心房顶部；B. 三尖瓣口见全收缩期反流频谱，反流峰速 4.2 m/s（LA：左心房；LV：左心室；RA：右心房；RV：右心室；TVR：三尖瓣反流）

图 6-9-1　四腔心切面显示胎儿三尖瓣反流

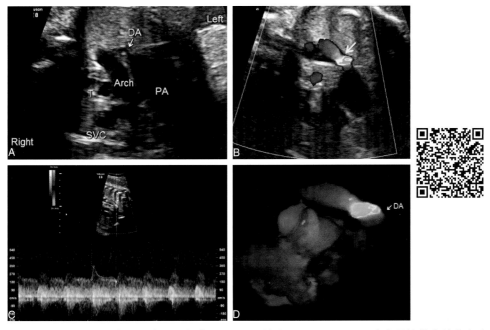

A. 动脉导管局部管径明显细窄，最窄处内径约 0.16 cm（箭头）；B：CDFI 显示动脉导管狭窄处花色血流信号（箭头）；C. 连续多普勒显示动脉导管狭窄处呈持续性高速低阻血流频谱，血流峰速 3.4 m/s，PI：0.65；D. 时间 - 空间相关成像（STIC）技术显示动脉导管狭窄处局部血流明亮（DA：动脉导管；PA：肺动脉；Arch：主动脉弓；SVC：上腔静脉；T：气管）

图 6-9-2　三血管气管切面显示胎儿动脉导管提前收缩

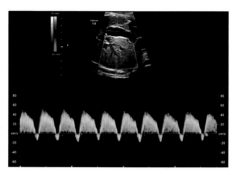

频谱多普勒显示静脉导管频谱 A 波反向

图 6-9-3　静脉导管频谱异常

※ 妊娠结局

孕妇于检查后（孕 37^{+6} 周）即行剖宫产娩出一男婴，体重 2.95 kg，第 1 分钟、第 5 分钟 Apgar 评分分别为 9 分、10 分。

※ 出生后超声心动图

◆ 出生后第 1 天，患儿行超声心动图检查：①动脉导管未闭（细小左向右分流束，考虑导管闭合中）；②卵圆孔未闭（双向分流）；③右心增大，右心室收缩功能减低；④三尖瓣中度关闭不全（反流峰速 3.8 m/s，压差 58 mmHg）；⑤中度肺高压；⑥左心舒张功能减低，收缩功能测值正常范围（图 6-9-4）。

◆ 出生后第 21 天，患儿再次行超声心动图检查：①动脉导管自然闭合；②卵圆孔未闭或小房间隔缺损（右向左分流）；③三尖瓣轻度反流（反流峰速 2.5 m/s，压差 26 mmHg）（图 6-9-5）。

※ 临床诊断

胎儿动脉导管提前收缩；三尖瓣大量反流；右心功能不全。

※ 分析讨论

胎儿动脉导管提前收缩在临床中较为少见，尤其是动脉导管完全闭合的病例更为罕见。由于动脉导管是胎儿期连接肺动脉与降主动脉的重要生理性血流通道，动脉导管提前收缩或闭合会导致右心室后负荷增加，造成三尖瓣反流、右心功能不全、胎儿水肿甚至死亡。胎儿期动脉导管的持续开放依赖于母体的前列腺素水平。胎儿动脉导管提前收缩常与孕妇服用前列腺素合成酶抑制剂有关，如吲哚美辛、双氯芬酸钠等非甾体类抗炎药（nonsteroidal anti-inflammatory drugs，NSAIDs）。近年来，一些研究提示，动脉导管提前收缩与母体摄入某些富含多酚类的食物有关，如茶、葡萄、橙汁、黑巧克力等。当孕妇停止摄入上述食物后，导管提前收缩的征

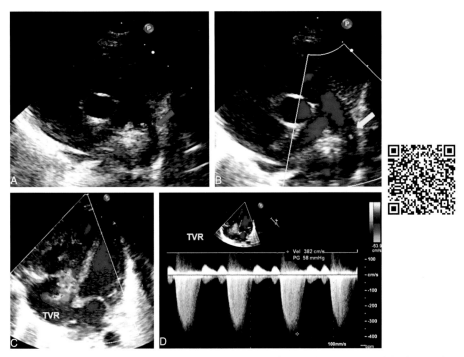

A. 大动脉短轴切面显示动脉导管闭合中，内径约 0.2 cm（箭头）；B. 动脉导管仅见零星细小低速左向右分流信号（箭头）；C. 收缩期三尖瓣口右心房侧见中量反流信号；D. 连续多普勒显示三尖瓣反流峰速 3.8 m/s，压差 58 mmHg（TVR：三尖瓣反流）

图 6-9-4　出生后第 1 天超声心动图

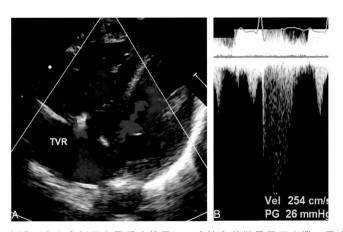

A.CDFI 显示收缩期三尖瓣口右心房侧见少量反流信号；B. 连续多普勒显示三尖瓣口反流峰速 2.5 m/s，压差 26 mmHg（TVR：三尖瓣反流）

图 6-9-5　出生后第 21 天超声心动图

象有明显好转或完全恢复，二者具有显著的相关性。

动脉导管提前收缩的典型超声征象：①二维超声可见动脉导管局部内径缩窄，在近心端肺动脉及远心端降主动脉的对比之下，呈"沙漏样"改变；或动脉导管走行区域仅见一细小条索样回声，此时动脉导管接近闭合或已闭合。②CDFI可显示动脉导管缩窄处的细束花色血流；或在导管接近闭合时仅见细束或零星低速血流；导管已闭合时则血流信号缺失。③脉冲或连续多普勒超声可测得动脉导管狭窄处的高速低阻血流频谱，血流收缩期峰值流速＞1.4 m/s（典型的收缩期峰值流速 2.0~3.0 m/s），舒张期流速＞0.35 m/s，搏动指数（PI）＜1.9。

动脉导管提前收缩的胎儿常因三尖瓣反流就诊。当胎儿出现中度以上的三尖瓣反流时，需积极寻找原因。首先应排除三尖瓣本身结构异常引起的反流，包括 Ebstein 畸形及三尖瓣发育异常。此时应仔细观察三尖瓣叶的形态、活动、附着点及三尖瓣反流束起始点位置。三尖瓣发育异常时瓣叶附着于三尖瓣瓣环的正常解剖位置，反流束起始点位于三尖瓣环水平；而Ebstein 畸形时，三尖瓣隔叶和（或）后叶附着点向心尖部移位，反流束起始点位于三尖瓣环下方、靠近右心室心尖部。另有一种罕见的先天缺陷——先天性三尖瓣口无功能（congenitally unguarded tricuspid valve orifice，CUTVO），其三尖瓣环及房室连接关系正常，但三尖瓣叶完全或部分缺如。由于三尖瓣叶的缺失，三尖瓣口出现大量反流，右心房、右心室明显增大。除了三尖瓣结构异常引起的原发性三尖瓣反流，还需要考虑到心内及心外异常引起的继发性三尖瓣反流。如肺动脉狭窄、室间隔完整型肺动脉闭锁、动脉导管提前收缩等右室流出道梗阻性疾病，右心后负荷过大、前向血流受阻造成三尖瓣继发性反流；某些先天性疾病如左心发育不良综合征、右室双出口、肺动脉瓣缺失综合征等，可有右心室代偿性扩大，造成三尖瓣环增大，出现三尖瓣反流；右心室容量负荷过重也可出现三尖瓣反流，如胎儿贫血、双胎输血综合征的受体胎儿、胎儿外周动静脉瘘、胎儿心律失常等；此外，胎儿心肌功能受损时（如心肌病、胎儿低氧血症、感染或自身免疫性心肌炎）也可以出现三尖瓣反流。

当胎儿超声心动图发现三尖瓣反流、右心增大、室壁运动减弱时应想到动脉导管提前收缩的可能性。尤其是对于中孕期心脏未发现明显异常，而在晚孕期出现较明显的三尖瓣反流时，更应首先排除动脉导管提前收缩。此时应仔细观察动脉导管的走行、内径、血流等，并仔细询问孕妇近期有无摄入 NSAIDs 药物及多酚类食物的病史。需要注意的是，动脉导管提前收缩时往往伴随导管走行纡曲，其最狭窄处不一定正好位于三血管气管切面上，此时需要动态扫查并结合 CDFI 找出血流最明亮处，再测量血流速度及搏动指数。

有关胎儿动脉导管提前收缩的临床处理包括对于有 NSAIDs 用药史的孕妇，应首先停止服用 NSAIDs 类药物。如果出现了胎儿心室负荷过重的现象，需要使用糖皮质激素促进胎儿肺成熟。临床过程中需要密切随访，对于尚未出现心室负荷过重的胎儿，应每周复查 1 次胎儿超声心动图；对于出现心室负荷过重的胎儿，应每 2~3 天复查 1 次胎儿超声心动图。对于随访情况比较稳定的胎儿，可以观察至 32 周。当随访情况不佳，出现了动脉导管流速增加、三尖瓣反流加重及右心扩大等病情进一步加重的征象时，需要及时进行剖宫产处理。具体的临床处理流程如下（图 6-9-6）。

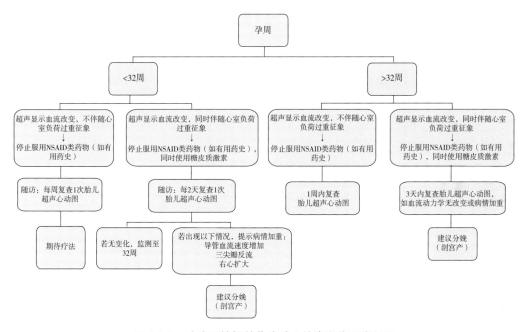

图 6-9-6　动脉导管提前收缩胎儿的临床处理流程图

〔译自 Genovese F，Marilli I，Benintende G，et al. Diagnosis and management of fetal ductus arteriosus constriction-closure. J Neonatal Perinatal Med，2015，8(1):57-62.〕

※ 小贴士

本病例中，孕妇 2 次在外院检查发现三尖瓣反流进行性加重、右心扩大等表现，但并未找到导致三尖瓣反流、右心功能不全的病因。对于这种晚孕期才出现的胎儿三尖瓣反流，要考虑动脉导管提前收缩的可能性。此时需要仔细观察胎儿动脉导管的二维超声形态，有无局限性缩窄，CDFI 显示动脉导管有无血流加速，典型的动脉导管提前收缩时可测得高速低阻的血流频谱。检查时应注意在三血管气管切面的基础上进行动态扫查，在导管血流最明亮处进行测量。此外，还需要询问孕妇近期用药史及摄入富含多酚类食物史。确诊动脉提前收缩后，应对胎儿进行持续性监测随访。当胎儿出现右心容量负荷过重的征象时，可根据孕周决定是否需要促胎儿肺成熟后积极进行剖宫产分娩。

作者：曹海燕，洪　柳，谢明星
单位：华中科技大学同济医学院附属协和医院超声影像科

第十节　胎儿左冠状动脉回旋支-右心房瘘

※ 病例摘要

基本信息　孕妇，24 岁，G2P1，临床孕周 25 周。

主诉　外院胎儿超声检查发现"主动脉瓣狭窄、主动脉全程细窄可能、右肺动脉狭窄"。

现病史　早孕期超声检查 NT：1.4 mm。唐氏筛查提示 21，18，13- 三体均为低风险。孕妇血压、血糖测值均正常。中孕期（24 周）胎儿超声系统筛查：①主动脉瓣狭窄；②主动脉全程细窄可能；③右肺动脉狭窄。

既往史　既往体健，否认高血压病、糖尿病、传染病等病史。

家族史　否认先天性心脏病及其他遗传性疾病家族史。

其他危险因素　无孕期用药史及放射线、毒物接触史。无吸烟、嗜酒史。

※ 初步诊断

胎儿心脏异常：①主动脉瓣狭窄；②主动脉全程细窄可能；③右肺动脉狭窄。

※ 胎儿超声心动图

内脏、心房正位，心室右袢，房室连接一致，心室 - 大动脉连接一致。四腔心切面显示左、右心房比例失调，右心房增大。CDFI：右心房内可见一异常高速血流，自左侧壁引流入右心房内（图 6-10-1）。左室流出道切面显示主动脉左侧后壁见左冠状动脉起始段扩张，宽约 0.20 cm。CDFI：左冠状动脉起始段内血流明亮（图 6-10-2）。大动脉短轴切面及非标准大动脉短轴切面显示左冠状动脉起始段扩张，左冠状动脉发出一内径 0.23~0.34 cm 的瘘管回声，绕主动脉根部后方向右走行，与右心房相通（图 6-10-3，图 6-10-4）。CDFI：上述瘘管内见高速连续性分流信号，近右心房瘘口处分流峰速约 2.8 m/s（图 6-10-5）。

※ 超声提示

胎儿先天性心脏病：①左冠状动脉 - 右心房瘘；②右心稍大；③升主动脉及主动脉弓测值正常下限；④肺动脉主干及动脉导管增宽；⑤动脉导管流速增快。

※ 妊娠结局

孕妇于孕 38+ 周剖宫产娩出一男婴，体重 3.4 kg，Apgar 评分 8~9 分。新生儿发育呈足月儿貌，面色红润，全身反应尚可；心率 135 次 / 分，节律尚齐，可闻及 Ⅱ / Ⅵ级心脏杂音。

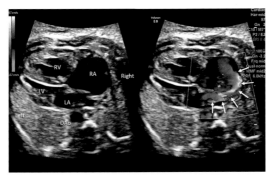

左、右心房比例失调，右心房增大。CDFI 显示右心房内可见一异常高速血流（箭头），自左侧壁引流入右心房内（LV：左心室；LA：左心房；RV：右心室；RA：右心房；DAo：降主动脉）

图 6-10-1 四腔心切面显示胎儿冠状动脉瘘引流入右心房

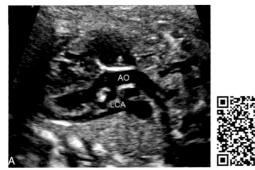

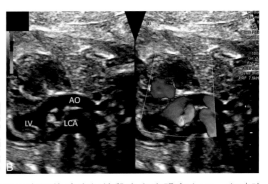

A. 升主动脉左侧壁见左冠状动脉起始段扩张；B. CDFI 显示左冠状动脉起始段内血流明亮（AO：主动脉；LCA：左冠状动脉；LV：左心室）

图 6-10-2 左室流出道切面显示胎儿左冠状动脉起始段扩张

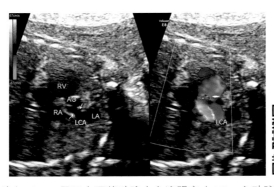

左冠状动脉扩张（箭头），CDFI 显示左冠状动脉内血流明亮（AO：主动脉；LCA：左冠状动脉；LA：左心房；RA：右心房；RV：右心室）

图 6-10-3 大动脉短轴切面显示胎儿左冠状动脉扩张

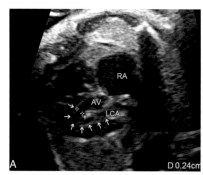

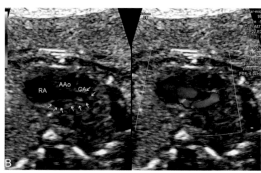

A. 左冠状动脉发出瘘管绕主动脉根部后方向右走行，后汇入右心房（箭头）；B. CDFI 显示瘘管内血流信号明亮（箭头）（LCA：左冠状动脉；AV：主动脉瓣；RA：右心房；AAo：升主动脉；CA：冠状动脉）

图 6-10-4　非标准大动脉短轴切面显示胎儿冠状动脉瘘管走行

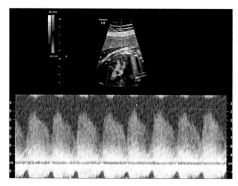

冠状动脉瘘管内见高速连续性血流频谱，近右心房处瘘口处血流峰值流速 2.8 m/s

图 6-10-5　胎儿冠状动脉瘘血流频谱

※ 出生后超声心动图

出生后第 1 天，患儿行超声心动图检查提示：先天性心脏病：①左冠状动脉回旋支 - 右心房瘘；②小房间隔缺损或卵圆孔未闭；③动脉导管未闭可能性大；④右心扩大，左心偏小；⑤三尖瓣关闭不全；⑥肺动脉增宽并肺高压。

出生后第 7 天，患儿复查超声心动图提示：先天性心脏病：①左冠状动脉回旋支 - 右心房瘘；②动脉导管未闭（管型）；③卵圆孔未闭（二处分流）（图 6-10-6，图 6-10-7）。

患儿 3 个月龄时，再次复查超声心动图提示先天性心脏病：左冠状动脉回旋支 - 右心房瘘。此时动脉导管及卵圆孔均已闭合。

※ 临床诊断

胎儿左冠状动脉回旋支 - 右心房瘘。

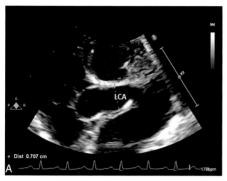

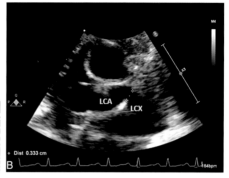

A. 左冠状动脉主干扩张，内径约 7.1 mm；B. 左旋支起始段内径约 3.3 mm（LCA：左冠状动脉；LCX：左旋支）

图 6-10-6　出生后第 7 天超声心动图显示受累冠状动脉扩张

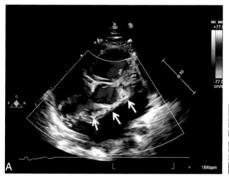

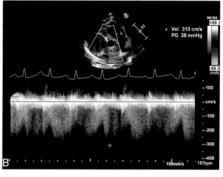

A. 大动脉短轴切面显示瘘管全程及瘘管右心房侧开口，左冠状动脉左旋支起始段即发出瘘管，沿主动脉根部绕行至后方，于房间隔附近汇入右心房内（箭头）；B. 冠状动脉瘘右心房侧瘘口处见高速连续性血流频谱，峰值流速 3.1 m/s，压差 38 mmHg

图 6-10-7　出生后第 7 天超声心动图显示瘘管走行及血流频谱

※ 分析讨论

　　冠状动脉瘘是一种较少见的冠状动脉先天畸形，人群发病率约为 0.002%，在先天性心脏病患者中占 0.08%~0.4%。其主要病理生理特征为冠状动脉主干或分支与心腔或大血管间存在异常交通。无论在胎儿期还是出生后，显著的冠状动脉瘘分流可导致胎儿或出生患儿充血性心力衰竭甚至死亡，胎儿出生后亦常见心肌缺血、冠状动脉瘤、感染性心内膜炎等并发症。因此，产前明确诊断对出生后及时干预以改善患儿预后有重要意义。

　　大部分冠状动脉瘘为先天形成，是由于胎儿期的冠状动脉发育异常所致。在原始心脏中，冠状动脉起源于主动脉根部的内皮细胞，逐渐与心外膜血管和心肌中的血管窦状间隙相交通。正常情况下窦状间隙会随着心脏的发育逐渐压缩为细小的管道，作为正常冠状动脉循环的一部分。在胚胎发育过程中窦状间隙闭合失败而持续存在，则会形成冠状动脉系统和心腔的异常交通，从而形成冠状动脉瘘。

由于胎儿冠状动脉本身细小，还受到胎儿心脏运动及心腔和大血管血流的干扰，正常胎儿冠状动脉的血流常难以显示。一般能够观察到正常胎儿冠状动脉血流的中位数孕周为 33^{+6} 周。常规胎儿心脏扫查不包括对胎儿冠状动脉的扫查，一般都在扫查过程中发现异常的瘘管回声或血流信号才会进一步追踪扫查。

与出生后小儿不同，胎儿有其特殊的血液循环特点，其左、右心压力阶差不大，且冠状动脉瘘时一般不伴有明显的心腔大小变化，因此在诊断上具有一定难度。胎儿冠状动脉瘘的超声诊断线索：①二维超声可见左室流出道切面或大动脉短轴切面受累冠状动脉开口扩张、走行纡曲，追踪可显示瘘口所在部位的房室壁连续中断；② CDFI 可显示瘘管内的高速湍流信号或心腔内的异常血流束，通过血流信号的指引可显示瘘管的起源、走行、瘘口部位及数目等；③冠状动脉瘘引流入心房时，瘘管内可探及全心动周期的连续性血流频谱；冠状动脉瘘引流入心室时，瘘管内可探及以舒张期为主的双期双向血流频谱或单纯舒张期血流频谱；④部分病例可出现主动脉内舒张期血流反向及引流心腔扩大。

当心腔内出现异常血流信号，需考虑冠状动脉瘘的可能性，但须与下列情况进行鉴别。①冠状静脉窦回流：冠状静脉窦回流入右心房的位置与冠状动脉 - 右心房瘘的瘘口位置相似，有时可被误认为扩张的冠状动脉，可通过血流频谱进行鉴别；②室间隔缺损：某些瘘入心腔的冠状动脉瘘可有异常的血流束，须与室间隔缺损尤其是肌部室间隔缺损引起的异常血流束相鉴别，应注意室间隔缺损为过隔血流束，而冠状动脉瘘的血流束来源于房室壁；③房室瓣反流：冠状动脉瘘入心房时，心房内可有异常的血流束，此时应与房室瓣的反流进行鉴别。房室瓣反流为收缩期出现，反流束起源于房室瓣口；而冠状动脉瘘为连续性血流或双期双向血流，血流束多来源于房室壁或室壁靠近瓣根处；④冠状动脉瘤：表现为冠状动脉的一段或多段呈瘤样扩张，但与心腔或血管间无交通；而冠状动脉瘘则表现为病变的冠状动脉全程扩张，与心腔或血管相交通。应注意某些情况下冠状动脉瘘可与冠状动脉瘤合并存在，此时应注意鉴别。

冠状动脉瘘造成血流动力学的改变取决于瘘口大小、引流部位及有无合并其他畸形。瘘管较短粗、瘘口较大且引流入心房或静脉系统时，其分流量较大。同时，冠状动脉内的血流可通过压力较低的瘘管直接回流入连接的心腔，造成冠状动脉"窃血"现象，影响心肌血流灌注造成心肌缺血等。此外，冠状动脉瘘可导致房室瓣反流，且呈进行性加重，应定期随访了解房室瓣反流及胎儿心功能情况。胎儿期检出冠状动脉瘘有助于出生后及时进行随访监测及早期干预，为围生期做出正确临床决策而提供重要依据。

※ **小贴士**

本病例中，孕妇在外院检查发现主动脉瓣狭窄、主动脉全程细窄等，但漏诊了冠状动脉瘘。胎儿冠状动脉本身细小，血流显示较困难，因此对冠状动脉的观察难度较大。在对胎儿心脏进行常规标准切面扫查时，应注意左室流出道切面及大动脉短轴切面有无冠状动脉起始段的扩张及异常的冠状动脉血流，可对瘘管的走行连续追踪扫查；当在心腔或大血管内发现异常的血流束时，需仔细辨别其来源并观察血流束出现的时相。除对冠状动脉瘘瘘管长度及内径、瘘口大小及部位进行评估外，还需评估心室腔大小、房室瓣反流程度、心功能及有无合并的心内外畸形等。胎儿心脏进行全面评估并及时随访，有助于出生后临床决策的制定及改善胎儿预后。

作者：曹海燕，洪 柳，谢明星

单位：华中科技大学同济医学院附属协和医院超声影像科

第十一节　胎儿左房异构综合征

※ 病例摘要

基本信息　孕妇 24 岁，G3P1A1，临床孕周 23^{+4} 周。

主诉　外院发现"胎儿心脏异常"

现病史　早孕期超声检查 NT：1.5 mm。唐氏筛查提示 21，18，13- 三体均为低风险。孕妇血压、血糖测值均正常。外院中孕期（23 周）胎儿系统筛查提示：①胎儿复杂先天性心脏病：单心房，左室发育不良，右室双出口；②内脏位置异常：胃泡位于右侧腹腔。因于外院检查发现胎儿心脏异常，要求转诊至我院进一步检查。

既往史　既往体健，否认高血压病、糖尿病、高脂血症、传染病等病史。

家族史　孕妇及丈夫为近亲结婚，曾因胎儿先天性心脏病（具体不详）终止妊娠 1 次。否认其他遗传性疾病家族史。

其他危险因素　无孕期用药史及放射线、毒物接触史。无吸烟、嗜酒史。有早孕期感冒史及新房装修史等。

※ 初步诊断

胎儿心脏异常。

※ 胎儿超声心动图

上腹部横切面二维超声显示肝脏呈水平位，胃泡位于右侧腹，胆囊位于中线偏右侧。腹部横切面多普勒超声动态扫查显示降主动脉位于脊柱右前方，奇静脉位于降主动脉左后方，未见肝段下腔静脉，可见右半肝两支肝静脉汇入心房偏右侧。四腔心切面显示心房呈单心房结构，左、右侧心耳均呈解剖学左心耳形态（图 6-11-1A）；右侧两支肺静脉汇入心房偏右侧，左侧可见 1-2 支肺静脉汇入心房偏左侧；左侧房室瓣瓣叶显示欠清，未见明显瓣膜启闭运动，右侧房室瓣启闭运动尚可；左室明显缩小（图 6-11-1B）；室间隔未见明显连续中断。心室流出道切面二维超声显示肺动脉起自右室左侧缘，主动脉起自右室，位于肺动脉偏右侧，主动脉瓣隐约可见，弓降部显示不清，主动脉与肺动脉起始段呈平行走行（图 6-11-1C）。心底三血管及三血管气管切面显示肺动脉左侧可见左位上腔静脉，移行追踪可见其汇入心房偏左侧；奇静脉移行追踪扫查似可见其汇入左位上腔静脉；主动脉弓显示欠清，似位于气管右侧。肺动脉发出左右肺动脉，另似发出左右侧动脉导管，其中右位动脉导管与降主动脉相通（图 6-11-1D）。气管 - 左、右支气管冠状切面二维超声显示左右支气管形态相似，似呈形态学左支气管改变。

※ 超声提示

胎儿复杂先天性心脏病：内脏不定位：水平肝，胃泡位于右侧；下腔静脉（肝段）离断并奇静脉扩张；单心房，左侧房室瓣闭锁；左心室发育不良；右室双出口；主动脉瓣狭窄（闭锁不排除）；主动脉弓缩窄，弓降部显示不清（主动脉弓离断不排除）；右位主动脉弓可能；肺动脉及动脉导管增宽；双动脉导管可能；双上腔静脉。综上考虑左房异构并左室发育不良综合征。

※ 妊娠结局

在告知孕妇及家属的胎儿预后情况后，家属决定终止妊娠。胎儿于 24^{+2} 周引产，重约 0.759 kg。

※ 解剖及铸型所见

经湖北医药学院伦理委员会批准及胎儿父母知情同意，对胎儿进行病理解剖及铸型灌注。解剖显示胎儿：①左肺呈两叶、右肺似呈一叶（图 6-11-2A，图 6-11-2B）；铸型显示胎儿左肺两叶、右肺两叶。解剖及铸型显示胎儿①肝呈淤血性改变，右优势型；胆囊位于右上腹，胃泡位于右上腹（图 6-11-2B）；脾位于右侧腹腔，呈多脾改变（图 6-11-2B）；②下腔静脉（肝段）离断并奇静脉扩张汇入左侧上腔静脉；③双上腔静脉（图 6-11-3A）；④双侧心耳均呈左心耳形态（图 6-11-3B）；⑤单心房；⑥功能性单心室（右心室型）（左心室重度发育不良）；⑦解剖右室双出口（前后关系）；⑧主动脉弓离断（B 型）；⑨右位主动脉弓并镜像分支，右位降主动脉，右侧锁骨下动脉起自延续于右位动脉导管的降主动脉；⑩双动脉导管，左位动脉导管连接左侧头臂动脉——综上考虑胎儿左房异构综合征。

※ 临床诊断

胎儿先天性复杂畸形：左房异构综合征。

※ 分析讨论

左房异构综合征又称左侧异构或多脾综合征，以胸腹部双侧脏器均呈左侧脏器形态结构为特征，有时可伴随严重的心血管畸形和复杂的胸腹部脏器异常。脾原基的出现、心内膜垫的发育、圆锥动脉干的分隔、动静脉连接关系的建立、肺的分叶、胃肠道的回纳及旋转等均发生在妊娠第 28~35 天，若在此时期孕妇暴露于任何致畸因素均可导致胎儿胸腹部脏器的联合异常表现，胎儿左右侧结构发育失衡，侧分化障碍，最终形成内脏异位综合征。

左房异构综合征的病因尚未研究清楚，在动物实验中发现如维 A 酸、维生素 A 衍生物在胚胎发育期暴露于宫内将会造成脊椎动物的侧分化障碍。同时，有研究指出孕妇糖尿病、可卡因使用，暴露于染发、吸烟及化学药物等都与胎儿左、右轴发育紊乱相关。此外，大量研究证实 HS 的发生除与原发性纤毛运动障碍有关外，与 *ZIC3*、*NODAL*、*SHH*、*PITX2*、*MMP21*、

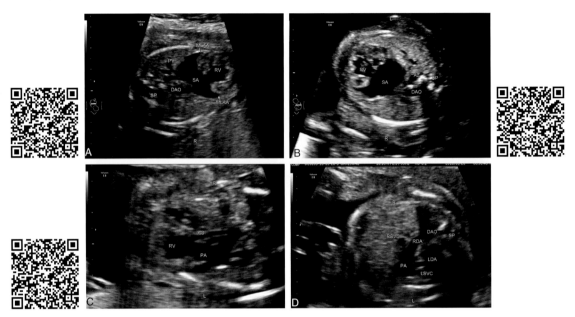

A. 横位四腔心显示心脏主要位于左侧胸腔，心尖指向左下；降主动脉位于脊柱右前方；双侧心耳呈解剖学左心耳形态；单心房，偏左侧可见左侧肺静脉汇入。B. 心尖四腔心切面显示奇静脉扩张，单心房，左室发育不良，左侧房室瓣闭锁。C. 流出道切面显示主动脉及肺动脉均起自右室，升主动脉狭窄。D. 三血管气管切面可见肺动脉发出左右两支动脉导管，其中右侧动脉导管汇入右侧降主动脉，肺动脉两侧可见左右侧上腔静脉（MLAA：形态学左心耳；PV：肺静脉；SA：单心房；RV：右心室；LV：左心室；DAO：降主动脉；SP：脊柱；AZ：奇静脉；AO：主动脉；PA：肺动脉；LSVC：左位上腔静脉；RSVC：右位上腔静脉；LDA：左位动脉导管；RDA：右位动脉导管）

图 6-11-1　胎儿超声心动图

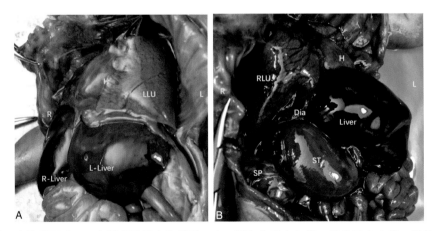

A. 左侧观显示左肺呈两叶；B. 右侧观显示右肺似呈一叶，胃泡位于右上腹，脾位于右上腹，且呈多叶（LLU：左肺；H：心脏；Liver：肝；L-Liver：左肝；R-Liver：右肝；RLU：右肺；Dia：膈肌；ST：胃泡；SP：脾）

图 6-11-2　胎儿标本大体解剖胸部、上腹部左侧观及右侧观

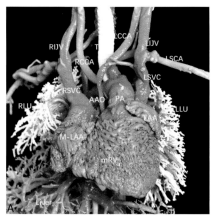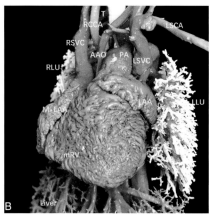

A. 心脏正面观；B. 心脏左侧 30° 观。心脏主要位于左侧胸腔，心尖指向左下。双侧心耳形态相近，形似指状。正面观仅见一心室腔（呈解剖学右心室形态），主动脉及肺动脉均起自上述心室。升主动脉明显缩窄，主动脉弓位于气管右侧。主动脉弓分支自近向远依次发出左头臂动脉、右颈总动脉后呈一盲端显示。肺动脉内径增宽，可见左、右两支动脉导管，其中左侧动脉导管连接左肺动脉及左侧头臂动脉，右侧动脉导管连接右肺动脉及降主动脉。左上腔静脉经左心耳后方下行，右上腔静脉直接汇入右侧心房（ mRV：形态学右心室；LAA：左心耳；M-LAA：形态学左心耳；AAO：升主动脉；PA：肺动脉；LSVC：左上腔静脉；RSVC：右上腔静脉；RCCA：右颈总动脉；LCCA：左颈总动脉；LSCA：左锁骨下动脉；LIJV：左颈内静脉；RIJV：右颈内静脉；LLU：左肺；RLU：右肺；T：气管；Liver：肝 ）

图 6-11-3　胎儿铸型标本正面观及左侧 30° 观

LEFTYA、*LEFTYB*、*CRYPTIC*、*ACVRIIB* 等基因及一些罕见复制子变异有关。

　　左房异构综合征目前尚无统一的诊断标准，当产前超声发现以下至少两个征象时考虑诊断：①内脏不定位（胃泡、门窦、胆囊的侧分化障碍）；②奇静脉延续于离断的下腔静脉；③心室传导阻滞。具体表现为下腔静脉离断、房室间隔缺损、心律失常、右室流出道梗阻性病变、永存左上腔静脉、圆锥动脉干畸形、肺静脉异位引流等心内畸形，以及双侧两叶肺、双侧支气管均呈形态学左支气管、胃泡异常、多脾、肝异常、肝静脉回流异常、肠旋转不良、水肿、胆道闭锁等心外畸形。心血管异常在产前依靠超声心动图检查较易发现，但如胆道闭锁、肠旋转不良及肺叶、支气管等的异常仅凭产前超声则较难发现。磁共振作为超声重要的补充检查方法，能够较好的显示支气管、肝、肠道和脾的解剖学特征，产前可应用 MRI 去观察脾并排除诸如胆道闭锁及肠旋转不良等相关畸形。

　　常规评价胎儿内脏位置可明显提高胎儿内脏异位综合征的检出率，但对其产前精准分型存在较多困难。左房异构综合征是内脏异位综合征的一种典型类型，和右房异构综合征较难鉴别。当产前发现腹主动脉与下腔静脉同侧伴行，并伴有圆锥动脉干畸形、右室流出道梗阻性病变、大动脉转位、左室发育不良综合征等，右房异构综合征可能性大。相反地，若产前发现下腔静脉离断，且同时并存房室传导阻滞等心律失常及相关的心外畸形时，则考虑左房异构综合征。房室传导阻滞是左房异构综合征患儿最常见的心律失常，与围产期死亡率和发病率紧密相关。由于房室传导阻滞的出现，左房异构综合征患儿水肿发生率可达 25%，而水肿又是影响该类患儿围产期结局的重要因素，且以左房异构综合征为背景的房室传导阻滞与心肌致密化不全相关，使得预后更差。胆道闭锁和肠旋转不良均是左房异构综合征的常见表现，严重影响预后且在产前不易发现，若在产前怀疑该畸形应仔细评估肝胆系统和胃肠道，做好预防，避免不良妊娠结局的发生。随着对疾病认识的提高及超声诊断仪的发展，越来越多的内脏异位综合征在产前即可被提示诊断，但做到准确分型仍较困难。

※ 小贴士

胎儿内脏异位综合征常合并较为典型的心内外畸形，当产前超声发现胎儿内脏心房位置异常并同时伴有腹腔大血管位置关系异常时，需高度警醒是否伴随其他异常。若在上腹部横切面或腹部冠状切面发现腹主动脉与下腔静脉同侧伴行，考虑右房异构综合征；若下腔静脉离断伴奇静脉或半奇静脉扩张，考虑左房异构综合征。再于腹部横切面和胆囊水平横切面观察胸腹腔脏器的形态位置，如肝、胆囊、胃泡、脾等。最后按照顺序节段法分析胎儿心脏结构及血流动力学状态，主要观察切面包括四腔心切面、三血管切面、三血管气管切面、心室流出道切面。最后，需在气管-左、右支气管冠状切面双侧支气管的形态和走行特点。如需进一步明确胸腹腔脏器的异常，可联合胎儿 MRI 检查技术，其对胎儿支气管、肝、肠道、脾等解剖结构的辨识较具优势。

作者：王 瑜
单位：湖北医药学院附属襄阳市第一人民医院超声影像科

参 考 文 献

[1]   REMENYI B, GENTLES T. Congenital mitral valve lesions: correlation between morphology and imaging. Ann Pediatr Cardiol, 2012, 5(1): 3.

[2]   KURODA M, MIYOSHI S, SAITO S, et al. Transesophageal echocardiography for parachute-like asy mmetrical mitral valve with hypertrophy of the left ventricle and a dominant papillary muscle in an adult. Anesth Analg, 2016, 123(3): 578-581.

[3]   MA X J, HUANG G Y, LIANG X C, et al. Atypical shone's complex diagnosed by echocardiography. Pediatr Cardiol, 2011, 32(4): 442-448.

[4]   DELMO WALTER E M, KOMODA T, SINIAWSKI H, et al. Long-term surgical outcome of mitral valve repair in infants and children with shone's anomaly. Eur J Cardiothorac Surg, 2013, 43(3): 473-482.

[5]   WANG P, YUAN L, SHI J, et al. Isolated unilateral absence of pulmonary artery in adulthood: a clinical analysis of 65 cases from a case series and systematic review. J Thorac Dis, 2017, 9(12): 4988-4996.

[6]   KRUZLIAK P, SYAMASUNDAR R P, NOVAK M, et al. Unilateral absence of pulmonary artery: pathophysiology, symptoms, diagnosis and current treatment. Arch Cardiovasc Dis, 2013, 106(8-9): 448-454.

[7]   LING Y, MEI F, WANG Y, et al. Bosentan in pulmonary hypertension secondary to unilateral absence of a pulmonary artery. Int J Cardiol, 2015(191): 34-35.

[8]   BENEDEK T, MATEI M, BENEDEK I. Giant aneurysm of the valsalva sinus associated with multiple coronary artery aneurysms and patent ductus arteriosus. Eur Heart J, 2014, 35(11): 690.

[9]   PASHA A K, JOKERST C E, JANARDHANAN R. Iconography: myocardial infarction related to a coronary artery aneurysm. Am J Med, 2015, 128(2): e5-e6.

[10]   HARDER E E, OHYE R G, KNEPP M D, et al. Pediatric giant right atrial aneurysm: a case series and review of the literature. Congenit Heart Dis, 2014, 9(3): E70-E77.

[11]   UPPU S, SACHDEVA R, IMAMURA M. Idiopathic giant right atrial aneurysm. Ann Pediatr

Cardiol, 2013, 6(1): 68.

[12] BEZUSKA L, BULOCK F A, ANDERSON R H, et al. Giant right atrial aneurysm: antenatal diagnosis and surgical treatment. World J Pediatr Congenit Heart Surg, 2018, 9(4): 459-462.

[13] ENGUM S A. Embryology, sternal clefts, ectopia cordis, and Cantrell's pentalogy. Semin Pediatr Surg, 2008, 17(3): 0-160.

[14] VAN HOORN J H, MOONEN R M, HUYSENTRUYT C J, et al. Pentalogy of cantrell: two patients and a review to determine prognostic factors for optimal approach. Eur J Pediatr, 2008, 167(1): 29.

[15] HOWE M J, THOMAS M P, AGARWAL P P, et al. Cor triatriatum: a reversible cause of severe pulmonary?hypertension. Can J Cardiol, 2015, 31(4): 548.e1-548.e3.

[16] SINIORAKIS E, ARVANITAKIS S, PANTELIS N, et al. Left atrium in cor triatriatum: arrhythmogenesis and thrombogenesis leading to stroke. Int J Cardiol, 2015, 168(4): 4503-4504.

[17] CHEN Y, ZHENG M, LIN K, et al. Mapping and surgical ablation of persistent atrial fibrillation in cor triatriatum sinister. Eur Heart J, 2016, 37(38): 2868.

[18] PATEL M B, SAMUEL B P, BERJAOUI W K, et al. Transcatheter intervention in cor triatriatum sinister. Can J Cardiol, 2015, 31(6): 819.

[19] SEVIMLI S, GUNDOGDU F, AKSAKAL E, et al. A rare congenital anomaly: biatrial appendage aneurysm with atrial and ventricular septal defect. Echocardiography, 2007, 24(9): 987-990.

[20] 刘文旭，刘晓伟，赵映，等. 超声心动图对不同成长期先天性心耳瘤患者的诊断价值. 中华医学杂志，2015，95（16）：1239-1241.

[21] CHO M J, PARK J A, LEE H D, et al. Congenital left atrial appendage aneurysm diagnosed by fetal eehoeardiography. J Clin Ultrasound, 2010, 38(2): 94-96.

[22] SAID S A, SCHROEDER-TANKA J M, MULDER B J. Female gender and the risk of rupture of congenital aneurysmal fistula in adults. Congenit Heart Dis, 2008, 3(1): 63-68.

[23] LIU L, WEI X, YAN J, et al. Successful correction of congenital giant right coronary artery aneurysm with fistula to left ventricle. Interact Cardiovasc Thorac Surg, 2011, 12(4): 639-641.

[24] BHATLA P, TRETTER J T, CHIKKABYRAPPA S, et al. Surgical planning for a complex double-outlet right ventricle using 3D printing. Echocardiography, 2017, 34(5): 802-804.

[25] TARA B, HLAVACEK A M, SPICER D E, et al. How should we diagnose and differentiate hearts with double-outlet right ventricle?. Cardiol Young, 2016, 27(1): 1-15.

[26] 王新房，谢明星. 超声心动图学. 5版. 北京：人民卫生出版社，2016：6-10.

[27] 刘延玲，熊鉴然. 临床超声心动图学. 3版. 北京：科技出版社，2018：120-130.

[28] 陈琳，周柳英，金梅，等. 胎儿完全性肺静脉异位引流的产前超声诊断价值. 中国超声医学杂志，2016，32（1）：54-56.

[29] SEALE A N, UEMURA H, WEBBER S A, et al. Total anomalous pulmonary venous connection: Outcome of postoperative pulmonary venous obstruction. J Thorac Cardiovasc Surg, 2013, 145(5): 1255-1262.

[30] WHITE B R, HO D Y, FAERBER J A, et al. Repair of total anomalous pulmonary venous connection: risk factors for postoperative obstruction. Ann Thorac Surg, 2019, 108(1): 122-129.

[31] DUNCAN W J, WONG K K, FREEDOM R M. A criss-cross heart with twisted atrioventricular connections, "perfect streaming" and double discordance. Pediatr Cardiol, 2006, 27(5): 604-607.

[32] YANG Y L, WANG X F, CHENG T O, et al. Echocardiographic characteristics of the criss-cross heart. Int J Cardiol, 2010, 140(2): 0-137.

[33] KADERMUNEER P, THOTTIAN J J, RAJESH K F, et al. 'A twist in the heart'-Echocardiographic diagnosis of criss-cross heart. J Cardiol Cases, 2015, 12(1): 23-25.

[34] TAKSANDE A M. Echocardiographic recognition of a criss-cross heart with double outlet right ventricle. Images Paediatr Cardiol, 2013, 15(2): 3-7.

[35] REN S, MA C, LI S. Criss-cross heart with double outlet right ventricle, subpulmonary ventricular septal defect, and bicuspid pulmonary valve. J Clin Ultrasound, 2019, 47(5): 315-318.

[36] CANTINOTTI M, BELL A, HEGDE S, et al. A segmental approach to criss-cross heart by cardiac MRI. Int J Cardiol, 2007, 118(3): e103-105.

[37] MANUEL D, GHOSH G, JOSEPH G, et al. Criss-cross heart: Transthoracic echocardiographic

features. Indian Heart J, 2018, 70(1): 71-74.

[38] YU J M, LIAO C P, GE S, et al. The prevalence and clinical impact of pulmonary artery sling on school-aged children: a large-scale screening study. PediatrPulmonol, 2008, 43(7): 656-661.

[39] HEALEY D, RON N, HROMADA A, et al. Perinatal/Neonatal case presentation: pulmonary artery sling associated with respiratory distress. Springerplus, 2016, 5(1): 31.

[40] YORIOKA H, KASAMATSU A, KANZAKI H, et al. Prenatal diagnosis of fetal left pulmonary artery sling. Ultrasound Obstet Gynecol, 2011, 37(2): 245-246.

[41] 段雅琦，王建华，丁桂春，等. CDFI超声心动图在小儿先天性肺动脉吊带诊断中的应用[J/OL]. 中华临床医师杂志：电子版，2013，7（9）：3774-3776.

[42] PENG Y, LI Y, CAO H, et al. Utility of the 3-vessel and 3-vessel and trachea views in prenatal diagnosis of a pulmonary artery sling. J Ultrasound Med, 2018, 38(8): 539-544.

[43] 邹明晖，崔虎军，马力，等. 先天性动脉导管瘤合并室间隔缺损1例. 中华胸心血管外科杂志，2014，30（12）：768.

[44] TAVARES J B, INÊS LEITE, RODRIGUES D, et al. Double aortic arch: incidental cerebral angiography finding in an adult patient with headache-embrionary cardiovascular morphogenic pattern review. Acta Med Port, 2012, 25 Suppl 1(4): 45-47.

[45] 覃小娟，杨亚利，谢明星，等. 超声心动图在诊断单心室中的价值. 中华超声影像学杂志，2010，19（11）：925-928.

[46] BOGAARD K, VAN DER ZANT F M, DE SWART J B, et al. Coronary artery pseudoaneurysm: closure with pericardium-covered stents, guided by cardiac computed tomography angiography. Can J Cardiol, 2013, 29(8): 1014.e11-1014.e12.

[47] BROWN L M, DUFFY C E, MITCHELL C, et al. A practical guide to pediatric coronary artery imaging with echocardiography. J Am Soc Echocardiogr, 2015, 28(4): 379-391.

[48] TAMENE A M, SAXENA R, GRIZZARD J D, et al. Asymptomatic progression of an atherosclerotic giant right coronary artery aneurysm over 12 years: characterization using cardiovascular magnetic resonance and computed tomography imaging. Circulation, 2015, 131(9): e360-e362.

[49] CAO H, YE L, CHAN P, et al. Giant coronary artery aneurysm with fistula to the pulmonary

artery complicated by frequent ventricular premature contractions. Medicine, 2015, 94(7): e530.

[50] ZHAOPING C, XIMING W, BIN Z, et al. Giant coronary aneurysm secondary to coronary-atrial fistula. J Am Coll Cardiol, 2015, 65(5): e3.

[51] MASTROTOTARO G, LIANG X, LI X, et al. Nebulette knockout mice have normal cardiac function, but show Z-line widening and up-regulation of cardiac stress markers. Cardiovasc Res, 2015, 107(2): 216-225.

[52] IZMIRLY P M, SAXENA A, SAHL S K, et al. Assessment of fluorinated steroids to avert progression and mortality in anti-SSA/Ro-associated cardiac injury limited to the fetal conduction system. Ann Rheum Dis, 2016, 75(6): 1161-1165.

[53] SEKI A, PATEL S, ASHRAF S, et al. Primary endocardial fibroelastosis: an underappreciated cause of cardiomyopathy in children. Cardiovasc Pathol, 2013, 22(5): 345-350.

[54] 王健. 小儿心内膜弹力纤维增生症患者QT离散度与心室晚电位的关系. 中国卫生产业, 2012（7）: 103.

[55] MITA N, KAIDA S, KAGAYA S, et al. Giant coronary artery aneurysm with coronary arteriovenous fistula draining into the coronary sinus. J Anesth, 2011, 25(5): 749-752.

[56] RENARD C, CHIVOT C, JARRY G, et al. Co mmunicating bilateral coronary artery to pulmonary artery fistula with aneurysm in asymptomatic patient: successful conservative management with selective coil embolization of the aneurysm. Int J Cardiol, 2011, 150(3): e107-e109.

[57] KAZUNO K, AKASAKA N, KIYOKAWA K, et al. Ruptured aneurysm of coronary artery-to-pulmonary artery fistula. Asian Cardiovasc Thorac Ann, 2012, 20(3): 324-326.

[58] MORITA H, OZAWA H, YAMAZAKI S, et al. A case of giant coronary artery aneurysm with fistulous connection to the pulmonary artery: a case report and review of the literature. Intern Med, 2012, 51(11): 1361-1366.

[59] YANG Y L, XIE M X, CHENG T O, et al. Left coronary sinus of Valsalva aneurysm ruptured into the left ventricle: diagnosis by two-dimensional and real time three-dimensional echocardiography. Int J Cardiol, 2011, 151(2): e35-e36.

[60] ISLAM S, CEVIK C, ISLAM E A, et al. Pulmonary valve stenosis causing massive pulmonary

artery aneurysm: a conservative approach. J Cardiovasc Med (Hagerstown), 2010, 13(9): 593-596.

[61] DUIJNHOUWER A L, NAVARESE E P, VAN DIJK A P J, et al. Aneurysm of the pulmonary artery, a systematic review and critical analysis of current literature. Congenit Heart Dis, 2016, 11(2): 102-109.

[62] GIANNOPOULOS A, GAVRAS C, SARIOGLOU S, et al. Atrial septal aneurysms in childhood: prevalence, classification, and concurrent abnormalities. Cardiol Young, 2014, 24(3): 453-458.

[63] RUSSO V, RAGO A, DI MEO F, et al. Atrial Septal Aneurysms and Supraventricular Arrhythmias: The Role of Atrial Electromechanical Delay. Echocardiography, 2015, 32(10): 1504-1514.

[64] 田家玮，田永梅，刘宇杰，等. 房间隔膨胀瘤的超声诊断与临床意义. 中华超声影像学杂志， 2008，17（3）：207-210.

[65] VISTARINI N, AIELLO M, VIGANÒ M. Cribriform atrial septal aneurysm. J Am Coll Cardiol, 2009, 53(25): 2404.

[66] OYEDEJI A T, OKUNOLA O, SANI M U. Atrial septal aneurysm mimicking a cor triatriatum sinister: a case report and review of the literature. Clinl Med Insights Case Rep, 2012, 5(5): 143-147.

[67] OHLOW M A, SECKNUS M A, GELLER J C, et al. Prevalence and outcome of congenital left ventricular aneurysms and diverticula in an adult population. Cardiology, 2009, 112(4): 287-293.

[68] OHLOW M A, VON KORN H, LAUER B. Characteristics and outcome of congenitalleft ventricular aneurysm and diverticulum: analysis of 809 cases publishedsince 1816. Int J Cardiol, 2015, 15(185): 34-45.

[69] GATI S, RAJANI R, CARR-WHITE G S, et al. Adult left ventricular non-compaction-re-appraisal of current diagnostic imaging modalities. JACC Cardiovasc Imaging, 2014, 7(12): 1266-1275.

[70] NAGUEH S F, BIERIG S M, BUDOFF M J, et al. American society of echocardiography

clinical reco mmendations for multimodality cardiovascular imaging of patients with hypertrophic cardiomyopathy. J Am Soc Echocardiogr, 2011, 24(5): 473-498.

[71]　GIUSEPPE L, ALESSANDRA R, DANIELE M, et al. Right ventricular cardiomyopathies: a multidisciplinary approach to diagnosis. Echocardiography, 2015, 32(Suppl 1): S75-S94.

[72]　JONES B M, KAPADIA S R, SMEDIRA N G, et al.Ventricular septal rupture complicating acute myocardial infarction: a contemporary review. Eur Heart J, 2014, 35(31): 2060-2068.

[73]　王新房，谢明星. 超声心动图学. 5版. 人民卫生出版社，2016：549-551.

[74]　唐昱，盛国太，周裔忠，等. 老年急性广泛前壁心肌梗死合并室间隔穿孔成功救治一例. 中华老年心脑血管病杂志，2017（2）：201-202.

[75]　MUCHTAR E, BLAUWET L A, GERTZ M A. Restrictive cardiomyopathy: genetics, pathogenesis, clinical manifestations, diagnosis, and therapy. Circ Res, 2017, 121(7): 819-837.

[76]　GRANÉR M, SIREN R, NYMAN K, et al. Cardiac steatosis associates with visceral obesity in nondiabetic obese men. J Clin Endocrinol Metab, 2013, 98(3): 1189-1197.

[77]　MARON B J, MARON M S. Hypertrophic cardiomyopathy. Lancet, 2013, 381(9862): 242-255.

[78]　ELLIOTT P M, ANASTASAKIS A, BORGER M A, et al. 2014 ESC guidelines on diagnosis and management of hypertrophic cardiomyopathy: the task force for the diagnosis and management of hypertrophic cardiomyopathy of the European Society of Cardiology (ESC). Eur Heart J, 2014, 35(39): 2733-2779.

[79]　WILLIAMS L K, GRUNER C H, RAKOWSKI H. The role of echocardiography in hypertrophic cardiomyopathy. Curr Cardiol Rep, 2015, 17(2): 6.

[80]　PORTER T R, ABDELMONEIM S, BELCIK J T, et al. Guidelines for the cardiac sonographer in the performance of contrast echocardiography: a focused update from the American Society of Echocardiography. J Am Soc Echocardiogr, 2014, 27(8): 797-810.

[81]　SALAMON J, MUNOZ-MENDOZA J, LIEBELT J J, et al. Mechanical valve obstruction: review of diagnostic and treatment strategies. World J Cardiol, 2015, 7(12): 875-881.

[82]　SHIMBO M, WATANABE H, KIMURA S, et al. Obstructed bi-leaflet prosthetic mitral valve imaging with real-time three-dimensional transesophageal echocardiography. J Clin Ultrasound,

2015, 43(1): 64-67.

[83] NISHIMURA R A, OTTO C M, BONOW R O, et al. 2017 AHA/ACC focused update of the 2014 AHA/ACC guideline for the management of patients with valvular heart disease: a report of the American college of cardiology/American Heart Association task force on clinical practice guidelines. J Am Coll Cardiol, 2017, 70(2): 252-289.

[84] ZHU X, LI Q, WU Z. Long-term outcomes of tricuspid valve replacement. Ann Thorac Surg, 2016, 102(6): 2134.

[85] MARAGIANNIS D, AGGELI C, NAGUEH S F. Echocardiographic evaluation of tricuspid prosthetic valves: an update. Hellenic J Cardiol, 2016, 57(3): 145-151.

[86] REDONDO P A, LOPEZ M J, MIGUELENA H J, et al. Which type of valve should we use in tricuspid position? long-term comparison between mechanical and biological valves. J Cardiovasc Surg (Torino), 2017, 58(5): 739-746.

[87] 马小静，王静静，夏娟，等. 经胸超声心动图对感染性心内膜炎严重并发症的诊断价值和术后疗效评价[J/OL]. 中华医学超声杂志(电子版)，2010，7（2）：217-223.

[88] 任崇雷，姜胜利，李伯君，等. 感染性心内膜炎合并主动脉瓣周脓肿的外科治疗. 中华外科杂志，2014，52（4）：263-266.

[89] OKADA K, OKITA Y. Surgical treatment for aortic periannular abscess/pseudoaneurysm caused by infective endocarditis. Gen Thorac Cardiovasc Surg, 2013, 61(4): 175-181.

[90] LIU T, XIE M, LV Q. Bicuspid aortic valve: An update in morphology, genetics, biomarker, complications, imaging diagnosis and treatment. Front Physiol, 2019, 30(9): 1921.

[91] RAZII N, IZZAT L M. Fatal rupture of aortic root abscess following native aortic valve enterococcal endocarditis. Heart Lung, 2014, 43(4): 344-346.

[92] MOLNAR A, SACUI D, MANOLE S, et al. The value of transthoracic and transesophageal echocardiography for the diagnosis of the native aortic infective endocarditis valve complications: a case report and literature review.. Med Ultrason, 2016, 18(2): 253-256.

[93] YONG M S, SAXENA P, KILLU A M, et al. The Preoperative evaluation of infective endocarditis via 3-Dimensional transesophageal echocardiography. Tex Heart Inst J, 2015, 42(4): 372-376.

[94]　DI SANTO P M, SIMARD T M, MARQUIS J M, et al. Left atrial dissection following percutaneous transluminal mitral valvuloplasty. Can J Cardiol, 2017, 33(6): 831.e5-831.e6.

[95]　ARYA V K, KUMAR B, MISHRA AK, et al. Complex left atrial wall dissection after combined aortic and mitral valve replacement. AnesthAnalg, 2014, 119(2): 251-254.

[96]　MOISE O L, LOGHIN C, TRAN S F, et al. Left atrium dissection: a rare cardiac surgery complication. J CardiothoracVascAnesth, 2017, 31(3): 1119-1122.

[97]　MALVINDI P G, VAN PUTTE B P, HEIJMEN R H, et al. Reoperations for aortic false aneurysms after cardiac surgery. Ann Thorac Surg, 2010, 90(5): 1437-1443.

[98]　OGAWA T, TODA K, FUJITA T, et al. Pseudoaneurysm at the cannulation site of the ascending aorta arising 8 days postoperatively: report of a case. Surg Today, 2013, 43(5): 566-568.

[99]　TIPALDI M A, ORGERA G, KROKIDIS M E. Postoperative ascending aortic gigantic pseudoaneurysm: Endovascular treatment with the use of a septal occluder plug. Interv Med Appl Sci, 2018, 10(4): 213-215.

[100]　ALAR T, BAYRAM A S, GEBITEKIN C. Pericardial cysts: an analysis of 12 cases. J Laparoendosc Adv Surg Tech A, 2011, 21(7): 595-598.

[101]　延东娥，张海峰，唐红. 心包囊肿的影像学特征. 临床超声医学杂志，2010，12（8）：543-545.

[102]　ZHAO Y, LI Z A, HENEIN M Y. PDA with Eisenmenger complicated by pulmonary artery dissection. Eur J Echocardiogr, 2010, 11(8): E32.

[103]　NAGRA K, COULDEN R, M CMURTRY M S. A type A aortic dissection missed by non-cardiac gated contrast-enhanced computed tomography due to an aortic root dissection flap masquerading as an aortic valve apparatus: a case report. J Med Case Rep, 2013, 7(1): 285.

[104]　BHATT T C, MURALIDHARAN C G, SINGH G, et al. Kommerell's diverticulum: a rare aortic arch anomaly. Med J Armed Forces India, 2016, 72(Suppl 1): S80-S83.

[105]　FANG L, HE L, CHEN Y, et al. Infiltrating lipoma of the right ventricle involving the interventricular septum and tricuspid valve. Medicine, 2016, 95(3): e2561.

[106]　KASSOP D, DONOVAN M S, CHEEZUM M K, et al. Cardiac masses on cardiac CT: a review. Curr Cardiovasc Imaging Rep, 2014(7): 9281.

[107] ORLANDI A, FERLOSIO A, ROSELLI M, et al. Cardiac sarcomas: an update. J Thorac Oncol, 2010, 5(9): 1483-1489.

[108] TIMÓTEO A T, BRANCO L M, BRAVIO I, et al. Primary angiosarcoma of the pericardium: case report and review of the literature. Kardiol Pol, 2010, 68(7): 802-805.

[109] PETRICH A, CHO S I, BILLETT H. Primary cardiac lymphoma: an analysis of presentation，treatment, and outcome patterns. Cancer-Am Cancer Soc, 2011, 117(3): 581-589.

[110] PATEL R, LIM R P, SARIC M, et al. Diagnostic performance of cardiac magnetic resonance imaging and echocardiography in evaluation of cardiac and paracardiac masses. Am J Cardiol, 2016, 117(1): 135-140.

[111] JEUDY J, KIRSCH J, TAVORA F, et al. From the radiologic pathology archives: cardiac lymphoma: radiologic-pathologic correlation. Radiographics, 2012, 32(5): 1369-1380.

[112] CARTER B W, WU C C, KHORASHADI L, et al. Multimodality imaging of cardiothoracic lymphoma. Eur J Radiol, 2014, 83(8): 1470-1482.

[113] BRUCE C J. Cardiac tumours: diagnosis and management. Heart, 2011, 97(2): 151-160.

[114] PETRICH A, CHO S I, BILLETT H. Primary cardiac lymphoma: an analysis of presentation, treatment, and outcome patterns. Cancer, 2011, 117(3): 581-589.

[115] MINICUCCI M F, ZORNOFF LA, OKOSHI M P, et al. Heart failure due to right ventricular metastatic neuroendocrine tumor. Int J Cardiol, 2008, 126(2): 25-26.

[116] YARMISH G, DIPOCE J. Case 199: aggressive angiomyolipoma with renal vein thrombosis and pulmonary fat embolus. Radiology, 2013, 269(2): 615-618.

[117] QUE X, ZHU Y, YE C, et al. Invasive epithelioid angiomyolipoma with tumor thrombus in the inferior vena cava: A case report and literature review.. Urol Int, 2017, 98(1): 120-124.

[118] LI X, LI Q, MIAO Y, et al. A case of renal angiomyolipoma with intracardiac extension and asymptomatic pulmonary embolism. Int J Clin Exp Pathol, 2013, 6(6): 1180-1186.

[119] FUJIWARA M, KAWAMURA N, OKUNO T. Preoperative inferior vena cava filter implantation to prevent pulmonary fat embolism in a patient showing renal angiomyolipoma extension into the renal vein: a case report and literature review. J Rural Med, 2018, 13(2): 181-184.

[120] LI H, YANG S, CHEN H, et al. Survival after heart transplantation for non-metastatic primary cardiac sarcoma. J Cardiothorac Surg, 2016, 11(1): 145.

[121] PARK J H, SEO H S, PARK S K, et al. Spontaneous systemic tumor embolism caused by tumor invasion of pulmonary vein in a patient with advanced lung cancer. J Cardiovasc Ultrasound, 2010, 18(4): 148.

[122] XIAO F, BAO T, CHEN J, et al. Video-assisted thoracoscopic surgery in the treatment of non-small-cell lung cancer complicated with left atrial tumor thrombus. Thoracic Cancer, 2016, 7(1): 154-158.

[123] TOMASZEWSKI D, BETA S, ROGOWSKI J A. Malignant triton tumor of the lung, infiltrating the left atrium and left ventricle, with metastasis to the small intestine. Kardiochir Torakochirurgia Pol, 2017, 14(1): 52-54.

[124] SCHREFFLER S M, PAOLO W F, KLOSS B T. Spontaneous showering of tumor emboli in a patient with advanced primary lung cancer: a case report. Int J Emerg Med, 2012, 5(1): 27.

[125] TURAK O, OZCAN F, BAŞAR F N, et al. Cavernous hemangioma of the right atrium: a very rare case of complete atrioventricular block. J Am Coll Cardiol, 2012, 60(13): 1204.

[126] WOMER R B. Extracranial primitive neuroectodermal tumor. Med Pediatr Oncol, 2010, 12(2): 119-122.

[127] AMIRJAMSHIDI A, SAEEDINIA S, ALIMOHA MMADI M, et al. Primary spinal extradural Ewing's sarcoma (primitive neuroectodermal tumor): report of a case and meta-analysis of the reported cases in the literature. Surg Neurol Int, 2012, 3(1): 55.

[128] 张颖，杨文凤，丁玲. 外周性原始神经外胚层肿瘤超声表现1例. 中国介入影像与治疗学，2012，9（11）：796.

[129] Yu L, Shi E, Gu T, et al. Intravenous leiomyomatosis with intracardiac extension: a report of two cases. J Card Surg, 2011, 26(1): 56-60.

[130] 吴刚. 原始神经外胚叶肿瘤的影像诊断. 医学影像学杂志，2012，22（8）：1240-1244.

[131] 吴红清，宋玲玲，项一宁，等. 成人恶性外周神经鞘瘤的CT和MRI表现. 中国医学影像技术，2017，33（7）：1052-1056.

[132] 周桦，谢明星，任萍萍，等. 二维斑点追踪显像评价急性肺栓塞患者右心室局部心肌收

缩功能改变. 中华超声影像学杂志，2014，23（9）：741-745.

[133] DI NISIO M, VAN N, BÜLLER H R. Deep vein thrombosis and pulmonary embolism. Lancet, 2016, 388(10063): 3060-3073.

[134] NAZERIAN P, VANNI S, VOLPICELLI G, et al. Accuracy of point-of-care multiorgan ultrasonography for the diagnosis of pulmonary embolism. Chest, 2014, 145(5): 950-957.

[135] GREWAL D S, CHAMOLI S C, SAXENA S. Absent pulmonary valve syndrome-antenatal diagnosis. Med J Armed Forces India, 2014, 70(2): 198-200.

[136] WERTASCHNIGG D, JAEGGI M, CHITAYAT D, et al. Prenatal diagnosis and outcome of absent pulmonary valve syndrome: contemporary single-center experience and review of the literature. Ultrasound Obstet Gynecol, 2013, 41(2): 162-167.

[137] ZIELINSKY P, PICCOLI A L, MANICA J L, et al. Maternal consumption of polyphenol-rich foods in late pregnancy and fetal ductus arteriosus flow dynamics. J Perinatol, 2010, 30(1): 17-21.

[138] VIAN I, ZIELINSKY P, ZILIO A M, et al. Increase of prostaglandin E2 in the reversal of fetal ductal constriction after polyphenol restriction. Ultrasound Obstet Gynecol, 2018, 52(5): 617-622.

[139] ZIELINSKY P, BUSATO S. Prenatal effects of maternal consumption of polyphenol-rich foods in late pregnancy upon fetal ductus arteriosus. Birth Defects Res C Embryo Today, 2013, 99(4): 256-274.

[140] 吴力军，张玉奇，陈亚青，等. 先天性三尖瓣口无功能的超声心动图诊断. 中华超声影像学杂志，2016，25（8）：678-682.

[141] GENOVESE F, MARILLI I, BENINTENDE G, et al. Diagnosis and management of fetal ductus arteriosus constriction-closure. J Neonatal Perinatal Med, 2015, 8(1): 57-62.

[142] ZENG S, ZHOU Q, TIAN L, et al. Isolated coronary artery fistula in fetal heart: case reports and literature review. Fetal Pediatr Pathol, 2016, 35(5): 348-352.

[143] CANDA M T, DEMIR N, BAL F U, et al. Prenatal diagnosis of a 22ql 1 deletion in a second trimester fetus with conotruncal anomaly, absent thymus and meningomyelocele: Kousseff syndrome. J Obstet Gynaecol Res, 2012, 38(4): 737-740.

[144] LUPO P J, LANGLOIS P H, MITCHELL L E. Epidemiology of ebstein anomaly: prevalence

and patterns in texas, 1999-2005. Am J Med Genet A, 2011, 155(5): 1007-1014.

[145] MORRAY B. Preoperative physiology, imaging, and management of ebstein's anomaly of the tricuspid valve. Semin Cardiothorac Vasc Anesth, 2015, 20(1): 74-81.

[146] BARRE E, DURAND I, HAZELZET T, et al. Ebstein's anomaly and tricuspid valve: prognosis after diagnosis in utero. Pediatr Cardiol, 2012, 33(8): 1391-1396.

[147] MUTCHINICK O M, LUNA-MUÑOZ L, AMAR E, et al. Conjoined twins: a worldwide collaborative epidemiological study of the international clearinghouse for birth defects surveillance and research. Am J Med Genet Part C Semin Med Genet, 2011, 157(4): 274-287.

[148] LIU H C, LOC W, WENG Z C, et al. Various modalities for evaluation of a fused heart in conjoined twins. Pediatr Cardiol, 2011, 33(1): 192-200.

[149] BRIZOT M L, LIAO A W, LOPES L M, et al. Conjoined twins pregnancies: experience with 36 cases from a single center. Prenat Diagn, 2011, 31(12): 1120-1125.

[150] THOMAS COLLINS R, WEINBERG P M, GRUBER P J, et al. Conjoined hearts in thoracopagus twins. Pediatr Cardiol, 2012, 33(2): 252-257.

[151] DUONG S Q, GODOWN J, SOSLOW J H, et al. Increased mortality, morbidities, and costs after heart transplantation in heterotaxy syndrome and other complex situs arrangements. J Thorac Cardiovasc Surg, 2019, 157(2): 730-740.

[152] DEGENHARDT K, RYCHIK J. Fetal situs, isomerism, heterotaxy syndrome: diagnostic evaluation and implication for postnatal management. Curr Treat Options Cardiovasc Med, 2016, 18(12): 77.

[153] LIU C, CAO R, XU Y, et al. Rare copy number variants analysis identifies novel candidate genes in heterotaxy syndrome patients with congenital heart defects. Genome Med, 2018, 10(1): 40.

[154] GOTTSCHALK I, STRESSIG R, RITGEN J, et al. Extracardiac anomalies in prenatally diagnosed heterotaxy syndrome. Ultrasound Obstet Gynecol, 2016, 47(4): 443-449.

[155] BUCA D, KHALIL A, RIZZO G, et al. Outcome of prenatally diagnosed fetal heterotaxy: systematic review and meta-analysis. Ultrasound Obstet Gynecol, 2018, 51(3): 323-330.

[156] 接连利，许燕. 胎儿心脏畸形解剖与超声对比诊断. 北京：人民卫生出版社，2016.

[157] 任卫东，张玉奇，舒先红. 心血管畸形胚胎学基础与超声诊断. 北京：人民卫生出版社，2015.

[158] 梁新，陈书文，王晶，等. 产前超声心动图在胎儿右室双出口诊断与鉴别诊断中的应用价值. 临床超声医学杂志，2012，14（7）：476-478.

[159] YILMAZ R, DEMIRBAG R, GUR M. Echocardiographic diagnosis of a right coronary artery-coronary sinus fistula. Int J Cardiovasc Imaging, 2005, 21(6): 649-654.

[160] HONG G J, LIN C Y, LEE C Y, et al. Congenital coronary artery stulas: clinical considerations and surgical treatment. ANZ J Surg, 2004(74): 350-355.

[161] ARMSBY L R, KEANE J F, SHERWOOD M C, et al. Management of coronary artery fistulae: patient selection and result of transcatheter closure. JACC, 2002(39): 1026-1032.

[162] VAVURANAKIS M, BUSH C A, BOUDOULAS H. Coronary artery fistulas in adults: incidence, angiographic characteristics, natural history. Cathet Cardiovasc Diagn, 1995(35): 116-120.

[163] GOTTESFELD S, MAKARYUS A N, SINGH B, et al. Thrombosed right coronary artery aneurysm presenting as a myocardial mass. J Am Soc Echocardiogr, 2004(17): 1319-1322.

[164] LI D, WU Q, SUN L, et al. Surgical treatment of giant coronary artery aneurysm. J Thorac Cardiovasc Surg, 2005(130): 817-821.

[165] KIRKLIN J W, PACIFICO A D, BLACKSTONE E H, et al. Current risks and protocols for operations for double-outlet right ventricle. Derivation from an 18 year experience. J Thorac Cardiovasc Surg, 1986, 92(5): 913-930.

[166] ANDERSON R H, BECKER A E, WILCOX B R, et al. Surgical anatomy of double-outlet right ventricle-a reappraisal. Am J Cardiol, 1983, 52(5): 555-559.

[167] ANDERSON R H, SHINEBOURNE E A, GERLIS L M. Criss-cross atrioventricular relationships producing paradoxical atrioventricular concordance or discordance. Circulation, 1974, 50(1): 176-180.

[168] SEO J W, YOO S J, HO S Y, et al. Further morphological observations on hearts with twisted atrioventricular connections(criss-cross hearts). CardiovascPathol, 1992(1): 211-217.

[169]   ANDERSON R H, SMITH A, WILKINSON J L. Disharmonay between atrioventricular connections and segmental combinations: unusual variants of "criss-cross" hearts. J Am CollCardiol, 1987, 10(6): 1274-1277.

[170]   CARMINATI M, VALSECCHI O, BORGHI A, et al. Cross-sectional echocardiographic study of criss-cross hearts and superoinferior ventricles. Am J Cardiol, 1987, 59(1): 114-118.

[171]   GIKONYO B M, JUE K L, EDWARDS J E. Pulmonary vascular sling: report of seven cases and review of the literature. PediatrCardiol, 1989, 10(2): 81-89.